"十二五"职业教育国家规划教材
经全国职业教育教材审定委员会审定

BINGYUAN SHENGWU YU MIANYI

病原生物与免疫

（第3版）

任云青 主编

高等教育出版社·北京

内容简介

本书为“十二五”职业教育国家规划教材，全书分为免疫、病原微生物、人体寄生虫和实验项目4篇，共计34章。为培养学生的创新思维，开阔学生视野，在修订过程中，拓展阅读增加了“医学诺贝尔之路”，简述了与本课程相关的获得诺贝尔奖的重要发现，学生从中可领略到科学研究的魅力。附录中有常用术语英中文对照、国内外相关专业杂志、数据资源和国内精品课程网址，以便读者自行学习参考。

本书不仅可作为高职高专医药卫生大类专业教学用书，也可作为成人教育、在校生教学用书及其他有关人员职业培训、业务进修的参考用书。

图书在版编目（CIP）数据

病原生物与免疫 / 任云青主编 .--3 版 .-- 北京：高等教育出版社，2015.2（2016. 5 重印）
ISBN 978-7-04-041891-0

Ⅰ. ①病… Ⅱ. ①任… Ⅲ. ①病原微生物－高等职业教育－教材②医学－免疫学－高等职业教育－教材 Ⅳ. ① R37 ② R392

中国版本图书馆 CIP 数据核字（2015）第 014660 号

策划编辑 夏 宇　责任编辑 夏 宇　封面设计 李小璐　版式设计 于 婕
插图绘制 杜晓丹　责任校对 王 雨　责任印制 田 甜

出版发行	高等教育出版社	咨询电话	400-810-0598
社　　址	北京市西城区德外大街4号	网　　址	http://www.hep.edu.cn
邮政编码	100120		http://www.hep.com.cn
印　　刷	固安县铭成印刷有限公司	网上订购	http://www.landraco.com
开　　本	787mm×1092mm　1/16		http://www.landraco.com.cn
印　　张	21.75	版　　次	2004 年 12 月第 1 版
字　　数	520千字		2015 年 2 月第 3 版
插　　页	1	印　　次	2016 年 5 月第 2 次印刷
购书热线	010-58581118	定　　价	38.00 元

物 料 号　41891-00

《病原生物与免疫》(第3版)编写人员

主　编　任云青

副主编　安　艳　曹　婧

编　者(按姓氏笔画为序)

史丽云　杭州师范大学
邢卉春　首都医科大学附属北京地坛医院
任云青　山西医科大学汾阳学院
刘琳琳　山东医学高等专科学校
安　艳　廊坊卫生职业学院
李智山　湖北文理学院附属医院
金耀建　金华职业技术学院
郝　燕　山西医科大学汾阳学院
徐香兰　天津医学高等专科学校
高艳萍　山西医科大学汾阳学院
曹　婧　大连医科大学
商临萍　山西医科大学第一医院

出版说明

教材是教学过程的重要载体，加强教材建设是深化职业教育教学改革的有效途径，推进人才培养模式改革的重要条件，也是推动中高职协调发展的基础性工程，对促进现代职业教育体系建设，切实提高职业教育人才培养质量具有十分重要的作用。

为了认真贯彻《教育部关于“十二五”职业教育教材建设的若干意见》（教职成〔2012〕9号），2012年12月，教育部职业教育与成人教育司启动了“十二五”职业教育国家规划教材（高等职业教育部分）的选题立项工作。作为全国最大的职业教育教材出版基地，我社按照“统筹规划，优化结构，锤炼精品，鼓励创新”的原则，完成了立项选题的论证遴选与申报工作。在教育部职业教育与成人教育司随后组织的选题评审中，由我社申报的1 338种选题被确定为“十二五”职业教育国家规划教材立项选题。现在，这批选题相继完成了编写工作，并由全国职业教育教材审定委员会审定通过后，陆续出版。

这批规划教材中，部分为修订版，其前身多为普通高等教育“十一五”国家级规划教材（高职高专）或普通高等教育“十五”国家级规划教材（高职高专），在高等职业教育教学改革进程中不断吐故纳新，在长期的教学实践中接受检验并修改完善，是“锤炼精品”的基础与传承创新的硕果；部分为新编教材，反映了近年来高职院校教学内容与课程体系改革的成果，并对接新的职业标准和新的产业需求，反映新知识、新技术、新工艺和新方法，具有鲜明的时代特色和职教特色。无论是修订版，还是新编版，我社都将发挥自身在数字化教学资源建设方面的优势，为规划教材开发配备数字化教学资源，实现教材的一体化服务。

这批规划教材立项之时，也是国家职业教育专业教学资源库建设项目及国家精品资源共享课建设项目深入开展之际，而专业、课程、教材之间的紧密联系，无疑为融通教改项目、整合优质资源、打造精品力作奠定了基础。我社作为国家专业教学资源库平台建设和资源运营机构及国家精品开放课程项目组织实施单位，将建设成果以系列教材的形式成功申报立项，并在审定通过后陆续推出。这两个系列的规划教材，具有作者队伍强大、教改基础深厚、示范效应显著、配套资源丰富、纸质教材与在线资源一体化设计的鲜明特点，将是职业教育信息化条件下，扩展教学手段和范围，推动教学方式方法变革的重要媒介与典型代表。

教学改革无止境，精品教材永追求。我社将在今后一到两年内，集中优势力量，全力以赴，出版好、推广好这批规划教材，力促优质教材进校园、精品资源进课堂，从而更好地服务于高等职业教育教学改革，更好地服务于现代职教体系建设，更好地服务于青年成才。

高等教育出版社

2014年7月

第3版前言

为贯彻落实全国教育工作会议精神和《国家中长期教育改革和发展规划纲要(2010—2020年)》,充分发挥教材建设在提高人才培养质量中的基础性作用,促进现代职业教育体系建设,全面提高职业教育教学质量,根据教育部关于"十二五"职业教育教材建设的若干意见(教职成〔2012〕9号)文件的精神,本教材编写组在《病原生物与免疫》前两版的基础上,根据高职高专相关医学类专业的特点,提出本次修订原则:① 继续坚持"三基"(基本理论、基本知识、基本技能)、"五性"(思想性、科学性、先进性、启发性、适用性)的原则。② 教材编写人员结构多样化,为了加强教材内容与本科课程的有机衔接和贯通、与临床工作的紧密衔接,教材编写人员以高职高专院校具有丰富教学经验的一线教师为主,同时吸纳了本科院校的一线教师和临床一线的行业教师参与编写。③ 教材内容与执业标准对接,本教材内容以"必需、够用"为原则,同时与护士执业资格、医师资格考试大纲紧密结合。④ 优化教材结构,为了适应高职高专教学改革的需要,满足项目学习、案例学习等不同学习方式,教材中设立了学习目标、章节小结、思考题、案例分析、拓展阅读等。

本次修订后,教材力求体现以下特点:

1. 更新教学内容　随着病原生物与免疫学科的发展和知识的更新,临床疾病的变化,教材中对临床上已消除的病原删减,如脊髓灰质炎病毒、丝虫等,对新出现的病原,如禽流感病毒、EV71、诺瓦克病毒等增加了篇幅。

2. 加强针对性　针对目前高职高专学生基础知识薄弱,接受能力较差的特点,在本教材编写过程中尽量做到深入浅出、简明扼要,语言描述注重通俗易懂。针对第一、二版教材中理论较深、较难的知识进行了删减,如HLA多态性、HLA与抗原肽的相互作用、信号转导、免疫调节等。教材章节总结根据内容不同采取文字小结、树状结构、列表比较等多种形式的总结,更有利于学生系统复习所属章节内容,掌握重点知识。

3. 加强适用性　本教材主要适用对象为相关医学类专业,故在教材内容编排上打破已有的病原生物与免疫"学科"对知识体系完整性追求的范式,在病原生物各论教学内容编排摒弃了传统的按生物学分类进行编排,而是按照临床疾病系统感染的病原进行了知识的融合,以适用临床岗位的需求。同时加强了与临床相关的医院感染、耐药性变异等教学内容。

4. 加强素质培养　为提高学生的整体素质、培养学生的创新思维,在修订过程中,拓展阅读增加了"医学诺贝尔之路",简述了与本课程相关的获得诺贝尔奖的重要发现,学生从中可领略到科学研究的魅力,激发学生学习的兴趣。

5. 拓展内容　为了便于指导教师开展教学,附录中有常用术语英中文对照、国内外相关专业杂志、数据资源和国内精品课程网址,以便教师和学生进行检索,拓展学习资源。

《病原生物与免疫》第三版教材的出版,是全体编委共同努力、通力合作的结果,在此向所有编委表示衷心感谢。在此还要特别感谢参与第二版教材编写的肖洋、许正敏、何海根、罗江灵、黄静芳老师，他们过去的努力也为本版相关章节的修订提供了坚实的基础。

鉴于编者水平有限，书中难免存在缺点和不足之处，恳请使用本教材的广大师生给予批评指正，以便今后不断完善，使其更加符合高职高专教育教学和人才培养的需要。

任云青

2014 年 12 月

第1版前言

本书是高等职业教育护理专业领域技能型人才培养试用教材，根据“三年制高等职业教育护理专业领域技能型紧缺人才培养指导方案”，由全国多所国家级高职高专护理专业教学改革试点单位的、具有丰富教学经验的教师共同编写而成的。

本书紧扣高职高专护理专业培养目标，强调基本理论、基本知识、基本技能，以科学性为核心，注重启发性和先进性，突出强调适用性的原则，教学内容整体把握以必需、够用为度。本书主要体现如下几个特点：

1. 精简免疫学理论阐述，增加图示内容，适当介绍新理论，如固有性免疫对适应性免疫的指导作用、固有性免疫的模式识别等。

2. 淡化病原生物学学科体系，注重基础知识的临床应用，依据临床疾病类型编排章节。精简了病原生物的生物学特征的描述内容和病原生物学各论中病原生物学检查方法，强化了病原生物感染疾病的预防知识。

3. 教材体例设立了“知识库”、“新知识”、“病例分析”等相关链接框，以激发学生的学习兴趣，增加教材的启发性、可读性。

4. 针对高职高专学生，每章前设立了学习目标，章后提出了思考题，在病例分析中还提出了分析思路，有助于进行课堂讨论或教学辅导。

5. 本书后附有相关的网址，学生可以通过网络手段推进学习和采用多种方式使学生进入学科领域，培养学生继续学习的能力。

本书由任云青主编，陆意副主编，参加编写的人员还有刘红丽、肖洋、何海根、高艳萍和杨亚波。山西医科大学陈向伟教授主审免疫及微生物学部分，山西医科大学殷国荣教授主审寄生虫学部分，并提供了寄生虫虫卵彩色照片。在本书编写过程中，各位编委齐心协力、尽职尽责，各参编单位均给予了大力支持。本书还参考了国内外近年的医学免疫学和病原生物学的教材。因此，本书凝聚了众多学者的心血，在此一并致以衷心的感谢！

由于我们的学术水平和编写能力有限，不足之处在所难免，敬请广大师生、同行专家批评指正。

编　者

2004年9月

目　录

第一篇　免　疫

第二篇　病原微生物

第一篇

免　疫

第一章　免疫学概论

学习目标

- 掌握免疫的基本概念、免疫功能
- 熟悉免疫应答的类型
- 了解免疫学发展简史

一、免疫及免疫功能

（一）免疫概念

免疫(immunity)是机体免疫系统识别“自己”和“非己”物质的一种生理功能。在正常情况下,机体的免疫系统对自身物质产生免疫耐受,对“非己”物质产生免疫应答并予以清除,从而维持机体内环境的平衡和稳定。免疫系统将入侵的病原生物、机体内突变的细胞和衰老、凋亡细胞,以及胚胎期未接触的自身物质均视为“非己”物质。在某些异常情况下,机体的免疫系统在对“非己”物质应答的同时,对自身物质产生免疫应答,导致机体自身组织细胞损伤和/或生理功能的紊乱,而引起疾病。

（二）免疫功能及其生理、病理表现

免疫系统因识别的对象不同,免疫功能表现有免疫防御、免疫稳定、免疫监视等生理效应。

1. 免疫防御(immune defence)　是指机体的免疫系统识别与清除病原生物及其代谢产物或其他“非己”物质,从而抵御病原生物对机体的感染。若免疫防御功能过低,机体易发生反复感染或免疫缺陷病;若免疫防御功能过强,则引起超敏反应。

2. 免疫稳定(immune homeostasis)　是指机体免疫系统通过自身免疫耐受和免疫调节机制,对正常“自己”物质产生耐受,对“非己”物质产生适度的免疫应答,从而维持机体内环境的稳定。若该功能异常,对正常自身物质产生免疫清除作用,则引起自身免疫病。

3. 免疫监视(immune surveillance)　是指机体免疫系统识别和清除体内突变细胞、衰老细胞和凋亡细胞以及病毒感染的细胞的功能。若该功能异常,则可导致机体发生肿瘤或病毒持续性感染。

二、免疫应答类型

机体免疫系统执行免疫功能的过程称为免疫应答(immune response),根据免疫应答获得形式、发挥作用的时相、作用机制的不同,将免疫应答分为固有免疫应答和适应性免疫应答。

（一）固有免疫应答

固有免疫应答（innate immune response）是机体抗感染的第一道防线。发生于“非己”物质侵入的96小时之内。行使固有免疫应答的物质基础有各种屏障（包括皮肤黏膜屏障、局部细胞分泌抑菌和杀菌物质的化学屏障、局部正常菌群的生物屏障）、各种组织和血液循环中的吞噬细胞（包括单核－巨噬细胞、中性粒细胞）和自然杀伤细胞（natural killer cell，NK cell）、各种体液中存在的抗菌和杀菌的分子（包括补体、急性期蛋白、细胞因子和溶菌酶等）。其特点是：① 先天具有，可遗传，在整个个体发育过程中变化很小，故称固有免疫。② 发挥作用较早、作用较弱：当“非己”物质侵入机体后，固有免疫迅速产生免疫效应，主要表现为急性炎症反应。③ 非特异性：固有免疫识别多种病原生物所共有的高度保守的特定的分子结构模式，对同一类病原具有相同的作用机制，无抗原特异性。④ 无免疫记忆性：机体对初次和再次进入机体的“非己”物质所产生的免疫应答效应相同。

（二）适应性免疫应答

适应性免疫应答（adaptive immune response）是机体抗感染的第二道防线。发生于“非己”物质侵入96小时之后，当“非己”物质成为了抗原，即可启动适应性免疫应答。其执行者主要有T、B淋巴细胞及其产生的抗体和细胞因子。其特点是：① 适应性：适应性免疫的获得只有通过后天接触抗原才可产生，在整个个体发育过程中变化很大，故又称获得性免疫（acguired immuity）。② 发挥作用较迟、作用较强：在“非己”物质侵入4～5天后才能产生效应，对固有性免疫具有促进和加强作用。③ 特异性：机体通过T细胞、B细胞表面的抗原识别受体，特异性识别抗原肽－MHC分子复合物或直接识别抗原后，才能诱发适应性免疫应答，最终清除相应的抗原物质，是“一对一”的关系。④ 具有免疫记忆性：机体对初次和再次进入机体的抗原所产生的免疫应答效应强度不同。

固有免疫应答与适应性免疫应答在机体的免疫应答中均具有重要的作用，两者缺一不可，相辅相成。当“非己”物质（如病原等）侵入机体时，固有免疫应答即刻启动，使病原感染在早期终止，或者至少在适应性免疫应答发挥作用之前减缓病原扩散的速度。随后固有免疫应答启动适应性免疫应答，并伴随适应性免疫的全过程。适应性免疫应答产生的效应细胞和效应分子除可以直接作用于病原外，还主要通过加强固有免疫应答发挥作用，两者同心协力清除病原等“非己”物质。

三、免疫学发展简史

任何一门学科均有其发展的历史，不要求初学者能背诵其历史，更重要的是将其作为学习本门学科的一根“导火索”，注重研究问题的思维方法，从中得到启迪。

免疫学发展根据其研究的方法不同，分为三个时期：经验免疫学时期、科学免疫学时期、现代免疫学时期。

（一）经验免疫学时期（公元11世纪—18世纪后叶）

本时期主要特征是凭借经验应用免疫学预防疾病。中国古代宋朝（公元11世纪）采用天花患者康复后的皮痂制备成粉，将其置于未患病儿童的鼻腔，创造了人痘鼻苗接种法。18 世纪这种种痘法传至朝鲜、日本、俄国、东南亚及欧洲等国家，并在英国得到发展和应用。1791 年，英国乡村医生 Jenner 观察到牛患有牛痘，局部痘疹类似人类天花，恰遇有一挤奶女工手臂部不慎感染牛痘，却不再会得天花。于是他意识到接种牛痘可能会预防天花。为证实这一设想，Jenner 将牛痘接种于一男孩手臂部，2 月后，将从天花患者来源的痘液再次接种于此男孩的手背，只引起局部疱疹，并未发生全身感染。此后，大量试验证实了他的设想。1798 年，Jenner 发表了关于牛痘预防天花的研究结果。由此，牛痘苗在世界各地得到推广，开创了人工免疫的先河。人类经过近 180 年的努力，世界卫生组织（WHO）于 1980 年宣布，全球已经消灭了天花，从而显示了免疫学对人类健康的巨大贡献。

（二）科学免疫学时期（19 世纪中叶—20 世纪 70 年代）

本时期的主要特征是凭借科学的实验建立了免疫学理论。从病原的发现到克隆选择学说的提出，科学家们在科学的实验中付出了艰辛的劳动。

1. 人工免疫的建立　19 世纪中叶，显微镜的应用使病原的发现成为可能。法国学者 Pasteur 用高温培养法获得了炭疽杆菌减毒株，用动物传代法获得了狂犬病减毒株，首次创造了减毒疫苗，是最早的人工主动免疫研究。德国学者 Behring 等用白喉外毒素免疫动物，用获得的抗毒素血清成功治愈了白喉患者，为此，他获得了 1901 年的诺贝尔生理学或医学奖，也是人类医学史上最早的人工被动免疫的研究。

2. 免疫应答理论的雏形　19 世纪后叶—20 世纪初，俄国学者 Metchnikoff 在实验中发现吞噬细胞吞噬微生物的现象，提出细胞免疫学说；德国学者 Ehrlich 认为血清中的抗体是抗感染的重要因素，提出体液免疫学说。Wright 和 Douglas 观察到抗体能增强吞噬细胞对相应微生物的吞噬作用，从而将上述两种学说统一起来。

3. 抗体的研究　20 世纪 30 年代—70 年代，抗体研究先后经历了以下过程：Tiselius 和 Kabat 创建了血清蛋白电泳技术，提出了抗体是 γ 球蛋白。Coons 等应用免疫荧光技术证实了细胞内存在抗原和抗体。Fagraeus 证明抗体是抗原刺激后，淋巴细胞转化成浆细胞后产生的。Porter 和 Edelman 研究证实作为抗体的免疫球蛋白单体是由一对轻链和一对重链借二硫键连接构成的。Burnet 提出克隆选择学说，即机体免疫系统内存在识别各种抗原的细胞克隆，每一克隆细胞表面都有识别特定抗原的特异性受体，不同抗原选择与之相应的受体结合，从而刺激相应细胞克隆增殖、分化产生相应的各种抗体。德国学者 Köhler 和 Milstein 首次利用杂交瘤技术研制出了单克隆抗体，从而证实了克隆选择学说。

4. 免疫病理及免疫耐受的发现　1902 年，法国学者 Richet 和 Portier 在研究海葵的毒性实验中发现，曾注射海葵提取液而幸免于死的狗，经历 3 ~ 4 周后，再注射极少量的同一提取液，狗会立即死亡，此现象即是最早发现的免疫病理反应——超敏反应。

1945 年，Owen 发现胚胎期共用同一胎盘的异卵双生小牛体内存在两种不同血型的红细胞，但互相不排斥，提出了免疫耐受理论。1953 年，美国学者 Medawar 通过动物实验证实了这一理论的正确性。

5. 免疫应答理论的完善　1989 年 Janeway 提出了固有免疫的模式识别理论。固有免疫细胞和分子选择性识别病原生物及其产物或凋亡细胞所共有的高度保守的分子结构模式，实现了免疫系统对“非己”物质的识别,并启动、激活适应性免疫应答。这一理论从新的视角解释了免疫系统识别“自己”和“非己”的机制,完善了免疫应答的理论。

(三)现代免疫学时期(20世纪70年代后期至今)

本时期主要特征是凭借各学科的发展,相互交叉、相互促进,尤其是分子生物学的发展,促进了免疫学理论的深入研究,发展到了分子水平与基因水平的研究,同时也促进了免疫学在其他学科中的应用。

1. 基因水平研究　1978年,日本学者Tonegawa应用分子生物技术克隆出编码免疫球蛋白的基因,应用基因重排技术发现了免疫球蛋白基因编码重排,从而阐明了B细胞抗原识别受体和抗体多样性的遗传机制。1984年,Davis等克隆出小鼠及人的T细胞抗原识别受体的编码基因,并证明其基因的重排而编码出不同特异性的膜受体。Benacerraf研究发现同种不同个体,免疫应答强弱的不同取决于免疫应答基因,其存在于主要组织相容性复合体(major histocompatibility complex,MHC)基因区,Doherty等发现T细胞与相应靶细胞作用具有MHC限制性。

2. 分子水平研究　免疫学在分子水平阐明了信号转导通路、信号转导类型及细胞因子对细胞活化、增殖、分化的作用机制;揭示了细胞毒性T细胞导致靶细胞凋亡的信号转导途径等。20世纪以来,免疫学家们做出了巨大的贡献(表1-1),为免疫学的发展奠定了坚实的基础。

表1-1　一百年来免疫学领域获诺贝尔医学奖的研究成果

序号	获奖年度	获奖人	获奖人	获奖成果
1	1901年	Emil Von Behring	1854—1917	发现抗体及建立血清疗法
2	1905年	Robert Koch	1843—1910	对结核病及结核杆菌的研究
3	1908年	Paul Ehrlich	1854—1915	抗体形成侧链学说
		Metchnikoff Elie	1845—1916	免疫细胞学说-吞噬细胞的作用
4	1913年	Charles Richet	1850—1935	过敏反应的研究
5	1919年	Jules Bordet	1870—1961	补体及补体结合反应
6	1930年	Karl Landsteiner	1868—1943	人血型抗原
7	1951年	Max Theiler	1899—1972	发明抗黄热病疫苗
8	1957年	Daniel Bordet	1907—	用组织胺药物治疗变态反应
9	1960年	F. M. Burnet	1899—1985	克隆选择学说与获得性免疫耐受
		Peter. B. Medawar	1915—1987	获得性免疫耐受

续表

序号	获奖年度	获奖人	获奖人	获奖成果
10	1972 年	Rodney. R, Porter	1917—1985	抗体结构的研究
		Gerald. M. Edelman	1929—	抗体结构的研究
11	1977 年	Rosalyn Yallow	1921—	建立放射免疫分析技术
12	1980 年	Baruj Benacerraf	1920—	免疫应答基因
		Jean Dausset	1916—	人 HLA 结构
		George Snell	1903—1996	小鼠 H-2 结构
13	1984 年	Cesar Milstein	1927—	单克隆抗体技术及 Ig 遗传学研究
		Georges. F. Kohler	1946—1995	单克隆抗体技术
		Niels. jerne	1912—1995	天然选择学说，免疫网络学说
14	1987 年	Susumn Tonegawa	1939—	抗体基因及抗体多样性遗传基础
15	1990 年	joseph E. Murray	1921—	抗移植免疫排斥开展肾移植
		E. Donnall Thomas	1920—	抗移植免疫排斥开展骨髓移植
16	1996 年	Peter. Doherty	1941—	MHC 生物学功能
		Rolf. Zinkernagel	1944—	MHC 生物学功能
17	2011 年	Bruce A. Beutler	1957—	Toll 样受体在固有免疫中作用的研究
		JulesA. Hoffmann	1941—	Toll 样受体在固有免疫中作用的研究
		RalphM. Steinman	1943—2011	树突状细胞功能的研究

免疫学是研究免疫系统组织结构和生理功能的一门学科。它在人类生长、遗传、衰老、感染、肿瘤、移植以及自身免疫中均具有重要的作用，免疫学的发展促进了整个生命科学的发展。

相关链接

现代免疫学分支学科

现代免疫学涉及的领域主要有**基础免疫学、临床免疫学和免疫学技术**三个方面。**基础免疫学**主要研究免疫系统及免疫应答。由于研究的基础不同可分为细胞免疫学与分子免疫学。**临床免疫学**主要包括免疫病理学和临床疾病免疫学。免疫病理学通常包括感染免疫、超敏反应、自身免疫病、免疫缺陷病、肿瘤免疫、移植免疫、免疫药理等；临床疾病免疫学有神经免疫学、生殖免疫学、血液免疫学、消化系统疾病免疫学、眼科免疫学等。**免疫学技术**有免疫标记技术、单克隆抗体技术、分子免疫学技术等。

本章小结

免疫（immunity）是机体免疫系统识别“自己”和“非己”物质的一种生理功能。正常情况下，表现有免疫防御、免疫稳定、免疫监视等生理效应。机体免疫系统通过固有免疫应答和适应性免疫应答两种方式执行免疫功能。免疫学是研究免疫系统组织结构和生理功能的一门学科，其发展经历了经验免疫学、科学免疫学和现代免疫学三个时期。

思 考 题

1. 简述免疫及免疫功能。
2. 试比较固有免疫应答与适应性免疫应答的特点。

（任云青）

第二章 抗 原

学习目标

- 掌握抗原、抗原表位(抗原决定簇)的概念
- 熟悉影响抗原免疫原性的因素、抗原的分类及医学上重要的抗原

抗原(antigen, Ag)是指能刺激T淋巴细胞、B淋巴细胞，诱发T淋巴细胞、B淋巴细胞活化、增殖、分化产生特异性免疫应答，并能与相应的免疫应答产物(抗体和/或致敏淋巴细胞)发生特异性结合的物质。抗原一般具有两种基本特性：① 免疫原性(immunogenicity)，即能刺激T淋巴细胞、B淋巴细胞发生特异性免疫应答，产生抗体和/或致敏淋巴细胞的能力；② 抗原性(antigenicity)，即能与其诱生的抗体或致敏淋巴细胞发生特异性结合的能力。

具有免疫原性和抗原性的物质称为完全抗原(complete antigen)，如大多数病原微生物、蛋白质等。只具有抗原性而无免疫原性的物质称为半抗原(hapten)。半抗原不能单独诱发免疫应答，只有与蛋白质载体偶联后，才可获得免疫原性，刺激机体针对半抗原产生抗体。半抗原多为小分子有机化合物，如二硝基苯、某些药物、类脂等。因此，具有免疫原性的分子均显示抗原性，但具有抗原性的分子不一定有免疫原性。

第一节 决定抗原免疫原性的因素

抗原物质是否具有免疫原性，一方面取决于构成抗原物质本身的结构特性，另一方面取决于接受物质刺激的机体因素以及免疫方法。

一、抗原因素

1. 异物性 某种物质，若其化学组成、结构与宿主自身成分相异或机体的免疫细胞从未与之接触过，这种物质称为异物。异物性是抗原物质的首要特性。具有异物性的物质通常包括以下三类：

(1) 异种物质：异种物质是来源于不同物种的物质。对人类而言，各种微生物及其大分子代谢产物、异种动物蛋白和植物蛋白等均具有强免疫原性。抗原来源的物种与宿主间的种属亲缘关系越远，其免疫原性越强。

(2) 同种异体物质：同种不同个体之间，由于遗传基因不同，其组织成分的化学结构也有差异，具有免疫原性。如人类红细胞血型抗原、人类组织细胞表面的HLA等。

(3) 自身物质：机体免疫细胞未曾接触过的自身物质，如眼晶状体蛋白、精子、脑组织等，

或在某些异常情况下，结构发生改变的自身物质，均可刺激机体产生特异性免疫应答，并导致机体自身组织的损伤。

2. 一定的理化特性

（1）相对分子质量：具有免疫原性的物质通常为大分子有机物，分子量在 10 kD 以上。在一定的范围内，抗原的分子量越大，其免疫原性越强。分子量在 5 kD 以下的肽类一般无免疫原性。

（2）化学成分与分子结构：蛋白质，尤其含有芳香族氨基酸（如酪氨酸等）的蛋白质免疫原性较强；多糖和核酸具有弱的免疫原性，但与蛋白质载体结合为糖蛋白、核蛋白后可获得强的免疫原性；脂质一般无免疫原性。

从抗原结构上看，分子结构越复杂，其免疫原性越强。多支链或带有环状结构的物质具有很强的免疫原性。例如，明胶分子量为 100 kD，属无分支的直链结构，其免疫原性很弱。若在明胶分子中连接 2% 酪氨酸，其免疫原性则被明显增强。

（3）物理性状：一般情况下，聚合状态的蛋白质较单体蛋白质免疫原性强；颗粒性抗原较可溶性抗原的免疫原性强。因此，许多免疫原性较弱的物质吸附于某种颗粒物质表面，可增强其免疫原性。

二、决定免疫原性的机体因素

实验证实，不同遗传背景的实验动物对同一抗原的免疫应答具有明显的差异，由此发现了调控免疫应答的基因，并确认调控免疫应答的基因位于 MHC 基因区。不同个体由于携带有不同的 MHC 等位基因分子，决定其对特定抗原的呈递能力及引起免疫应答的强度不同。另外，机体的免疫应答与机体的性别、年龄、健康状况、心理状态等因素也有一定的关系。

三、免疫方法

免疫抗原的剂量、进入机体的途径、次数及免疫佐剂的选择均可影响机体对抗原的应答。一般抗原的剂量必须适量，剂量过高或过低则导致免疫耐受；免疫途径以皮内注射最佳，皮下注射次之，腹腔注射和静脉注射效果较差，口服易诱导全身耐受。注射次数、间隔时间要适当。免疫佐剂可增强机体对抗原的免疫应答或改变免疫应答的类型。

第二节　抗原的特异性

所谓特异性（specificity）是指物质之间的相互吻合性或专一性。抗原特异性表现在免疫原性和抗原性两个方面，即某一特定抗原只能刺激机体产生针对该抗原的特异性抗体和/或致敏淋巴细胞，且只能与相应抗体和/或致敏淋巴细胞结合。决定抗原特异性的物质基础是存在于抗原分子中的抗原表位。

一、抗原表位

抗原表位（epitope），又称抗原决定簇（antigenic determinant），是抗原分子中决定抗原特异性的特殊化学基团，是与 T 细胞受体（T cell receptor, TCR）或 B 细胞受体（B cell receptor, BCR）及抗体特异性结合的基本结构单位。

抗原表位的大小与相应抗体或抗原受体结合部位相当，一般 5～15 个氨基酸残基、5～7 个单糖或 5～7 个核苷酸可构成一个抗原表位。一种抗原分子可具有一种或多种不同的抗原表位，每种表位仅具有一种特异性。抗原分子表面能与抗体结合的表位总数称为抗原结合价（antigenic valence），故大多数天然抗原分子表面可存在有多个相同和不同的抗原表位，是多价抗原。

在免疫应答过程中，T 细胞受体和 B 细胞受体所识别的表位分别称 T 细胞表位和 B 细胞表位，两者具有不同的特点（表 2－1，图 2－1）。

表 2－1　T 细胞表位与 B 细胞表位特性比较

	T 细胞表位	B 细胞表位
识别受体	TCR	BCR 或抗体
性质	经加工处理的线性短肽	天然多肽、多糖、脂多糖及有机化合物
结构	线性表位	构象表位、线性表位
大小	8～12 个氨基酸（$CD8^+$ T 细胞） 12～17 个氨基酸（$CD4^+$ T 细胞）	5～15 个氨基酸或 5～7 个单糖、核苷酸
MHC 分子	必需	无需
位置	抗原分子任意部位	抗原分子表面

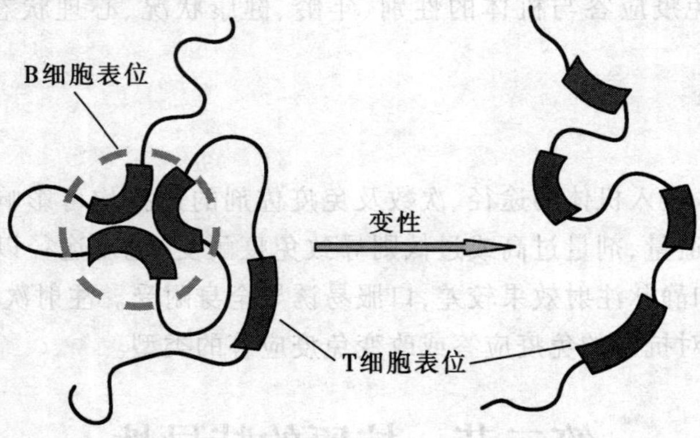

图 2－1　B 细胞表位和 T 细胞表位

注：抗原经变性处理后，T 细胞的线性表位维持不变，B 细胞的构象表位被破坏

1. T 细胞表位　T 细胞不能直接识别可溶性的天然抗原，而只能识别经抗原呈递细胞加工、处理，并由 MHC 分子呈递的抗原肽，故 T 细胞表位与抗原分子是否保持其构型并不重要，它可位于抗原分子任意部位，是抗原分子能与 MHC 分子结合的一段序列上相连的氨基酸组成的多肽链，一般由 8～12 个氨基酸残基或 12～20 个氨基酸残基组成，故称线性表位。在免疫应答过程中，蛋白质抗原经加工处理产生抗原肽，后者与 MHC 分子结合形成抗原肽－MHC 分子复合物，才能被 T 细胞表面的 TCR 所识别。

2. B细胞表位 B细胞表位由5~15氨基酸残基或5~7个单糖(核苷酸)组成。一般情况下,这些化学基团在抗原分子的一级结构序列上不相连,而是由于分子链的盘曲、折叠等原因形成空间位置相邻的构象组合,故称构象表位。B细胞表位位于抗原分子的表面,可被相应的BCR或抗体直接识别。

二、共同抗原表位与交叉反应

一种天然抗原一般都具有多种抗原表位。不同抗原分子之间可具有相同或相似的抗原表位,称为共同抗原表位(common epitope)。有共同抗原表位的不同抗原称为交叉抗原(cross antigen)。一种抗原刺激机体产生的抗体,能与具有相同或相似表位的不同抗原发生的结合反应,称为交叉反应(cross reaction)。

存在于同属不同种生物之间的交叉抗原称为类属抗原,如伤寒沙门菌与甲型副伤寒沙门菌之间存在相同的菌体抗原。因此,伤寒沙门菌的免疫血清能与甲型副伤寒沙门菌发生凝集反应。存在于人、动物、植物和微生物之间的交叉抗原称为异嗜性抗原,又称Forssman抗原,如溶血性链球菌的某些成分与某些人肾小球基底膜之间存在有交叉抗原,当溶血性链球菌感染机体后,机体产生的抗链球菌抗体可与肾小球基底膜中的交叉抗原结合,引起肾小球肾炎。

第三节 抗原的分类

抗原的种类繁多,根据不同分类角度可将抗原分为不同种类。

一、根据B细胞产生抗体是否需要T细胞参与分类

1. 胸腺依赖性抗原(thymus dependent antigen,TD-Ag) 诱发B细胞产生抗体必须依赖T细胞参与。大多数蛋白质抗原属于TD-Ag,其共同特点是分子量大,结构复杂,分子表面的表位种类多,但每种表位数量少,且分布不均匀。TD-Ag分子既有T细胞表位,又有B细胞表位,能刺激机体产生体液免疫应答和细胞免疫应答。TD-Ag刺激机体主要产生IgG类抗体,能诱导机体产生免疫记忆。

2. 胸腺非依赖性抗原(thymus independent antigen,TI-Ag) 刺激B细胞产生抗体不需要T细胞参与。仅少数抗原物质属TI-Ag,如细菌脂多糖、荚膜多糖及聚合鞭毛素等。其特点是该抗原同时具有丝裂原作用或抗原分子表面多有重复排列的同一抗原表位。TI-Ag只含有B细胞表位,刺激B细胞只产生IgM类抗体,不发生类别转换,不能诱导机体产生免疫记忆(表2-2)。

二、根据抗原与机体亲缘关系分类

根据抗原与机体亲缘关系的不同,可将抗原分为异种抗原、异嗜性抗原、同种异型抗原及自身抗原等(见本章第四节),这些抗原在临床上具有重要的意义。

表 2-2　TD-Ag 与 TI-Ag 特性比较

特性	TD-Ag	TI-Ag
化学特性	蛋白质	多糖
结构特点	结构复杂，具有多种不同的抗原表位	结构简单，具有相同抗原表位，重复出现同一表位
T 细胞参与	必需	无需
表位组成	T、B 细胞表位	B 细胞表位
免疫应答	体液和细胞免疫	体液免疫
活化 B 细胞	B2 细胞	B1 细胞
抗体类型	各类 Ig（以 IgG 为主）	IgM
免疫记忆	形成	不形成
诱导免疫耐受	易	难
常见抗原种类	病原微生物、牛血清蛋白、类毒素、绵羊红细胞等	细菌脂多糖、荚膜多糖及聚合鞭毛素等

三、根据抗原的呈递途径分类

1. 外源性抗原（exogenous antigen）　是经 MHC-Ⅱ类分子途径呈递的抗原，是由专职抗原呈递细胞通过吞噬、胞饮或受体介导方式摄入，在细胞内被加工、处理为抗原肽与 MHC-Ⅱ类分子结合成复合物，呈递给 $CD4^+$ T 细胞。它包括各类天然抗原、合成抗原、基因工程抗原等。

2. 内源性抗原（endogenous antigen）　是经 MHC-Ⅰ类分子途径呈递的抗原，是免疫效应的靶细胞自身所合成的抗原，在靶细胞内加工处理为抗原肽，与 MHC-Ⅰ类分子结合成复合物，呈递给 $CD8^+$ T 细胞。它包括病毒感染细胞合成的抗原、肿瘤抗原、自身抗原等。

第四节　医学上重要的抗原

一、异种抗原

异种抗原（xenogenic antigen）指来自其他物种的抗原物质。主要有以下 3 种。

1. 病原微生物　如细菌、病毒等，都具有良好的免疫原性。病原微生物虽结构简单，但其化学组成相当复杂，每种结构均具有多种抗原成分。因此，每种病原微生物都是由多种抗原组成的复合体。例如，细菌有表面抗原、菌体抗原、鞭毛抗原和菌毛抗原等。病原微生物在侵入机体引起疾病的同时，其抗原物质刺激机体产生特异性免疫应答。因此，临床上可通过检测病原微生物抗原或患者体内相应的抗体来辅助诊断疾病。

2. 细菌外毒素和类毒素　细菌外毒素是某些细菌在代谢过程中合成的蛋白质，对机体具有很强的毒性作用，同时又具有强的免疫原性，能刺激机体产生抗外毒素抗体，即抗毒素（antitoxin）。外毒素经甲醛处理后，失去毒性，保留其免疫原性，称为类毒素（toxoid）。类毒素可作为人工主动免疫制剂，常用于免疫预防的类毒素有白喉类毒素和破伤风类毒素等。

3. 动物免疫血清　以类毒素免疫动物获得的免疫血清可用于对外毒素引起疾病的治疗和紧急预防。但来源于动物的免疫血清具有两重性：一方面作为抗体，具有中和外毒素的作用；另一方面又是一种异种蛋白，对人体具有免疫原性，可刺激机体产生特异性免疫应答，反复使用可引起超敏反应。所以，在应用异种动物抗毒素或抗病毒血清时，必须注意防止超敏反应的发生。临床上常用的抗毒素有白喉抗毒素、破伤风抗毒素和蛇毒抗毒素等。

二、异嗜性抗原

异嗜性抗原（heterophilic antigen）指一类与种属无关，存在于人、动物和微生物之间的交叉抗原，最初由 Forssman 发现，故又称 Forssman 抗原。此类抗原对研究某些疾病的发生机制及疾病的诊断有一定的意义。如溶血性链球菌与人肾小球基底膜及心肌组织有交叉抗原成分，故链球菌感染后刺激机体产生的抗体可与肾小球基底膜及心肌发生交叉反应，从而引起急性肾小球肾炎和心肌炎。

三、同种异型抗原

同种异型抗原（allogenic antigen）指同一种属不同个体间存在的抗原，常见的人类同种异型抗原有血型抗原和人类白细胞抗原（human leukocyte antigen，HLA）。

1. 血型抗原　是人类红细胞表面的同种异型抗原，有40多种系统，主要有 ABO 血型抗原系统和 Rh 血型抗原系统。

（1）ABO 血型抗原系统：根据人类红细胞表面含有的 A、B 抗原不同，将人类血型分为 A、B、AB 和 O 型。各种不同血型的红细胞表面的抗原及血清中所含的抗体见表 2-3。

表 2-3　ABO 血型抗原及抗体

血型	红细胞表面抗原	血清中抗体
A 型	A 抗原	抗 B
B 型	B 抗原	抗 A
AB 型	A 抗原、B 抗原	—
O 型	—	抗 A、抗 B

（2）Rh 血型抗原系统：可能是红细胞血型中最复杂的一个系统，其重要性仅次于 ABO 血型抗原系统。1940 年，Landsteiner 和 Wiener 用恒河猴的红细胞免疫家兔，所得抗血清能与约 85% 白种人红细胞发生凝集反应，因此认为这些人红细胞含有与恒河猴（rhesus）红细胞相同的抗原，故取名为 Rh 抗原。目前，已发现 40 多种 Rh 抗原，与临床关系最密切为 D、E、C、c、e

抗原，其中以 D 抗原的免疫原性最强，临床意义最为重要。故临床上习惯地将含 D 抗原的红细胞血型称为 Rh 阳性；反之，称为 Rh 阴性。

2. 人类白细胞抗原（human leukocyte antigen，HLA） 是人类的主要组织相容性抗原，因首先在白细胞表面发现而命名。它是人体最复杂的同种异型抗原，存在于机体几乎所有的有核细胞膜表面，决定机体的组织相容性，参与机体的免疫应答和免疫调节，并且与人类某些疾病相关（见第五章）。

拓展阅读

医学诺贝尔之路（1930）——ABO 血型系统的发现

ABO 血型抗原系统是人类主要的血型抗原系统，也是当今临床广泛开展的输血技术的基础，但它的发现却经历了一番曲折。

1665 年的一天，英国科学家查理·罗尔看到一条小狗失血过多，濒临死亡，为了挽救小狗的生命，他尝试着将一条健康狗的血管与那条奄奄一息的小狗的血管连通，结果小狗神奇般起死回生。查理·罗尔的这次尝试使人们第一次认识到，在不同个体间输血是可能的。但随后的另一次输血试验却宣告失败。1668 年，在法国医生丹尼斯的诊室里，应一名男性患者和妻子的要求，医生将一头羔羊的血输入到一名性格暴戾的农夫体内，以企求获得羔羊一般温顺的性情。但是很不幸，就在为这名男子输入羊血时，悲剧发生了，这名男子突然心跳加快，痛苦万分，最后在一阵歇斯底里的狂躁后死去。丹尼斯医生因此被人指控为“过失杀人”而入狱，人们也不敢再使用输血技术。

直到 50 年后的一天，英国生理学家兼妇产科学家詹姆士·博龙戴尔医生为了拯救一位难产大出血的产妇，将一名健壮的男子的血输给了失血过多的产妇，产妇得救了。詹姆士医生在伦敦医学年会的讲台上作了人与人之间输血成功的第一例报告。但随后的多次实验证明，并非每个受血者都能获救，甚至有的还出现严重反应而加速死亡。

科学家都在思考着这样一个问题：“为什么有的人输进别人的血安然无恙，而有的人却会出现不良反应，甚至导致死亡？”1900 年，奥地利医生 Landsteiner 用 22 位同事的正常血液交叉混合，发现红细胞和血浆之间发生反应，也就是说某些血浆能促使另一些人的红细胞发生凝集现象，但也有的不发生凝集现象。于是他将 22 人的血液实验结果编写在一个表格中，通过仔细观察这份表格，发现表格中的血型可以分成 3 种：A、B、O。1902 年，Landsteiner 的两名学生把实验范围扩大到 155 人，发现除了 A、B、O 三种血型外还存在着一种较为稀少的第四种类型。直到 1927 年经国际会议公认，采用 Landsteiner 原定的字母命名，即确定血型有 A、B、O、AB 四种类型，至此，ABO 血型系统正式确立。Landsteiner 也因这项意义重大的贡献，获得 1930 年诺贝尔生理学或医学奖。

四、自身抗原

刺激机体产生特异性免疫应答的自身组织成分称为自身抗原（autoantigen）。机体自身物质成为自身抗原的情况主要有：

1. 隐蔽抗原的释放　隐蔽抗原是指体内某些与免疫系统在解剖位置上隔绝的抗原成分。因这些抗原成分未曾与免疫系统接触，其相应的 T 细胞或 B 细胞克隆在分化发育过程中没有被清除而发育为成熟的具有免疫功能的T细胞或B细胞克隆。在手术、外伤或感染等情况下，这些隐蔽抗原释放入血流或淋巴液，刺激相应的T细胞、B细胞发生免疫应答，引起自身免疫性疾病。通常被视为隐蔽抗原的抗原有精子、晶状体蛋白等。

2. 自身组织成分的免疫原性发生改变　在病原微生物感染、电离辐射或化学药物等因素影响下，机体组织成分的分子结构可发生改变而导致免疫原性改变；外来半抗原（如某些药物）、完全抗原（如微生物及其代谢产物）与自身组织成分结合，从而使自身组织出现新的抗原成分。自身组织成分的免疫原性改变，可刺激机体产生免疫应答，并可导致机体组织的损伤或破坏，引起自身免疫性疾病。

五、肿瘤抗原

肿瘤抗原是指细胞在癌变过程中出现的新抗原和过度表达的抗原物质的总称。一般可将肿瘤抗原分为两大类。

1. 肿瘤特异性抗原（tumor specific antigen，TSA）　是指只存在于某种肿瘤细胞而不存在于正常细胞的抗原，大多是突变基因的产物。这类抗原经动物肿瘤移植排斥实验证实，又称肿瘤特异性移植抗原（tumor specific transplantation antigen，TSTA）。目前，应用单克隆抗体已在人类黑色素瘤、结肠癌、乳腺癌等肿瘤细胞表面检测出此类抗原。

2. 肿瘤相关抗原（tumor-associated antigen，TAA）　是非肿瘤细胞所特有，正常细胞也能微量表达，只是其含量在细胞癌变时明显增高。检测TAA对某些肿瘤的诊断及预后判断有一定的价值。TAA主要有胚胎抗原和分化抗原等。

（1）胚胎抗原（fetal antigen）：指胚胎发育阶段由胚胎组织产生的正常成分，出生后逐渐消失或仅存留极微量；但当细胞癌变时，此类抗原又重新合成而大量表达，如甲胎蛋白（alpha-fetoprotein，AFP）是胎儿发育早期由肝和卵黄囊合成的一种血清糖蛋白，胎儿出生后不久即逐渐消失。成年人AFP含量的异常增高往往与原发性肝癌的发生有关。

（2）分化抗原：指某些细胞于特定分化阶段表达的抗原，正常细胞不表达。恶性肿瘤细胞通常由于停留在细胞发育的某个幼稚阶段而高表达此阶段的分化抗原，如黑色素瘤细胞表达的gp100、前列腺癌细胞表达的前列腺特异性抗原（prostate-specific antigen，PSA）等。

六、超抗原

超抗原（superantigen，SAg）是一类特殊的抗原类物质，在极低浓度下（1 ~ 10 ng/ml）即可激活高比例（2% ~20%）的T细胞或B细胞克隆，并产生极强的免疫应答。超抗原与普通抗原不同，刺激T淋巴细胞、B淋巴细胞活化，不需要抗原呈递细胞加工处理，也无MHC限制性。

超抗原主要包括某些细菌的毒素（如金黄色葡萄球菌肠毒素）、菌体蛋白（如A族链球菌M蛋白）、逆转录病毒（如人类免疫缺陷病毒）等。

超抗原使大量T细胞过度活化，释放大量的细胞因子，导致某些疾病的发生，如毒素休克综合征、猩红热及食物中毒等；某些超抗原还可激活大量自身反应性免疫细胞，引发或加剧自身免疫病。

相关链接

分子模拟和自身免疫病

分子模拟(molecular mimicry)是指病原体感染机体时,由于病原体某些抗原表位与人体组织细胞的抗原表位相同或相似,导致病原体激活机体产生的抗体或致敏淋巴细胞与组织抗原发生交叉反应,造成机体组织细胞的损伤。这是目前发现引起机体自身免疫病的一个重要原因。如柯萨奇病毒(coxsackie virus,CBV)蛋白组分与人胰岛 B 细胞中存在的谷氨酸脱羧酶(GAD)有相似的分子结构,导致 CBV 感染后机体产生的抗体及效应 T 细胞,在消灭病毒的同时,可产生针对胰岛 B 细胞的免疫攻击,导致胰岛 B 细胞破坏,胰岛素减少,发生胰岛素依赖型糖尿病(insulin dependent diabetes mellitus,IDDM)。同样,致病性链球菌因"模拟"人肾小球基底膜或心肌的抗原成分,导致交叉反应发生,引起急性肾小球肾炎和风湿性心肌炎。其他还见于肺炎衣原体感染和心脏冠状血管疾病,EB 病毒感染与多发性硬化的发生也有一定的关联。

本章小结

- 抗原
  - 抗原的性质
    - 免疫原性:即能刺激 T 淋巴细胞及淋巴细胞发生
    - 特异性免疫应答产生抗体和/或致敏淋巴细胞的能力
    - 抗原性:即能与其诱生的抗体或致敏淋巴细胞发生特异性结合的能力
  - 决定抗原免疫原性的因素:抗原因素(异物性、理化特性、免疫方法)、机体因素(遗传因素)
  - 抗原的特异性:取决于抗原决定簇或抗原表位 T 细胞表位和 B 细胞表位
  - 抗原的分类
    - 根据刺激 B 细胞产生抗体是否需要 T 细胞参与
      - 胸腺依赖性抗原(TD-Ag)
      - 胸腺非依赖性抗原(TI-Ag)
    - 根据抗原呈递途径
      - 内源性抗原
      - 外源性抗原
  - 医学上重要的抗原
    - 异种抗原:病原微生物、外毒素和类毒素、动物免疫血清(用于疾病预防与治疗)
    - 同种异型抗原:血型抗原、HLA(引起输血反应和移植排斥反应)
    - 自身抗原:隐蔽自身抗原、修饰自身抗原(引起自身免疫病)
    - 异嗜性抗原:(引起自身免疫病)
    - 肿瘤抗原:肿瘤特异性抗原、肿瘤相关性抗原(用于肿瘤的治疗和辅助诊断)
    - 超抗原(与某些疾病相关,可引起自身免疫病)

思考题

1. 试述决定抗原免疫原性的因素。
2. 试比较 T 细胞表位和 B 细胞表位的特点。
3. 试比较 TD-Ag 和 TI-Ag 的特点。
4. 何谓自身抗原?自身物质成为自身抗原的情况有哪些?
5. 何谓超抗原?

(史丽云)

第三章　抗体及免疫球蛋白

学习目标

- 掌握抗体、免疫球蛋白的基本概念及免疫球蛋白的基本结构
- 熟悉抗体的功能及五类免疫球蛋白的特性
- 了解人工制备的抗体类型

抗体(antibody,Ab)是B细胞接受抗原刺激后增殖分化为浆细胞,由浆细胞产生的一类能与相应抗原发生特异性结合并具有免疫功能的球蛋白。免疫球蛋白(immunoglobulin,Ig)是指具有抗体活性或化学结构与抗体相似的球蛋白。免疫球蛋白是化学结构的概念,而抗体是生物学功能的概念。

抗体主要存在于血液、组织液和外分泌液等体液中,故以抗体为主介导的免疫应答称为体液免疫。Tiselius和Kabat(1939)创建了血清蛋白电泳技术,研究发现血清中的抗体大部分存在于γ球蛋白区,故曾将此类蛋白称γ球蛋白(或丙种球蛋白)。此后的一系列研究发现,抗体除了位于γ球蛋白区外,还可存在于α和β球蛋白区。免疫球蛋白可分为膜型和血清型。前者存在于B细胞表面发挥特异性抗原受体作用;后者以抗体形式存在于血液等体液中,发挥抗体的各种功能。前体B细胞表面的膜免疫球蛋白和同一细胞增殖分化的浆细胞产生的抗体具有相同的抗原结合特异性。

第一节　免疫球蛋白的结构

一、免疫球蛋白的基本结构

免疫球蛋白的基本结构由两条完全相同的多肽重链(heavy chain,H链)和两条完全相同的多肽轻链(light chain,L链)组成,链间经二硫键连接(图3-1),呈"Y"形单体。

1. 重链与轻链　重链(H链)由450~550个氨基酸残基组成,相对分子质量约为50~75 kD。H链根据免疫原性的差异分为五类,即μ、γ、α、δ和ε链,由它们组成的Ig分别称为IgM、IgG、IgA、IgD和IgE。同一类Ig分子其重链二硫键的数目、位置等也不同,故又将其分为不同的五类。IgG有四个亚类IgG1~IgG4,IgA有两个亚类IgA1和IgA2,但IgM、IgD、IgE没有亚类。轻链(L链)由约214个氨基酸残基组成,相对分子质量约25 kD。L链根据免疫原性不同分为κ(kappa)和λ(lambda)两型。组成各类Ig的L链可以是κ型,也可以是λ型,但一个天然Ig分子上两条L链的型别总是相同的。正常人血清免疫球蛋白κ∶λ的比例异常可能反映免疫系统的异常。所有免疫球蛋白都是糖蛋白,但五类Ig其糖含量不同,从IgG的2%~

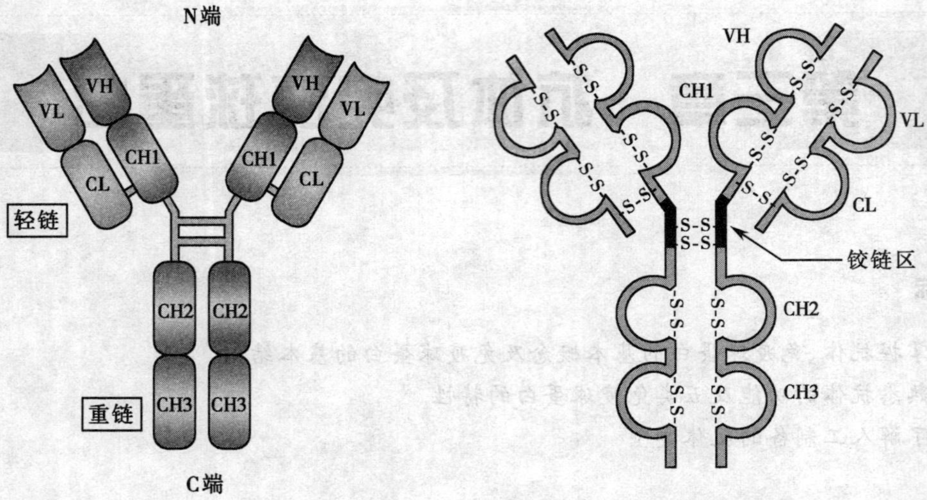

图 3-1 IgG 分子结构及功能区

3% 变化到 IgM、IgD、IgE 的 12% ~14%。

2. 可变区 在多肽链的 N 端,占 L 链 1/2 和 H 链 1/4 或 1/5 部分,其氨基酸残基的种类和排列随抗体特异性不同而变化,称为可变区(variable region,V 区)。此区是抗体分子与抗原结合的部位。H 链与 L 链的 V 区分别称为 VH 和 VL。在 VH 和 VL 各有 3 个区域的氨基酸残基组成和排列高度易变,称为高变区(hypervariable region,HVR),分别用 HVR1、HVR2 和 HVR3 表示。VL 三个高变区分别位于 28 ~35、49 ~56 和 91 ~98 位氨基酸残基;VH 三个高变区分别位于 29 ~31、49 ~58 和 95 ~102 位氨基酸残基。这些高变区共同组成 Ig 的抗原结合部位,该部位形成一个与抗原表位互补的表面,故高变区又称为互补决定区(complementarity determining region,CDR)。可变区的其他部分氨基酸变化较小,称为骨架区(Framework region,FR),骨架区不与抗原分子结合,主要维持 CDR 的空间构型。

3. 恒定区 在多肽链的 C 端,占 L 链 1/2 和 H 链 3/4 或 4/5 部分,其氨基酸残基的种类和排列比较恒定,称为恒定区(constant region,C 区)。Ig 的 C 区执行抗体的效应功能,如激活补体等。H 链与 L 链的恒定区分别称为 CH 和 CL。各类 Ig 重链 C_H 长度不一,有的包括 CH1、CH2 和 CH3 三个功能区,有的包括 CH1、CH2、CH3 和 CH4 四个功能区。

4. 铰链区(hinge region) 是介于 Ig CH1 与 CH2 之间的一段肽链,含丰富的脯氨酸,易伸展弯曲,且易被木瓜蛋白酶、胃蛋白酶等水解。当抗体与抗原结合时,此区发生伸展或转动,从而使抗体分子中抗原结合部位更好地与抗原表位结合。不同类 Ig 铰链区不尽相同,IgG1、IgG2、IgG4 和 IgA 的铰链区较短,而 IgG3 和 IgD 的铰链区较长。IgM 和 IgE 没有铰链区。

二、免疫球蛋白功能区

Ig 分子的每条肽链因链内二硫键的连接都以一定的方式折叠成若干个球状结构,即结构域。每个球状结构域约由 110 个氨基酸残基组成,具有一定的功能,又称功能区。轻链有 VL 和 CL 两个功能区;IgG、IgA 和 IgD 重链有 VH、CH1、CH2、CH3 四个功能区,IgM 和 IgE 重链有五个功能区，较 IgG 多一个 CH4。各功能区的功能为：① VH 和 VL 是抗原结合部位；② CH1 和 CL 具有 Ig 同种异型遗传标志；③ IgG CH2 和 IgM CH3 是补体 C1q 的结合位点；④ IgG CH3 可与单核细胞、巨噬细胞、中性粒细胞、B 细胞和 NK 细胞表面的 IgG Fc 受体（FcγR）结合；⑤ IgE CH2 和 CH3 可与肥大细胞和嗜碱性粒细胞表面的 IgE Fc 受体（FcεR Ⅰ）结合。

三、连接链和分泌片

连接链（joining chain，J 链）是由浆细胞合成的一条富含半胱氨酸的多肽链，其作用是连接 Ig 单体，使其成为多聚体。IgA 二聚体和 IgM 五聚体均含 J 链。分泌片（secretory piece，SP）是一条含糖的多肽链，由黏膜上皮细胞合成分泌，以非共价键与 IgA 二聚体结合成分泌型 IgA（sIgA）。分泌片具有：① 保护 sIgA 铰链区免遭蛋白酶的降解；② 介导 IgA 二聚体从黏膜下转运到黏膜表面。

四、免疫球蛋白的水解片段

用木瓜蛋白酶水解 IgG，可于 H 链链间二硫键近 N 端处裂解，获得两个相同的抗原结合片段（fragment antigen binding，Fab）和一个可结晶片段（fragment crystallizable，Fc）。Fab 段由一条完整的 L 链和 H 链的 VH 和 CH1 功能区组成，可结合一个相应的抗原表位，即为一个抗原结合价。Fc 段相当于 IgG 的 CH2 和 CH3 功能区，无抗原结合活性，是抗体分子与效应分子和效应细胞相互作用的部位。胃蛋白酶可在 H 链链间二硫键近 C 端裂解 IgG，产生一个大分子片段 F(ab')2 和一些小分子片段 pFc'。$F(ab')_2$ 是由铰链区链间二硫键连接的两个 Fab 片段组成，可同时结合两个抗原表位。pFc'无生物学活性（图 3－2）。

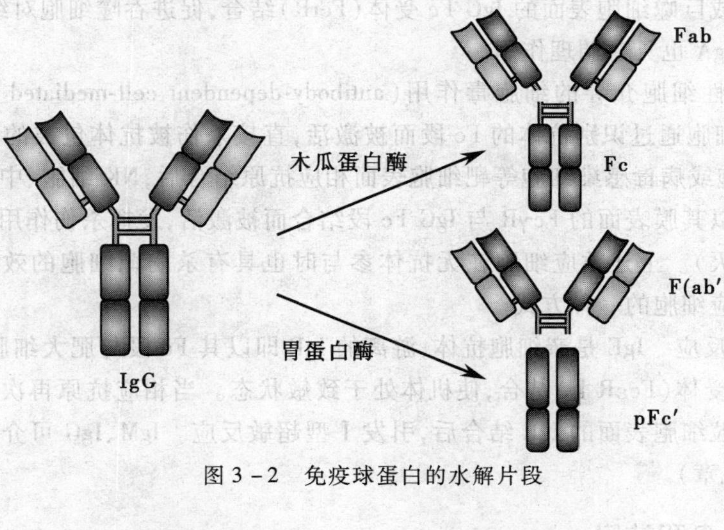

图 3－2 免疫球蛋白的水解片段

第二节 抗体的功能

抗体是一个双功能分子。抗体的可变区一旦与抗原发生特异性结合，抗体的其他部分即与免疫系统的其他成分发生相互作用，介导效应功能。在效应上，机体能够将抗体作为一种变通的衔接分子加以利用，使得免疫系统的各个成分（如吞噬细胞、NK 细胞、补体等）得以识别特异的病原及其产物。

一、特异性结合抗原

特异性结合抗原是抗体主要的生物学功能。抗体与相应抗原特异性结合后，在体内可介导多种免疫效应，如中和毒素、中和病毒、阻止细菌黏附、凝集细菌等，故抗体主要应答胞外的病毒、毒素、胞外菌，具有阻断病原入侵作用，但抗体本身并不能清除病原，对胞内菌、细胞内寄生的病毒无作用。在体外进行的抗原抗体反应，称血清学反应，可通过其特异性结合检测抗原或抗体，协助临床疾病的诊断。

二、激活补体

IgM、IgG1 ~ IgG3 与抗原特异性结合后，其构型发生改变，使 IgGCH2 区或 IgMCH3 区的补体结合位点暴露，当 C1q 与 Ig 的两个相应的 CH2 或 CH3 区结合后，即可通过经典途径活化补体系统，产生多种效应功能。IgM 为五聚体，其激活补体的能力较 IgG 强。凝聚的 IgG4、IgA、IgE 可通过旁路途径激活补体系统。

三、结合细胞表面 Fc 受体

IgG、IgA 和 IgE 抗体可通过其 Fc 段与细胞表面具有相应 Fc 受体（FcR）的细胞结合，可产生多种效应。

1. 调理作用（opsonization） 是指 IgG 类抗体与相应细菌等颗粒性抗原结合后，通过其 Fc 段与中性粒细胞或巨噬细胞表面的 IgG Fc 受体（FcrR）结合，促进吞噬细胞对细菌等颗粒性抗原的吞噬作用。IgA 也具有调理作用。

2. 抗体依赖性细胞介导的细胞毒作用（antibody-dependent cell-mediated cytotoxicity，ADCC） 是指效应细胞通过识别抗体的 Fc 段而被激活，直接杀伤被抗体包被的靶细胞。如 IgG Fab 段与肿瘤细胞或病毒感染细胞等靶细胞表面相应抗原结合后，NK 细胞、中性粒细胞、巨噬细胞等效应细胞以其膜表面的 FcγR 与 IgG Fc 段结合而被激活，发挥杀伤作用（即将 IgG 抗体包被的靶细胞杀灭）。上述效应细胞在无抗体参与时也具有杀伤靶细胞的效应，抗体的参与只是活化这些效应细胞的一种方式。

3. 介导超敏反应 IgE 是亲细胞抗体，游离的 IgE 即以其 Fc 段与肥大细胞和嗜碱性粒细胞表面的 IgE Fc 受体（FcεRⅠ）结合，使机体处于致敏状态。当相应抗原再次进入机体，与肥大细胞和嗜碱性粒细胞表面的 IgE 结合后，引发Ⅰ型超敏反应。IgM、IgG 可介导Ⅱ型、Ⅲ型超敏反应（详见第九章）。

四、穿过胎盘和黏膜

IgG 是人类唯一能通过胎盘的 Ig。这种先天被动免疫，对于新生儿抗感染具有重要意义。sIgA 可从黏膜下转运到黏膜表面，成为呼吸道、消化道等黏膜局部免疫的主要因素。

第三节 五类免疫球蛋白的特性

一、IgG

IgG通常以单体形式存在于血液与其他体液中，是血清中含量最高的Ig，占血清总Ig的75%～80%。出生后3个月开始合成，3～5岁接近成人水平。IgG半衰期约20～23天，故临床应用以2～3周重复给予为宜。人类的IgG有IgG1、IgG2、IgG3和IgG4四个亚类。IgG是机体再次免疫应答的主要抗体，具有高亲和力，是主要的抗感染的抗体。抗毒素、抗病毒和抗菌抗体多为IgG，并且IgG分布最广，故IgG是抗感染的“主力军”。注射用丙种球蛋白的主要成分为IgG。有些自身抗体和引起Ⅱ、Ⅲ型超敏反应的抗体也属于IgG。IgG与相应抗原结合后，通过中和作用、激活补体系统、调理作用、介导ADCC等机制发挥免疫效应作用。

二、IgM

IgM有血清型和膜型两种形式存在。膜型IgM(mIgM)为单体，但重链恒定区较IgG多一个功能区。表达于B细胞表面，构成B细胞抗原受体。

血清型IgM是由五个单体IgM通过二硫键和连接链(J链)相连组成的五聚体(图3－3)。在五类Ig中，IgM相对分子质量最大，故有巨球蛋白之称。IgM是初次应答的主要抗体，主要分布于血管内，占血清Ig的5%～10%。五聚体IgM含10个Fab段，具有很强的抗原结合能力，含5个Fc段，比IgG更易激活补体，因此，IgM是防止菌血症、败血症的主要抗体。IgM是个体发育过程中最早产生的抗体，在临近分娩时，胎儿体内即能合成，且不能通过胎盘。因此，若新生儿脐带血中IgM含量增高，则提示有宫内感染的可能。IgM是病原感染后机体最早合成的抗体，且半衰期短(约10天)。因此，IgM是机体抗感染的“先锋队”，特异性IgM类抗体的检测有助于感染性疾病的早期诊断。

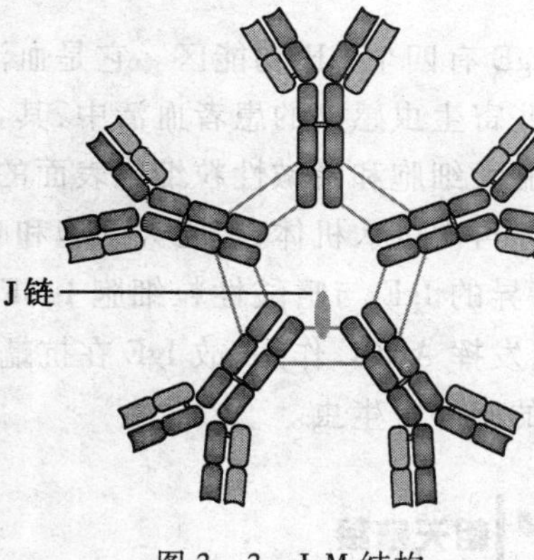

图3－3 IgM结构

IgM是高效能的抗菌抗体，在早期抗感染中发挥重要作用。IgM激活补体、凝集细菌能力较IgG强。最新研究表明，IgM可通过CH1结构域与C3b相互作用，使与IgM结合的抗原抗体复合物通过C3b与吞噬细胞表面的C3b受体结合，从而加强吞噬细胞对抗原的吞噬作用。IgM可经黏膜上皮进入外分泌液，在黏膜局部发挥免疫作用。天然ABO血型抗体是IgM。参与Ⅱ、Ⅲ型超敏反应的抗体也有IgM类抗体。

三、IgA

IgA有IgA1和IgA2两个亚类。在体内存在的IgA有两种：血清型IgA和分泌型IgA

(sIgA)。血清型 IgA 占血清 Ig 的 10% ~15%,主要以 Ig 单体的形式存在于血液中,具有中和毒素、调理吞噬等作用。sIgA 由两个 IgA 单体、一个 J 链和一个分泌片组成(图 3-4),主要分布于呼吸道、消化道、泌尿生殖道黏膜表面,以及唾液、初乳和与黏膜相关的外分泌液中,是机体黏膜局部防御感染的重要因素,故 sIgA 又称为机体抗感染的"边防军"。婴儿可从母乳中获得sIgA,这对婴儿抵抗呼吸道和消化道病原微生物感染具有重要作用,也是临床上提倡母乳喂养婴儿的原因之一。

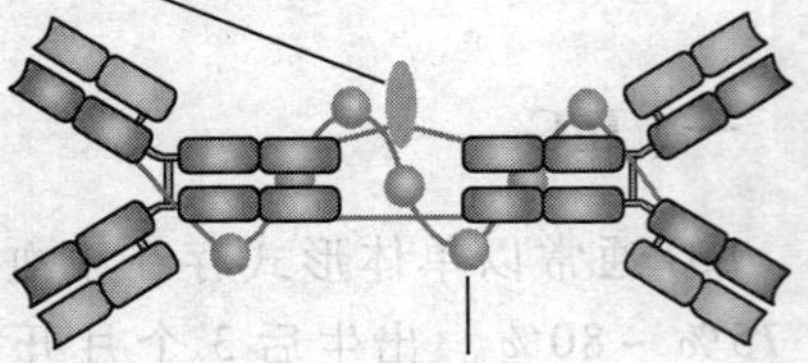

图 3-4　sIgA 结构

四、IgD

IgD 分为血清型和膜型两种形式,其分子结构与 IgG 相似,均为单体。血清型 IgD 在血清中的含量较低,约占血清 Ig 的 0.3%,其免疫功能尚不清楚。膜型 IgD(mIgD),表达在 B 细胞表面,是 B 细胞抗原受体的组成部分,也是成熟 B 细胞表达的标志。未成熟 B 细胞仅表达 mIgM,成熟 B 细胞同时表达 mIgM 和 mIgD,活化 B 细胞或记忆 B 细胞表面 mIgD 逐渐消失。

五、IgE

IgE 有四个 CH 功能区。它是血清中含量最低的 Ig,占血清 Ig 的 0.02%,但在过敏性疾病和某些寄生虫感染的患者血清中,其含量显著增高。IgE 是亲细胞抗体,游离的 IgE 即以其 Fc 段与肥大细胞和嗜碱性粒细胞表面的 IgE Fc 受体(FcεRⅠ)结合,使机体处于致敏状态;当相应抗原再次进入机体,与肥大细胞和嗜碱性粒细胞表面的 IgE 结合后,引发Ⅰ型超敏反应。另外,特异的 IgE 与嗜酸性粒细胞 IgEFcR 结合,可诱发嗜酸性粒细胞的对相应寄生虫体的杀伤作用,发挥 ADCC 作用,故 IgE 在抗蠕虫感染中发挥重要作用,嗜酸性粒细胞可损伤血吸虫等庞大的胞外寄生虫。

相关链接

纳米抗体

1993 年 Hamers-Casterman 首次发现在骆驼血清中存在一种天然缺失轻链的重链抗体,其重链可变区单独形成了完整的抗原结合位点,可识别抗原。克隆该可变区获得分子量为 15 kD,短轴为 2.5 nm,长轴为 4 nm 的椭圆形单域抗体。因其尺寸在纳米级别,故称纳米抗体(nanobody,Nb)。该抗体具有水溶性高、结构稳定、免疫原性小、抗原识别能力强、组织穿透性强、制备成本低等特点,目前纳米抗体正处于实验室探索到实际应用的转变期,有实验证实纳米抗体可用于治疗肿瘤、感染性疾病、自身免疫性疾病、中枢神经系统疾病、血栓形成性疾病等。

第四节 人工抗体的制备

一、多克隆抗体

机体针对多种抗原表位的多个 B 细胞克隆产生的多种抗体的混合物称为多克隆抗体(polyclonal antibody,PcAb)。一般天然抗原存在多种抗原表位,注入人体或动物所获得的免疫血清为多克隆抗体。其特点是制备容易来源广泛,但特异性较低,易出现交叉反应;而来源于动物体的血清,用于人体有可能出现超敏反应,使其临床应用受限。

二、单克隆抗体

单克隆抗体(monoclonal antibody,McAb)是单一克隆 B 细胞杂交瘤产生的针对一种抗原表位的特异性抗体。McAb 是用杂交瘤技术制备的,具有高度特异性和高度均一性。其制备的原理是:将可大量无限繁殖但不能产生特异性抗体的骨髓瘤细胞(一种浆细胞的肿瘤细胞),与不能无限繁殖但能产生特异性抗体的浆细胞(取自经抗原免疫小鼠的脾细胞)融合;融合后的细胞称为杂交瘤细胞,它既保存了骨髓瘤细胞无限繁殖的能力,又具有浆细胞合成分泌特异性抗体的能力。选择性培养的杂交瘤细胞仅能合成和分泌单一抗原表位的特异性抗体,即可得到大量的 McAb。

McAb 的特点是:结构均一,纯度高、效价高、特异性强,可大量制备。目前,已广泛应用于医学生物学领域。例如,① 用于检测各种抗原,包括肿瘤抗原和病原生物抗原,以及免疫细胞表面抗原、受体、激素、神经递质、细胞因子等;② McAb 与抗癌药物、毒素和放射性核素结合制备成生物导弹或体内显影剂,用于肿瘤治疗和诊断;③ 抗 T 细胞、抗 IL－2R 的 McAb 可用于防治移植排斥反应。但目前临床应用的 McAb 均为鼠源性 McAb,对人体具有免疫原性,可引起超敏反应。因而,McAb 在人体内的应用受到一定的限制。

三、基因工程抗体

基因工程抗体(genetic engineering antibody)又称重组抗体,是应用 DNA 重组和蛋白质工程技术,按要求在基因水平上对 Ig 基因进行重组而获得的新型抗体分子。基因工程抗体包括嵌合抗体、人源化抗体、完全人源化抗体、单链抗体、双特异性抗体等。基因工程抗体降低了鼠源性 McAb 对人体的免疫原性,但保留与特异性抗原结合的能力,使其在临床治疗中具有广阔的应用前景。

相关链接

免疫毒素

免疫毒素即抗体－生物蛋白毒素结合物,与肿瘤细胞表面抗原结合后内在化,毒素在细胞质中通过抑制肿瘤蛋白的合成而达到杀灭肿瘤细胞的目的。生物毒素主要来源于植物(如海参毒素)和细菌(如白喉毒素)。免疫毒素对血液肿瘤的治疗效果比较好,如抗 CD22－毒素融合分子治疗 B 细胞淋巴瘤、抗 CD19 和抗 IL－2R－毒素融合分子治疗白血病。

本章小结

- 抗体及免疫球蛋白
  - Ig 的基本结构
    - 两条 H 链、两条 L 链
    - V 区（HVR 或 CDR 区和 FR）、C 区（CH1、CH2、CH3、CH4）、铰链区
    - SP、J 链
  - Ig 的水解片段
    - 木瓜蛋白酶：2Fab ＋Fc
    - 胃蛋白酶：$F(ab')_2$ ＋pFc′
  - 抗体的功能：特异性结合抗原、激活补体、结合细胞表面 Fc 受体、穿过胎盘和黏膜
  - 五类 Ig 的特性
    - IgG：血清含量最多、分布最广、半衰期最长，抗细菌、抗病毒、抗毒素主要抗体，抗感染“主力军”
    - IgM：巨球蛋白、主要分布于血管，是初次应答的主要抗体、个体发育和感染最早产生的抗体、天然血型抗体，IgM 激活补体、凝集细菌能力较 IgG 强，抗感染的“先锋队”
    - sIgA：双聚体，分布于黏膜表面和外分泌液、具有保护黏膜作用，抗感染的“边防军”
    - IgD：与 IgM 共同分布于 B 细胞表面，作为抗原受体，是 B 细胞成熟的标志，是抗感染的“哨兵”
    - IgE：亲细胞抗体、与肥大细胞和嗜碱性粒细胞结合，介导Ⅰ型超敏反应，参与抗寄生虫免疫
  - 人工制备抗体：多克隆抗体、单克隆抗体及基因工程抗体

思　考　题

1. 简述 Ig 基本结构。
2. 简述 Ig 各功能区的功能。
3. 简述抗体的功能。
4. 试比较各类 Ig 的主要特点。
5. 试述单克隆抗体的特点及临床应用。

（任云青）

第四章 补体系统

学习目标

- 掌握补体的概念及生物学作用
- 熟悉补体的激活途径
- 了解补体调节的意义

补体(complement,C)是存在于人和脊椎动物血清、组织液及细胞膜表面的一组经活化后具有酶活性的球蛋白。早在19世纪末,Bordet即证实新鲜血液中含有一种不耐热的成分,可辅助和补充特异性抗体,介导免疫溶菌、溶血作用,故称为补体。目前,已知补体是由30余种可溶性蛋白、膜结合性蛋白和补体受体组成的多分子系统,故又称为补体系统(complement system)。补体系统是一个具有精密调控机制的蛋白质反应系统,它们不仅是固有免疫系统的主要组成部分,在适应性免疫应答过程中也发挥重要的作用,具有溶解细胞、调理吞噬、介异类症、清除免疫复合物和免疫调节等生物学功能,与多种疾病发生相关。

第一节 补体系统的组成和性质

一、补体系统的组成

补体系统的组成按其生物学功能分为补体固有成分、补体调节蛋白和补体受体。

(一) 补体固有成分

补体固有成分指存在于体液中参与补体活化过程的补体成分,包括:① 经典途径的成分,有C1q、C1r、C1s、C4、C2。② 甘露聚糖结合凝集素(mannose-binding lectin,MBL)途径的MBL、丝氨酸蛋白酶(serine protease)。③ 旁路途径的B因子、D因子、P因子。④ 补化活化共同组分C_3、C_5、C_6、C_7、C_8、C_9。

(二) 补体调节蛋白

补体调节蛋白以可溶性和膜结合两种形式存在。前者包括C1抑制物(C1 inhibitor, C1INH)、I因子、H因子、C4结合蛋白、S蛋白等;后者包括促衰变因子(decay accelerating factor,DAF)、膜辅助蛋白(membrane cofactor protein,MCP)等。这些蛋白主要通过调节补体激活途径中关键酶而控制补体活化的强度。

（三）补体受体

补体受体（complement receptor，CR）与相应的补体活性片段结合，介导补体生物学效应。补体受体包括 CR1～CR5、C3aR、C2aR、C4aR、C5aR 等。

1968 年，WHO 命名委员会对补体系统进行了统一命名。参与补体经典激活途径的固有成分按其被发现的顺序分别称为 C1、C2、C3……C9；C1 由 C1q、C1r、C1s 三个亚单位组成。参与补体旁路激活途径的成分以英文大写字母表示，如 B 因子、D 因子、P 因子。补体调节蛋白根据其功能命名，如 C1 抑制物、C4 结合蛋白等。补体受体以其结合的对象命名，如 C3aR 等。补体活化后的裂解片段，以该成分后加小写字母表示，如 C3a、C3b（本章中 a 为小片段释入液相中，b 为大片段结合至靶细胞膜表面）等。具有酶活性的成分在其符号上加一横线表示，如 $C\bar{1}$、$C\overline{4b2b3b}$ 等。灭活的补体片段在其符号前加英文字母 i（inactivated 的首字母）表示，如 iC3b。

二、补体的性质

体内多种组织细胞均能合成补体蛋白，其中肝细胞和巨噬细胞是产生补体的主要细胞。血清中大部分补体组分由肝细胞分泌，但在不同组织中，尤其炎症区，巨噬细胞是补体的主要来源。不同补体成分的主要合成部位可能各不相同。

补体固有成分均为球蛋白，多数为 β 球蛋白，少数为 α 或 γ 球蛋白。血清中补体含量相对稳定，约为 4 mg/ml，约占血清球蛋白总量的 10%。正常血清中补体各组分的含量相差较大，C3 含量最多。各种属动物间血中补体含量也不相同，豚鼠血清中含有丰富的补体，故实验室多用豚鼠血作为补体来源。

补体性质极不稳定，56℃ 30 分钟能使多数补体成分失活，即补体灭活。另外，机械振荡、紫外线照射、酸碱、乙醇等多种理化因素均可使补体灭活，甚至在室温中也会很快失去生物学活性，所以补体活性检测标本应尽快进行测定，以免补体失活；欲保持补体活性，则应在低温 -20℃ 以下保存。

拓展阅读

医学诺贝尔之路（1919）——巧妙的联想

1894 年德国细菌学家 Pfeifier 报道：将霍乱弧菌注入免疫豚鼠的腹腔后，发现这些弧菌失去了活动能力，不久以后便消失了。而且当霍乱弧菌和免疫血清一起注入正常的（未经免疫）动物的腹腔内时，其结果相同。如果不同时加入免疫血清，霍乱弧菌便会使正常豚鼠致死。但是在动物体外观察不到这样的现象。时年 25 岁的 Jules Bordet，由此启发设计了一组实验证实新鲜的霍乱免疫血清，具有杀菌的作用，但保存冰箱后的免疫血清或 56℃ 加热 30 分钟后的免疫血清即失去杀菌作用，若在其中加入正常豚鼠新鲜血清即恢复杀菌的能力。由此提出：霍乱弧菌的破坏取决于两种物质的协同作用，其中一种物质是耐热的抗体，它是在免疫动物体内由于免疫的结果而形成的；另一种物质是不耐热的，它存在于正常动物体内，不会因免疫作用而有所增强，但它可以加强抗体的作用，故艾利希将之命名为“补体”。之后，Bordet 经过多次严密的实验证实了补体的存在，并获得了 1919 年医学诺贝尔奖。

第二节 补体的激活

在生理情况下，大多数补体成分以非活化的形式存在。在激活物作用下，补体各成分按顺序依次被激活。每当前一组分被激活，即具备了裂解下一组分的活性，由此形成一系列放大的连锁反应，亦称为补体级联反应，最终导致溶细胞效应。

补体的活化途径有经典途径、MBL 途径和旁路途径，三条激活途径具有共同的末端通路，即膜攻击复合物（membrane attack complex，MAC）的形成及其溶细胞效应。

一、经典激活途径

经典激活途径又称传统激活途径，因最先被人们所认识而名。其主要激活物质为特异性抗体（IgM 或 IgG）与相应抗原结合所形成的免疫复合物（immune complex，IC）。参与补体经典激活途径的固有成分包括 C1～C9。经典激活途径可人为地被分为识别、活化和膜攻击三个阶段。

1. 识别阶段　指 C1 识别免疫复合物，活化形成 C1 酯酶的阶段。C1 是由一个 C1q、两个 C1r 和两个 C1s 分子组成的依赖 Ca^{2+} 的多聚复合物（图 4－1）。C1q 是由 6 个相同的亚单位结合而成的六聚体，每个亚单位由 A、B、C 三条肽相互盘绕而成。其羧基端形成球形头部，是 C1q 与 Ig 补体结合位点结合的部位；其氨基端六个亚基结合成杆状。在电镜下，C1q 形状如同“一束六朵郁金香”。C1r、C1s 呈“哑铃状”结构，与 C1q 茎部结合。抗体与抗原结合后，抗体分子的构象改变，导致 Fc 段上的补体结合位点（IgG 的 CH2、IgM 的 CH3）暴露；C1q 球形头部与补体结合位点结合后，发生构象改变，使 C1r 活化成为具酶活性的 C1r；活化 C1r 裂解 C1s，其中裂解后产生的小分子 $C\overline{1s}$，具有酶活性，即为 C1 酯酶，其底物为 C4 和 C2。

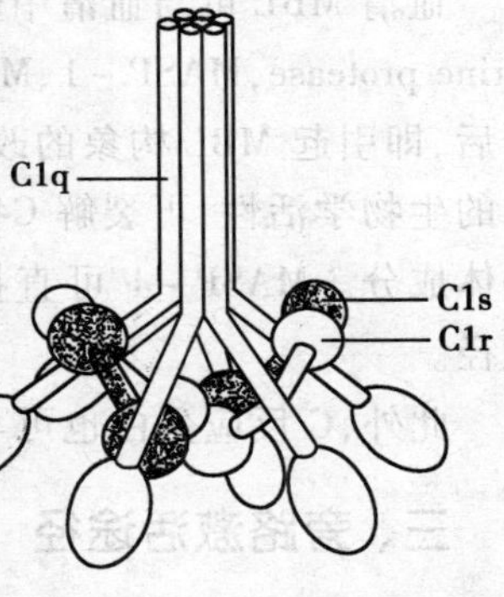

图 4－1　C1 分子结构示意图

一个 C1q 分子必须同时有两个或两个以上的球形头部与 Ig 补体结合点结合后，才能进一步活化补体其他成分。IgG 为单体分子，与抗原结合时需要两个相邻的 IgG 共同与 C1q 桥联，才能使 C1 活化；而 IgM 为五聚体，可同时提供 5 个补体结合位点，故一个 IgM 分子与抗原结合即可有效启动补体活化的经典途径。

2. 活化阶段　即 C3 转化酶和 C5 转化酶形成阶段。在 Mg^{2+} 存在的条件下，$C\overline{1s}$ 可裂解 C4，产生 C4a 和 C4b。C4a 游离于液相；C4b 可与邻近细胞表面或免疫复合物结合，形成固相 C4b，游离于液相中的 C4b 很快被灭活。C2 能与固相 C4b 结合，继而被 $C\overline{1s}$ 裂解为 C2a 和 C2b。C2a 游离于液相；C2b 与固相 C4b 结合成稳定的 $C\overline{4b2b}$ 复合物，此即经典途径的 C3 转化酶。在 C3 转化酶的作用下，C3 被裂解为 C3a 和 C3b。C3a 游离于液相；C3b 与 $C\overline{4b2b}$ 结合，形成 $C\overline{4b2b3b}$，即经典途径的 C5 转化酶。

3. 膜攻击阶段　是三条补体活化途径的共同末端通路，也是补体活化的效应阶段。此阶段形成 MAC，导致靶细胞溶解。在这一阶段，C5 转化酶将 C5 裂解为 C5a 和 C5b。C5a 游离于液相；C5b 结合于细胞表面，并依次与 C6、C7 结合形成 C5b67 三分子复合物，并插入细胞膜脂质双层中；C5b67 进而与 C8 高亲和力结合形成 C5b678 四分子复合物。C5b678 可牢固附着于细胞表面，并与 12 ~ 15 个 C9 分子结合形成 C5b6789，即膜攻击复合物（MAC）。在 MAC 中，C9 聚合体插入靶细胞的脂质双层，形成跨膜孔道。该孔道允许小分子、水分子和离子自由通过，而蛋白质类的大分子则难以从胞内逸出，结果，水和离子内流，并最终导致胞内渗透压降低、细胞裂解。

二、MBL 激活途径

MBL 激活途径的激活物为病原体表面的甘露糖、岩藻糖、*N* - 乙酰葡糖胺等糖基结构。

MBL 是一种钙依赖性糖结合蛋白，属于凝集素家族，可与甘露糖、岩藻糖等残基结合。生理状态下，血清中 MBL 含量极低。在病原感染早期，体内巨噬细胞和中性粒细胞被激活后可产生 IL - 1、IL - 6、TNF - α 等急性炎症因子，导致机体发生急性期反应，并诱导肝细胞产生急性期蛋白，包括甘露聚糖结合凝集素（MBL）、C 反应蛋白（CRP）、脂多糖结合蛋白（LBP）等，其中 MBL 和 C 反应蛋白参与补体激活。

血清 MBL 可与血清中丝氨酸蛋白酶结合形成 MBL 相关的丝氨酸蛋白酶（MBL-associated serine protease，MASP - 1、MASP - 2），当 MBL 与感染的病原体表面的甘露糖、岩藻糖等残基结合后，即引起 MBL 构象的改变，继而激活与之相连的 MASP。活化的 MASP - 2 具有与 $C\overline{1s}$ 同样的生物学活性，可裂解 C4 和 C2 分子，形成经典途径的 C3 转化酶（$C\overline{4b2b}$），进而激活后续补体成分。MASP - 1 可直接裂解 C3，形成旁路途径的 C3 转化酶（$C\overline{3bBb}$），参与加强旁路途径。

此外，C 反应蛋白也可与 C1q 结合并使之激活，然后依次激活补体其他成分。

三、旁路激活途径

旁路激活途径又称为替代激活途径，是在 B 因子和 D 因子等参与下，未经 C1、C4、C2，直接激活 C3 的补体活化途径。其激活物质有细菌肽聚糖、脂多糖、酵母多糖、葡聚糖以及凝聚的 IgA 等。

在生理状态下，天然 C3 分子内在二硫酯键对水十分敏感，可自发发生水解，产生少量 C3a 和 C3b，释入液相中的 C3b 迅速被 I 因子灭活。在 Mg^{2+} 存在的情况下，B 因子可与 C3b 结合，结合状态的 B 因子可被 D 因子裂解为 Ba 与 Bb。Ba 释放入液相；Bb 仍附着于 C3b，形成旁路途径的 C3 转化酶（$C\overline{3bBb}$）。$C\overline{3bBb}$ 极不稳定，可迅速被降解，血清中备解素（properdin，P）可与 $C\overline{3bBb}$ 结合（即 $C\overline{3bBbP}$），延长其半衰期，使之稳定。体液中的 H 因子可置换 $C\overline{3bBb}$ 中的 Bb，继而 C3b 在 I 因子的作用下被灭活。因此，在生理情况下，I 因子和 H 因子控制着液相中的 $C\overline{3bBb}$，使之保持在很低的水平，避免 C3 大量裂解和后续补体成分的激活。

当细菌的脂多糖，肽聚糖等激活物质出现时，为 C3b 和 $C\overline{3bBb}$ 提供了可结合的表面，使后者不易被 I 因子、H 因子灭活，处于“保护”状态。结合于细菌表面的 $C\overline{3bBb}$ 或 $C\overline{3bBbP}$，即固相 C3 转化酶，可使 C3 大量裂解，进而形成更多的 C3 转化酶，这一过程构成了旁路途径的反馈性放大机制。C3 转化酶与其裂解产物 C3b 结合形成旁路途径的 C5 转化酶 $C\overline{3bnBb}$ 或 $C\overline{3bnBbP}$，然后，裂解 C5，进入经典途径的膜攻击阶段。

三条补体激活途径的比较见图 4－2 和表 4－1。

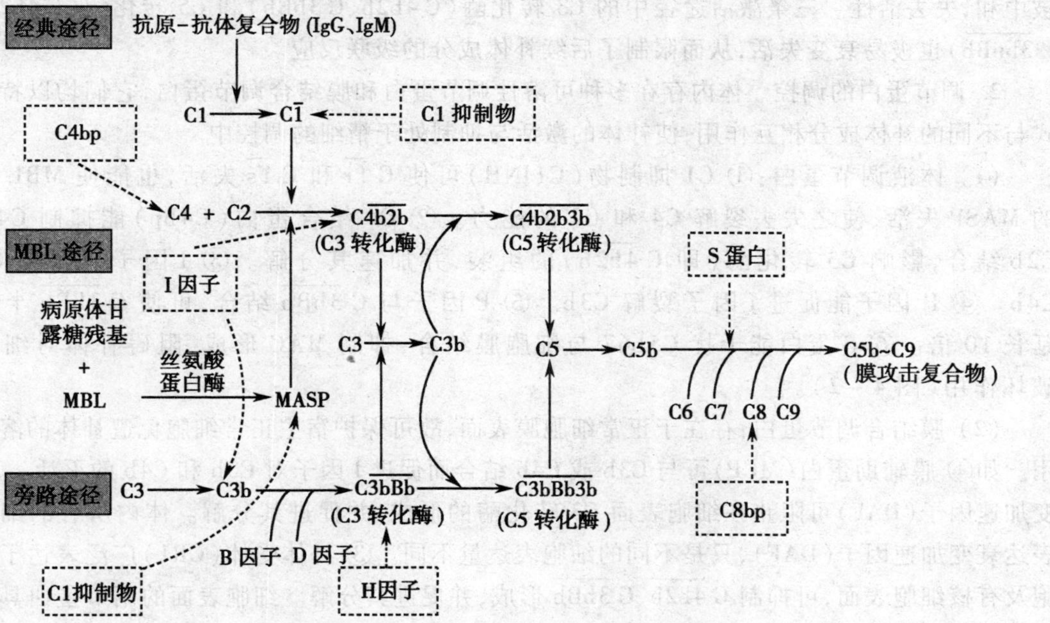

图 4－2 补体三条激活途径全过程

注：虚线框内为补体激活途径的调节蛋白

表 4－1 补体三条激活途径的比较

	经典途径	旁路途径	MBL 途径
激活物质	抗原抗体复合物	肽聚糖、脂多糖、酵母多糖、凝聚的 IgA、IgG_4、IgE	细菌甘露糖、岩藻糖、*N*－乙酰葡糖胺
起始分子	C1q	C3	MBL
参与的补体成分	C1 ~ C9	C_3、C_5 ~ C_9、B 因子、D 因子、P 因子	C2 ~ C9、MBL C1 ~ C9、C 反应蛋白
C3 转化酶	C $\overline{4b2b}$	C $\overline{3bBb}$ 或 C $\overline{3bBbP}$	C $\overline{4b2b}$
C5 转化酶	C $\overline{4b2b3b}$	C $\overline{3bnBb}$ 或 C $\overline{3bnBbP}$	C $\overline{4b2b3b}$
生物学作用	参与适应性免疫的效应阶段，感染后期发挥作用	参固有免疫，感染早期发挥作用	参与固有免疫，感染早期发挥作用

四、补体激活的调控

补体系统的激活在体内受到机体一系列调节蛋白的严密调控，使补体适度活化，避免补体成分过度消耗和自身组织损伤。补体系统激活的调控包括自身衰变调控和调节蛋白调控。

1. 补体活化片段自身衰变的调控　补体活化片段 C4b、C3b、C5b 极不稳定，其活性仅持续几毫秒，故极易与邻近的氨基和羟基结合；若未与上述基团结合，其活性部位则与水反应而被中和，失去活性。三条激活途径中的 C3 转化酶（C $\overline{4b2b}$、C $\overline{3bBb}$）和 C5 转化酶（C $\overline{4b2b3b}$、C $\overline{3bnBb}$）也极易衰变失活，从而限制了后续补体成分的级联反应。

2. 调节蛋白的调控　体内存在多种可溶性调节蛋白和膜结合调节蛋白，它们均以特定方式与不同的补体成分相互作用，使补体的激活与抑制处于精细的调控中。

（1）体液调节蛋白：① C1 抑制物（C1INH）可使 C $\overline{1r}$ 和 C $\overline{1s}$ 失活，也能使 MBL 途径的 MASP 失活，使之失去裂解 C4 和 C2 的能力。② C4 结合蛋白（C4bp）能抑制 C4b 与 C2b 结合，影响 C3 转化酶（即 C $\overline{4b2b}$）的组装，并加速其分解。③ I 因子能降解 C3b、C4b。④ H 因子能促进 I 因子裂解 C3b。⑤ P 因子与 C $\overline{3bBb}$ 结合，可使 C $\overline{3bBb}$ 半衰期延长 10 倍。⑥ S 蛋白能干扰 C5b67 与细胞膜结合，抑制 MAC 形成，阻碍补体对细胞的破坏作用（图 4－2）。

（2）膜结合调节蛋白：存在于正常细胞膜表面，故可保护宿主正常细胞免遭补体的溶解作用。如① 膜辅助蛋白（MCP）可与 C3b 或 C4b 结合而促进 I 因子对 C3b 和 C4b 的灭活。② 衰变加速因子（DAF）可阻止在细胞表面 C3 转化酶的形成，并促进其分解。体内所有的细胞均表达衰变加速因子（DAF），只是不同的细胞表达量不同。③ 补体受体（CR1）广泛表达于红细胞及有核细胞表面，可抑制 C $\overline{4b2b}$、C $\overline{3bBb}$ 形成，并促进其分解。细胞表面的调节蛋白具有保护自身细胞的作用。

第三节　补体的生物学作用

补体激活后具有多种生物学作用，主要包括补体在细胞表面形成 MAC 导致的溶细胞效应以及不同补体水解片段发挥的各种生物学效应（表 4－2）。

表 4－2　补体的生物学作用

功能	补体成分	机制
溶解细胞、溶菌	C5～C9	MAC 形成，导致细胞溶解
调理作用	C3b、iC3b、C4b	通过结合于微生物表面的 C3b 等与吞噬细胞表面的补体受体（CR1）结合，促进吞噬
过敏毒素作用	C5a、C3a、C4a	刺激肥大细胞释放组胺等生物活性介质，引起相应病理改变
趋化作用	C5a	吸引中性粒细胞
补体激肽	C2a	增强血管通透性
清除免疫复合物	C3b、C4b、CR1	抑制免疫复合物形成，免疫复合物通过 C3b 或 C4b 与红细胞表面的 CR1 结合，运送至肝、脾后，被巨噬细胞吞噬清除
免疫调节	C3d、C3dg、C3b、CR1、CR2	与 B 细胞表面 CD21/CD19/CD81 结合，降低 B 细胞活化的阈值；参与捕捉抗原，使抗原易被抗原呈递细胞处理与呈递等

一、溶解细胞

补体系统活化后形成 MAC,使细胞膜表面形成许多跨膜孔道,最终导致靶细胞溶解(lysis),这是机体抵抗病原感染的重要防御机制。病原感染机体后,补体的三条激活途径的激活顺序是:① 病原直接激活旁路途径而被溶解、杀伤。② 急性期蛋白产生后,机体通过 MBL 激活途径杀伤病原。上述两条途径的激活使病原感染控制在局部,从而限制其扩散。③ 当特异性抗体产生后,通过补体经典激活途径加强对病原的特异性杀伤作用。补体的溶细胞效应不仅具有溶菌、杀菌作用,也可以抵抗其他病原微生物及寄生虫感染。在某些病理情况下,某些自身抗体与机体组织细胞表面的相应抗原结合后,也可激活补体系统,导致自身组织细胞的溶解,引起自身免疫性疾病。

二、调理吞噬

补体系统激活过程中产生的 C3b、C4b 和 iC3b 等片段,一侧与细菌等颗粒性物质或 IC 结合,另一侧与单核-巨噬细胞和中性粒细胞表面的相应补体受体(CR1)结合,从而促进上述两类吞噬细胞对颗粒性抗原或 IC 的吞噬作用,此即补体的调理作用(opsonization)。这种调理作用在机体的抗感染过程中具有重要意义。如 IgM 本身没有调理作用,但在补体 C3b 的参与下能间接发挥调理作用。

三、介导炎症反应

补体活化过程中产生多种具有炎症介质作用的活性片段,包括 C2a、C3a、C4a、C5a 等。

1. 过敏毒素作用　C3a、C4a、C5a 可与肥大细胞、嗜碱性粒细胞等表面的相应受体(C3aR、C5aR)结合,激发肥大细胞、嗜碱性粒细胞脱颗粒,释放组胺等生物活性介质,引起毛细血管扩张、血管通透性增加、刺激内脏平滑肌收缩等过敏反应,故名过敏毒素。其中,C5a 的作用较强。

2. 趋化作用　C5a 还具有趋化因子的活性,能吸引中性粒细胞和单核-巨噬细胞等向炎症部位聚集,又具有强有力激活作用,可诱导吞噬细胞脱颗粒、呼吸爆发,导致自由氧产生,增强杀菌作用。

3. 激肽样作用　游离的 C2a 具有激肽样作用,能引起局部炎症充血和水肿,称为补体激肽。遗传性血管神经性水肿症即因先天缺乏 C1INH,血中 C2a 增高而导致水肿。

这种由补体介导的急性炎症反应,有利于抗原及 IC 的清除,但同时吞噬细胞可向局部释放溶酶体酶,导致局部自身组织的损伤,引起Ⅲ型超敏反应。

四、清除免疫复合物

补体成分可参与清除循环免疫复合物,其机制为:① 补体经典激活途径使 IC 保持可溶性状态。补体成分通过插入 IC 的网络结构,减少了抗体可结合的抗原表位数(也就减少了抗原结合价),由此生成较小的可溶性的复合物。② 旁路途径激活的补体可迅速溶解沉积的复合物,在复合物中插入 C3b 和 C3d 片段可使其溶解。③ 含有补体的可溶性 IC 与红细胞表面的 C3b 受体(CR1)结合,即可溶性 IC 黏附于红细胞表面,几分钟即可被运送至肝、脾,被巨噬细胞吞噬清除。当补体缺陷、红细胞表面表达受体减少或低亲和力抗体形成时，形成的 IC 在机体内清除时间延长。若大量 IC 形成后，巨噬细胞不堪重负，也可使循环 IC 水平上升，沉积于肾小球和其他组织，引起 IC 性疾病。

五、免疫调节

补体裂解片段可通过不同的途径，进行免疫调节。① C3b/C4b 可通过调理作用，促进单核－巨噬细胞对抗原的摄取和呈递；滤泡树突细胞（FDC）通过 CR1 捕获免疫复合物，储存起来，然后呈递给 B 细胞。② C3d（C3b 的降解产物）可通过桥联抗原和 B 细胞表面的辅助受体 CD21/CD19/CD81，促进 B 细胞摄取免疫复合物，并促使 B 细胞活化。

相关链接

补体系统与临床

健康人体内补体系统各成分的含量相对稳定。在某些疾病中，血清补体总量或各成分含量可出现异常。

1. 补体系统的遗传缺陷　如 C2、C4 缺陷者易发生系统性红斑狼疮（SLE）；C5～C9 缺陷者易发生奈瑟菌感染；C1 抑制物缺陷可引起遗传性血管神经性水肿；I 因子或 H 因子缺陷可致肾小球肾炎。

2. 补体含量增高　传染病患者可见补体代偿性增高，但在急性或病情危重时，补体总活性往往下降。

3. 补体含量降低　造成补体含量降低的原因有：① 补体消耗增多，常见于血清病、肾小球肾炎、系统性红斑狼疮以及类风湿性关节炎；② 补体大量丧失，多见于肾病综合征及大面积烧伤等；③ 补体合成不足，主要见于各种肝病患者。

血清补体测定方法有补体活性测定和补体蛋白含量测定。

本章小结

- 补体系统
  - 激活途径
    - 旁路激活途径　顺序为：C356789，在病原感染 0～4 小时激活
    - MBL 激活途径　顺序为：C42356789，在病原感染 4～96 小时激活
    - 经典激活途径　顺序为：C142356789，在病原感染 96 小时后激活
  - 激活的调控
    - 补体活化片段自身衰变调节
    - 调节蛋白
      - 体液调节蛋白：C1INH、C4bp、I 因子、H 因子、S 蛋白、P 因子
      - 膜结合调节蛋白：DAF、MCP、CR1
  - 生物学作用
    - 溶解细胞：发挥抗菌及抗病毒免疫、介导Ⅱ型超敏反应
    - 调理吞噬：可与抗体协同促进吞噬细胞的吞噬作用
    - 介导炎症反应：促进抗感染作用、介导Ⅲ型超敏反应
    - 清除免疫复合物：补体含量、红细胞受体表达、吞噬细胞功能均影响 IC 的清除
    - 免疫调节：促进抗原呈递、促进 B 细胞活化

思考题

1. 试比较三条补体激活途径的不同点。
2. 试述补体的生物学作用。
3. 试述补体系统的概念及其组成。

（郝 燕）

第五章　主要组织相容性复合体及其编码的分子

学习目标

- 掌握 MHC 的概念及 HLA 的分布、结构、功能
- 熟悉 HLA 与临床医学的关系
- 了解 *HLA* 复合体的遗传特征

第一节　概　　述

组织相容性是指在不同种属或同种不同个体间进行组织或器官移植时，供者与受者双方相互接受的程度。如果双方组织不相容则发生排斥反应。

存在于组织细胞表面，能代表个体特异性的，引起排斥反应的抗原，称为移植抗原（transplantation antigen）或组织相容性抗原（histocompatibility antigen）。其中，引起强烈、迅速排斥反应的组织相容性抗原称为主要组织相容性抗原（major histocompatibility antigen）。编码主要组织相容性抗原的基因复合体称为主要组织相容性复合体（major histocompatibility complex，MHC）；引起弱而缓慢排斥反应的组织相容性抗原称为次要组织相容性抗原（minor histocompatibility antigen）。

所有脊椎动物均有 MHC，而器官移植本身并非自然现象，提示 MHC 编码产物必然具有重要的生物学意义。现代免疫学理论认为，MHC 是位于脊椎动物某一染色体上一组紧密连锁的基因群，其编码产物称为 MHC 分子；该分子广泛表达于多种细胞表面，主要功能是参与呈递抗原和 T 淋巴细胞的活化，在免疫应答的启动和免疫调节中发挥重要作用。

不同脊椎动物染色体上的 MHC 及其编码分子有不同的名称（表 5－1）。人类的 MHC 分子（或主要组织相容性抗原）称为人类白细胞抗原（human leukocyte antigen，HLA），编码 HLA 分子的基因群称为 *HLA** 复合体。本章介绍 *HLA* 复合体及其编码产物的结构、分布和功能，以及 HLA 的生物学功能和医学上的意义。

---

* 基因复合体以英文缩写斜体表示。

表 5-1 不同脊椎动物 MHC 的名称

种属	人	猩猩	恒河猴	狗	猪	兔	鸡	豚鼠	大鼠	小鼠
MHC 名称	*HLA*	*ChLA*	*RhLA*	*DLA*	*SLA*	*RLA*	*B*	*GPLA*	*RT*1	*H*-2

第二节 *HLA* 复合体

一、*HLA* 复合体的基因结构及组成

HLA 复合体位于人体细胞的第 6 对染色体短臂上，全长 3 600 kb，占人体整个基因的 1/3 000。*HLA* 复合体结构十分复杂，具有多基因性和多态性。在 *HLA* 复合体内，现已知有 224 个基因座位，其中 128 个为有产物表达的功能性基因，其余 96 个为假基因。习惯上将 *HLA* 复合体分为三个区，分别被称为Ⅰ类、Ⅱ类和Ⅲ类基因区（图 5-1）。

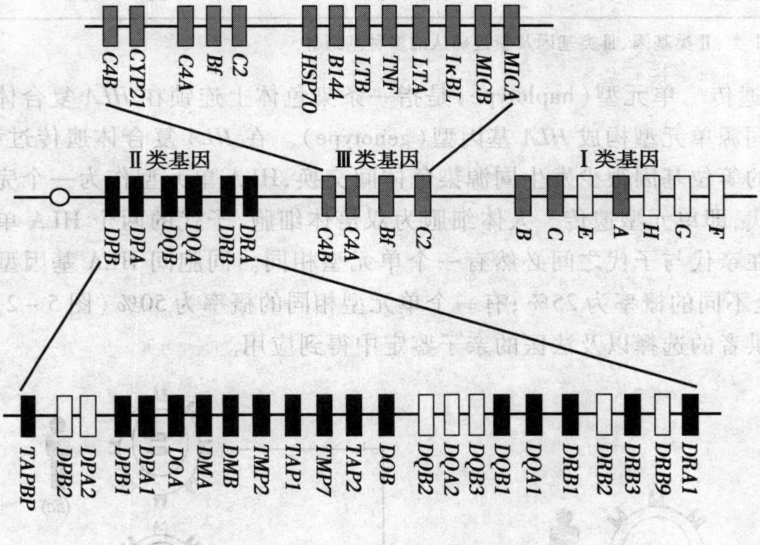

图 5-1 *HLA* 复合体基因

1. *Ⅰ*类基因区　位于 *HLA* 复合体远离着丝点的一端，含数十个基因座位。其中 *HLA-A*、*B* 和 *C* 为经典 *HLA*-Ⅰ类基因，分别编码 HLA-A、B、C 分子的重链（α 链）。经典 HLA-Ⅰ类分子的轻链为 β2 微球蛋白（β2 microglobulin，β2m），由第 15 号染色体上基因编码。位于*Ⅰ*类基因区还有 *HLA-E*、*F*、*G* 等基因座位，为非经典*Ⅰ*类基因。

2. *Ⅱ*类基因区　靠近着丝点，含有数十个基因座位，其中主要有 HLA-DR、DP、DQ 三个亚区，分别编码 HLA-DR、DP 和 DQ 分子，为经典的 HLA-Ⅱ类分子。位于*Ⅱ*类基因区基因还有 HLA-DO、HLA-DM 以及低分子量多肽（low molecular weight polypeptide，LMP）基因和抗原加工相关转运体（transporter associated with antigen processing，TAP）基因等。这些基因与抗原呈递相关。

3. Ⅲ类基因区　至少有 36 个基因，其中与免疫有关的基因为 *C4B*、*C4A*、*CZBf* 等，分别编

码补体系统的 C4、C2 和 B 因子。

二、*HLA* 复合体遗传特征

1. 多态性(polymorphism) 是指在一个随机婚配的群体中,染色体同一基因座位有两种以上基因型,即可能编码两种以上的产物。HLA 具有高度的多态性,是迄今为止已知人体多态性最复杂的基因系统。*HLA* 复合体的每一座位均存在为数众多的等位基因(表 5-2),可随机组合,故人群中基因型可达 $10^8 \sim 10^{10}$ 之多。而 *HLA* 复合体中每一个等位基因均为共显性,均可编码相应抗原。因此,人群中 HLA 表型极为复杂,除同卵双生子以外,无关个体间 HLA 型别完全相同的可能性极小。

表 5-2 *HLA* 复合体已获准正式命名的等位基因数(2012 年 10 月)

基因型别	经典Ⅰ类基因			经典Ⅱ类基因							其他*	合计
	A	B	C	DRA	DRB1	DRB3	DQA1	DQB1	DPA1	DPB1		
基因数	2 132	2 798	1 672	7	1 196	58	49	179	36	158	427	8 712

*包括非经典Ⅰ类、Ⅱ类基因、Ⅲ类基因及新近确认的多种基因等

2. 单元型遗传 单元型(haplotype)是指一条染色体上连锁在 *HLA* 复合体内各座位基因的组合。两个同源单元型构成 *HLA* 基因型(genotype)。在 *HLA* 复合体遗传过程中,同一染色体上紧密连锁的等位基因很少发生同源染色体间交换,HLA 单元型作为一个完整的遗传单位由亲代传给子代,即单元型遗传。人体细胞为双倍体细胞,子代的两个 HLA 单元型分别来自父母双方。故在亲代与子代之间必然有一个单元型相同。同胞间 HLA 基因型完全相同的概率为 25%;完全不同的概率为 25%;有一个单元型相同的概率为 50%(图 5-2)。这一遗传特点在器官移植供者的选择以及法医的亲子鉴定中得到应用。

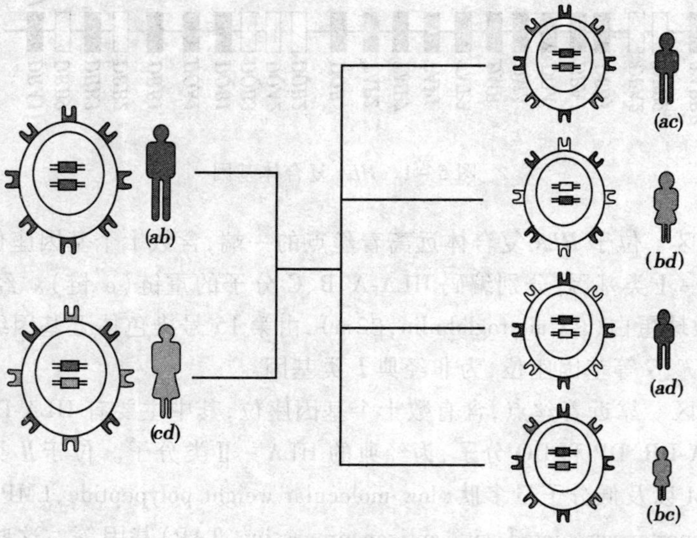

图 5-2 HLA 单元型遗传

3. 连锁不平衡 *HLA* 复合体各等位基因均有各自的基因频率。若 *HLA* 复合体各座位等

位基因随机组合构成单元型，则某一单元型出现的频率应等于组成该单元型各基因频率的乘积。但实际上，某些基因较多地连锁在一起，而另一些基因连锁较少。这种单元型非随机分布的现象称为连锁不平衡(linkage disequilibrium)。

拓展阅读

医学诺贝尔之路(1980)——解密属于每个人的独特

20 世纪 50 年代，巴鲁赫·贝纳塞拉夫(Baruj Benacerraf)，于纽约大学医学院研究期间，在对豚鼠进行免疫学观察时，注意到面对相同的抗原刺激，豚鼠们的反应存在异质性：有些反应强烈，有些则没有反应。他认为造成这种反应性差异的原因来自遗传，并将这些控制免疫反应敏感性的基因命名为免疫反应基因(IR gene)。美国人乔治·斯内尔(George Davis Snell)研究发现肿瘤接种试验只能在同一近交系的小鼠个体间进行，而无法在不同的品系之间进行。由于近交系小鼠的基因几乎完全相同，这意味着一定有某种机制使得机体能够分辨出哪些细胞"是我的"，哪些"不是我的"。对于"不是我的"那些细胞，机体将发动免疫系统将其消灭。除了肿瘤，普通器官和组织的移植也遵循这一原则。斯内尔发现，机体赖以识别"我"与"非我"的特征位于细胞膜表面，控制细胞膜表面这些特征的基因就被命名为"主要组织相容性复合体"(MHC)。

贝纳塞拉夫发现的免疫反应基因正是人类 MHC 的一部分。这些基因调节了免疫反应的强弱，一部分类似交响乐团的指挥，使得各种免疫细胞能在协调一致的前提下进行工作；另一部分则起到抑制免疫反应的作用，以免过度的免疫反应造成伤害。MHC 和免疫反应基因的遗传和变异(MHC 的多态性)很好地解释了为什么移植器官会遭到排斥，为什么同卵双胞胎之间又可以进行器官移植，以及为什么有些人天生就容易罹患某些自身免疫性疾病。人体免疫独特性的秘密就此揭开。为此，1980 年，贝纳塞拉夫、斯内尔以及法国人让多塞三人分享了当年的诺贝尔医学奖。贝纳塞拉夫开创的研究领域提供了分析不同个体面对感染时发动不同程度免疫反应的背景之可能性，这些问题包括细胞的相互作用，细胞的识别以及免疫反应的激活等。

第三节 经典 HLA 分子

一、HLA 分子结构

1. HLA-Ⅰ类分子　由两条多肽链以非共价键连接而成。其中 α 链又称重链，分子量为44～47 kD，是 *HLA-Ⅰ*类基因的编码产物，具有多态性；β 链又称轻链，即 β2 微球蛋白(β2m)，分子量为 12 kD，由第 15 号染色体上的基因编码，无多态性。α 链由胞外区、跨膜区和胞内区组成；胞外区肽链折叠形成三个各约 90 个氨基酸残基组成的结构域，从氨基端开始依次称为 α1、α2 和 α3(图 5-3)。根据胞外区结构和功能不同，又将其分为肽结合区和免疫球蛋白样区。

(1) 肽结合区：由 α 链的 α1 和 α2 结构域组成，是 HLA-Ⅰ类分子与抗原肽结合的部位，也是Ⅰ类分子被 T 细胞受体(TCR)识别的部位。HLA-Ⅰ类分子肽结合区(图 5-4)两端呈封闭状，只能容纳较短的抗原肽，一般为 8～12 个氨基酸残基，其中 9 肽与肽结合区的结合最为稳定。

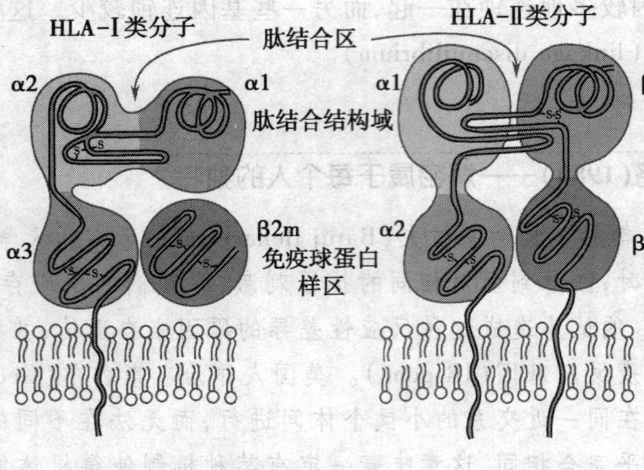

图 5-3　HLA-Ⅰ类分子和Ⅱ类分子的结构

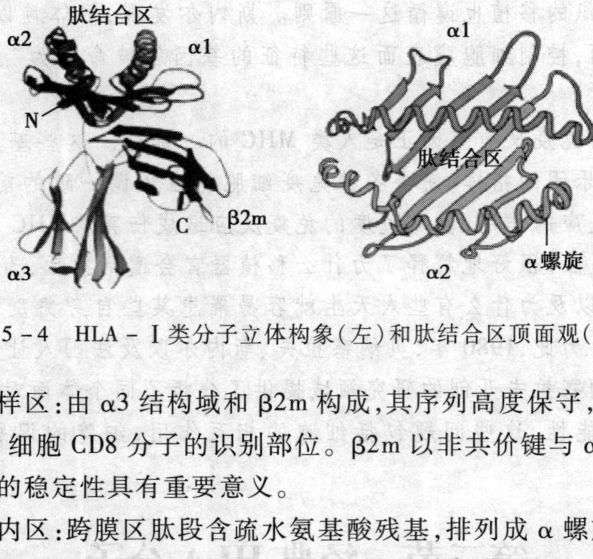

图 5-4　HLA-Ⅰ类分子立体构象(左)和肽结合区顶面观(右)

(2) 免疫球蛋白样区：由 α3 结构域和 β2m 构成，其序列高度保守，与 Ig 的恒定区具有同源性。α3 结构域是 T 细胞 CD8 分子的识别部位。β2m 以非共价键与 α3 结构域连接，对于Ⅰ类分子的表达和构象的稳定性具有重要意义。

(3) 跨膜区和胞内区：跨膜区肽段含疏水氨基酸残基，排列成 α 螺旋穿过胞膜，将Ⅰ类分子锚定在细胞膜上。胞内区是位于胞质中的 α 链的羧基端部分，约 30 个氨基酸残基组成，可能参与细胞信号转导。

2. HLA-Ⅱ类分子　是跨膜糖蛋白，由两条多肽链组成的异源二聚体。两条多肽链均为Ⅱ类基因的编码产物。其中 α 链分子量为 32～34 kD，β 链分子量为 29～32 kD。α 链和 β 链均分为胞外区、跨膜区和胞内区，其胞外区肽链折叠分别形成两个结构域，从氨基端开始依次称为 α1、α2 和 β1、β2(图 5-3)。胞外区功能分区同Ⅰ类分子(表 5-3)。

表 5-3　HLA-Ⅰ类分子和Ⅱ类分子的比较

不同点	HLA-Ⅰ类分子	HLA-Ⅱ类分子
编码基因	HLA-A、B、C	HLA-DR、DP、DQ
分子组成	α 链	α 链

续表

不同点	HLA－Ⅰ类分子	HLA－Ⅱ类分子
	β2 微球蛋白	β 链
肽结合区	α1 和 α2 结构域	α1 和 β1 结构域
T 细胞共受体结合点	α3 结构域结合 CD8	β2 结构域结合 CD4
结合抗原肽的大小	8～12 个氨基酸残基的抗原肽	12～17 个氨基酸残基的抗原肽

(1) 肽结合区：由 α1 和 β1 结构域组成，其肽结合区(图 5－5)两端呈开放结构，可容纳较长的抗原肽，一般为 12～17 个氨基酸残基组成的多肽。

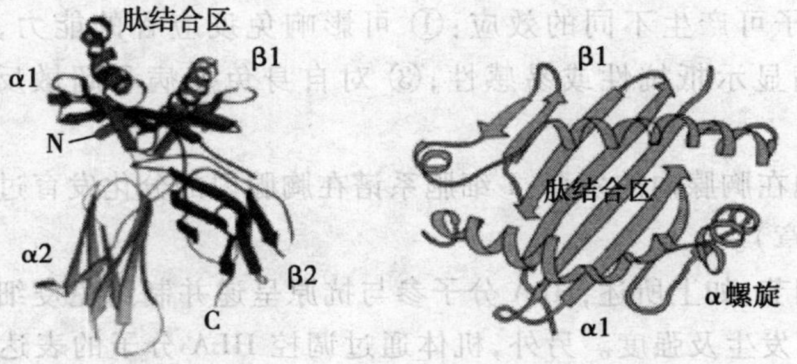

图 5－5 HLA－Ⅱ类分子立体构象(左)和肽结合区顶面观(右)

(2) 免疫球蛋白样区：由 α2 和 β2 结构域组成，具有 Ig 恒定区样结构。β2 结构域是 T 细胞 CD4 分子识别部位。

(3) 跨膜区和胞内区：跨膜区将Ⅱ类分子的 α 链和 β 链锚定在细胞膜上。胞内区可能参与细胞信号转导。

二、HLA 分子的分布

1. HLA－Ⅰ类分子　经典 HLA－Ⅰ类分子广泛分布于体内各种有核细胞表面，包括血小板和网织红细胞。不同组织细胞表达 HLA－Ⅰ类分子的密度各异。HLA－Ⅰ类分子的功能是呈递源自细胞内的抗原，如病毒肽。其意义在于体内任何细胞都可能被病毒或胞内病原体感染，因而所有细胞都需要从其内源性分子中取样，将其呈递至细胞表面，供 $CD8^+$ CTL 细胞识别。

2. HLA－Ⅱ类分子　经典 HLA－Ⅱ类分子主要表达在专职抗原呈递细胞(树突状细胞、单核－巨噬细胞和 B 细胞)、活化的 T 细胞和胸腺上皮细胞表面。内皮细胞和某些组织的上皮细胞被细胞因子或炎症刺激后也可表达经典的 HLA－Ⅱ类分子。

三、HLA 生物学功能

1. 呈递抗原　激发适应性免疫应答是 HLA 分子主要的生物学功能。HLA－Ⅰ类分子呈递内源性抗原供 $CD8^+$ T 细胞识别；HLA－Ⅱ类分子呈递外源性抗原供 $CD4^+$ T 细胞识别，从而启动适应性免疫应答(详见第六章)。

2. 其他生物学作用

（1）MHC 限制性：HLA 分子与抗原肽的相互作用是 T 细胞特异性识别抗原的基础。TCR 在识别抗原呈递细胞或靶细胞表面抗原肽的同时，还必须识别与抗原肽结合成复合物的自身 HLA 分子，这一现象称为 MHC 限制性（MHC restriction）。其中 CD_4^+ T 细胞识别Ⅱ类分子呈递的外源性抗原肽，CD_8^+ CTL 细胞识别Ⅰ类分子提呈的内源性抗原肽。

（2）参与对免疫应答的遗传控制：机体的免疫应答受遗传调控。一般说来，调控免疫的基因即 *HLA* 复合体。HLA 分子肽结合区的结构因不同个体的 HLA 型别而异，与抗原肽结合的能力亦不相同，由此决定了对特定抗原呈递的能力和免疫应答的强度，从而实现机体对免疫应答的遗传控制。

不同的 HLA 分子可产生不同的效应：① 可影响免疫应答的能力，包括抗体产生的水平；② 对感染性疾病显示抵抗性或易感性；③ 对自身免疫病和超敏反应显示抵抗性或易感性。

（3）参与 T 细胞在胸腺内的发育：T 细胞系谱在胸腺内的分化发育过程中，HLA 分子发挥重要作用（详见第六章）。

（4）参与免疫调节：如上所述，HLA 分子参与抗原呈递并制约免疫细胞间相互作用，从而调控机体免疫应答的发生及强度。另外，机体通过调控 HLA 分子的表达水平，可有效地调节适应性免疫应答的强度。

（5）引起移植排斥反应：在同种异型基因组织器官移植时，HLA－Ⅰ类和Ⅱ类分子作为同种异型抗原，可刺激受者机体产生特异性抗体和效应 T 细胞，这些抗体和效应 T 细胞识别移植的组织细胞，产生免疫清除作用，导致移植排斥反应。

第四节　HLA 在医学上的意义

一、HLA 与器官移植

在同种异体器官移植中，供、受者 HLA 型别不符是导致急性排斥反应的主要原因。同种异体间器官移植成功与否，很大程度上取决于供、受者之间的 HLA 型别是否相符。因此，进行 HLA 配型并为受者寻找合适供者，是器官移植取得成功的重要手段。

二、HLA 与疾病的关联

两种遗传学性状在群体中同时出现呈非随机分布，称为关联。迄今已发现多种疾病与 HLA 关联，即携带某型 HLA 分子的个体比不携带该型 HLA 分子的个体易患某种疾病。最典型的例子是，患强直性脊柱炎的北美白人 90% 以上携带 HLA-B27 分子，而正常人群仅 9% 携带该分子。关于 HLA 与疾病关联的机制尚不清楚。与 HLA 呈现强阳性关联的一些自身免疫病见表 5－4。

表 5－4 与 HLA 呈强阳性关联的一些自身免疫病

疾病	HLA 抗原	相对风险程度
强直性脊柱炎	B27	55～376
急性前葡萄膜炎	B27	10.0
肾小球性肾炎咯血综合征	DR2	15.9
多发性硬化	DR2	4.8
乳糜泻	DR3	10.8
突眼性甲状腺肿	DR3	3.7
系统性红斑狼疮	DR3	5.8
胰岛素依赖型糖尿病	DR3/DR4	25.0
类风湿性关节炎	DR4	4.2
寻常天疱疮	DR4	14.4
淋巴瘤性甲状腺肿	DR5	3.2

三、HLA 分子表达异常与疾病

1. HLA－Ⅰ类分子表达异常　许多肿瘤细胞的 HLA－Ⅰ类分子表达降低或缺失，导致 $CD8^+$ CTL 细胞的识别障碍，使肿瘤细胞逃避免疫攻击。另外，某些病毒感染的宿主细胞 HLA－Ⅰ类分子表达也降低，这也可能有助于病毒逃避机体的免疫攻击。

2. HLA－Ⅱ类分子表达异常　某些自身免疫性疾病的靶细胞，如 Graves 病的甲状腺上皮细胞等，均可出现 HLA－Ⅱ类分子异常表达。发生这种现象的机制及其与疾病的关系可能是：局部非特异性感染可诱生 IFN－γ，后者诱导组织细胞表达 HLA－Ⅱ类分子；异常表达的Ⅱ类分子将自身抗原呈递给自身反应性 T 细胞，从而启动自身免疫应答而致病。

四、HLA 与输血反应的关系

多次接受输血的患者可产生抗 HLA 抗体，从而发生因白细胞或血小板破坏而引起的输血反应。

相关链接

器官移植

器官移植可分为自体移植、同种同基因移植、同种异基因移植、异种移植。同种异基因移植是临床上最常见的移植类型，移植的组织器官主要有：肾、肝、心脏、肺或心肺联合移植等，而存活率最高的是肝脏，可达 28 年。在进行同种异基因移植时，受者可对移植器官发生超急性排斥、急性排斥、慢性排斥反应，致使移植器官丧失功能。目前，同种异基因移植排斥的防治措施包括：① 寻求与受者 MHC 最相匹配的供者组织或器官以减少移植物的同种异型免疫原性。② 使用免疫抑制剂，以抑制受者的免疫反应。③ 诱导受者对供者移植抗原的特异性耐受。21 世纪，器官移植的发展方向是：异种移植、细胞培养。克隆技术有望给器官移植带来新的希望。

五、HLA 在法医学的应用

HLA 型别是伴随个体终身的遗传标记，具有单元型遗传的规律，并且在无亲缘关系个体间，表现为高度的多态性。目前 HLA 基因型和（或）表型的检测，已成为法医学上个体识别和亲子鉴定的重要手段。

本章小结

主要组织相容性复合体（MHC）及其编码的分子

- MHC
  - 组成
    - Ⅰ类基因区：经典的Ⅰ类基因（*HLA-A*、*B*、*C*）和非经典Ⅰ类基因（*HLA-E*、*F*、*G*）
    - Ⅱ类基因区：经典的Ⅱ类基因（*HLA-DR*、*DP*、*DQ*）和抗原处理加工相关基因
    - Ⅲ类基因区：补体基因及炎症因子相关基因等
  - 遗传特征：多态性、单元型遗传、连锁不平衡
- 经典的MHC分子
  - 分布：HLA－Ⅰ类分子分布于所有有核细胞表面；HLA－Ⅱ类分子主要分布于 APC 表面等
  - 结构
    - HLA－Ⅰ类分子：由 α 链和 β2m 组成，其中 α1α2 结构域与抗原肽结合，α3 结构域与 CD8 结合
    - HLA－Ⅱ类分子：由 α 链和 β 链组成，其中 α1β1 结构域与抗原肽结合，β2 结构域与 CD4 结合
  - 功能：抗原呈递、MHC 限制性、参与对免疫应答的遗传控制、参与 T 细胞分化、参与免疫调节引起移植排斥反应
- HLA 临床医学意义：器官移植、输血反应、法医鉴定、与疾病关联、表达异常与疾病相关

思 考 题

1. 简述 *HLA* 复合体的基因组成。
2. 试述 HLA 的遗传特征。
3. HLA－Ⅰ、Ⅱ类分子的分布和结构有何不同?
4. 试述 HLA 分子的生物学功能。

（刘琳琳　任云青）

第六章 免疫系统

学习目标

- 掌握适应性免疫细胞的表面分子、亚群和功能
- 掌握细胞因子的概念及分类
- 熟悉免疫系统的组成及细胞因子的作用特点
- 了解黏附分子的概念和功能

机体的免疫功能由免疫系统执行。免疫系统由免疫器官、免疫细胞和免疫分子组成。

第一节 免疫器官

根据免疫器官的发生和功能不同,分为中枢免疫器官和外周免疫器官。

一、中枢免疫器官

中枢免疫器官(central immune organ)包括骨髓和胸腺,是各类免疫细胞发生、分化和成熟的场所。

1. 骨髓(bone marrow) 内存在多能造血干细胞,能分化为红细胞系、粒细胞系、单核-巨噬细胞系和淋巴细胞系等。骨髓也是人类及哺乳动物B细胞发育、成熟的场所。近年研究表明,成人骨髓也含有成熟活化的B细胞、浆母细胞和浆细胞。因此,认为骨髓也是适应性免疫应答的场所,兼有外周免疫器官的作用。

2. 胸腺(thymus) 是T细胞发育、分化、成熟的场所。个体发育早期,来自卵黄囊、胚肝或骨髓的祖T细胞经血循环进入胸腺,在胸腺中最终发育成为T淋巴细胞。

在中枢免疫器官,带有自身抗原受体的淋巴细胞大多数被清除,在胸腺中T细胞"学会"识别自身MHC分子(见T细胞发育)。同时T、B细胞形成针对特异性抗原的受体库,以应对个体在一生中将遭遇的抗原。

二、外周免疫器官

外周免疫器官(peripheral immune organ)是成熟的T细胞和B细胞定居的场所,也是T细胞和B细胞接受抗原刺激,发生适应性免疫应答的场所。外周免疫器官主要有淋巴结、脾和黏膜相关淋巴组织。

1. 淋巴结(lymph node) 由皮质和髓质两部分组成,皮质区又分为浅皮质区和深皮质区。

浅皮质区是B细胞定居的场所,称为非胸腺依赖区。深皮质区又称副皮质区,是T细胞定居的场所,称为胸腺依赖区。深皮质区毛细血管后微静脉由立方形内皮细胞组成,来自血液中的淋巴细胞可通过这高内皮小静脉(high endothelial venule,HEV)进入淋巴结实质,与淋巴细胞再循环有关。淋巴结的免疫功能主要为:① T细胞和B细胞定居的场所。② T细胞和B细胞接受抗原刺激发生免疫应答的场所。③ 具有过滤来自淋巴液中的病原微生物、毒素及其他有害异物的作用。

2. 脾(spleen)　是人体最大的外周免疫器官。其基本结构由被膜、白髓、红髓及大量血窦构成。T细胞主要分布于白髓中央动脉周围淋巴鞘。B细胞主要分布于动脉周围淋巴鞘旁侧的淋巴滤泡。白髓与红髓的交界处称边缘区,内有B细胞和T状细胞的分布。各区均有单核-巨噬细胞和树突状细胞的分布。脾具有与淋巴结相似的免疫功能,主要对血液来源的抗原进行免疫应答。

3. 黏膜相关淋巴组织(mucosal associated lymphoid tissue,MALT)　又称黏膜免疫系统(mucosal immune system,MIS),指在呼吸道、消化道、泌尿生殖道的黏膜固有层和上皮细胞下散在的淋巴组织,以及含有生发中心的淋巴组织,如扁桃体、小肠的派氏集合淋巴结(Peyer's patches)及阑尾。这些淋巴组织内有B细胞、浆细胞、T细胞和巨噬细胞。主要防御入侵黏膜表面的病原。

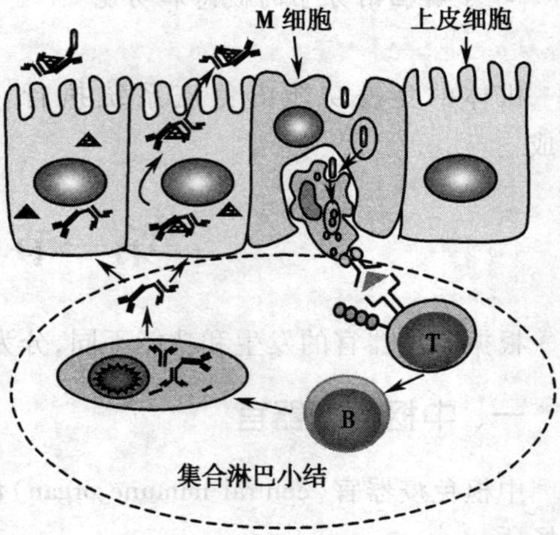

图6-1　肠道黏膜免疫应答

在肠黏膜细胞之间,有一种特化的抗原转运细胞,因其细胞表面具有许多微皱褶(microfold,M),故称M细胞(图6-1)。M细胞覆盖于集合淋巴结上,具有转运病原体的作用。M细胞从肠腔内吞饮外来抗原,在细胞内形成内体,内体穿过M细胞,在其基底膜外侧,将内吞的小体传递给派氏小结内的巨噬细胞,相继活化Th细胞。Th细胞辅助B细胞产生IgA抗体,抗体经小肠绒毛细胞以sIgA的形式分泌于小肠黏膜表面,可特异性结合相应的抗原。

第二节　适应性免疫细胞

参与免疫应答及与免疫应答有关的细胞统称为免疫细胞,包括造血干细胞、淋巴细胞、抗原呈递细胞和粒细胞等。

一、抗原呈递细胞

抗原呈递细胞(antigen presenting cell,APC)是能摄取抗原、并将其加工、处理成免疫原性多肽,以抗原肽-MHC分子复合物的形式表达于细胞表面,呈递给相应淋巴细胞的一类免疫细胞。

1. 抗原呈递细胞的种类 根据 MHC－Ⅱ类分子和其他协同刺激分子的表达，可将 APC 分为专职（professional）和非专职（non-professional）两类。专职 APC 通常能组成性表达 MHC－Ⅱ类分子，活化后高表达协同刺激分子的细胞，如单核－巨噬细胞、树突状细胞和 B 细胞；非专职 APC 指正常情况下不表达 MHC－Ⅱ类分子，亦无抗原呈递能力，但在炎症过程中或受到 IFN－γ 等刺激，可表达MHC－Ⅱ类分子，并加工、处理和呈递抗原的细胞，如内皮细胞、成纤维细胞、上皮细胞、间皮细胞和活化的 T 细胞等。另外，能表达 MHC－Ⅰ分子的体细胞也能加工、处理病毒抗原、肿瘤抗原等内源性抗原，并经 MHC－Ⅰ类途径呈递抗原给 $CD8^+$T 细胞，因而，从广义上讲，这些细胞也属于 APC，但习惯上称其为靶细胞。以下简要介绍专职 APC。

（1）树突状细胞（dendritic cell，DC）：根据其发育阶段分为未成熟 DC 和成熟 DC。未成熟 DC 分布于外周组织和器官，主要通过胞饮和受体介导的内吞作用摄取抗原，此时细胞表面低表达 MHC－Ⅱ类分子和协同刺激分子。未成熟 DC 在外周摄取抗原后被激活，运动能力增强，经淋巴管移行至外周免疫器官，发育为成熟 DC。成熟 DC 细胞膜表面组成性高表达 MHC－Ⅱ类分子和协同刺激分子，是唯一能将抗原呈递给初始 T 细胞，激发初次免疫应答的 APC，故成熟 DC 是一类呈递抗原功能最强的专职 APC。其主要呈递病毒抗原和细菌毒素。

（2）单核－巨噬细胞（MΦ）：是 APC 中具有强大吞噬能力的细胞。MΦ 主要通过细胞表面的调理性受体和非调理性受体吞噬颗粒性抗原，在加工和呈递胞外病原体和颗粒性抗原中发挥重要作用。静止 MΦ 只表达少量的 MHC－Ⅱ类分子，而不表达协同刺激分子。MΦ 在 IFN－γ 和 TNF－β 等细胞因子的作用下，可诱导高表达 MHC－Ⅱ类分子、协同刺激分子和黏附分子。故只有激活的 MΦ 才具有呈递抗原的能力。大多数病毒以及非病原体抗原常常不能诱导 MΦ 表达 MHC－Ⅱ类分子和协同刺激分子。

（3）B 细胞：不具有吞噬能力，主要通过表面的抗原受体特异地摄取低浓度可溶性抗原。B 细胞高表达 MHC－Ⅱ类分子，但不组成性表达协同刺激分子。许多微生物成分，如 LPS 可诱导 B 细胞表达协同刺激分子。所以细菌佐剂可诱导机体对可溶性蛋白质抗原产生应答。在再次应答中，当抗原特异性 B 细胞数量增多时，B 细胞可成为主要的 APC。

2. 抗原的加工处理和呈递 内源性抗原主要由靶细胞经 MHC－Ⅰ类途径加工、处理、呈递；外源性抗原则主要由专职 APC 经 MHC－Ⅱ类途径加工、处理、呈递（表 6－1）。

（1）MHC－Ⅰ类途径：病毒抗原、肿瘤抗原等内源性抗原在细胞内合成后，与泛素结合成为泛素化蛋白，被细胞质内的蛋白酶体降解为 8～12 个氨基酸残基的抗原肽；后者被位于内质网膜上的抗原加工相关转运体（TAP）转运至内质网腔内，与 MHC－Ⅰ类分子结合形成抗原肽－MHC－Ⅰ类分子复合物，该复合物经高尔基体最终被转运至细胞膜表面，供 $CD8^+$T 细胞识别（图 6－2）。内源性抗原呈递主要实现对体细胞自身内部变化产生应答。

表 6-1　两条途径的抗原呈递比较

	MHC－Ⅰ类途径	MHC－Ⅱ类途径
抗原来源	内源性抗原	外源性抗原
降解抗原位置	蛋白酶体	溶酶体
呈递抗原的细胞	所有有核细胞	APC
抗原与 MHC 分子结合的部位	内质网	内体溶酶体
参与的 MHC 分子	MHC－Ⅰ类分子	MHC－Ⅱ类分子
识别和应答细胞	$CD8^+$ T 细胞	$CD4^+$ T 细胞

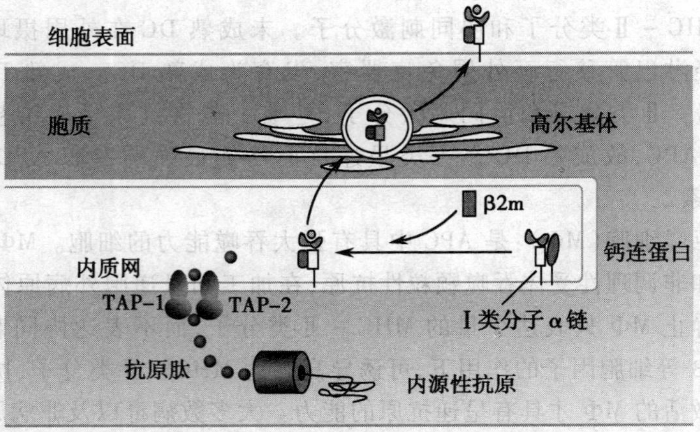

图 6-2　MHC－Ⅰ类途径

相关链接
内源性抗原呈递相关蛋白

泛素存在广泛，可附着于其他需要降解的蛋白质上，使被结合蛋白泛素化。

蛋白酶体（protesome）是体细胞内的一种细胞器，由 14～17 个不同亚单位组成的具有桶状结构的复合物。细胞质中的蛋白水解活性主要由蛋白酶体提供。它们具有许多不同的内肽酶活性，可将变性的或泛素化的蛋白质降解为 5～15 个氨基酸左右的肽。

低分子量多肽 2 和 7（low molecular-weight polypeptide，LMP2 和 LMP7）是蛋白酶体中具有酶活性的 β 亚单位，它们能灵敏地改变蛋白酶体产生肽的范围（6～30 个氨基的残基），通过影响蛋白酶体对抗原肽的加工，使产生的抗原肽适合与 MHC－Ⅰ类分子的结合。

抗原加工相关转运体（transporter associated with antigen processing 1、2，TAP1、2）由 MHC－Ⅱ类基因区中相应两个基因编码的位于内质网膜上的蛋白，以 ATP 依赖方式主动转运抗原肽。缺乏 TAP1 或 TAP2 的细胞，在体外不能摄取抗原。TAP 最有效的转运底物是 8～15 氨基酸的肽。TAP也能将内质网中多余的抗原肽转运至胞质中。

(2) MHC－Ⅱ类途径：细菌等外源性抗原经吞噬、胞饮或受体介导的内吞方式被专职APC摄入细胞后，细胞质膜将抗原包裹，成为胞质中的内体(endosome)。初形成的内体向胞质深部移动并逐渐成熟，最终与初级溶酶体融合形成次级溶酶体(又称内体溶酶体)；在内体溶酶体内的酸性环境及多种酶的作用下，抗原被降解成10～17个氨基酸残基的抗原肽；MHC－Ⅱ类分子在内质网合成后被转运至内体溶酶体内，在HLA-DM分子的协助下与抗原肽结合形成抗原肽－MHC－Ⅱ类分子复合物，后者最终被转运至细胞膜表面，供CD4$^+$T细胞识别。外源性抗原的呈递主要实现对外来病原体或其他异物产生应答(图6－3)。

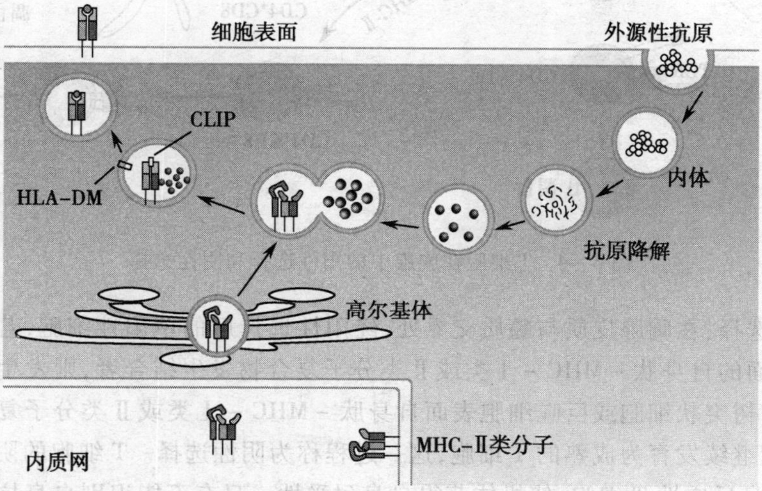

图6－3 MHC－Ⅱ类途径

二、T淋巴细胞

(一) T细胞在胸腺内的发育

1. 发育的过程 T细胞来源于骨髓祖T细胞，经血流进入胸腺，因不表达CD4和CD8分子被称为双阴性细胞(double negative, DN)。DN从胸腺的浅皮质区进入深皮质层后，经分化同时表达CD4和CD8分子，称为双阳性细胞(double positive, DP)，并开始表达CD3和TCRαβ分子。DP经阳性选择后，分化为CD4或CD8分子的单阳性细胞(single positive, SP)。SP经阴性选择，最终分化为成熟的T细胞，并迁移至外周免疫器官。

2. 阳性选择和阴性选择

(1) 阳性选择：在胸腺皮质中，与胸腺上皮细胞表达的MHC－Ⅰ类或Ⅱ类分子以中等亲和力结合的双阳性细胞，继续发育成为单阳性细胞(SP)；其中与MHC－Ⅰ类分子结合的双阳性细胞发育成为CD8$^+$T细胞；与MHC－Ⅱ类分子结合的双阳性细胞发育成为CD4$^+$T细胞；而与胸腺上皮细胞表面的MHC分子高亲和力结合或低亲和力结合，或未能与MHC分子结合的双阳性细胞，则发生凋亡而被清除。这一过程称为阳性选择。T 细胞的阳性选择是选择“有用的”，使 T 细胞获得 MHC 限制性（图 6－4）。

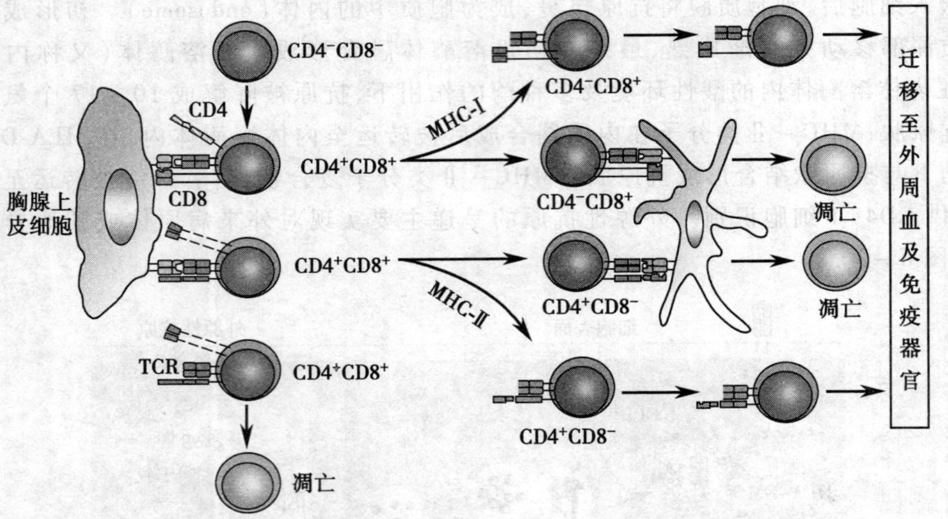

图 6－4　T 细胞在胸腺中的阳性选择和阴性选择

（2）阴性选择：在胸腺皮质与髓质交界处，经阳性选择后的单阳性细胞，若与树突状细胞和巨噬细胞表面的自身肽－MHC－Ⅰ类或Ⅱ类分子复合物发生结合者，则发生细胞凋亡而被清除；而没有与树突状细胞或巨噬细胞表面自身肽－MHC－Ⅰ类或Ⅱ类分子复合物结合的单阳性细胞，才能继续发育为成熟的 T 细胞，这一过程称为阴性选择。T 细胞的阴性选择是去除“危险的”的自身反应性 T 细胞，使机体获得自身耐受性。只有不能识别自身抗原的 T 细胞才能继续它们的发育过程。

（二）T 细胞表面分子

1. TCR-CD3 复合物　由 T 细胞受体（T cell receptor，TCR）与 CD3 分子以非共价键结合而成，是 T 细胞识别抗原、信号转导的主要单位；其中，TCR 识别抗原肽－MHC 分子复合物，CD3 分子具有稳定 TCR 结构和信号转导的作用。

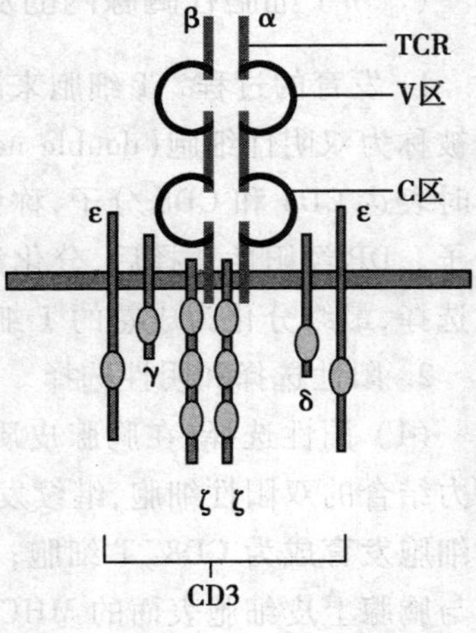

图 6－5　TCR

TCR 是由两条不同的多肽链经二硫键连接形成的异二聚体（图 6－5）。大多数 T 细胞的 TCR 由 α、β 链组成，少数 T 细胞的 TCR 由 γ 链和 δ 链组成。上述两种 TCR 的分子组成不同，但结构相似，即两条多肽链都由胞外区、跨膜区和胞质区组成；其胞外区包括一个可变区（V 区）和一个恒定区（C 区）；V 区是识别抗原肽－MHC 分子复合物的功能区。CD3 为 T 细胞特有的膜表面分子，由五种跨膜多肽链（γ、δ、ε、ζ、η）组成。每个淋巴细胞仅表达单一特异性的受体，其数目可达 10^5 个，与之相对应的 APC 表面也有相应数目的 MHC

分子。

2. CD4 分子和 CD8 分子　表达有 CD4、CD8 分子的成熟 T 细胞分别称为 $CD4^+$T 细胞和 $CD8^+$T 细胞。CD4 和 CD8 分别与 MHC－Ⅱ类分子和Ⅰ类分子结合，其主要功能是辅助 TCR 识别抗原故又称为 T 细胞辅助受体，CD4 和 CD8 分子通过胞质区可结合蛋白酪氨酸激酶，参与 T 细胞活化信号的转导。

3. 协同刺激分子

（1）CD28：组成性表达于 T 细胞表面，存在于 90% $CD4^+$T 细胞和 50% $CD8^+$ T 细胞。CD28 与 APC 表面的 CD80/CD86 分子（又称 B7 分子）结合，是 T 细胞活化必需的协同刺激信号，使已接受抗原刺激开始活化的 T 细胞进入完全活化状态；如果 CD28 和 CD80/CD86 没有结合，初步活化的 T 细胞则不能充分活化而进入无能状态，产生免疫耐受。

（2）CD40 配体（CD40L）：主要表达于活化的 $CD4^+$ T 细胞表面，与 B 细胞表面 CD40 结合，产生 B 细胞活化必需的协同刺激信号；与 APC 表面 CD40 结合，可进一步促进 CD80/CD86 分子表达和细胞因子分泌。

（3）CD2：即绵羊红细胞受体（SRBC 受体），又称为淋巴细胞功能相关抗原 2（LFA－2），其配体是 LFA－3。LFA－2 与 APC 表面 LFA－3（CD58）结合，介导 T 细胞与 APC 之间的黏附，促进 T 细胞活化。

（4）CTLA－4：细胞毒性 T 淋巴细胞抗原－4（cytotoxic T lymphocyte antigen－4），主要表达于活化 T 细胞表面，静止 T 细胞不表达。CTLA－4 与 CD28 的配体相同，即 CD80/CD86 分子，但二者间亲和力显著高于 CD28 与 CD80/CD86 分子间的亲和力，主要对 T 细胞产生负向调节作用。

（5）LFA－1 和 ICAM－1：T 细胞表面的淋巴细胞功能相关抗原－1（LFA－1）与 APC 表面的细胞间黏附分子－1（ICAM－1）相互结合，介导 T 细胞与 APC 黏附，促进 T 细胞活化。

4. 丝裂原受体　丝裂原与 T 细胞表面相应的丝裂原受体结合后，可直接诱导静息状态的 T 细胞活化、增殖和分化。植物血凝素、刀豆蛋白 A 是常用的 T 细胞丝裂原。

5. 其他膜表面分子　T 细胞可表达多种与效应功能有关的分子，主要有多种细胞因子受体和可诱导细胞凋亡的 Fas 配体（FasL）。

（三）T 细胞亚群及功能

1. γδT 细胞　该类 T 细胞的 TCR 由 γ 链和 δ 链组成，占外周血 T 细胞总数的 1%～5%，主要分布于皮下组织和肠道、呼吸道及泌尿生殖道等黏膜，是皮肤黏膜局部抗感染、抗肿瘤的主要效应细胞。γδT 细胞参与固有免疫，对抗原的识别不受 MHC 分子的限制。

2. αβT 细胞　该类 T 细胞的 TCR 由 α 链和 β 链组成，占外周血 T 细胞总数的 95% 以上，根据其表面 CD 分子分为两大群：$CD4^+$T 细胞和 $CD8^+$T 细胞。

（1）$CD4^+$T 细胞：其 TCR 识别由 APC 所呈递的抗原肽－MHC－Ⅱ类分子复合物，是 MHC－Ⅱ类分子限制性 T 细胞。活化的 $CD4^+$Th0 细胞可分化为 Th1、Th2、Th17、iTreg 等效应细胞，发挥不同的免疫效应。Th1 细胞主要分泌 IL－2、IFN－γ、TNF－β，参与迟发型超敏反应，参与 T 细胞介导的细胞免疫应答；Th2 细胞主要分泌 IL－4、IL－5、IL－6、IL－10、IL－13

等，具有促进 B 细胞增殖、分化和抗体的生成，参与 B 介导的体液免疫应答（表 6－2）；iTreg（诱导性调节细胞）细胞的主要功能是通过分泌 TGF－β，对免疫应答发挥负调节作用；Th_{17} 通过分泌 IL－17、IL－21 和 IL－22 促进炎症反应。

表 6－2 Th1 与 Th2 主要特性的比较

	Th1 细胞	Th2 细胞
细胞因子产生		
IL－2	＋＋＋	＋
IFN－γ	＋＋＋	－
TNF－β	＋＋＋	－
TNF－α	＋＋＋	＋
IL－4	－	＋＋＋
IL－5	－	＋＋＋
IL－6	＋	＋＋
IL－10	＋	＋＋＋
免疫相关功能		
促进 IgE 类别转换	－	＋＋＋
促进 IgM、IgG、IgA 类别转换	＋＋	＋＋
促进细胞免疫	＋＋＋	＋/－
促进体液免疫	＋	＋＋＋

（2）$CD8^+$ T 细胞：其 TCR 识别靶细胞表面的抗原肽－MHC－Ⅰ类分子复合物，是 MHC－Ⅰ类分子限制性 T 细胞。$CD8^+$ T 细胞在免疫应答过程中，最终可分化为细胞毒性 T 细胞（cytotoxicity T lymphocyte，CTL 或 Tc）。后者发挥对靶细胞的特异性杀伤作用，其主要功能为抗胞内病原感染、抗肿瘤及参与移植排斥反应。

三、B 淋巴细胞

（一）B 细胞发育

B 细胞在骨髓发育经历祖 B 细胞、前 B 细胞、未成熟 B 细胞、成熟 B 细胞四个阶段。同 T 细胞一样，未成熟 B 细胞在骨髓若识别自身抗原肽即发生细胞凋亡，以清除大多数自身反应性 B 细胞克隆。B 细胞发育中约有 75% 的 B 细胞发生凋亡。

成熟 B 细胞随血流至外周淋巴组织分布于 B 细胞区，通过识别抗原，发生免疫应答分化为浆细胞，产生抗体，抗体进入血循环发挥特异性体液免疫。浆细胞寿命较短，一般存活几天，最后死于细胞凋亡。仅有少数浆细胞，返回骨髓，存活期可达数月，甚至终生。

（二）B 细胞表面分子

1. BCR 复合物（图 6－6） BCR 复合物由 B 细胞受体（B cell receptor，BCR）和 Igα/Igβ

(CD79a/CD79b)非共价键连接而成。BCR 的本质为膜 Ig(mIg),主要为单体的 mIgM 和 mIgD,为 B 细胞特有的表面标志,其主要功能是识别抗原。未成熟 B 细胞仅表达 mIgM,成熟 B 细胞同时表达 mIgM 和 mIgD。

Igα 和 Igβ 分别又称为 CD79a 和 CD79b,两条多肽链由二硫键连接成异二聚体。BCR 识别抗原后的信号经 Igα 和 Igβ 转导至 B 细胞内,最终启动 B 细胞的活化。

2. 辅助受体　B 细胞表面的 CD19、CD21 和 CD81 以非共价键连接,形成 B 细胞活化的辅助受体,其功能为增强 B 细胞对抗原刺激的敏感性。在复气体中,CD21 可结合 C_3d,形成 CD21 - C_3d-Ag-BcR 复合物,发挥 B 细胞辅助受体的作用。CD21 又是 EB 病毒受体。

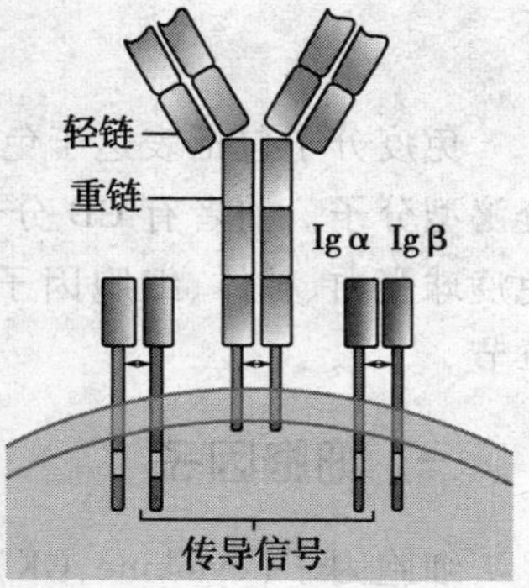

图 6 - 6　BCR 复合物

3. 协同刺激分子

(1) CD40:组成性表达于 B 细胞、单核细胞和树突状细胞等 APC 表面。CD40 的配体是 T 细胞表面的 CD40L。CD40L 与 CD40 发生结合,为 B 细胞活化提供协同刺激信号,是 B 细胞活化的必备条件。

(2) CD80/CD86:表达于活化 B 细胞和其他 APC 表面,是 T 细胞表面 CD28 的配体。CD80/CD86 与 CD28 结合,为 T 细胞活化提供协同刺激作用,是 T 细胞活化的必备条件。

4. 丝裂原受体　B 细胞表面表达多种丝裂原受体,后者与相应丝裂原结合后,可诱导静息 B 细胞活化、增殖、分化。常用活化 B 细胞的丝裂原有脂多糖(LPS)、葡萄球菌蛋白 A(SPA)。

5. 其他膜表面分子　除上述膜分子外,B 细胞表面还表达 Fc 受体、补体受体(CR)和细胞因子受体。

(三) B 细胞亚群

根据是否表达 CD5,B 细胞分为 B1 细胞和 B2 细胞两个亚群。B1 细胞主要存在于腹膜腔、胸膜腔和肠道黏膜固有层;B2 细胞即为通常参与体液免疫应答的 B 细胞,另外还具有抗原呈递和分泌细胞因子,发挥免疫调节的作用。B1 细胞与 B2 细胞的特性比较见表 6 - 3。

表 6 - 3　B 细胞亚群特征比较

	B1 细胞	B2 细胞
CD5	+	-
特异性	低(多反应性)	高(单特异性)
分泌的 Ig 类型	IgM	各类 Ig
对糖类抗原的应答	是	可能
对蛋白质抗原的应答	可能	是
主要功能	参与固有性免疫	参与适应性免疫

第三节 免 疫 分 子

免疫分子包括表达于免疫细胞表面的膜型分子和免疫细胞合成、分泌的存在于体液中的分泌型分子。前者有 CD 分子、MHC 分子、黏附分子及参与免疫应答的各类受体分子；后者有免疫球蛋白、补体、细胞因子等。本节介绍细胞因子、CD 分子和黏附分子，其他内容见相关章节。

一、细胞因子

细胞因子(cytokine,CK)是指由免疫细胞或某些非免疫细胞(如血管内皮细胞、表皮细胞、成纤维细胞等)分泌的在细胞间发挥相互调控作用的一类小分子可溶性多肽蛋白。细胞因子是细胞之间信号传递分子，通过与细胞表面相应受体结合发挥作用；多数细胞因子以自分泌或旁分泌的形式发挥效应，即作用于产生细胞因子的细胞或与之相邻的细胞；少数细胞因子也可以内分泌的形式作用于远端靶细胞。

细胞因子的作用具有以下特点：① 多效性：一种细胞因子可作用于多种细胞，产生多种生物学效应。② 重叠性：几种不同的细胞因子作用于同一种细胞，产生相同或相似的生物学效应。③ 拮抗性：一种细胞因子抑制其他细胞因子的功能。④ 协同性：一种细胞因子可增强另一种细胞因子的功能。⑤ 网络性：在体内细胞因子很少单独产生，也很少单独发挥作用，细胞因子是在一个复杂的网络中行使功能，其中一种细胞因子的出现将影响若干其他细胞因子的产生或细胞因子之间的反应性；众多细胞因子在体内相互促进或相互抑制，形成十分复杂的细胞因子调节网络。⑥ 高效性：细胞因子与相应受体结合具有很高的亲和力，只需极少量即产生明显的效应，如 1pg 的干扰素能在组织培养中保护 10^6 个细胞免受 10^7 个病毒颗粒的感染。

迄今为止，已发现 200 余种细胞因子，根据结构和功能不同，分为白细胞介素、干扰素、肿瘤坏死因子、集落刺激因子、趋化因子和生长因子六类。

1. 白细胞介素(interleukin,IL) 最初是指由白细胞产生，又在白细胞间发挥作用的细胞因子，后来发现白细胞介素可由其他细胞产生，也可作用于其他细胞，但现在仍沿用此命名。已正式命名的白细胞介素有 38 种。常见的 IL 如表 6－4。

表 6－4 白细胞介素(举例)

名称	主要产生细胞	主要功能
IL－1	单核－巨噬细胞、内皮细胞	刺激 T 细胞活化，B 细胞增殖与抗体反应，吞噬细胞活化，肝细胞急性期应答，发热与炎症反应
IL－2	活化 T 细胞	T、B 细胞活化、增殖、分化，产生细胞因子，NK 活化和增殖
IL－3	活化 T 细胞	协同刺激造血
IL－4	活化 T 细胞、肥大细胞	B 细胞活化、增殖、分化，IgE 类别转换，抑制 Th1 细胞，促进 Th2 细胞

续表

名称	主要产生细胞	主要功能
IL-5	活化 T 细胞、肥大细胞	嗜酸性粒细胞增殖、分化
IL-6	单核-巨噬细胞、T 细胞、内皮细胞	T、B 细胞增殖、分化，急性期蛋白产生，与 IL-1、TNF 协同作用引起发热、炎症反应
IL-10	活化 Th 细胞、巨噬细胞	强烈抑制巨噬细胞，抑制 Th1、NK 细胞，促进 B 细胞增殖、产生抗体
IL-12	B 细胞、巨噬细胞	增强 NK、CTL 细胞杀伤活性，诱导 Th1 产生，诱导 IFN-γ 产生

2. 干扰素（interferon，IFN） 是机体多种细胞受到病毒感染或干扰素诱生剂刺激后或抗原刺激活化 T 细胞，产生的一类小分子糖蛋白，具有抗病毒、抗肿瘤和免疫调节等作用（表 6-5）。根据其来源、生物学性质及活性，分为Ⅰ型干扰素（IFN-α、IFN-β）和Ⅱ型干扰素（IFN-γ）。Ⅰ型干扰素多由病毒感染的细胞产生，Ⅱ型干扰素多由抗原激活的 T 细胞产生。IFN 能诱导未感染的组织细胞出现抗病毒能力，在感染的早期产生，构成防御多种病毒感染的第一道防线。

表 6-5 干 扰 素

名称	主要产生细胞	主要功能
IFN-α	淋巴细胞、单核-巨噬细胞、病毒感染细胞	抗病毒，免疫调节，促进 MHC 分子的表达
IFN-β	成纤维细胞	抗病毒，免疫调节，促进 MHC 分子的表达
IFN-γ	活化 T 细胞、NK 细胞	激活巨噬细胞和 NK 细胞，抗病毒，促进 MHC 分子表达和抗原呈递，抑制 Th2 细胞，促进 Th_0 分化为 Th_1

3. 肿瘤坏死因子（tumor necrosis factor，TNF） 是一类能使肿瘤发生出血坏死的细胞因子（表 6-6）。其家族成员有 30 多个，主要成员为 TNF-α 和 TNF-β（又称淋巴毒素，lymphotoxin，LT-α）。

表 6-6 肿瘤坏死因子

名称	主要产生细胞	主要功能
TNF-α	单核-巨噬细胞、T 细胞、NK 细胞	局部炎症，杀伤或抑制肿瘤细胞，激活内皮细胞 刺激急性期蛋白产生，引起发热、恶病质
TNF-β	活化 T 细胞、B 细胞	杀伤靶细胞，激活巨噬细胞
CD40L	活化 T 细胞、NK 细胞、肥大细胞	B 细胞活化、分化及 Ig 类别转换
FasL	活化 T 细胞	诱导细胞凋亡

4. 集落刺激因子（colony stimulating factor，CSF） 是一类可刺激多能造血干细胞和不同发育阶段的造血细胞增殖、分化，并在半固体培养基中形成相应细胞集落的细胞因子（表 6-7）。

表 6-7 集落刺激因子(举例)

名称	主要产生细胞	主要功能
GM-CSF	巨噬细胞、T 细胞	刺激髓样单核细胞特别是树突状细胞的增殖、分化
G-CSF	成纤维细胞、单核-巨噬细胞	刺激中性粒细胞的发育和分化
EPO	肾间质细胞、肝 Kupffer 细胞	刺激红细胞前体细胞的分化成熟
TPO	肝、肾平滑肌细胞	刺激骨髓巨核细胞的分化成熟

GM-CSF:粒细胞巨噬细胞集落刺激因子;G-CSF:粒细胞集落刺激因子;EPO:红细胞生成素;TPO:血小板生成素

5. 趋化因子(chemokine) 由多种细胞分泌的对不同细胞具有趋化作用的细胞因子。主要有:① 单核细胞趋化蛋白-1(monocyte chemotactic protein-1,MCP-1):对单核细胞、NK、T 细胞、嗜碱性粒细胞和 DC 有趋化作用。② IL-8:对中性粒细胞和未致敏 T 细胞有趋化作用。③ 淋巴细胞趋化蛋白:对 T 细胞、NK 细胞和 DC 有趋化作用。

趋化因子主要参与细胞的迁移、激活和趋化,它决定了穿过内皮细胞并在组织中移行的细胞种类。

6. 生长因子(growth factor,GF) 是具有刺激细胞生长作用的细胞因子。其种类繁多,包括转化生长因子-β(TGF-β)、表皮细胞生长因子(EGF)、血管内皮细胞生长因子(VEGF)等。

TGF-β 主要由 T 细胞和巨噬细胞产生,可刺激成纤维细胞、成骨细胞和神经膜细胞生长,促进细胞外基质生成,从而促进伤口的愈合;但对免疫细胞如 T 细胞、B 细胞、NK 细胞、巨噬细胞和中性粒细胞均具有抑制作用,对免疫应答产生负向调节作用。

细胞因子是通过与细胞因子受体结合发挥作用的,故细胞因子受体的表达对细胞因子的作用具有重要的意义。细胞只有表达了相应的受体才能对特定的细胞因子起反应。如 IFN 受体出现在体内所有的有核细胞表面,但其他一些细胞因子受体的分布则比较局限。

综上所述,细胞因子作用于相应细胞,影响细胞的各种功能,如增殖与分化、生长抑制、细胞凋亡、趋化和活化作用、抗病毒感染、诱导细胞毒性效应细胞产生效应、诱导吞噬细胞产生效应、促进细胞间的黏附、调节与胞外基质的附着能力等。

相关链接

细胞因子与临床

细胞因子具有广泛的生物学活性,在固有性免疫和适应性免疫的应答过程中具有重要的调节作用。应用重组细胞因子作为药物用于疾病的治疗已取得很大的进展(表 6-8)。

表 6-8 美国食品与药物管理局(FDA)批准上市的细胞因子类药物

细胞因子	适应证
IFN-α	白血病、Kaposi 肉瘤、肝炎、恶性肿瘤、AIDS
IFN-β	多发性硬化
IFN-γ	慢性肉芽肿、生殖器疣、恶性肿瘤、过敏性皮炎、感染性疾病、类风湿关节炎
G-CSF	自体骨髓移植、化疗导致的血细胞减少症、AIDS、白血病、再生障碍性贫血

续表

细胞因子	适应证
GM-CSF	自体骨髓移植、化疗导致的血细胞减少症、AIDS、白血病、再生障碍性贫血
EPO	慢性肾衰竭导致贫血、恶性肿瘤或化疗导致的贫血、失血性贫血
IL－2	恶性肿瘤、免疫缺陷、疫苗佐剂
IL－11	恶性肿瘤或化疗导致的血小板减少症

二、CD 分子和黏附分子

1. CD 分子　白细胞在分化为不同谱系、不同分化阶段以及活化过程中出现或消失的细胞表面标记分子，称为白细胞分化抗原。白细胞分化抗原除表达于白细胞表面外，还表达于不同的分化阶段的红细胞系和巨核细胞/血小板谱系，以及非造血细胞如血管内皮细胞、成纤维细胞等。为了统一对白细胞等表面分子的命名，国际专门命名机构将来自不同实验室的单克隆抗体所识别的同一分化抗原，统称为分化群（cluster of differentiation，CD），后面缀以序号，按其发现的顺序编码，人们已从 CD1 命名至 CD363。

2. 黏附分子（cell-adhesion molecule，CAM）　是介导细胞与细胞或细胞与细胞外基质相互接触和结合的一类分子，大多为糖蛋白，分布于细胞表面或细胞外基质中，以受体－配体结合的方式发挥作用。根据分子结构的特点，黏附分子分为整合素家族、免疫球蛋白超家族、选择素家族、黏蛋白样血管递质素和钙黏附蛋白家族五类，尚有一些未归类的黏附分子。黏附分子主要参与免疫细胞之间的相互作用和活化、参与炎症过程中白细胞与血管内皮细胞黏附、参与淋巴细胞归巢等过程。

本章小结

- 免疫系统
  - 免疫器官
    - 中枢免疫器官：骨髓、胸腺（免疫细胞发生、分化、成熟的场所）
    - 外周免疫器官：淋巴结、脾、黏膜相关的淋巴组织（免疫细胞增殖、应答的场所）
  - 免疫细胞
    - 抗原呈递细胞
      - 专职 APC：单核－巨噬细胞、树突状细胞和 B 细胞（呈递外源性抗原）
      - 靶细胞：机体所有有核细胞（呈递内源性抗原）
    - T 细胞
      - 表面分子：TCR-CD3、CD4/CD8、CD28、CD2、CD40L、CTLA－4
      - T 细胞亚群：αβT（$CD4^+$ Th、$CD8^+$ CTL）和 γδT
      - 功能：抗胞内病原感染、抗肿瘤、引起移植排斥反应及局部迟发型超敏反应
    - B 细胞
      - 表面分子：BCR-CD79、CD19/CD21/CD81、CD40、CD80/CD86
      - B 细胞亚群：B1 细胞和 B2 细胞
      - 功能：产生抗体、抗原呈递、分泌细胞因子进行免疫调节
  - 免疫分子：细胞因子（IL、TNF、IFN、CSF、GF、趋化因子）、CD 分子、黏附分子

思 考 题

1. 简述外周免疫器官的功能。
2. 比较 MHC－Ⅰ类途径和 MHC－Ⅱ类途径的抗原呈递特点。
3. 试述 T 细胞和 B 细胞表面分子及其意义。
4. 试比较 Th1 和 Th2 的主要特性。

（徐香兰）

第七章　固有免疫系统与固有免疫应答

学习目标

- 掌握参与固有免疫的组织、细胞及分子
- 熟悉固有免疫应答细胞的功能
- 了解固有免疫应答作用的时相及与适应性免疫应答的关系

机体的免疫应答可分为固有免疫应答(innate immune response)和适应性免疫应答(adaptive immune response)两种类型,两者先后发生,相互促进共同执行机体的免疫功能。固有免疫(innate immunity)又称先天免疫(natural immunity),是生物体在长期种系进化过程中逐渐形成的、与生俱有的一种防御功能。其作用迅速、广泛,在感染早期占有主导地位,抵御所有病原和外来的“非己”物质,故又称为非特异性免疫(non-specific immunity)。固有免疫是机体抗感染的第一道防线,当病原等“非己”物质侵入机体的同时即发挥作用,约在96小时后启动并加强适应性免疫应答。

第一节　固有免疫系统

固有性免疫系统由(innate immune system)屏障组织、固有免疫细胞和固有免疫分子组成。

一、屏障组织

1. 皮肤黏膜屏障

(1) 机械屏障作用:健康完整的皮肤和黏膜具有阻挡和排除病原生物的作用。皮肤表面覆盖着由致密的细胞间质连接的多层鳞状上皮细胞,构成阻挡病原生物的坚实屏障。黏膜表面由单层柱状上皮细胞覆盖,其机械阻挡作用相对较弱,但黏膜分泌液的冲洗作用、呼吸道上皮细胞纤毛的定向摆动作用以及肠蠕动、上皮细胞的脱落更新等,均能阻挡和排除黏膜表面的病原生物。烧伤、损伤的皮肤黏膜易发生感染。

(2) 化学屏障作用:皮肤黏膜可分泌多种杀菌物质。如皮肤汗腺分泌的乳酸和皮脂腺分泌的脂肪酸,均具有杀菌或抑菌作用。不同部位的黏膜能分泌溶菌酶、胃酸、蛋白酶等多种杀菌物质。局部分泌功能的减弱是局部炎症的发生原因之一。

(3) 生物屏障作用:寄居在皮肤和黏膜表面的正常菌群对病原生物具有拮抗作用。正常菌群通过竞争营养物质和黏附部位以及产生有害代谢产物，抑制病原生物的定居和生长繁殖。在某种程度上，正常菌群是皮肤黏膜的"小卫士"。如大肠埃希菌产生的细菌素对某些厌氧菌和 G^+ 菌具有抑杀作用。临床上长期大量应用广谱抗生素，可抑制、杀灭正常菌群，导致耐药病原菌生长，可引起双重感染。

2. 血脑屏障　主要由软脑膜、脉络丛毛细血管内皮和围绕在血管壁外的星状胶质细胞形成的胶质膜所构成。血脑屏障能阻挡病原生物及其毒性产物从血流侵入脑组织或脑脊液，保护中枢神经系统。婴幼儿因血脑屏障未发育完善，故易发生中枢神经系统感染。

3. 血胎屏障　由母体子宫内膜的基蜕膜和胎儿的绒毛膜滋养层细胞共同组成。该屏障可防止感染母体的病原生物侵入胎儿，从而保护胎儿免受感染。妊娠 3 个月内，血胎屏障未发育完善，此时若母体发生感染，病原生物尤其风疹病毒和巨细胞病毒易通过胎盘侵入胎儿，引起胎儿畸形，甚至造成流产或死胎。

二、固有免疫细胞

固有免疫细胞主要包括吞噬细胞、树突状细胞（DC）、NK 细胞、NKT 细胞、$\gamma\delta^+$ T 细胞、B1 细胞、嗜酸性粒细胞、嗜碱性粒细胞和肥大细胞等。

（一）吞噬细胞

1. 吞噬细胞的种类　吞噬细胞有两类，一类是小吞噬细胞，即中性粒细胞；另一类是大吞噬细胞，即单核－巨噬细胞。

（1）中性粒细胞（neutrophil）：占外周血白细胞的 60% ~70%，占循环粒细胞的 95%，其特征是具有多叶核，直径 10 ~ 20 μm。中性粒细胞受到趋化物质，如补体活化过程中产生的 C5a、单核－巨噬细胞产生的 IL－8 等趋化因子的刺激，迁移和外渗到病原感染部位，其入侵的速度快、吞噬杀菌作用强。但中性粒细胞寿命短（1 ~3 天），吞噬和清除病原后即死亡，故中性粒细胞在急性炎症中发挥关键的作用。中性粒细胞表面表达 IgGFc 受体、补体 C3b 受体以及 LFA－1和 IL－8R 等，IgG 和 C3b 可通过其受体促进和增强中性粒细胞的吞噬、杀菌作用。中性粒细胞经 Fc 受体被免疫复合物活化后可向胞外释出颗粒和细胞毒性物质，这可能是导致免疫复合物疾病的重要原因。

（2）单核－巨噬细胞：单核细胞（monocyte）占外周血白细胞总数 3% ~8%，其体积较淋巴细胞大，直径为10 ~ 18 μm，有一马蹄形核，并含有嗜天青颗粒，通常在血液中短暂停留 12 ~24 小时，后随血液循环行至全身组织器官，发育为巨噬细胞（macrophage，MΦ），可存活数月到数年。巨噬细胞在不同组织中名称不同，如肝组织中的 Kupffer 细胞、中枢神经系统的小胶质细胞，骨组织中的破骨细胞等。单核－巨噬细胞总是位于可以接触抗原的位置，如 Kupffer 细胞位于血液流经的窦腔周围，而滑膜液 A 细胞居留在滑膜腔四壁。巨噬细胞不仅参与固有免疫，也参与适应性免疫。

2. 吞噬和杀菌过程　吞噬和杀菌过程经历以下几个步骤。

（1）趋化：吞噬细胞在趋化因子招募作用下向炎症部位聚集。趋化因子主要有某些细菌成分及其代谢产物、炎症组织分解产物、补体活化片段 C5a 和某些细胞因子等。

(2) 识别：到达炎症局部的吞噬细胞通过模式识别受体(pattern-recognition receptors, PRR)识别病原生物的病原相关分子模式(pathogen associated molecular pattern, PAMP)，并捕获病原生物。模式识别主要指固有免疫细胞或分子识别病原生物中的外源性“非己”物质，即某些病原生物所共有的一种分子模式，而且是病原生物结构成分中的保守部分，是其生存所必需的成分(如果发生改变，将导致病原体的死亡或失去致病性)，但现在显然已扩展至内源的宿主衍生分子(也可能已被修饰过的自身分子)。所组成的 PAMP 物质有病原生物中的脂多糖、肽聚糖、甘露糖、脂蛋白等，还有抗体、补体等。PRR 是一类表达于固有免疫细胞表面以及血浆中识别共同的宿主或病原生物结构的受体。PRR 识别 PAMP 后通过激活补体、趋化作用、激活吞噬细胞等机制发挥抗感染作用。

吞噬细胞表达的 PRR 种类很多，主要有：① 甘露糖受体识别病原生物表面的甘露糖、岩藻糖残基。② 清道夫受体识别微生物表面的多糖、糖脂以及氧化修饰的蛋白与脂蛋白，凋亡细胞的磷脂酰丝氨酸等。为了维持所有细胞类型的合适数量，细胞必然发生自然死亡，其方式有凋亡和坏死。巨噬细胞通过清道夫受体识别凋亡细胞，并将其快速有效地清除，若机体不能有效清除凋亡细胞，将可引起系统性红斑狼疮等自身免疫病。③ Toll 样受体识别肽聚糖、磷壁酸、脂蛋白、脂肽、分枝菌属的阿拉伯糖脂、酵母多糖、热休克蛋白、病毒核酸等。④ CD14 识别脂多糖。⑤ 免疫球蛋白 Fc 受体、C3b 受体识别 Ig 或 C3b 包被的病原体等。

(3) 吞入：吞噬细胞与病原生物接触后，伸出伪足将其包绕，形成内体进入胞质内。

(4) 杀灭与消化：在吞噬细胞中，内体与溶酶体融合，形成内体溶酶体。在内体溶酶体内，通过氧依赖杀菌系统和氧非依赖性杀菌系统杀灭病原生物。前者主要通过氧化酶的作用，使分子氧活化成为多种活性氧中介物，直接作用于病原生物；或通过髓过氧化物酶和卤化物的协同作用而杀灭病原生物。后者靠酸性环境、溶菌酶和杀菌蛋白等杀菌物质发挥作用。杀灭的病原生物在蛋白酶、核酸酶等酶类的作用下降解和消化；不能消化的残渣被排至吞噬细胞外。

(5) 吞噬作用的后果：因吞入的病原不同、机体免疫状态的不同，其结果不同，包括：① 完全吞噬，病原体在吞噬细胞内被杀灭、消化降解为氨基酸、糖、脂和核苷酸等，这些物质可离开内体溶酶体进入胞质被细胞重新利用。不能被利用的物质则胞吐至细胞外。中性粒细胞吞噬多为完全吞噬。② 不完全吞噬，病原体被吞噬细胞吞入，但不被杀死，甚至在吞噬细胞内生长繁殖，并随游走的吞噬细胞扩散至其他部位。单核－巨噬细胞的吞噬多出现不完全吞噬。③ 启动适应性免疫，吞噬病原的单核－巨噬细胞，进入活化状态，高表达 MHC 分子和协同刺激分子，并将降解后的抗原肽与 MHC 分子结合，形成抗原肽－MHC 分子复合物，表达在细胞表面供 T 细胞识别，启动适应性免疫应答。④ 组织损伤，活化的吞噬细胞可向胞外释放多种水解酶，导致局部自身组织的损伤，引起超敏反应。

3. 单核－巨噬细胞的功能　除具有上述识别、清除病原生物等“非己”的物质、清除凋亡细胞作用外，在免疫应答中还具有很重要的作用。

(1) 参与抗原加工和呈递：单核－巨噬细胞是连接固有性免疫和适应性免疫的桥梁，在吞噬清除病原的同时，细胞内体溶酶体中降解的抗原肽可通过转移至内体与 MHC－Ⅱ类分子结合或经破裂的内体溶酶体进入细胞质与 MHC－Ⅰ类分子结合，将抗原呈递给 $CD4^+$ T 或 $CD8^+$ T 细胞，启动适应性免疫应答。

(2) 参与体液免疫：抗体、补体与单核－巨噬细胞表面相应受体结合，可促进其对胞外菌吞噬作用和细胞毒作用。

(3) 参与细胞免疫：活化 T 细胞和 NK 细胞释放的 IFN－γ、TNF－β 具有激活单核－巨噬细胞的作用，使其杀伤胞内菌的能力加强，由不完全吞噬转化为完全吞噬。

(4) 参与炎症、组织损伤和修复：活化的单核－巨噬细胞分泌的 IL－1、IL－6 和 TNF－α、IL－8等引起局部和全身的炎症反应；分泌的 TGF－β、IL－10 具有抑制炎症，协助组织修复的作用；细胞内溶酶体酶如溶菌酶、尿激酶、胶原酶等的释放，可引起局部组织的损伤，这是单核－巨噬细胞在自身免疫病、迟发型超敏反应和关节、神经系统等慢性炎症性疾病的重要致病机制之一。单核－巨噬细胞分泌产物及作用见表 7－1。

表 7－1　单核－巨噬细胞的分泌产物

种类	举例	功能
低相对分子质量代谢产物	活性氧物质、活性氮物质	杀伤、炎症
	前列腺素、白三烯、血小板活化因子	调节炎症、凝血
细胞因子	IL－1、TNF－β、IL－6	局部和全身炎症
	IFN－α/IFN－β	抗病毒、促进 MHC 分子表达、免疫调节
	IL－12、IL－18	促进 NK 和 T 细胞活化，产生 IFN－γ
	TGF－β	修复、调控、炎症、抑制免疫细胞
	MCP－1、IL－8	趋化性细胞因子
	IL－10	抑制 MΦ、DC、T 细胞活化
黏附分子	纤维粘连蛋白	调理作用
	凝血栓蛋白	基质黏附、吞噬凋亡细胞
补体	C3、其他	局部调理作用
酶	溶菌酶	溶解革兰阳性菌
	尿激酶(纤溶酶原激活剂)	纤维蛋白溶解
	胶原酶、弹性蛋白酶	基质分解

(5) 参与免疫调节：活化巨噬细胞可分泌多种细胞因子，参与免疫调节，如 IL－12、IL－18 可激活 CTL 和 NK 细胞，使其杀伤活性加强；IL－6 可促进 B 细胞增殖；IL－10 可抑制单核－巨噬细胞和 DC 细胞活化，抑制巨噬细胞抗原呈递等。

(6) 参与诱导免疫耐受：单核－巨噬细胞和树突状细胞在 T 细胞的发育过程中，诱导对自身反应的 T 细胞凋亡，引起自身耐受。

(二) 自然杀伤细胞

自然杀伤细胞(natural killer cell，NK cell)属淋巴细胞谱系中一个细胞群。NK 细胞无需抗原预先致敏即可发挥细胞毒效应，故得名。

NK 细胞来源于骨髓，由造血干细胞分化成熟，主要分布于外周血，占外周血淋巴细胞总数的 5% ~10%,其他淋巴组织也有少量 NK 细胞。

1. NK 细胞表面分子

(1) CD 分子:目前将具有 TCR^-、mIg^-、CD_{56}^+、CD_{16}^+表型的淋巴样细胞鉴定为人 NK 细胞。CD16 是 NK 细胞表面的 IgGFc 受体Ⅲ型(FcγRⅢ),当 IgG 抗体与靶细胞表面相应抗原特异结合后,可通过其 Fc 段与 FcγRⅢ结合而使 NK 细胞产生定向非特异性杀伤作用,即 ADCC 作用。CD56 为 NK 细胞特征性标志。

(2) NK 细胞表面受体:根据受体的功能不同有杀伤细胞激活受体(killer-cell activating receptor,KAR)和杀伤细胞抑制受体(killer-cell inhibitory receptor,KIR),当与相应配体结合可诱导细胞活化或抑制。两类受体共表达于 NK 细胞表面,其配体为正常自身组织细胞表面的经典/非经典 MHC-I 类分子。生理条件下,自身组织细胞正常表达 MHC-I 类分子,NK 细胞表面杀伤细胞抑制受体的作用占主导地位,可抑制各种杀伤活化受体作用,保护正常组织细胞不被杀伤。当正常细胞被病毒感染或成为肿瘤细胞后,其细胞表面 MHC-I 类分子缺失或下调表达,使 NK 细胞杀伤抑制受体功能丧失,同时细胞表面又会异常表达或上调表达非 MHC-I 类分子配体,从而激活 NK 细胞表面的杀伤细胞活化受体,病毒感染细胞和肿瘤细胞而被 NK 细胞杀伤。

根据受体结构不同分为杀伤细胞凝集素样受体(killer lectin-like receptors,KLR)和杀伤细胞免疫球蛋白样受体(killer immunoglobulin-like receptors,KIR),源于受体在胞外区具有类凝集素样结构域和免疫球蛋白样结构域。

2. NK 细胞的杀伤机制　活化的 NK 细胞主要通过释放穿孔素和颗粒酶杀伤靶细胞。穿孔素是一种具备穿孔能力的单体蛋白,其在结构和功能上与补体 C9 分子相关。在 Ca^{2+}存在的条件下,穿孔素单体先与靶细胞膜结合,然后发生多聚化,形成一个跨膜通道,颗粒酶则沿着通道进入靶细胞内,诱导凋亡相关的酶系统活化,导致细胞凋亡。另外,活化的 NK 细胞也可通过表达 FasL 和分泌 TNF,与靶细胞表面 Fas 和 TNFR 结合,诱导靶细胞凋亡。

3. NK 细胞的生物学功能

(1) 非特异杀伤作用:NK 细胞通过激活性受体和抑制性受体的协调杀伤 MHC－Ⅰ类分子低表达的病毒感染细胞和某些肿瘤细胞,以发挥抗肿瘤和抗病毒作用。NK 细胞还可通过 ADCC 作用杀伤 IgG 特异性包被的靶细胞。

NK 细胞的杀伤作用因其不存在抗原特异性和 MHC 限制性,在感染早期即可发挥作用。与 CTL 杀伤的抗原特异性和 MHC 限制性,形成了互补效应。因此,NK 细胞和 CTL 分别构成机体抗病毒和抗肿瘤的第一道防线和第二道防线。

(2) 免疫调节作用:活化的 NK 细胞通过分泌 IFN－γ、TNF－α 等细胞因子对免疫应答进行调节。IFN－γ 可激活巨噬细胞并有利于 Th1 细胞的分化,促进和加强了细胞免疫。其他细胞产生的细胞因子如 IL－2、IL－12、IFN－γ 还可激活 NK 细胞的杀伤活性,而 IL－10 和 TGF－β对其有负向调节功能。IL－2 激活的 NK 细胞称淋巴因子激活的杀伤细胞(lymphokin activated killer cell,LAK),具有比 NK 细胞广谱的抗肿瘤作用,目前将 LAK 细胞与 IL－2 联合应用,治疗肾细胞癌、黑色素瘤患者,有一定的疗效。

（三）树突状细胞

树突状细胞（dendritic cell，DC）因其具有分枝状突起而得名。DC来源于骨髓髓系祖细胞和淋巴祖细胞，分布于脑以外的全身各组织，血液中数量较少，占外周血单个核细胞的1%。分布于不同组织的DC有不同的名称，如分布于皮肤、黏膜的DC称朗格汉斯细胞（LC）；分布于非淋巴组织器官中的DC称间质DC；分布于淋巴器官T细胞区和B细胞区者分别称并指状DC和滤泡DC；存在于淋巴液中的DC称隐蔽细胞等。其中朗格汉斯细胞（LC）和间质DC为未成熟DC，其细胞表面高表达IgGFcR、C3bR及甘露糖受体等模式识别受体，低表达MHC-Ⅰ、Ⅱ类分子，主要发挥摄取、加工、处理抗原的作用，呈递抗原能力弱。未成熟DC随淋巴液进入淋巴结，发育分化为成熟DC，其细胞表面高表达MHC-Ⅰ、Ⅱ类分子、协同刺激分子，主要发挥呈递抗原的作用，摄取、处理抗原能力较弱。在专职抗原呈递细胞中，成熟DC是唯一诱导初始T细胞活化的抗原呈递细胞，是适应性免疫应答的始动者。DC还可通过分泌IL-12、IL-4等细胞因子对免疫应答进行调节。

拓展阅读

医学诺贝尔之路（2011）——迟到的诺贝尔奖

1973年斯坦曼在研究小鼠脾脏免疫功能时，发现小鼠脾细胞混合物在体外能够刺激羊的红细胞产生免疫应答，这也是首次在体外被激活的免疫应答。但单纯的淋巴细胞、巨噬细胞、粒细胞又不具有这样的功能。为了找到免疫应答的真正始动者，斯坦曼做了一个简单而又重要的实验。他用相差显微镜观察脾混合细胞悬液，结果发现了与粒细胞、巨噬细胞和淋巴细胞在形态和功能方面均不同的放射状细胞。因其细胞膜向外伸出许多膜性树状突起，且与已知的所有淋巴细胞不同，于是斯坦曼将其命名为树突状细胞。此后，斯坦曼在血液和外周免疫器官中也发现了这种细胞。通过对DCs的形态和内部微细结构的进一步观察分析，斯坦曼大胆推测这种细胞可能就是负责抗原呈递并激活免疫应答的细胞。由于DCs的数量在脾细胞中只占1%左右，斯坦曼的这一发现并不被当时的科学界所认可。为此斯坦曼设计并改良了DCs纯化的流程，发明了利用小鼠和人祖细胞，在体外制备DCs的方法。此后的研究证实了DCs的抗原呈递及诱导免疫应答的能力。这时候人们才真正认识到DCs的重要性。

目前，许多研究将肝癌、肺癌、脑胶质瘤等等肿瘤细胞与DCs融合成杂交肿瘤疫苗，并在体内外模型中取得了抗肿瘤效果。斯坦曼本人便是以DCs为基础的肿瘤免疫治疗的受益者。2007年斯坦曼被确诊患有高致死的胰腺癌后，他积极尝试自己发明的DCs细胞免疫疗法，使自己的生命从预期的数月延长到4年，这才有机会荣获2011年医学诺贝尔奖，令人遗憾的是，在获奖消息公布前3天他不幸与世长辞！

（四）NK T细胞

NK T细胞是指能组成性表达NK细胞表面CD56和TCR-CD3复合体分子的T细胞。主要分布于肝和胸腺。NK T细胞绝大多数为$CD4^-CD8^-$双阴性细胞，少数为$CD4^+$单阳性T细胞。NK T细胞可识别由不同靶细胞表面CD1d分子呈递的脂质和糖脂质抗原，不受MHC限制。NK T 细胞具有与 NK 细胞或 CTL 相似的细胞毒功能,可分泌 IL-4 和 IFN-γ 等细胞因子进行免疫调节。

(五) γδT 细胞

γδT 细胞是抗原识别受体由 γ 和 δ 两条肽链组成的执行非特异性免疫功能的 T 细胞。主要分布于皮肤、肠道、呼吸道及泌尿生殖道等黏膜和皮下组织。多数为 $CD4^-CD8^-$ 双阴性细胞,少数为 $CD8^+$ 单阳性 T 细胞。γδT 可直接识别某些完整的抗原肽,不受 MHC 限制,其识别的抗原有:热休克蛋白、脂质抗原-CD1 分子复合物、某些病毒蛋白和细菌磷酸化抗原等。γδT 细胞也具有与 NK 细胞或 CTL 相似的细胞毒功能,杀伤某些病毒或胞内菌感染的靶细胞或肿瘤细胞;也可通过分泌 IL-2、4、5、6、10、IFN-γ、TNF-α 等细胞因子进行免疫调节。

(六) B1 细胞

B1 细胞是 $CD5^+mIgM^+$ 的参与非特异免疫应答的 B 细胞,主要分布于胸腔、腹腔和肠壁固有层中。B1 细胞主要识别 TI 抗原和某些变性的自身抗原,在抗原刺激 48 小时内即可产生 IgM 类抗体,对机体早期抗感染和清除变性自身抗原具有重要的意义。但 B1 细胞产生 Ig 不发生 Ig 类别的转换,不产生免疫记忆。

(七) 其他固有免疫细胞

1. 嗜酸性粒细胞(eosinophil) 占血液白细胞的 1% ~3%,在血液中停留 6~8 小时,然后进入结缔组织,存活 8~12 天。嗜酸性粒细胞的颗粒内含主要碱性蛋白、阳离子蛋白、过氧化物酶等,但嗜酸性粒细胞受刺激后可将颗粒介质释放入外环境,杀灭那些无法被吞噬的大病原体,如血吸虫等,故嗜酸性粒细胞在抗蠕虫免疫中具有重要的作用。嗜酸性粒细胞还能释放组胺酶和芳基硫酸酯酶,对肥大细胞释放的组胺和白三烯具有灭活的作用,参与对Ⅰ型超敏反应的调节,抑制炎症反应。

2. 嗜碱性粒细胞和肥大细胞 嗜碱性粒细胞(basophil)占血液白细胞总数的 0.2%,属于流动性的循环细胞,若被招募到组织中可存活 10~15 天。肥大细胞(mast cell)位于所有组织的血管周围,不存在于循环中,主要分布于黏膜下和结缔组织中,与嗜碱性粒细胞形态特征不同,但功能相似。两类细胞均表达高亲和力的 IgEFc 受体,胞质内嗜碱性颗粒中均含有肝素、组胺和嗜酸性粒细胞趋化因子,当细胞激活后均可合成白三烯、前列腺素 D2 和血小板活化因子。在Ⅰ型超敏反应中具有重要的作用。

三、固有免疫分子

参与固有性免疫的抗感染分子种类很多,重要的有补体、细胞因子、溶菌酶及防御素等。以下介绍溶菌酶和防御素,其他内容在有关章节中叙述。

1. 溶菌酶 主要来源于吞噬细胞,广泛分布于血清、唾液、泪液、乳汁、肠液及吞噬细胞溶酶体中。溶菌酶能水解革兰阳性菌细胞壁的肽聚糖,导致细菌裂解。在补体和抗体参与下,溶菌酶也能溶解某些革兰阴性菌。

2. 防御素　是一类富含有半胱氨酸和精氨酸,由 30 ~ 33 个氨基酸组成的阳离子多肽,主要存在于中性粒细胞的嗜天青颗粒内,也分布于体液中。防御素通过损伤细菌细胞膜而产生杀菌作用,主要杀伤胞外菌,如金黄色葡萄球菌、铜绿假单胞菌、大肠埃希菌、新生隐球菌及有胞膜病毒等。

第二节　固有免疫应答过程

一、瞬时固有免疫应答阶段

瞬时固有免疫应答发生于感染 0 ~ 4 小时,在此阶段参与应答的成分及细胞有:各种屏障组织、吞噬细胞及补体。各种屏障组织,具有即刻阻挡外界病原体对机体的入侵作用。若病原体穿破机体屏障,进入皮肤或黏膜下组织后,可及时被局部存在的巨噬细胞吞噬清除。有些病原体如 G^- 菌可通过直接激活补体旁路途径而被溶解破坏;补体活化过程中产生的 C3b/C4b 可介导调理作用,促进吞噬细胞的吞噬杀菌能力;C3a/C5a 可介导炎症作用,使局部血管扩张通透性增强;C5a 还可趋化中性粒细胞在局部浸润。在感染局部,巨噬细胞产生的促炎和趋化性细胞因子(IL-8、IL-1 和 TNF-α 等)作用下,使局部中性粒细胞活化,发挥强大吞噬杀菌效应。在此阶段绝大多数病原体可被杀灭清除。

二、早期固有免疫应答阶段

早期固有免疫应答发生于感染后 4 ~ 96 小时,在此阶段参与应答的细胞及成分仍主要以吞噬细胞、血小板和补体为主。① 单核-巨噬细胞进一步浸润:在某些细菌成分如脂多糖(LPS)和感染部位组织细胞产生的 IFN-γ、MIP-1α/β、MCP-1 和 GM-CSF 等细胞因子作用下,使血管内单核细胞和周围组织中更多的巨噬细胞聚集至感染部位,并被活化,使局部抗感染免疫作用显著增强。② 单核-巨噬细胞活化后产生的效应:活化巨噬细胞产生促炎症细胞因子 TNF-α、IL-1 和 IL-6,作为内热源可作用于下丘脑体温调节中枢引起发热,具有抑制体内病原体增殖的作用;可促进骨髓产生并释放大量中性粒细胞入血,以增强机体吞噬杀灭病原体的能力;可刺激肝细胞合成分泌急性期蛋白(感染时,血清浓度迅速上升的蛋白),如甘露聚糖结合凝集素(MBL)、C 反应蛋白(CPR,可结合肺炎球菌中 C 分子的蛋白质)和脂多糖结合蛋白(LBP)等。单核-巨噬细胞产生的其他炎性介质如白三烯、前列腺素和血小板活化因子等,可使局部血管扩张、通透性增强,有助于血管内补体、抗体等免疫效应分子和吞噬细胞进入感染部位发挥抗感染免疫作用。③ 促炎症细胞因子和血小板活化因子:可使局部血管内皮细胞和血小板活化,引起血小板凝集形成血栓封闭血管,从而有效阻止局部病原体进入血流向全身扩散。④ MBL 水平的升高:可促使机体经 MBL 途径激活补体,进一步增强调理作用和产生溶菌效应。

另外,B1 细胞、NK 细胞、γδT 细胞和 NK T 细胞也参与此阶段的应答。B1 细胞受某些细菌脂多糖、荚膜多糖等多糖抗原刺激后,可在 48 小时之内产生以 IgM 为主的抗菌抗体,此种抗体与相应病原菌结合,经经典途径激活补体协同作用下,可对少数进入血流的表达上述共有多糖抗原的病原菌产生泛特异性杀伤溶解作用;NK细胞、γδT细胞和NK T细胞则可对某些病毒感染和胞内寄生菌感染的细胞产生杀伤破坏作用,在早期抗感染免疫过程中发挥作用。

三、适应性免疫应答诱导阶段

适应性免疫应答诱导阶段发生于感染96小时之后,主要参与的细胞是作为专职APC的树突细胞(DC)和活化巨噬细胞。成熟的DC和活化的巨噬细胞高表达MHC分子和协同刺激分子,当其将摄取的病原体等外源性抗原或内源性抗原加工处理为具有免疫原性的小分子多肽时,以抗原肽-MHC分子复合物的形式表达于细胞表面,经淋巴、血液循环进入外周免疫器官,将抗原呈递给抗原特异性淋巴细胞,诱导产生特异性免疫应答。

第三节 固有免疫应答与适应性免疫应答的关系

固有免疫应答与适应性免疫应答是构成机体抗感染的两道防御墙,两者从作用对象、作用时间、作用空间、作用的强度等方面相辅相成,互相促进,互相调节,形成了机体"和谐"的免疫统一体。固有免疫应答对适应性免疫应答所产生的作用主要包括启动、指导、协助等。

一、启动适应性免疫应答

三种专职APC以不同的方式启动适应性免疫应答。首先DC是体内有效诱导初始T细胞活化的APC,是机体适应性免疫应答的始动者。感染部位未成熟DC摄取病原等抗原性异物后,移行于外周免疫器官发育成熟,通过高表达抗原肽-MHC分子和协同刺激分子,有效激活初始T细胞,启动适应性免疫应答。单核-巨噬细胞在其吞噬、杀伤清除病原体等外来异物的同时,可将抗原降解为抗原肽,并以抗原肽-MHC分子复合物的形式表达于细胞表面,供T细胞识别,从而启动适应性免疫应答。经活化的单核-巨噬细胞,表面可高表达协同刺激分子(如CD80/CD86和ICAM等),可加强对T细胞的刺激,使T细胞活化。

二、指导适应性免疫应答的类型

不同T细胞亚群活化可导致形成以T细胞介导的细胞免疫应答为主和以B细胞介导的体液免疫应答为主的不同类型的免疫应答,而APC、细胞因子等因素对不同亚群T细胞的活化具有指导作用。如固有免疫细胞通过产生不同的细胞因子,可指导特异性免疫细胞的分化方向,从而决定适应性免疫应答的类型。如单核-巨噬细胞受胞内寄生病原的刺激后,分泌以IL-12为主的细胞因子,IL-12可诱导Th0细胞分化为Th1细胞;Th1细胞的活化最终使机体产生细胞介导的免疫应答。NK T细胞和肥大细胞受某些胞外寄生虫刺激后,分泌以IL-4为主的细胞因子,IL-4可诱导Th0细胞分化为Th2细胞;Th2细胞的活化最终产生以B细胞分泌的抗体介导的体液免疫应答。

三、协助适应性免疫应答发挥免疫效应

固有免疫中吞噬细胞、NK 细胞以及补体、细胞因子等在适应性免疫应答的效应阶段均发挥重要的作用。如在细胞免疫中，$CD4^+$ Th1 效应细胞主要通过分泌 IL－2、IFN－γ、TNF－β 等细胞因子产生免疫效应。但除 TNF－β 可直接杀伤或诱导胞内寄生病原感染的靶细胞或其他细胞发生凋亡外，多数细胞因子对病原无直接作用，而是通过活化吞噬细胞和 NK 细胞，使其吞噬和/或杀伤功能增强，从而有效清除入侵的病原体。在体液免疫中，B 细胞增殖分化为浆细胞后，通过分泌抗体产生免疫效应。但抗体本身不具杀菌和清除病原体的作用，只有通过调理吞噬、ADCC 和补体介导的溶菌效应等作用机制，才能有效杀伤、清除病原体。

本章小结

- 固有免疫系统与固有免疫应答
  - 屏障组织
    - 皮肤黏膜屏障
      - 机械屏障：阻挡、清除病原
      - 化学屏障：杀灭病原
      - 生物屏障：拮抗、杀灭病原
    - 血脑屏障：阻挡病原、大分子物质
    - 血胎屏障：阻挡病原、大分子物质
  - 固有免疫细胞
    - 吞噬细胞
      - 中性粒细胞：浸润速度快、寿命短、作用强，参与急性炎症
      - 单核－巨噬细胞
        - 吞噬和杀菌过程：趋化、识别、吞入、杀灭、消化
        - 吞噬结果：完全吞噬、不完全吞噬、启动适应性免疫、组织损伤
        - 功能
          - 参与抗原加工、呈递
          - 参与体液免疫
          - 参与细胞免疫
          - 参与炎症、组织损伤和修复
          - 参与免疫调节
          - 参与诱导免疫耐受
    - NK 细胞：杀伤靶细胞、免疫调节
    - 树突状细胞：抗原呈递、免疫调节
    - NKT、γδT：杀伤靶细胞、免疫调节
    - 嗜酸性粒细胞：参与Ⅰ型超敏反应、抗寄生虫免疫
    - 嗜碱性粒细胞、肥大细胞：在Ⅰ型超敏反应中具有重要作用
  - 固有免疫分子：补体、细胞因子、溶菌酶、防御素等
  - 固有免疫应答过程：瞬时固有免疫应答阶段、早期固有免疫应答阶段、适应性免疫应答诱导阶段
  - 固有免疫应答与适应性免疫应答的关系
    - 启动适应性免疫应答
    - 指导适应性免疫应答的类型
    - 协助适应性免疫应答发挥免疫效应

思 考 题

1. 简述固有免疫系统的组成及作用。
2. 简述单核－巨噬细胞的功能。
3. 简述NK细胞的生物学功能。

（任云青）

第八章　适应性免疫应答

学习目标

- 掌握适应性免疫应答的类型、基本过程及效应 T 细胞的效应
- 掌握抗体产生规律及抗体的效应
- 了解免疫耐受的临床应用

第一节　概　述

适应性免疫应答(adaptive immune response)是机体免疫系统接受抗原刺激后,抗原特异性 T/B 细胞识别抗原,发生活化、增殖、分化或无能、凋亡,进而表现出一系列生物学效应的全过程。此为广义的适应性免疫应答。适应性免疫应答又称获得性免疫应答和特异性免疫应答(specific immune response)。适应性免疫应答最基本的生物学意义是识别“自己”与“非己”抗原性物质,对“自己”抗原性物质产生耐受,对“非己”抗原性物质予以清除。因此,抗原是适应性免疫应答的启动者和驱动力,一旦抗原被清除,适应性免疫应答即被关闭。

一、适应性免疫应答的类型

1. 根据适应性免疫应答产生的效应分类

(1) 正免疫应答:抗原特异性 T/B 细胞对相应抗原识别后,活化、增殖、分化为效应细胞,并通过直接杀伤靶细胞或通过产生抗体或细胞因子,表现出一系列生物学效应的过程,称为正免疫应答。也即通常所指的狭义适应性免疫应答,简称免疫应答。此过程即机体清除“非己”抗原的过程。

(2) 负免疫应答:在某些特定的条件下,抗原特异性 T/B 细胞对相应抗原识别后,发生细胞凋亡或细胞克隆无反应性,表现出特异性免疫无应答状态,称为负免疫应答,又称免疫耐受。此过程即机体识别“自己”物质的过程,最终对“自己”物质产生耐受。

2. 根据介导适应性免疫应答的细胞不同分类

(1) 体液免疫应答:由 B 细胞介导的适应性免疫应答,因 B 细胞活化、增殖、分化为浆细胞产生的抗体分布于体液,而得名。

(2) 细胞免疫应答:由 T 细胞介导的适应性免疫应答。效应 T 细胞可以直接作用于靶细胞或通过分泌细胞因子发挥效应。

3. 其他分类　适应性免疫应答根据应答产生效应是否导致机体自身组织的损伤分为生理性免疫应答和病理性免疫应答,后者包括由外来抗原诱发的超敏反应和由自身抗原诱发的自身免疫性疾病;根据免疫系统接触同一抗原的次数分为初次应答和再次应答,两次应答呈现

不同的应答特点(见第三节)。

二、适应性免疫应答的基本过程

适应性免疫应答是机体清除抗原的过程,是一个连续的、有序的过程,但为了研究的方便,人为地将适应性免疫应答过程可分三个阶段(图 8-1)。

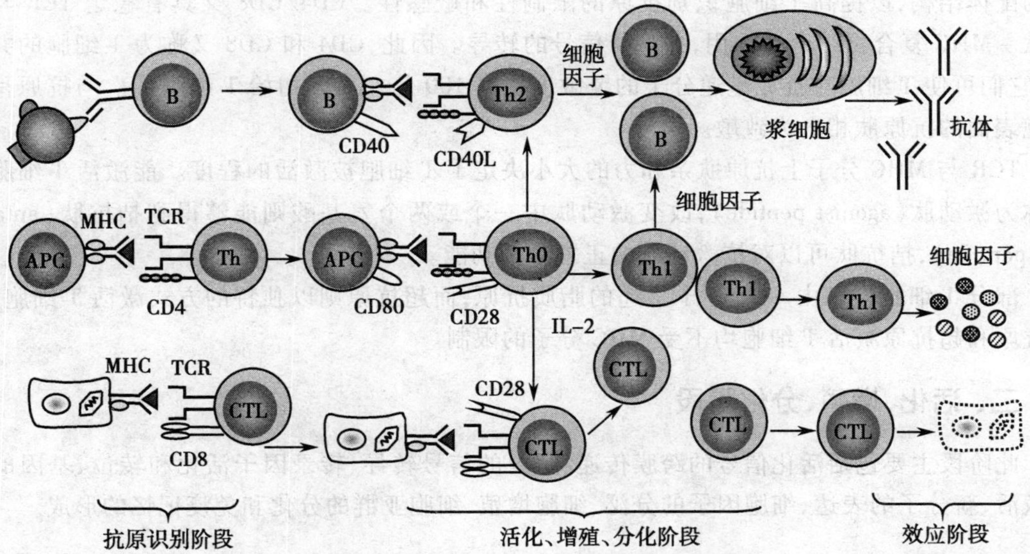

图 8-1 免疫应答的基本过程

1. 抗原识别阶段 包括 APC 呈递抗原和特异性 T/B 细胞对抗原进行识别的过程。抗原特异性 T 细胞识别表达于 APC 表面的抗原肽-MHC 分子复合物;抗原特异性 B 细胞直接识别游离的天然的抗原或聚集于滤泡 DC 表面的抗原。

2. 活化、增殖、分化阶段 特异性 T/B 细胞接受抗原和协同刺激分子即双信号刺激后活化,在细胞因子协同作用下细胞克隆扩增、分化为效应 T 细胞($CD4^+$ Th1 细胞和 $CD8^+$ CTL)和浆细胞,部分 T/B 细胞分化为记忆细胞。记忆细胞再次与相应抗原相遇时,可迅速增殖分化为效应细胞,产生效应。

3. 效应阶段 效应 T 细胞和浆细胞分别通过分泌细胞因子、细胞毒性介质和抗体发挥效应的过程。

第二节 T 细胞介导的免疫应答

一、识别阶段

1. 呈递抗原 不同的 APC 呈递不同类型的抗原。细菌等颗粒性抗原主要由巨噬细胞呈递,病毒、毒素性抗原主要由树突状细胞和病毒感染细胞呈递,低浓度、可溶性抗原主要由 B 细胞呈递。外源性抗原主要由具有 MHC-Ⅱ类分子的 APC 呈递给 $CD4^+$ Th 细胞,内源性抗原主要由具有 MHC－Ⅰ类分子的细胞呈递给 $CD8^+$ CTL，因此抗原呈递细胞可通过 MHC 分子诱导不同类型的免疫应答，对免疫应答类型具有指导作用。

2. T 细胞识别抗原　初始 T 细胞（未接受抗原刺激的 T 细胞）TCR 必须同时识别抗原肽－MHC 分子复合物中的抗原肽和 MHC 分子，称为双识别，即 TCR 所识别的是一种特定 MHC 分子呈递的特定抗原肽。同时，T 细胞表面 CD4 或 CD8 分子也必须识别 MHC 分子中相应的配体结构，以提高 T 细胞识别抗原的限制性和敏感性。CD4/CD8 又具有稳定 TCR 与抗原肽－MHC 复合物结合的作用，并参与信号的转导。因此，CD4 和 CD8 又称为 T 细胞的共受体，它们可使 T 细胞对抗原呈递分子的灵敏度提高 100 倍左右。初始 T 细胞首次与抗原呈递细胞表面的抗原肽相遇为致敏。

TCR 与 MHC 分子上抗原肽亲和力的大小决定了 T 细胞被激活的程度。能激活 T 细胞的肽称为激动肽（agonist peptide），改变激动肽中一个或两个氨基酸则能够得到拮抗肽（antagonist peptide），拮抗肽可以对抗激动肽的正常激活功能。

部分 T 细胞识别由 CD1 分子呈递的脂质抗原，而超抗原则以独特的方式激活 T 细胞，脂质抗原和超抗原激活 T 细胞均不受 MHC 分子的限制。

二、活化、增殖、分化阶段

此阶段主要包括活化信号的跨膜传递、胞内的信号转导、转录因子活化和转位、基因的转录激活、新分子的表达、细胞因子的分泌、细胞增殖、细胞亚群的分化和免疫记忆的形成。

（一）活化信号的产生

初始 T 细胞的活化需要双重信号（图 8－2）。第一信号来源于 TCR-CD3 复合物对抗原肽－MHC 分子复合物的特异性双识别信号（上述），同时 CD4/CD8 分子作为共受体识别 MHC－Ⅱ/Ⅰ类分子；第二信号来源于以 CD28 为主的 T 细胞表面膜分子识别 APC 表面相应的配体 CD80/CD86 的协同刺激信号。缺乏第二信号将诱导细胞为无能（anergy）状态，使机体对该抗原产生特异性的免疫耐受，这种不伴有细胞死亡的持久性耐受称为克隆无能（clonal anergy）。

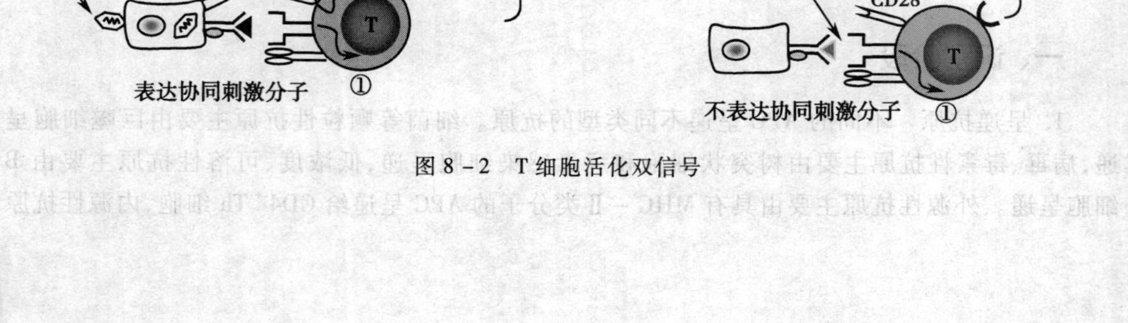

图 8－2　T 细胞活化双信号

T 细胞对各种抗原都能识别，即在抗原识别时并不能区分"自己"和"非己"，但 T 细胞并非对所有抗原产生免疫应答，而且产生的免疫应答的类型不同。这一现象主要依赖于 APC 对"非己"成分的保守性分子模式的识别。静止的 APC 一般不表达 CD80/CD86 分子。只有当 APC 通过表达的多种模式识别受体如脂多糖受体等，识别病原所特有的保守性分子模式如脂多糖等后才表达 CD80/CD86 分子；而机体自身抗原和环境中无害的抗原，因不具有病原所特有的保守性分子模式，则不能诱导 APC 表达 CD80/CD86 分子。因此，APC 提供的协同刺激信号是触发免疫应答的关键，也是机体识别"自己"与"非己"的关键。

APC 携带抗原肽进入外周免疫器官、与定居于胸腺依赖区的初始 T 细胞相遇是通过黏附分子间的非特异性结合，如 T 细胞的 LFA－1、CD_2和 APC 的 ICAM－1、CD_{58}这种通过黏附分子的暂时的结合使 T 细胞能够遭遇位于各种 APC 上大量的各种 MHC－抗原肽复合物；如果缺乏特异性的相互作用，APC 与 T 细胞迅速分离。若 T 细胞特异性识别抗原肽－MHC 复合物，则 T 细胞与 APC 结合，协同刺激分子构象改变、移行，在 T 细胞与 APC 之间形成以多个 TCR-PMHC 为中央，周围是 LFA－1——ICAM－1 等协同刺激分子形成的相对密闭的细胞接触腔隙称免疫突触。免疫突触的形成促使细胞间的接触时间延长，刺激作用增强，进一步促进 T 细胞活化。

（二）信号转导

双信号传递至细胞内，经一系列级联酶促反应使细胞内转录因子活化，活化的转录因子进入细胞核内分别与特定的基因结合，启动相关基因（如 *IL－2R* 基因、*IL－2* 基因等）的转录，使细胞活化并表达其产物（如 IL－2R、IL－2）（图 8－3），后者则引起细胞的增殖和分化。CD28 与 CD80/CD86 的相互作用对 IL－2 的诱导是关键的，没有协同刺激，IL－2 的产生微乎其微，T 细胞就不能增殖，反而可能诱导耐受。

当 T 细胞活化达到顶峰，CTLA－4 表达上调，并以较高的亲和力与 CD80/CD86 结合，从而限制了活化的程度，从而对免疫应答强度进行调节。

（三）细胞亚群的增殖、分化

活化的 Th0 细胞，在 IL－2 的作用下发生增殖在局部微环境中受不同细胞因子的影响，向不同的方向分化，从而决定免疫应答的类型。如 IL－12 和 IFN－γ 等诱导 Th0 向 Th 分化，IL－4等可诱导 Th0 向 Th2 分化，TGF－β 和 IL－2 诱导 Th0 向 iTreg（诱导性调节 T 细胞）分化。TGF－β、IL－6 和 IL－23 可诱导 Th0 向 Th17 分化。

CTL 活化的第一信号是由靶细胞提供的，第二信号可经三种途径提供：① 专职 APC 作为呈递细胞，其表面表达 CD80/CD86。② 活化 $CD4^+$T 细胞释放细胞因子如 IFN－γ 作用于靶细胞，使其表达协同刺激分子 CD80/CD86。③ 直接由活化 $CD4^+$T 提供 IL－2，然后与 CTL 表面 IL－2R 结合，促进其增殖分化为效应的 CTL。

在 T 细胞分化过程中，部分细胞分化为记忆性 T 细胞（Tm），可长期存在。

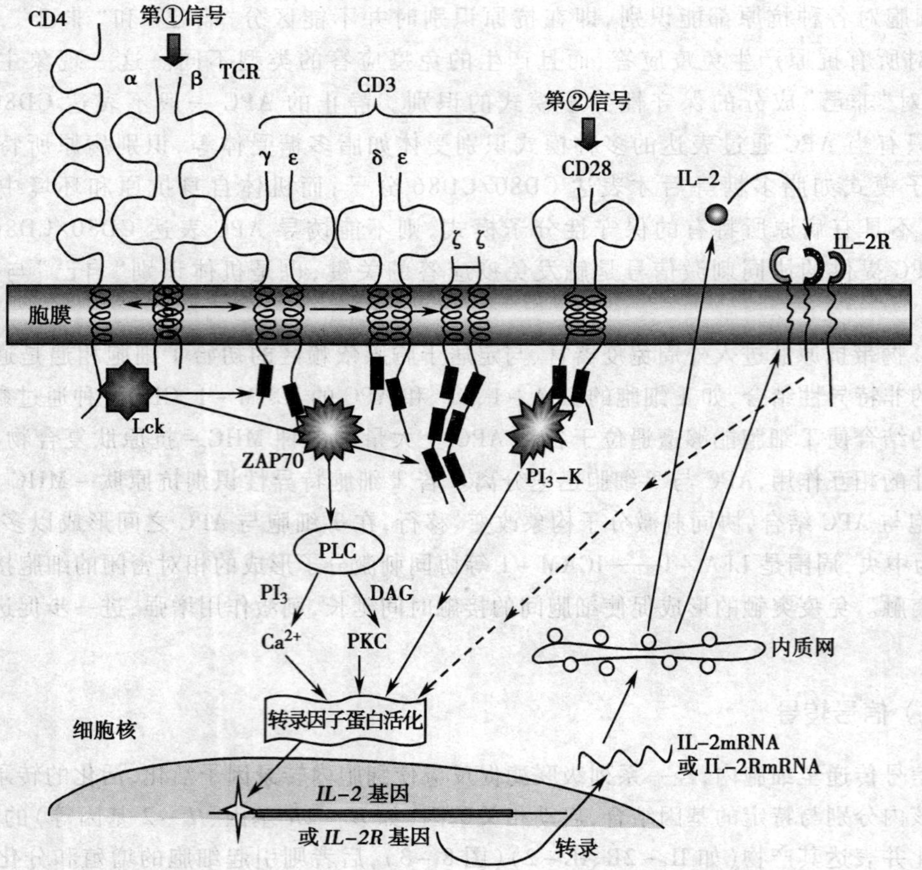

图 8-3　T 细胞活化信号的转导途径

三、效应阶段

当效应 T 细胞识别 APC 或靶细胞表面的抗原肽－MHC 分子复合物后即可触发效应，此时一般不再需要协同刺激分子信号。

（一）CD4⁺Th 细胞的效应

CD4⁺Th 细胞主要通过分泌多种细胞因子而发挥效应。

Th1 主要分泌 IL－2、TNF－α、TNF－β、IFN－γ，以促进细胞免疫应答为主，负责清除胞内病原、病毒感染细胞和肿瘤细胞。IL－2 促进抗原特异的 Th 和 CTL 活化和增殖，对细胞免疫具有放大作用。TNF－α、β 可使局部毛细血管扩张，血管内皮细胞黏附分子的表达和血管的通透性增加，促进血浆及淋巴细胞、单核－巨噬细胞渗出。IFN－γ 和 TNF－β 均具有激活巨噬细胞的作用，活化巨噬细胞内超氧离子和氧化亚氮等杀菌物质大量增加，各种杀菌酶活性增强，使细胞内寄生病原彻底被杀灭。但活化的巨噬细胞释放至细胞外的各种酶对自身组织也会造成损伤。因此，Th1 细胞在产生效应时，会伴随以单核－巨噬细胞和 T 细胞浸润的局部炎症反应和自身组织的损伤（图 8－4），称其为迟发型超敏反应。IFN－γ具有直接抗病毒作用和通过增强NK细胞杀伤病毒感染细胞的间接抗病毒作用。

另外,IL－2、IFN－γ还具有促进B细胞增殖、分化、产生抗体,增强体液免疫的作用。

Th2细胞主要分泌IL－4、IL－5、IL－6、IL－10、IL－13,促进B细胞的增殖和分化,加强体液免疫,以清除胞外菌及其代谢产物。不同细胞因子在B细胞产生不同Ig类型转换时作用不同,Th2分泌的细胞因子可激活肥大细胞、嗜碱性粒细胞、嗜酸性粒细胞,参与超敏反应和抗寄生虫免疫。

iTreg细胞通过分泌TGF－β,诱导B细胞发生IgA类别的转换,但具有抑制T/B细胞增殖分化、抑制巨噬细胞、NK细胞、中性粒细胞的作用,对免疫应答呈负调节作用,维持自身耐受。

Th17细胞主要分泌IL－17、IL－21和IL－22等促进类症反应,具有抗真菌、抗胞外菌感染的作用。

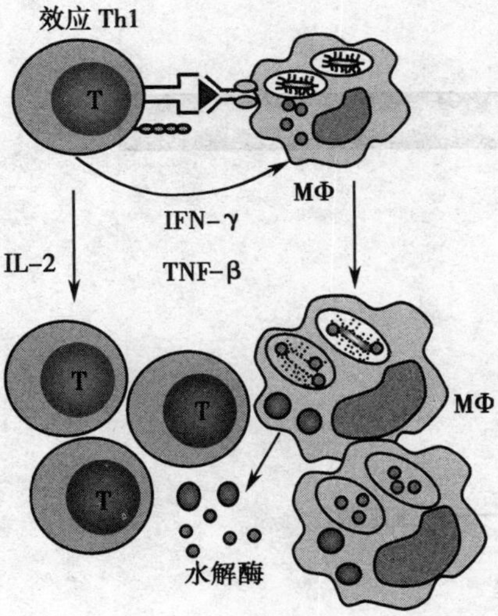

图8－4 单个核细胞浸润的炎症反应

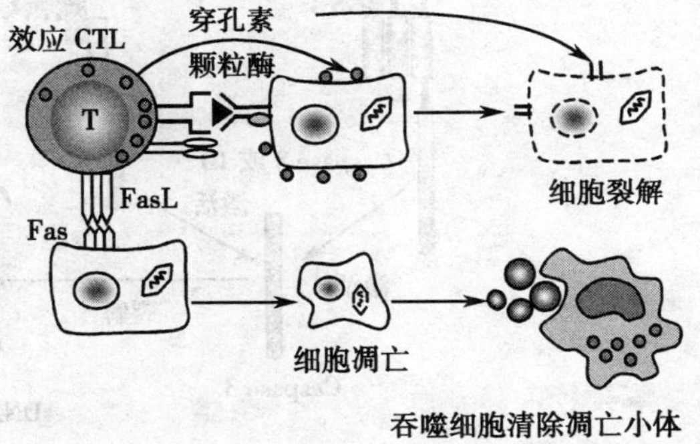

图8－5 CTL的效应

(二) CD8$^+$CTL的效应

效应的CD8$^+$CTL识别靶细胞表面的抗原肽－MHC－Ⅰ类分子复合物后,主要通过两种机制杀伤靶细胞(图8－5)。

1. 细胞裂解 随着TCR对靶细胞表面抗原肽－MHC－Ⅰ类分子复合物的识别,效应的CTL胞质颗粒向靶细胞膜方向移动,最终颗粒内穿孔素、颗粒酶通过胞吐的方式释放于CTL与靶细胞间隙,穿孔素插入靶细胞中,形成跨膜孔道。胞膜内外渗透压的差异,使水分子经由孔道进入靶细胞内,致靶细胞裂解。颗粒酶经孔道进入细胞内进行蛋白酶解,也使细胞裂解。同时,效应CTL分泌TNF－α/β,与靶细胞受体结合也可介导靶细胞溶解。CTL的杀伤作用具有高效性即一个CTL可连续杀伤多个靶细胞,而自身完好无损。这是由于CTL表面表达的硫酸软骨素蛋白聚糖,可结合并灭活穿孔素,以保护自己。

2. 细胞凋亡　效应 $CD8^+$ CTL 可通过以下三条途径使靶细胞发生凋亡:① FasL 途径:效应 CTL 表达 Fas 配体(FasL)与靶细胞表面的 Fas 分子结合,诱导靶细胞内死亡结构域活化,引起细胞内级联反应,最终活化内源性 DNA 内切酶即半胱天冬蛋白酶(caspase),如 caspase 3,使靶细胞 DNA 降解,细胞发生凋亡;② 穿孔素/颗粒酶途径:效应 CTL 通过释放穿孔素,使细胞膜出现跨膜通道,随即释放的颗粒酶经通道进入细胞内引起胞内级联反应,活化 caspase 3,使靶细胞 DNA 降解,细胞凋亡;③ TNF 途径:TNF - α/β 与靶细胞表面的相应受体结合,类 FasL 途径,诱导靶细胞凋亡(图 8 - 6)。效应 CTL 诱导靶细胞凋亡的同时也可降解感染病毒在靶细胞内的 DNA,阻止病毒的复制,阻止病毒释放再感染邻近的正常细胞。细胞凋亡比细胞裂解更有利于彻底清除病毒。

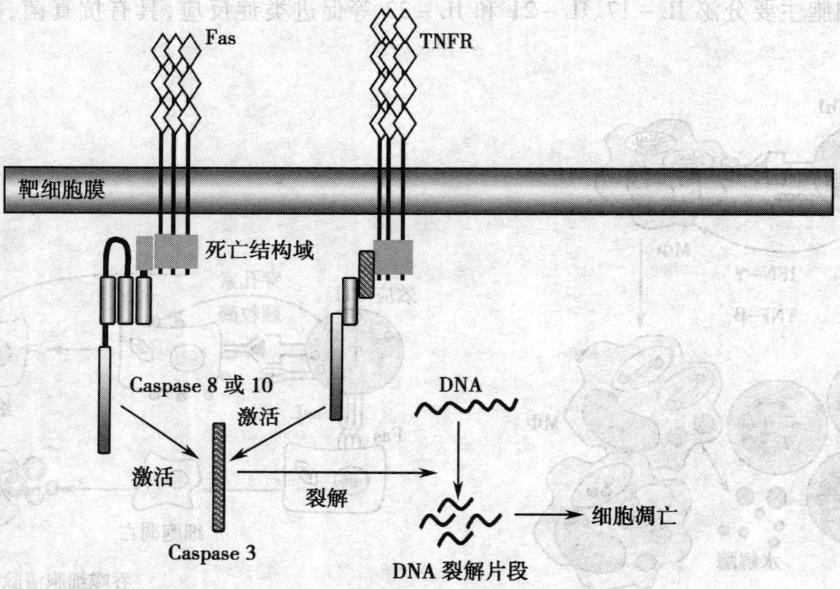

图 8 - 6　Fas/TNFR 通过 Caspase 介导细胞凋亡

第三节　B 细胞介导的免疫应答

未接触过抗原的 B 细胞自由离开骨髓迁移至外周,若这些细胞未遇到抗原,则在几周内发生凋亡;若细胞与特异性抗原相遇则产生应答。B 细胞对 TD 抗原与 TI 抗原产生应答机制不同。

一、B 细胞对 TD 抗原的免疫应答

(一) 抗原识别阶段

初始 B 细胞通过 BCR 直接识别游离的抗原,包括完整的、天然的蛋白质抗原、多糖或脂质

抗原，也可识别由滤泡 DC 呈递的天然抗原。滤泡 DC 仅通过其表面的多种受体固定和浓缩抗原，并不对抗原分子进行加工，也无 MHC 分子参与。BCR 特异结合抗原后，由 Igα 和 Igβ 将抗原识别信号传入细胞内，类似 T 细胞中的 TCR-CD3 分子。Igα 和 Igβ 胞内区均有与 B 细胞活化有关的免疫受体酪氨酸活化基序（ITAM）。B 细胞表面的 CD21/CD19/CD81 复合体与 C3d 结合，再通过 C3d 和抗原的结合与 BCR 交联，显著提高了 B 细胞对抗原刺激的敏感性（图 8－7）。

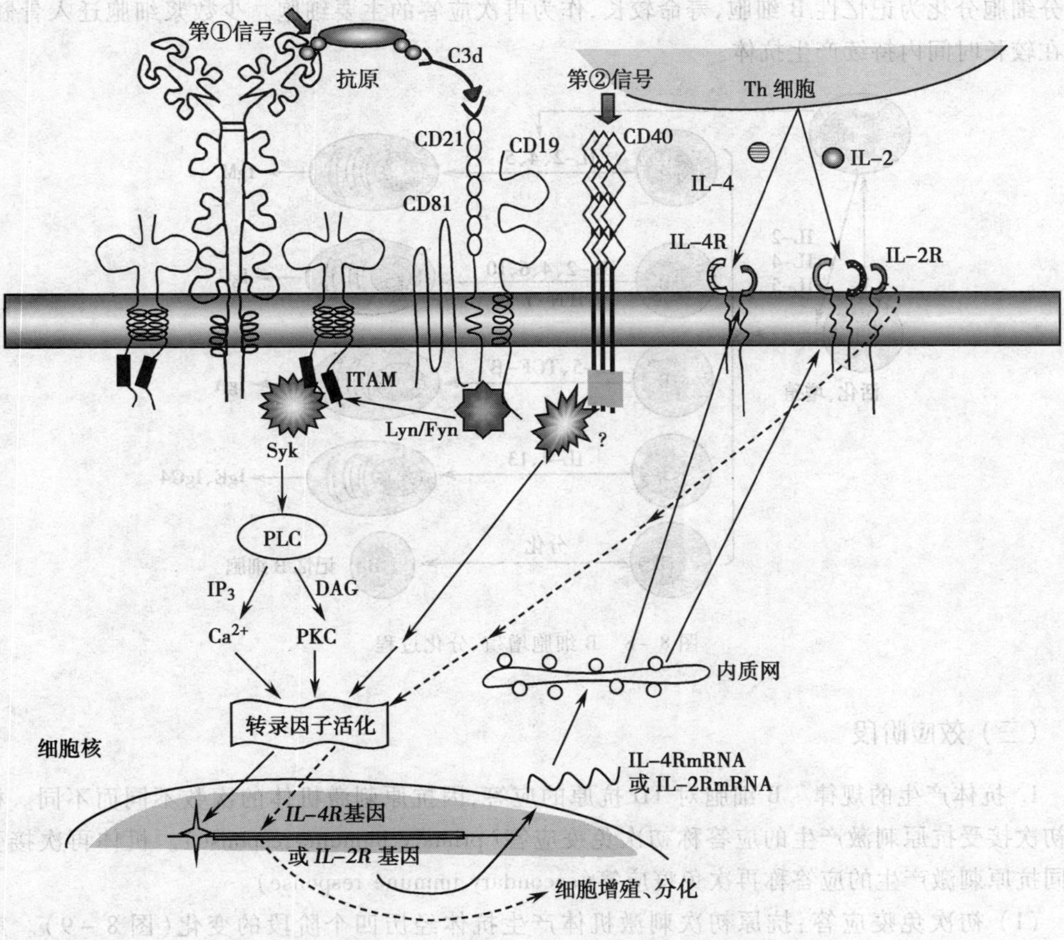

图 8－7 B 细胞活化信号转导途径

（二）活化、增殖、分化阶段

1. 活化信号的产生　B 细胞活化仍然需要双信号，而在此过程中 B 细胞必须依赖 Th 细胞的协助。B 细胞既是 Th 细胞辅助的对象，又是 Th 细胞活化的 APC。

抗原与 BCR 以及辅助受体结合传递 B 细胞活化的第一信号，同时 B 细胞表达的 CD40 分子与活化 Th 细胞表达的 CD40L 结合成为 B 细胞活化的第二信号（图 8－7）。

2. B 细胞活化、增殖、分化　双信号传递至细胞内，经一系列级联反应使转录因子活化，活化的转录因子进入细胞核内分别与特定的基因结合，启动基因（如 *IL*－2*R* 基因、*IL*－4*R* 基因、*IL*－5*R* 基因等）的转录，使细胞活化并表达其产物（如 IL－2R、IL－4R、IL－5R）（图 8－7）。同时，活化 Th 细胞分泌的细胞因子如 IL－2、IL－4、IL－5 等与活化 B 细胞表面的相应受体结合，促进 B 细胞进一步活化、增殖、分化为浆细胞，产生不同类型的抗体（图 8－8）。活化 B 细胞在淋巴结增殖分化为浆细胞，产生的抗体可快速清除抗原，然而它们绝大多数在两周内通过凋亡死去，这些浆细胞不参与抗体的长期生成；而扩增的 B 细胞群中，部分细胞分化为记忆性 B 细胞，寿命较长，作为再次应答的主要细胞。少数浆细胞迁入骨髓，并在较长时间内持续产生抗体。

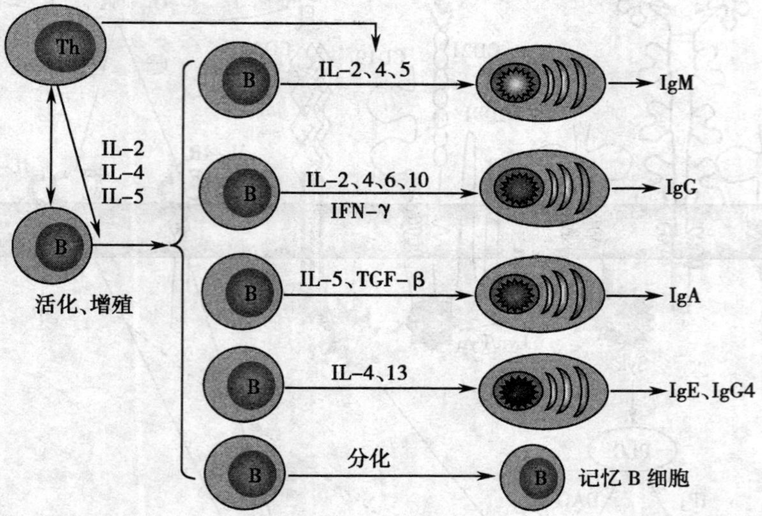

图 8－8　B 细胞增殖、分化过程

（三）效应阶段

1. 抗体产生的规律　B 细胞对 TD 抗原的应答，因抗原刺激机体的次数不同而不同。机体初次接受抗原刺激产生的应答称初次免疫应答（primary immune response）。机体再次接受相同抗原刺激产生的应答称再次免疫应答（secondary immune response）。

（1）初次免疫应答：抗原初次刺激机体产生抗体经历四个阶段的变化（图 8－9）。第一阶段为潜伏期，即从抗原刺激机体至血清中能检测到特异性抗体所需的时间。此期一般需 1～2 周，特殊情况可短至 3 小时或长达几周。第二阶段为对数期，抗体的量随着时间的延长，呈对数级增长。第三阶段为平台期，血清中抗体的浓度保持恒定，即产生抗体的速度与抗体降解的速度抗衡。第四阶段为下降期，随着抗原的清除，抗体降解速度超过抗体的产生，或抗体与抗原结合被清除，血清中抗体的浓度慢慢下降。各个阶段持续的时间与抗原性质、抗原剂量、佐剂类型、免疫途径以及机体因素均有关。

（2）再次免疫应答：抗体的产生类似初次应答（图 8－9），其不同之处有：① 潜伏期缩短、平台期和下降期延长；② 平台期抗体的滴度明显增高，可达初次应答的 10 倍以上；③ 抗体类型由初次应答以 IgM 为主转换为以 IgG 为主；④ 抗体亲和力成熟，即抗体与抗原的亲和力较

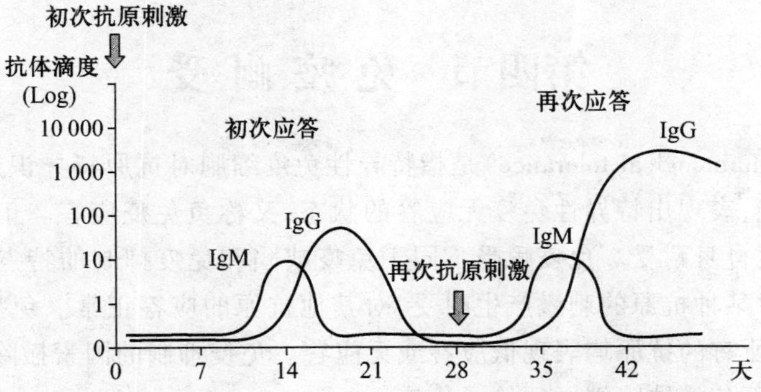

图 8－9 初次应答与再次应答的抗体的比较

初次应答产生的抗体的亲和力增强。

2. 抗体的效应 抗体最主要的活性是与相应抗原特异结合产生效应。针对不同的抗原产生的效应不同。如具有中和外毒素和中和病毒的作用;具有阻止细菌黏附的作用,或通过激活补体杀灭细菌,通过调理作用促进吞噬细胞吞噬细菌的作用;与靶细胞结合的抗体可通过 ADCC 作用将靶细胞杀伤。不同 Ig 类型的抗体又有不同的作用特点(见第三章),有些抗体可介导超敏反应(见第九章)。

二、B 细胞对 TI 抗原的应答

在正常机体,TI 抗原可直接刺激 B 细胞产生抗体,无需 T 细胞辅助,但 T 细胞、NK 细胞和巨噬细胞能增强 B 细胞对 TI 抗原的应答。

TI 抗原因结构和诱导应答机制不同,分为 TI－1 抗原和 TI－2 抗原。TI－1 抗原为细菌的脂多糖,其本身具有双重身份,既作为抗原与 BCR 结合,又作为 B 细胞的有丝分裂原与 B 细胞的相应受体结合,受体的交联使 B 细胞被激活。TI－2 抗原为细菌的荚膜多糖、葡聚糖以及聚合鞭毛素,它们均具有高度重复的抗原表位,可与 B 细胞表面 mIg 结合发生广泛的交联,激活 B 细胞产生抗体(图 8－10)。TI 抗原刺激 B 细胞只产生 IgM 类型抗体,无免疫记忆。

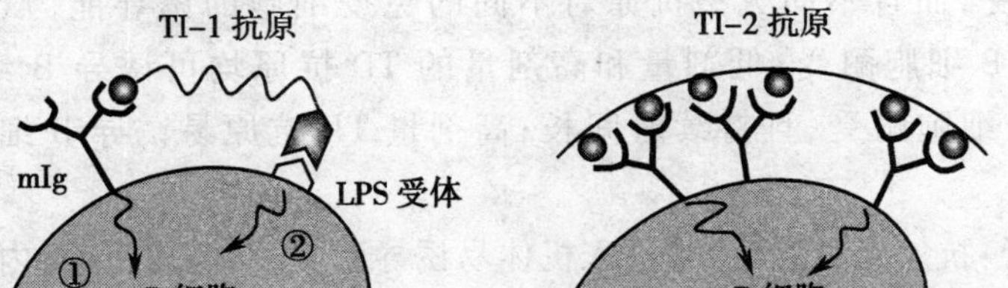

图 8－10 TI 抗原激活 B 细胞机制

免疫应答使机体处于积极的“应战”状态,但这种状态不能持久,持续的“战斗”将会误伤自身的成分,引起自身免疫病或超敏反应。因此,为将免疫应答控制在适当的强度范围之内,机体从基因、分子、细胞、整体水平等不同层次对免疫应答进行调节,使“非己”抗原在被清除之后迅速恢复平衡,以“备战”新的入侵者。

第四节 免疫耐受

免疫耐受(immunological tolerance)是指特异性免疫细胞对抗原特异识别后而发生细胞凋亡或细胞克隆无能,表现出特异性免疫无应答的状态,又称负免疫应答。正常情况下,机体对自身抗原识别产生自身耐受。免疫耐受不同于免疫缺陷和免疫抑制的特点是:具有抗原特异性和记忆性即只对某种抗原的刺激产生耐受,对其他抗原的应答正常。免疫缺陷和免疫抑制无抗原特异性,对所有的抗原均表现低应答或无应答。免疫抑制的因素撤除,机体可逐渐恢复免疫应答的能力,而免疫缺陷则必须给予治疗。

相关链接

免疫缺陷

免疫系统中任何成分的缺失或功能的不全导致的免疫功能障碍称免疫缺陷。免疫缺陷根据发生机制不同分为原发性免疫缺陷和继发性免疫缺陷。原发性免疫缺陷根据缺陷的成分不同有:T细胞缺陷、B细胞缺陷、联合免疫缺陷、单核-巨噬细胞和粒细胞缺陷、补体缺陷,这些缺陷大多数为先天性、遗传性免疫缺陷。继发性免疫缺陷多为后天因素引起,如病毒感染(HIV)、肿瘤、大剂量放射线照射等。免疫缺陷的主要特征是:反复发作的感染、常伴发肿瘤和自身免疫病、累及多个系统。

一、免疫耐受形成的条件

免疫耐受是抗原刺激机体产生的特殊类型的免疫应答。因此,机体是否产生耐受仍取决于抗原与机体两方面的因素。

1. 抗原因素

(1) 抗原的性质:多糖抗原和小分子、可溶性、单体的蛋白质抗原易引起耐受,而大分子、颗粒性及多聚蛋白质易激发免疫应答。

(2) 抗原剂量:适量的抗原刺激机体产生适度的免疫应答。抗原量过多或过少均会诱导机体产生耐受,而且不同类型抗原对不同的免疫细胞的诱导能力也不同。如高剂量TI抗原只能诱导B细胞耐受;低剂量和高剂量的TD抗原均可诱导B细胞耐受。低剂量TD抗原易诱导T细胞耐受,且持续时间长;高剂量TD抗原易诱导B细胞耐受,持续时间较短。

(3) 免疫途径:抗原经腹腔、静脉进入机体易诱导耐受,而经皮下、皮内进入机体则引起强烈的免疫应答。口服抗原产生肠道局部免疫应答,但可诱导全身免疫耐受,此称耐受分离现象。

2. 机体因素

(1) 遗传因素:免疫耐受的诱导和维持因动物种属和品系不同而不同。同一种属不同个体因遗传基因的不同对抗原的应答能力也不同,所以诱导的难易度也不同。

(2) 免疫状态:机体在胚胎期最易诱导免疫耐受,新生期次之,成年期最难。1945年,Owen观察到异卵双胎小牛由于胚胎期共用一个胎盘,出生后相互之间出现免疫耐受。

说明在胚胎期接触同种异型抗原可出现免疫耐受现象。随后，Medawar 又通过实验证实了在新生期也可诱导耐受产生。成年期较难产生耐受。因此，免疫耐受与机体免疫系统的成熟度或免疫状态有关。实验证明，当机体处于免疫抑制状态时，如使用免疫抑制剂，易诱导耐受产生。

二、免疫耐受的机制

免疫耐受按其形成的阶段不同分为中枢耐受和外周耐受。

1. 中枢耐受（central tolerance） 是指未成熟淋巴细胞在中枢免疫器官中形成的耐受。T（B）细胞在胸腺（骨髓）发育过程中，如果细胞表面的 TCR（BCR）识别自身抗原肽－MHC 分子复合物（自身抗原肽），则相应免疫细胞克隆被诱导凋亡或细胞无能，机体针对自身抗原反应的淋巴细胞克隆则被排除或不活化状态，表现为自身耐受。

2. 外周耐受（peripheral tolerance） 是指成熟淋巴细胞在外周免疫器官中形成的耐受。T（B）细胞在外周免疫器官发生免疫应答时，必须接受双信号的刺激才能被活化，若缺乏协同刺激分子信号，T（B）细胞则不能活化，相反，被诱导克隆无能。如 T 细胞的 TCR 可与 MHC－自身组织特异性抗原肽结合，但因自身组织细胞正常不表达协同刺激分子，缺乏第二信号，致使 T 细胞克隆无能，产生自身耐受。

三、免疫耐受的临床应用

免疫耐受与临床疾病的发生、发展及转归密切相关。打破正常生理性耐受使机体易患自身免疫病；病理性免疫耐受的产生，使机体易患肿瘤和慢性、迁延性感染疾病。因此，利用免疫耐受产生机制指导治疗临床疾病成为目前研究免疫耐受的热点。

1. 诱导免疫耐受 主要用于治疗器官移植排斥反应、自身免疫病和超敏反应。器官移植排斥反应是影响器官移植成败的关键。目前，临床上防治器官移植排斥反应的方法主要有组织配型和使用免疫抑制剂。但由于 MHC 的多态性以及免疫抑制剂的负效应，使移植器官的存活率仍然很低。因此，诱导受者对供者器官组织产生耐受成为阻止排斥反应的最理想和最有前途的治疗方法。根据免疫耐受形成的条件，在适宜的时机，选择合适的抗原和经一定的途径，注入机体，可诱导耐受。静脉注射供者的血细胞，诱导受者产生免疫耐受，可延长移植器官的存活期。如临床试用口服自身抗原治疗糖尿病和Ⅰ型超敏反应。

2. 打破免疫耐受 主要用于治疗肿瘤和慢性病毒性感染疾病。治疗关键主要从外周耐受着手，促进对 T、B 细胞的双信号刺激。目前用 CD80/CD86、CD40 或 MHC 基因转染的肿瘤疫苗或树突细胞疫苗，增强肿瘤细胞和树突状细胞的 CD80/CD86、CD40 或 MHC 分子的表达，加强双信号刺激，活化 T、B 细胞，通过免疫作用杀伤肿瘤细胞，用于肿瘤治疗。

本章小结

- 适应性免疫应答
  - 正免疫应答
    - 细胞免疫
      - 识别阶段：
        - 抗原呈递：抗原肽 - MHC - Ⅰ/Ⅱ类复合物形成
        - T 细胞识别
          - TCR 识别抗原肽 - MHC 分子（双识别）
          - CD4/CD8 共识别 MHC 分子
      - 活化、增殖、分化阶段：
        - 活化信号产生
          - 抗原识别信号
          - 协同刺激信号
          - （双信号、免疫突触形成）
        - 信号转导→转录因子活化→
          - 细胞表达 IL - 2 受体
          - 产生 IL - 2 等细胞因子
        - 细胞增殖：细胞因子效应
        - 细胞亚群的分化：细胞因子促进分化，决定分化方向 Th_1、Th_2、iTreg、Th_{17}
      - 效应阶段：
        - Th1 细胞效应：分泌 IL - 2、TNF - β、IFN - γ→
          - MΦ 细胞
          - NK 细胞
          - 直接作用
        - CTL 细胞效应：
          - 细胞裂解
          - 细胞凋亡
            - 穿孔素、颗粒酶作用
            - FasL/Fas 途径
            - TNF/TNFR 途径
        - 介导Ⅳ型超敏反应
    - 体液免疫
      - 识别阶段：BCR 直接识别抗原表位、CD19/CD21/CD81 辅助识别抗原
      - 活化、增殖、分化阶段：
        - 活化产生信号
          - 抗原识别信号（双信号）
          - 协同刺激信号：需要 Th 细胞协助
        - 信号转导→转录因子活化→
          - 细胞表达 IL - 2 等受体
          - 产生 IL - 2 等细胞因子
        - 细胞增殖、分化为浆细胞：Th 产生细胞因子参与分化阶段
        - 产生抗体：初次应答和再次应答
      - 效应阶段：抗体中和病毒、毒素、凝集细菌，激活补体，调理吞噬，介导 ADCC，介导Ⅰ、Ⅱ、Ⅲ型超敏反应。
  - 负免疫应答
    - 免疫耐受形成的条件：抗原因素（性质、剂量、免疫途径）和机体因素（遗传、免疫状态）
    - 免疫耐受发生机制：中枢耐受（克隆排除）和外周耐受（克隆无能）
    - 免疫耐受的临床应用：
      - 诱导耐受（治疗移植排斥反应、自身免疫病、超敏反应等）
      - 打破耐受（治疗肿瘤、慢性病毒性感染等）

相关链接

免疫系统的“互补效应”

1. 外周免疫器官的位置互补作用　脾捕获血液来源的抗原，淋巴结捕获淋巴液来源的抗原，黏膜相关淋巴组织捕获黏膜表面的抗原。

2. 抗原呈递细胞作用互补　巨噬细胞呈递颗粒性、高浓度、细菌性抗原，树突状细胞呈递病毒、毒素抗原，B 细胞呈递可溶性、低浓度抗原。

3. T、B 细胞作用互补　T 细胞负责清除胞内病原，B 细胞负责清除胞外病原。

4. T 细胞与 NK 细胞杀伤作用互补：CTL 杀伤正常表达 MHC－Ⅰ类分子的异常细胞，NK 细胞杀伤低或不表达 MHC－Ⅰ类分子的异常细胞。

5. Ig 的位置与时相的互补　IgM 在感染早期产生，结合血液内病原；IgG 在感染后期产生，结合血液及组织液中的病原；sIgA 结合黏膜表面病原；mIgM、mIgD 位于细胞表面识别抗原；IgE 抗寄生虫感染。

6. 补体激活时相的互补　细菌侵入机体，首先激活旁路途径，MBL 途径随后，最后激活经典途径，使细菌在不同的时相通过激活的补体而被杀伤。

7. MHC 分子的内外互补　MHC－Ⅰ类分子结合呈递内源性抗原，MHC－Ⅱ类分子结合呈递外源性抗原。

思考题

1. 简述免疫应答的基本过程。
2. 试比较 T、B 细胞应答。
3. 简述抗体和 T 细胞清除病原（如细菌、病毒、毒素）的机制。
4. 简述研究免疫耐受在临床医学中的应用。

（任云青）

第九章　超敏反应

学习目标

- 掌握各型超敏反应的特点及发生机制
- 熟悉各型超敏反应临床常见疾病
- 熟悉Ⅰ型超敏反应的防治原则

超敏反应(hypersensitivity)是指机体受到抗原持续刺激或再次接触相同抗原后,产生的以引起机体组织细胞损伤和/或生理功能紊乱为主要表现的免疫应答。超敏反应俗称变态反应(allergy)。Gell 和 Coombs 根据超敏反应发生机制和临床特点,将其分为四型:Ⅰ型超敏反应,即速发型超敏反应;Ⅱ型超敏反应,即细胞毒型或细胞溶解型超敏反应;Ⅲ型超敏反应,即免疫复合物型或血管炎型超敏反应;Ⅳ型超敏反应,即迟发型超敏反应。

第一节　Ⅰ型超敏反应

Ⅰ型超敏反应又称过敏反应(anaphylaxis),是临床上最多见的一种超敏反应,可发生在局部,亦可发生于全身。其主要特点是:① 主要由特异性 IgE 和 IgG4 抗体介导。② 反应发生快,消退亦快。③ 主要表现为机体生理功能紊乱。④ 有明显的个体差异和遗传倾向。

一、发生机制

(一) 参与Ⅰ型超敏反应的成分

1. 变应原　引起Ⅰ型超敏反应的抗原又称变应原(allergen),对变应原易产生 IgE 类抗体应答的患者,称为特应性素质个体。天然变应原多为分子量较小(10～2 kD)的可溶性蛋白质抗原。某些药物或化学物质多作为抗原表位,进入体内与组织蛋白结合为完全抗原,成为变应原。

临床常见的变应原主要有:① 药物,如青霉素、磺胺、普鲁卡因、有机碘化合物等。这些药物多为半抗原,进入机体与蛋白载体结合后获得免疫原性。② 吸入性变应原,如花粉、真菌菌丝及其孢子、尘螨、昆虫毒液、动物皮毛等。③ 食物变应原,如牛奶、鸡蛋、鱼、虾等食物蛋白。

2. 抗体　引起Ⅰ型超敏反应的抗体主要为 IgE,其次为 IgG4。大多数血清的 IgE 含量低于1 μg/ml。其原因是① 血清 IgE 半衰期不足 2 天,较其他同种型 Ig 半衰期短。② IgE 产量低,只选择地对某些抗原(变应原和寄生虫)反应。③ IgE 是亲细胞抗体,能被肥大细胞和嗜碱性粒细胞膜上的高亲和力受体(FcεRⅠ)结合，结合于细胞表面的 IgE 半衰期为 8～14 天。IgE 主要由位于黏膜固有层的浆细胞分泌，所以呼吸道、消化道多为变应原易侵入的门户，也是过敏反应好发部位。

3. 细胞　主要参与Ⅰ型超敏反应的细胞有：肥大细胞(mastcell)和嗜碱性粒细胞(basophil)、嗜酸性粒细胞(eosinophil)。嗜碱性粒细胞主要分布于外周血，数量较少，不出现在正常组织中，但在 T 细胞或肥大细胞释放细胞因子作用下可被招募至局部发挥作用。肥大细胞主要分布于黏膜下层和皮下小血管周围的结缔组织中，血循环中找不到肥大细胞。肥大细胞和嗜碱性粒细胞是人体中唯一含有组胺的两种细胞，也是在静息状态下唯一可表达高亲和力 IgE FcⅠ型受体的细胞，胞内含有类似的嗜碱性颗粒，细胞被激活后，可释放相同的生物活性介质。

嗜酸性粒细胞主要分布于呼吸道、消化道和泌尿生殖道黏膜组织中，在血循环中有少量存在。嗜酸性粒细胞受到细胞因子如 IL－3、IL－5、GM－CSF、嗜酸性粒细胞趋化因子等激活后可表达高亲和力 IgE FcⅠ(FcεRⅠ)型受体，当其与 IgE－变应原复合物结合可导致其脱颗粒，释放具有毒性的蛋白质和具有调节Ⅰ型超敏反应作用的介质。前者主要有阳离子蛋白、主要碱性蛋白、过氧化物酶、胶原酶等，可杀伤病原微生物和寄生虫，但也可引起组织损伤。后者有组胺酶、芳香基硫酸酯酶、磷脂酶 D 等，可分别灭活组胺、白三烯、血小板活化因子，对Ⅰ型超敏反应具有负反馈调节作用。

(二) 发生过程

Ⅰ型超敏反应的发生可分为三个阶段：致敏阶段、激发阶段和效应阶段。

1. 致敏阶段　变应原进入机体后，激活 $CD4^+$ Th2 细胞，活化的 $CD4^+$ Th2 细胞及其分泌的 IL－4 或 IL－13 等细胞因子诱导变应原特异性 B 细胞增殖、分化为产生特异性 IgE 的浆细胞，合成并分泌 IgE 类抗体。IgE 借助其 Fc 段与肥大细胞和嗜碱性粒细胞表面相应的 IgE Fc 受体结合，使机体处于致敏状态。致敏状态一般在机体受变应原刺激后 10～12 天形成，可持续半年至数年之久，因变应原种类与个体差异而不同。如无相同变应原再次刺激，致敏状态将逐渐消失。

2. 激发阶段　当处于致敏状态的机体再次接触相同变应原时，多价抗原与肥大细胞或嗜碱性粒细胞表面两个以上 IgE 分子结合，引起 FcεRⅠ的交联，使细胞活化脱颗粒，释放组胺、激肽原酶和嗜酸性粒细胞趋化因子等贮存介质，同时细胞迅速合成白三烯、前列腺素和血小板活化因子等介质并释放(图 9－1)。细胞脱颗粒现象反应是一种生理分泌现象，脱颗粒后因颗粒耗竭，机体暂时处于脱敏状态，经 1～2 天后细胞又重新形成新的颗粒，使机体重新处于致敏状态。

作用于肥大细胞和嗜碱性粒细胞表面的其他受体物质也能激发组胺的释放，如补体成分 C3a、C4a 和 C5a、可待因、吗啡、万古霉素、肾造影剂等。针对这些制剂的急性反应称为过敏样反应。

3. 效应阶段　肥大细胞或嗜碱性粒细胞释放的上述生物活性介质作用于组织器官，引起局部或全身性毛细血管扩张、毛细血管通透性增高、平滑肌收缩和腺体分泌增加等四大效应，导致局部或全身超敏反应发生。效应阶段根据发生的快慢和持续时间的长短，分为速发相反

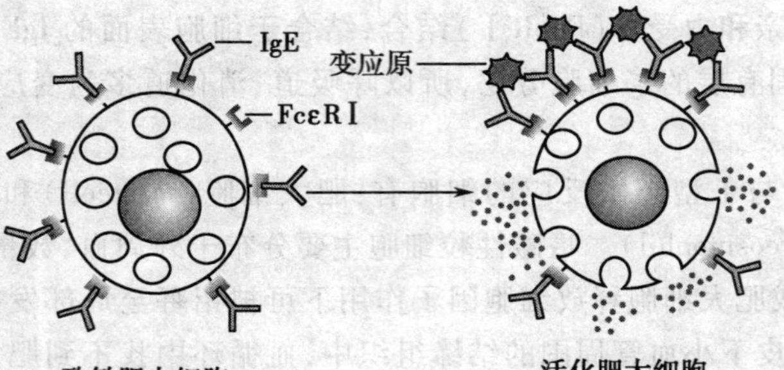

图 9-1 FcεR Ⅰ交联介导的肥大细胞活化脱颗粒

应和迟发相反应。

（1）速发相反应：通常发生于机体再次接触抗原数秒至 30 分钟内，可持续数小时。主要表现为由组胺引起的毛细血管扩张、通透性增强、平滑肌收缩和腺体分泌增加等。速发相反应是典型的Ⅰ型超敏反应，因此称速发型超敏反应（图 9-2）。

（2）迟发相反应：发生于再次接触变应原 6～12 小时，可持续数天。迟发相反应主要表现为皮肤弥漫性红肿和硬结以及鼻、肺部等局部持续性炎症。其原因有：① 肥大细胞继续释放前列腺素、白三烯和细胞因子，由此引发的直接效应。② 在肥大细胞释放的趋化因子和其他细胞因子的介导下，淋巴细胞、嗜酸性粒细胞、嗜碱性粒细胞和中性粒细胞进行局部浸润。③ 浸润的炎性细胞分泌的活性介质和酶又可加重炎症反应，最终导致组织损伤。

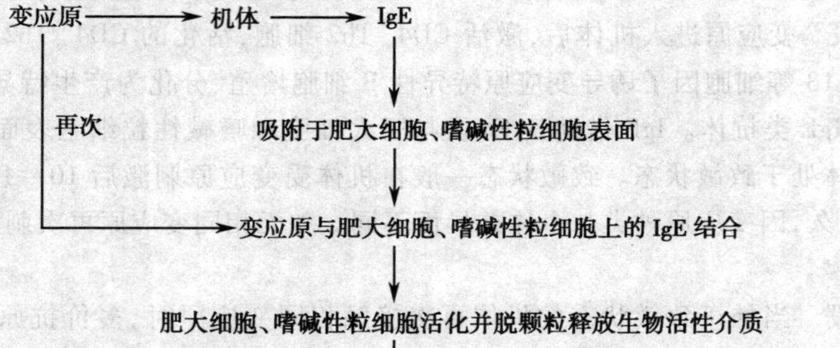

图 9-2 Ⅰ型超敏反应的发生机制

二、临床常见疾病

（一）全身性过敏反应

累及全身血管的过敏反应称为过敏性休克。患者多在接触变应原后数分钟内出现症状，如头皮、颈部、下腹部发痒，喉发干，结膜充血、肿胀，剧烈的喷嚏、刺激性咳嗽、嗓音嘶哑以至失音。继而出现全身皮肤，尤其脸部，高度充血，多处出现直径 1 ~ 2 cm 的风团，有痒感，出现明显的吸气性呼吸困难、呕吐、腹痛、大量流涎等。重者，血压下降出现昏厥、意识丧失，可能在 16 分钟 ~ 2 小时死亡；轻者，心、肾功能始终正常，在 10 ~ 12 小时后，症状消失。

引起过敏性休克的原因有：① 药物过敏性休克，如青霉素、链霉素、先锋霉素、有机碘、维生素 B_1 和 B_{12}、氨基比林和普鲁卡因等，这些药物常作为半抗原发挥作用。② 血清过敏性休克，如破伤风抗毒素血清和白喉抗毒素血清，这些血清来源于异种动物，如马、牛等，因再次注射血清引起的过敏性休克，也称为再次注射血清病。

案例分析

患者，男性，32 岁，因急性支气管炎住院，遵医嘱给予青霉素治疗。青霉素皮试 2 分钟后患者感心慌，胸闷，憋气，恶心呕吐，烦躁不安，大汗淋漓。护士评估为青霉素过敏，立即皮下注射肾上腺素 0.5 mg。主管医师等随即开展现场抢救。查体：意识不清，指、趾甲和口唇发绀，呼吸 35 次/分钟，脉搏微弱。双侧瞳孔等大等圆，对光反射存在。血压为 40/70 mmHg，心音微弱，心律齐，心率 130 次/分钟。两肺布满哮鸣音，未闻及湿性啰音。处理：吸氧，多巴胺、葡萄糖酐、维生素 C 静点，地塞米松 10 mg 分 2 次小壶加入，肌注异丙嗪。经扩容、抗休克及抗过敏等综合治疗，血压回升，神志恢复，抢救成功。

讨论：如何解释患者出现的临床症状？简述对该类患者急救、治疗、预防的原则？

（二）局部过敏反应

1. 呼吸道过敏反应　当变应原颗粒较小（1 ~ 2 μm）时可被吸入气管造成支气管哮喘。临床上，将具有明确变应原引起的哮喘称为外源性哮喘，而无明确变应原存在的哮喘称为内源性哮喘。当变应原颗粒较大（> 10 μm）时，因受到鼻黏膜的阻挡，停留于鼻腔，造成过敏性鼻炎。其中由季节性变应原（如花粉等）造成的过敏性鼻炎和眼结膜炎，称为枯草热（hey fever）。常年性过敏性鼻炎则多由动物毛屑、尘螨、真菌等变应原引起。

2. 消化道过敏反应　因摄入变应原而引起的胃肠道反应称食物过敏症。如少数人在食用了鱼、虾、蟹、蛋、牛奶等食物后，可发生腹痛、腹泻、呕吐等消化道症状，可伴有或不伴有皮肤反应。个别严重者亦可出现过敏性休克。

3. 皮肤过敏反应

（1）荨麻疹：以皮肤发红或发白、发痒、水肿为主要表现（图 9 – 3），可由药物、食物、肠道寄生虫等引起。另外，冷、热、光照等物理刺激和运动也可致局部出现荨麻疹，但与 IgE 产生无关，可能与体内某些生理活动异常有关。

（2）特应性皮炎：又称湿疹，在皮肤局部反复出现红斑、丘疹、水疱并伴有奇痒，继而出现干燥、过度角化等皮损，在儿童好发于颈部、腕部、膝盖部（图 9－4）。湿疹患者的皮肤损伤主要是由嗜酸性粒细胞释放的主要碱性蛋白引起，病损部位也有变应原特异性 T 细胞浸润，特异性 T 细胞可作为效应细胞，也可通过释放细胞因子招募其他细胞。

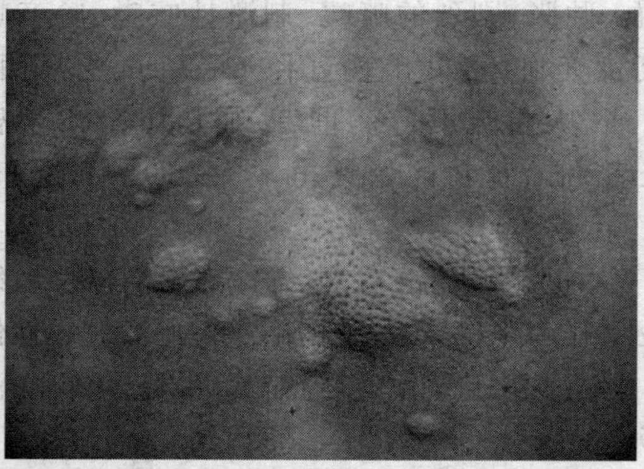

图 9－3　荨麻疹

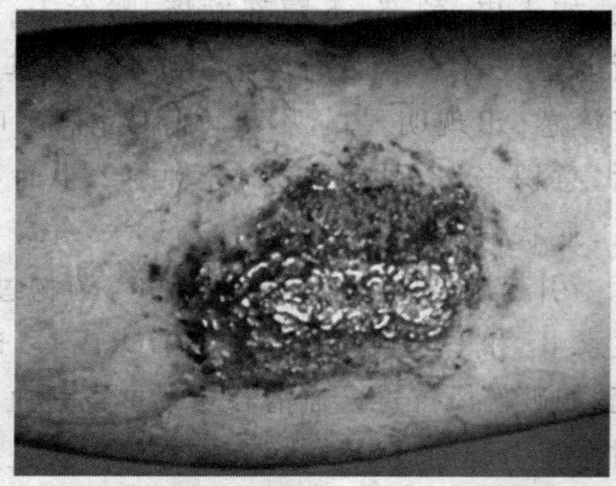

图 9－4　湿疹

三、免疫学防治原则

1. 查找变应原，避免接触　查找变应原最常用的方法是询问过敏史和皮肤试验。如青霉素或动物免疫血清注射前必须进行皮肤试验。青霉素 100 U/ml，抗毒素血清（1∶100）～（1∶1 000），0. 1 ml 给受试者皮内注射，15～30 分钟后观察结果，局部皮肤红晕、风团直径大于 1 cm 为阳性。风团是由组胺直接作用于皮肤毛细血管造成血清外渗而引起，通常伴有瘙痒。红晕是由轴突反射作用所介导。药物皮肤试验阳性者，禁止使用，改用其他药物。抗毒素皮肤试验阳性者可进行脱敏治疗。此外，应用放射变应原吸附试验（radio allergosorbent test，RAST）测定血清中特定的 IgE 抗体也是安全灵敏的检测变应原的方法。皮肤试验阳性者，约 80% 患者血清能检测到 IgE 抗体，然而血清 IgE 抗体的检测通常没有皮试敏感。

2. 脱敏疗法　抗毒素皮肤试验阳性，但又必须使用抗毒素的患者，可采用小剂量，短间隔（20～30 分钟），多次皮下反复注射进行脱敏。但这种脱敏是暂时的，机体很快会重建致敏状态，以后再用异种动物免疫血清时，仍需做皮肤试验。脱敏疗法的机制是小剂量抗原逐渐消耗致敏细胞表面的 IgE，少量介质释放，不足以引起明显临床症状。若对其他难以避免接触的特异性变应原如花粉、尘螨等过敏时，则采取小剂量，间隔时间逐渐延长（每周 2 次至每周 1 次），剂量逐渐加大，多次皮下注射方法脱敏。其作用机制是：① 改变抗原进入途径，诱导机体产生大量特异性 IgG 类抗体，而使 IgE 抗体应答减少。② IgG 类抗体可作为封闭抗体与变应原结合，使之不能和肥大细胞表面的 IgE 分子发生交联。③ 通过检测细胞因子 RNA，发现免疫治疗可使 T 细胞从 Th2 型向 Th1 型转变，使 IgE 产生减少，减低嗜酸性粒细胞的募集。

3. 药物治疗　主要通过切断过敏反应发生的各个环节，以进行急救和治疗。

（1）急救：通过改善效应器官反应性，对过敏性休克的患者进行抢救。① 收缩毛细血管，升高血压，如肾上腺素。② 降低毛细血管通透性、减少渗出，如葡萄糖酸钙、维生素 C 等。③ 解除支气管痉挛，减少腺体分泌，如肾上腺素、麻黄碱等。

(2) 持续治疗：通过拮抗生物活性介质和抑制活性介质合成、释放的药物进行持续治疗。① 苯海拉明、异丙嗪等可与组胺受体结合，从而发挥抗组胺作用。阿司匹林可拮抗缓激肽，多根皮苷酊磷酸盐可拮抗白三烯。② 色甘酸钠通过稳定肥大细胞膜，肾上腺素、麻黄碱能通过提高细胞内 cAMP 水平，阻止或抑制细胞脱颗粒和释放生物活性介质。

第二节 Ⅱ型超敏反应

Ⅱ型超敏反应是由于组织细胞表面的抗原与相应抗体结合后，激活补体系统、巨噬细胞或 NK 细胞，引起组织细胞损伤的病理过程，又称为细胞毒型或细胞溶解型超敏反应。

一、发生机制

引起Ⅱ型超敏反应的抗原为表达于靶细胞表面的抗原物质，主要有：① 同种异型抗原，如 ABO 血型抗原、Rh 和 HLA 抗原。② 病原微生物与机体组织细胞之间的交叉抗原。③ 感染或理化因素等所致免疫原性改变的自身抗原。④ 吸附于组织细胞表面的药物或病原微生物抗原。

组织细胞表面抗原刺激机体产生 IgG、IgM 类抗体，抗体与细胞膜上相应抗原发生特异性结合，通过以下三种机制造成靶细胞的破坏和裂解：① 通过经典途径激活补体，引起细胞溶解。② 在抗体或补体的调理作用下，促进吞噬细胞（中性粒细胞、巨噬细胞）对靶细胞的吞噬和杀灭；若靶细胞目标太大，如基底膜，不能被吞噬时，吞噬细胞内颗粒和溶酶体成分，则通过胞吐作用释放溶酶体酶，导致局部组织细胞损伤。③ 激活 NK 细胞等效应细胞，使其发挥 ADCC 作用杀灭靶细胞（图 9－5）。一般来说，机体内出现的针对细胞表面抗原的抗体，通常具有致病性，而针对细胞内抗原的抗体则无致病性。

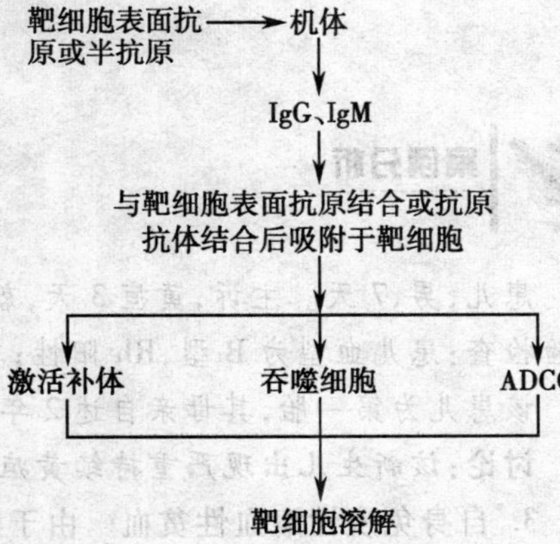

图 9－5 Ⅱ型超敏反应的发生机制

二、临床常见疾病

1. 输血反应 在供者与受者 ABO 血型不符时，受血者血清中血型抗体与输入的红细胞表面相应抗原结合，通过激活补体导致红细胞溶解，引起溶血性输血反应。患者多因体内红细胞破坏，引起循环性休克，出现发热、低血压、恶心和呕吐，以及胸背疼痛等症状。

2. 新生儿溶血症 多发生于母婴 Rh 血型不符的新生儿，母体为 Rh 阴性，胎儿为 Rh 阳性。由于人体内不存在 Rh 血型抗原的天然抗体，当血型为 Rh 阴性的母亲因输血、流产或分娩等原因受到 Rh 抗原刺激时，可产生抗 Rh 抗体。若母亲再次妊娠时胎儿仍为 Rh 阳性，母亲体内的IgG类抗Rh抗体可通过胎盘进入胎儿，与胎儿红细胞表面的Rh抗原结合，激活补体，溶解破坏红细胞，引起新生儿溶血症(图9-6)。若于初次分娩后72小时内给予母体抗Rh血清注射，可及时清除母体内Rh阳性红细胞，从而阻止Rh抗原对母体的致敏作用，以预防Rh血型不符引起的溶血症。

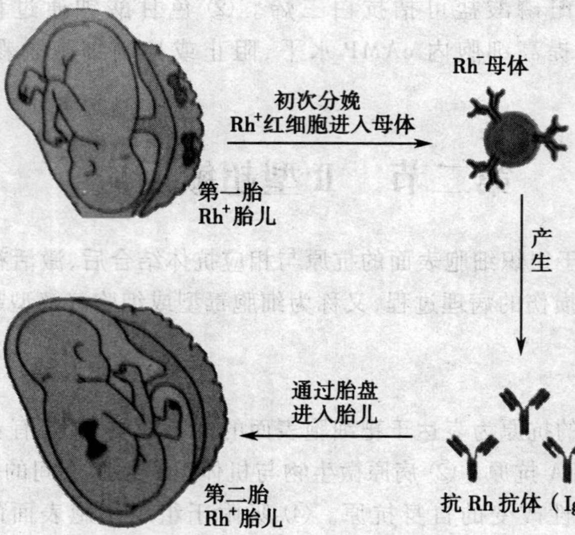

图9-6　Rh血型不合引起的新生儿溶血症

案例分析

患儿，男，7天。主诉，黄疸3天，就诊入院。入院查体：全身皮肤严重黄染，肝脾无肿大。化验检查：患儿血型为B型，Rh阳性；其母亲血型为O型、Rh阴性，其父亲血型为B型，Rh阳性。该患儿为第一胎，其母亲自述2年前曾因手术接受过输血。

讨论：该新生儿出现严重持续黄疸的可能原因是什么？试分析该病发病机制。

3. 自身免疫性溶血性贫血　由于感染、药物、代谢异常、肿瘤等原因使红细胞表面成分发生改变，而诱发机体产生抗红细胞自身抗体，引起红细胞破坏，导致自身免疫性溶血性贫血。引起贫血的原因，部分源自脾巨噬细胞加速对致敏红细胞的清除；部分源自补体介导的损伤作用，后者可引起外周小血管内凝血和微血栓形成。

相关链接

自身免疫性疾病

自身免疫是机体免疫系统对自身抗原发生的免疫应答。机体对自身物质的耐受状态破坏，T细胞和B细胞对自身组织成分发生免疫应答，引起明显病理损害和功能障碍，并出现临床症状称为自身免疫性疾病。

自身免疫性疾病可分为器官特异性自身免疫性疾病和器官非特异性自身免疫性疾病。器官特异性自身免疫性疾病是对器官特异性抗原的免疫应答引起，病变常局限性于某一特定的器官，如胰岛素依赖型糖尿病等。器官非特异性自身免疫性疾病的病变可见于多种器官及结缔组织，故又称结缔组织病或胶原病，如系统性红斑狼疮等。

4. 药物过敏性血细胞减少症　原因有：① 半抗原型，药物作为半抗原吸附于血细胞后，形成完全抗原，诱导机体产生抗药物抗体，最终诱导产生溶血反应，如青霉素、磺胺等。② 免疫复合物型，药物与相应抗体结合形成抗原抗体复合物吸附于血细胞表面，激活补体而引起细胞溶解，如安替比林、奎尼丁和非那西汀等药物。③ 自身免疫病型，某些药物与红细胞膜上的一些自身抗原相同或有类似的抗原表位，可刺激机体产生抗自身红细胞膜抗原抗体，造成药物性溶血，如由 α－甲基多巴可诱导抗 Rh 抗体，产生溶血反应。

5. 肺肾综合征　最初由 Goodpasture 发现而被称为 Goodpasture 综合征。病因尚未清楚，可能因病毒感染或吸入有机溶剂造成肺组织损伤，使机体针对基底膜Ⅳ型胶原蛋白产生抗体，抗体与肺、肾基底膜抗原结合，导致肾小球出血坏死和肺出血等病变。

6. 甲状腺功能亢进　又称 Graves 病，是一种特殊的Ⅱ型超敏反应。患者产生针对甲状腺刺激素（thyroid stimulating hormone，TSH）受体的自身抗体，此抗体与 TSH 受体结合后，持续刺激甲状腺细胞增殖并产生大量甲状腺素，引起甲状腺功能亢进。

第三节　Ⅲ型超敏反应

Ⅲ型超敏反应又称免疫复合物型超敏反应，是由于中等大小可溶性的免疫复合物（immune complex，IC）沉积于毛细血管基底膜，激活补体，并在中性粒细胞、嗜碱性粒细胞、血小板等参与下，引起以充血水肿、局部组织坏死和中性粒细胞浸润为主要特征的血管周围炎症反应和组织损伤。

一、发生机制

（一）免疫复合物的形成、清除和沉积

IC 的形成是机体清除抗原的主要途径。游离的可溶性抗原与相应的抗体所形成的复合物，与抗原和抗体的含量、比例、性质以及抗体的亲和力相关。当可溶性抗原过量、抗体过量或抗体为低亲和力抗体时，形成小分子可溶性 IC，但不易沉积；当抗原与抗体比例适当、抗体为高亲和力抗体时则形成大分子不溶性 IC，易被吞噬细胞吞噬清除；当抗原略过剩于抗体或抗体为中等亲和力抗体时，则形成中等大小可溶性 IC。正常情况下，小分子及中等大小分子的 IC 均可与红细胞表面的 C3b 受体结合形成大分子 IC，被运送至肝、脾后被单核－巨噬细胞清除。当机体补体成分缺陷、或红细胞 C3b 受体表达下降、或 IC 持续存在时，单核－巨噬细胞吞噬清除功能相对缺陷，则中等大小可溶性 IC 在血循环

中持续存在，容易沉积（图 9－7）。

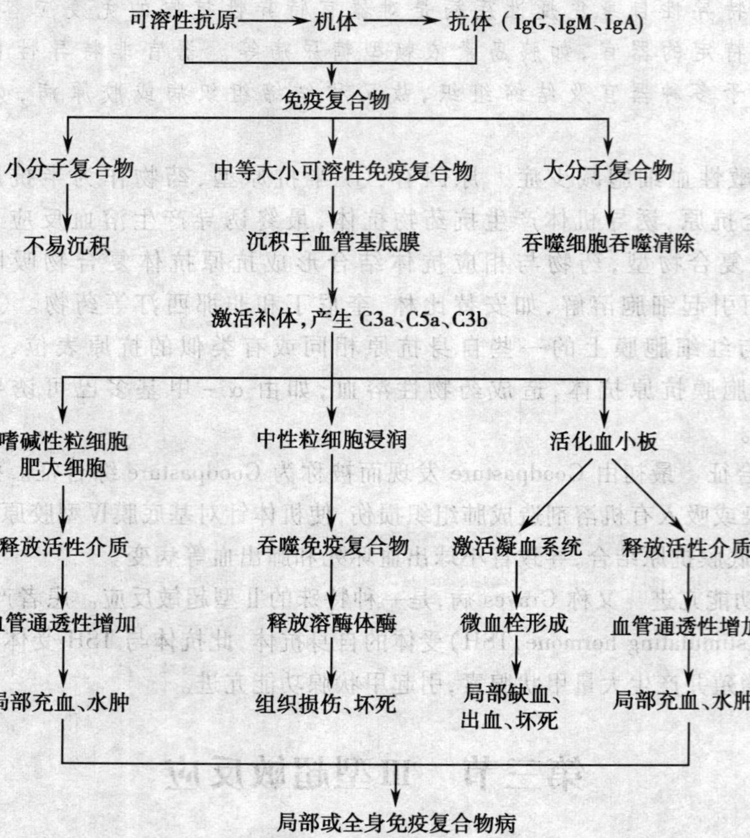

图 9－7 Ⅲ型超敏反应的发生机制

影响 IC 沉积的因素有：① 血管壁通透性增高是 IC 沉积的首要条件，持续 IC 存在，激活补体，产生过敏毒素，作用于肥大细胞和嗜碱性粒细胞，使之释放血管活性介质，导致毛细血管扩张、通透性增强，IC 沉积于血管基底膜。② 局部解剖和血流动力学因素，循环 IC 易沉积于血压较高，毛细血管迂回曲折、血流缓慢且易产生涡流的组织器官，如肾小球、关节、皮肤、心瓣膜等。③ IC 性质，沉淀性 IC 多存在于抗原进入局部（如 Arthus），循环 IC 多沉积于肾小球、关节滑囊、心肌等处血管壁。④ 抗原与靶器官的亲和力，某些自身抗原与特定组织和器官具有较高的亲和力，如系统性红斑狼疮（SLE）患者通常沉积于肾，类风湿性关节炎患者 IC 主要沉积于关节。

（二）免疫复合物引起的组织损伤机制

1. 补体的作用　沉积于局部组织的 IC 激活补体，产生 C3a、C4a、C5a，具有过敏毒素作用，可刺激肥大细胞、嗜碱性粒细胞脱颗粒，释放血管活性胺及趋化因子等，使血管扩张、通透性增加，引起局部充血、水肿，并进一步促进 IC 沉积于血管基底膜。血管通透性增高是 IC 向组织沉积的最重要的触发因素。

2. 中性粒细胞的作用 C5a具有吸引中性粒细胞聚集于IC沉积部位，中性粒细胞有利于局部IC的清除，但中性粒细胞通过Fc受体与IC结合可被活化，向胞外释放溶酶体酶，包括中性水解酶、酸性水解酶、胶原酶、弹力纤维酶等，导致血管壁及周围组织损伤。

3. 血小板的作用 C3b和IC作用于血小板，导致血小板聚集和活化，促进血栓形成，造成局部出血、坏死；同时活化的血小板释放血管活性胺类物质，增强血管通透性，加重水肿。血小板还会产生多种生长因子，可刺激IC病中细胞增殖。

二、临床常见疾病

1. 局部免疫复合物病

(1) Arthus反应：Arthus反应是一种实验性局部Ⅲ型超敏反应。1903年，Arthus将马血清经皮下反复免疫家兔数周后，当再次注射马血清时，在注射局部组织出现充血、水肿、血栓及缺血性坏死等剧烈炎症反应。此现象即称为Arthus反应。

(2) 类Arthus反应：在临床上，长期使用胰岛素患者，因局部反复注射胰岛素刺激机体产生IgG类抗体，若再次注射胰岛素，即在注射局部出现红肿、出血、坏死等类似Arthus反应。注射狂犬疫苗的患者，也可出现类似的现象。反复吸入真菌、植物或动物抗原性物质，诱导产生IgG类抗体，当抗原再次被吸入机体，在肺泡形成局部免疫复合物，可引起局部炎症和纤维化。

2. 全身免疫复合物病

(1) 血清病：初次大量注射破伤风抗毒素等异种动物血清7～14天后，少数人出现发热、皮疹、淋巴结肿大、关节肿痛、蛋白尿等症状，称为血清病。主要原因是由于动物血清刺激机体产生相应抗体，而此时抗毒素尚未被完全排除，两者结合形成的IC沉积于肾小球、关节所致。

(2) 持续感染：持续感染的病原与相应抗体结合导致慢性IC的形成，并使之逐渐沉积于组织而引起疾病。临床上典型的疾病为链球菌感染后肾小球肾炎，当A族链球菌感染后2～3周，若细菌仍未被清除，体内产生的抗链球菌抗体和相应抗原结合形成循环IC，沉积于肾小球基底膜而引起。此类复合物若沉积于心瓣膜可致风湿性心脏病。因持续感染导致免疫复合物疾病的病原有：麻风杆菌、疟原虫、出血热病毒、乙型肝炎病毒等。

(3) 某些自身免疫病：机体针对自身抗原持续地产生自身抗体，导致IC长期形成，IC在血循环中数量不断增加，使单核－巨噬细胞清除IC的能力相对降低，IC在血循环中沉积于肾、关节、皮肤等部位，引起疾病。此类疾病包括类风湿性关节炎、系统性红斑狼疮(SLE)、多发性肌炎等。

第四节 Ⅳ型超敏反应

Ⅳ型超敏反应又称为迟发型超敏反应(delayed type hypersensitivity，DTH)，是一种由效应T细胞介导的，以单个核细胞浸润和组织损伤为主要特征的炎症反应。“迟发”主要指皮肤局部注射抗原后，在24小时以后出现皮肤炎症反应，48～72小时达高峰，与之相比，Ⅰ型超敏反应达到高峰时间为几分钟，Ⅲ型局部超敏反应也只有几小时。

一、发生机制

引起Ⅳ型超敏反应的抗原包括病毒、胞内寄生菌（如结核分枝杆菌、麻风分枝杆菌等）、真菌、寄生虫、细胞抗原（如移植细胞）等，经抗原致敏后，机体产生特异性致敏T细胞。参与Ⅳ型超敏反应的效应T细胞又名迟发型超敏反应T细胞（T_{DTH}），主要为Th1细胞和CTL（图9－8）。

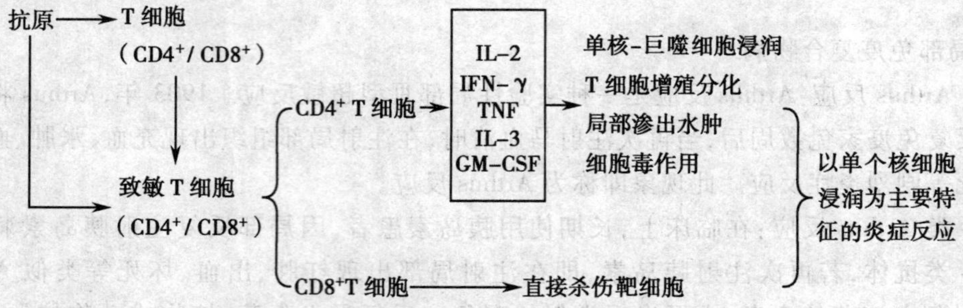

图9－8 Ⅳ型超敏反应的发生机制

1. Th1细胞介导的炎症反应　效应Th1细胞释放IL－2、IFN－γ，TNF、IL－3、GM-CSF等细胞因子，吸引大量单核－巨噬细胞和淋巴细胞聚集于病变局部，形成以单个核细胞浸润为主的炎症反应。进入炎症局部的单核－巨噬细胞在细胞因子的作用下活化，活化的单核－巨噬细胞吞噬和清除抗原的能力加强，但同时释放溶酶体酶，会造成邻近组织的损伤、变性坏死。淋巴细胞到达炎症部位，在抗原和细胞因子的作用下，活化、增殖、分化为致敏T细胞并产生细胞因子，进一步加剧局部反应。

2. CTL介导的细胞毒作用　CTL活化后通过释放穿孔素、颗粒酶，以及借助其表面FasL和靶细胞表面Fas的结合，引起靶细胞裂解或凋亡，导致病毒感染细胞、胞内菌寄生细胞、移植细胞等细胞损伤。

二、临床常见疾病

1. 感染性迟发型超敏反应　在胞内寄生菌（结核分枝杆菌、麻风分枝杆菌等）、病毒和某些真菌感染过程中引起的以Ⅳ型超敏反应为主的免疫应答称为传染性超敏反应。有感染性迟发型超敏反应的个体，往往表示该机体对相应的病原体具有特异性细胞免疫力。

机体处于不同的免疫反应状态，临床上会出现不同类型的反应。

（1）结核素型超敏反应：结核菌素是结核分枝杆菌的菌体蛋白，若给结核患者皮下注射结核菌素，则在注射部位出现红肿和硬结，硬结直径大于1 cm，此即结核菌素试验阳性。其他许多微生物的可溶性抗原，如麻风杆菌、热带利什曼原虫等，在致敏个体中也会出现类似的反应。在临床上，结核菌素样的迟发型超敏反应可用于：① 辅助诊断疾病：若对来自病原体的可溶性抗原有反应，证明过去感染过该病原体，但不一定有活动性疾病；

或接种过疫苗。② 细胞免疫功能检测:对常见微生物的迟发型超敏反应可作为检测细胞免疫的一种手段。

(2) 肉芽肿型超敏反应:若单核-巨噬细胞内持续存在胞内微生物或其他颗粒,而细胞又不能将其清除和破坏,这种持续刺激使单核-巨噬细胞分化为上皮样细胞,并且融合成巨细胞,在其周围有袖套状淋巴细胞围绕,也可出现大量纤维蛋白,此即典型的肉芽肿病变。临床上呈肉芽肿型超敏反应的疾病有:麻风、结核、血吸虫病等。

2. 接触性皮炎　是一类经皮肤致敏的迟发型超敏反应。某些小分子化学物质,如油漆、染料、农药、化妆品和某些药物作为半抗原与角质蛋白结合形成完全抗原,使机体致敏,当机体再次接触相同抗原时,可在24小时后发生湿疹样皮炎,表现为局部红肿、硬结、水疱,48~72小时达高峰,严重者可出现剥脱性皮炎。

本章小结

超敏反应是指机体受到抗原持续刺激或再次接触相同抗原后,产生的以引起机体组织细胞损伤和/或生理功能紊乱为主要表现的免疫应答。在临床上可引起超敏反应性疾病。根据超敏反应发生机制不同分为Ⅰ、Ⅱ、Ⅲ和Ⅳ型超敏反应(表9-1)。

表9-1　各型超敏反应的主要特点和常见病例比较

类型	介导的分子或细胞	发生机制	常见病例
Ⅰ型(速发型)	IgE、肥大细胞和嗜碱性细胞、嗜酸性粒细胞	变应原与致敏肥大细胞和嗜碱性细胞表面IgE结合,致敏细胞活化、脱颗粒,释放活性介质,作用于效应器官,引起临床症状	过敏性休克、过敏性鼻炎及支气管哮喘、食物过敏症、荨麻疹、湿疹
Ⅱ型(细胞毒型)	IgG或IgM、补体、吞噬细胞、NK细胞	IgG或IgM结合细胞表面抗原,在补体、吞噬细胞和NK细胞参与下,导致细胞溶解	输血反应、新生儿溶血症、自身免疫性溶血性贫血、药物过敏性血细胞减少、肺肾综合征、甲状腺功能亢进(Graves病)
Ⅲ型(免疫复合物型)	IgG、IgM或IgA、补体、中性粒细胞、嗜碱性粒细胞、血小板	IC激活补体,使嗜碱性粒细胞释放介质,导致局部血管扩张、通透性增强,IC沉积于血管基底膜。C5a吸引并激活中性粒细胞,导致局部组织损伤。活化血小板凝集,微血栓形成,导致局部缺血,组织坏死	Arthus反应及类Arthus反应、血清病、持续感染、某些自身免疫病
Ⅳ型(迟发型)	$CD4^+$ Th细胞、$CD8^+$ CTL、单核-巨噬细胞	抗原诱导T细胞分化为效应细胞,效应T细胞特异性识别抗原,通过释放细胞因子引起炎症反应或通过释放细胞毒性物质使靶细胞溶解或凋亡	感染性迟发型超敏反应、接触性皮炎

思 考 题

1. 试述Ⅰ、Ⅱ、Ⅲ和Ⅳ型超敏反应的发生机制及其临床常见疾病。
2. 试述Ⅰ型超敏反应的特点及防治原则。

（史丽云）

第十章　免疫学应用

学习目标

- 掌握人工免疫的类型及制剂
- 了解常见的免疫学治疗及诊断方法

免疫学理论和技术与临床医学实践紧密结合是现代免疫学发展的重要特征之一。免疫学在临床医学中广泛应用于传染病、自身免疫性疾病、超敏反应性疾病、肿瘤、移植排斥反应等疾病的诊断、治疗和预防，也应用于基础医学和临床医学的研究。本章主要介绍免疫学在疾病防治和诊断方面的应用。

第一节　免疫预防

免疫预防是根据适应性免疫的原理，采用人工免疫的方法，使机体获得特异性免疫力，以达到预防和治疗疾病的目的。机体适应性免疫获得方式有自然免疫和人工免疫两种。自然免疫即机体感染病原体后获得的针对相应病原体的适应性免疫，以及胎儿从母体获得 IgG，新生儿从乳汁中获得 sIgA 等。人工免疫是以人工的方法使机体获得适应性免疫，从而有目的地预防或治疗某些疾病，根据注入机体的物质不同，分为人工主动免疫和人工被动免疫。

一、人工主动免疫

人工主动免疫是给机体注入疫苗或类毒素等抗原性物质，使之产生适应性免疫应答，从而对相应病原感染产生抵抗作用的措施。其特点是机体产生的免疫力出现较迟，接种抗原后约 1～4 周才能产生，免疫力持续时间可达数月至数年，故临床上主要用于疾病的特异性预防。用于人工主动免疫的生物制剂称疫苗。

（一）灭活疫苗

灭活疫苗又称死疫苗，是选用免疫原性强的病原微生物，经人工大量培养后，用物理或化学的方法使之灭活制成。灭活疫苗具有稳定性好、易制备、易保存等优点，但灭活疫苗在体内不能增殖，对机体刺激时间较短，故首次接种需要重复 2～3 次，才能获得较强的免疫力。灭活疫苗主要诱导机体产生体液免疫应答，难以诱导细胞免疫应答。因此，其免疫效果有一定的局限性。常用的灭活疫苗有脑膜炎奈瑟菌、伤寒沙门菌、百日核杆菌、乙型脑类病毒、狂犬病毒及钩端螺旋体疫苗等。

（二）减毒活疫苗

减毒活疫苗简称活疫苗，是用减毒或无毒的活的病原微生物制成的疫苗。活疫苗在体内有一定的增殖能力可产生类似隐性感染的免疫作用，故活疫苗具有接种量小，免疫效果好等优点，一般只需接种一次即可获得3～5年甚至更长时间的免疫保护作用，不仅诱导机体产生体液免疫应答，还诱导产生细胞免疫应答。但其稳定性差，不易保存。常用的活疫苗有卡介苗、麻疹病毒、风疹病毒、脊髓灰质炎病毒疫苗等（表10－1）。

表10－1　灭活疫苗和减毒活疫苗的比较

区别点	灭活疫苗	减毒活疫苗
制剂特点	灭活的强毒株	活的弱毒株或无毒株
接种剂量及次数	较大，2～3次	较小，1次
不良反应	较重（发热、局部或全身反应）	较轻
保存及有效期	易保存，在4℃条件下有效期为1年	不易保存，在室温下较快失效，在4℃条件下有效期为数周
免疫效果	较差，维持数月至1年	较好，维持3～5年

（三）类毒素

类毒素是用0.3%～0.4%甲醛处理细菌外毒素，使其失去毒性，保留免疫原性的生物制剂。常用的类毒素有白喉、破伤风类毒素。这两种类毒素常与百日咳灭活疫苗混合制成百白破三联疫苗。

（四）新型疫苗

近年来，随着免疫学、生物化学、分子生物学技术的发展，研制出许多安全、高效且实用的新型疫苗。

1. 亚单位疫苗　提取病原微生物中能有效刺激机体产生保护性免疫的抗原成分制成的疫苗，称为亚单位疫苗。目前研制成功的亚单位疫苗包括：肺炎球菌和脑膜炎奈瑟菌荚膜多糖疫苗、流感病毒血凝素、神经氨酸酶疫苗、百日咳杆菌血凝素亚单位疫苗。

2. 结合疫苗　将亚单位疫苗或多糖抗原疫苗与蛋白质载体偶联而制成的疫苗，如上述亚单位疫苗可与白喉类毒素或破伤风类毒素偶联而成。

3. 合成肽疫苗　人工合成有效免疫原，然后与适当载体结合而制成的疫苗，为了提高其免疫原性，可以辅以佐剂。目前，进入临床试验阶段的有疟疾疫苗，HIV和肿瘤合成肽疫苗正在研制中。

4. 基因工程疫苗　利用基因重组技术工程而制备的疫苗。

（1）重组抗原疫苗：利用DNA重组技术制备的只含有效免疫原组分的基因工程疫苗。目前获得使用的有乙型肝炎重组抗原疫苗、口蹄疫疫苗、莱姆病疫苗等。

（2）重组载体疫苗：将编码有效免疫原的基因插入活载体（如减毒活疫苗）基因组中，而制成的疫苗。重组载体疫苗接种后，随着疫苗在体内的增殖，可大量表达其抗原，刺激机体产生保护性免疫。目前研制和使用的有乙型肝炎病毒疫苗、狂犬病毒疫苗、麻疹病毒疫苗、单纯疱疹病毒疫苗等。

（3）DNA 疫苗：将病原体编码有效免疫原的基因导入质粒基因组所制成的疫苗。DNA 疫苗转染宿主细胞后，可表达具有免疫保护作用的抗原，从而诱导机体产生相应的适应性免疫应答。目前，进入临床试验的 DNA 疫苗有疟疾 DNA 疫苗、HIV DNA 疫苗。

相关链接

转基因植物口服疫苗

将编码病原生物有效蛋白抗原基因和高表达力质粒一同植入植物（如番茄、黄瓜、马铃薯、香蕉等）的基因组中，由此产生一种经过基因改造的转基因植物。该植物根、茎、叶和果实出现大量特异性免疫原，经食用即完成一次预防接种。将这种供人食用的转基因植物，称为转基因植物口服疫苗（oral vaccine in transgenic plants）。由于转基因植物能保留天然免疫原形式，模拟自然感染方式接种，故能有效地激发体液和黏膜免疫应答。在 Norwalk 病毒、大肠杆菌不耐热 B 亚单位（LT-B）和 HBsAg 等转基因植物的研究中，均取得突破性进展。另外，转基因植物替代昂贵的重组细胞培养，避开了复杂的纯化蛋白抗原过程，可低成本大量生产；该疫苗方便的接种法，对幼儿和需多次接种时，有独特的优势。

（五）预防接种

人工主动免疫也称预防接种。根据特定传染病的疫情监测和人群免疫状况分析，按照规定的免疫程序有计划地进行人群预防接种，以提高人群免疫水平，控制或最终消灭相应传染病，此为计划免疫。

免疫程序包括儿童基础免疫及成人和特殊职业、特殊地区人群的免疫程序。我国卫生部推荐的儿童免疫程序见表 10－2。

表 10－2　我国推荐的儿童免疫程序

年　　龄	疫　　苗
出生时	卡介苗，乙肝疫苗 1
1 足月	乙肝疫苗 2
2 足月	脊髓灰质炎疫苗 1
3 足月	脊髓灰质炎疫苗 2，百白破 1
4 足月	脊髓灰质炎疫苗 3，百白破 2
5 足月	百白破 3
6 足月	乙肝疫苗 3，A 群流脑疫苗（1、2 次间隔 3 个月）
8 足月	麻疹疫苗，乙脑疫苗 1
1.5～2 岁	百白破 4，麻腮风疫苗，甲肝疫苗（1.5 岁），乙脑疫苗 2（2 岁）
3 周岁	A＋C 群流脑疫苗
4 周岁	脊髓灰质炎疫苗 4
6 周岁	精制白喉破伤风二联疫苗，A＋C 群流脑疫苗

注：疫苗后的数字代表接种的次数，百白破疫苗、脊髓灰质炎疫苗 3 次免疫接种最短间隔时间为 28 天；卡介苗接种 1 次、脊髓灰质炎疫苗 3 次、百白破疫苗 3 次和麻疹疫苗 1 次为基础免疫，以后为加强免疫，上述 4 种疫苗可以在不同部位同时接种。

二、人工被动免疫

人工被动免疫是给机体注入特异性抗体的免疫效应物质，使机体获得适应性免疫。其获得免疫力迅速，但维持时间短，一般为 2～3 周，临床上主要用于疾病的治疗或紧急预防（表 10－3）。人工被动免疫常用的制剂有抗毒素、人丙种球蛋白、人特异性免疫球蛋白等。

表 10－3　人工主动免疫和人工被动免疫的比较

区别点	人工主动免疫	人工被动免疫
输入物质	抗原	抗体
免疫力产生时间	慢（2～3 周）	快（注入即生效）
免疫力维持时间	数月至数年	2～3 周
用途	预防	紧急预防或治疗

1. 抗毒素　通常以类毒素免疫马，取其免疫血清经分离纯化获得抗毒素。抗毒素主要用于紧急预防或治疗外毒素所致的疾病，如白喉抗毒素、破伤风抗毒素等。由于异种动物来源的抗毒素对人体具有免疫原性，故在使用时要注意防止发生超敏反应。

2. 人丙种球蛋白　从正常人血浆或健康产妇胎盘血中提取制成，分别称人血浆丙种球蛋白和胎盘丙种球蛋白。由于多数成人已隐性或显性感染过麻疹、脊髓灰质炎和甲型肝炎等传染病，血清中含有相应抗体。因此，人丙种球蛋白主要用于对上述传染病的紧急预防或治疗，达到防止发病、减轻症状或缩短病程的目的。

3. 人特异性免疫球蛋白　来源于恢复期患者或接受类毒素和疫苗免疫者的血浆，血浆中含有高效价的特异性抗体，且在体内留存时间长，不易发生超敏反应。如用高效价乙型肝炎 Ig 可用于防治乙型肝炎。

相关链接

预防接种的禁忌证和注意事项

1. 预防接种的禁忌证　① 发热、感染及各种传染病患者。② 主要脏器疾病或其他严重疾病，如严重心血管疾病，严重肝、肺、肾疾病，甲亢，糖尿病，血液病，恶性肿瘤等。③ 免疫功能缺陷者、严重过敏病史者、正在使用免疫抑制剂者。④ 孕妇、哺乳期母亲、佝偻病及严重营养不良者。⑤ 其他禁忌证。

2. 预防接种的注意事项　① 严格掌握适应证、使用途径及剂量，按说明书要求操作。② 接种前应检查制剂，凡过期、变色、发霉、有摇不散凝块或异物、标签不清、安瓿破损者，均不得使用。③ 制剂安瓿开启后不能放置过久，活疫苗不超过半小时，灭活疫苗不超过 1 小时。④ 所有用具一次性使用，做到一人一针一管。

第二节　免疫治疗

免疫治疗是指利用免疫学原理，针对低下或亢进的免疫状态，人为地增强或抑制机体的免疫功能的治疗方法。用于免疫治疗的制剂有:免疫分子、免疫细胞以及免疫增强剂和免疫抑制剂。主要用于治疗感染性疾病、肿瘤、自身免疫病、超敏反应性疾病、器官移植以及免疫缺陷病等。

一、以免疫分子为基础的治疗

指给机体输入人工制备的抗体、细胞因子等免疫分子制剂,以调节机体的特异性或非特异性免疫应答的能力。

(一) 抗体

1. 多克隆抗体　多克隆抗体是用抗原接种于动物后所获得的动物血清,是多种抗体的混合物,用于免疫治疗的多克隆抗体有:① 抗感染的免疫血清:包括抗毒素血清和人免疫球蛋白制剂(见第一节)。② 抗淋巴细胞丙种球蛋白:用人T细胞免疫动物制备免疫血清,再从免疫血清中分离纯化免疫球蛋白,将其注入人体,在补体参与下,使T细胞破坏。该制剂主要用于器官移植和某些自身免疫性疾病。

2. 单克隆抗体与基因工程抗体　单克隆抗体与基因工程抗体制备方法不同,各有优缺点(见第三章),但两者用途基本相同,主要用于治疗肿瘤、感染、自身免疫性疾病和超敏反应性疾病。

(1) 抗细胞表面分子单克隆抗体:单抗与免疫细胞表面特异性表面分子结合,在补体参与下使细胞溶解。如抗CD3、抗CD4单克隆抗体可破坏T细胞而试用于心、肝、肾等器官移植排斥反应。

(2) 抗细胞因子单克隆抗体:单抗与特异性细胞因子结合,阻断细胞因子的作用。如抗IL-1单克隆抗体,可中和体液中具有致炎作用的IL-1,用于治疗类风湿性关节炎等慢性炎症性疾病。

(3) 抗体靶向治疗:利用单克隆抗体作为导向载体,与毒素、化疗药物或放射性核素偶联,制成"生物导弹",可特异杀伤肿瘤细胞,用于肿瘤治疗。

(二) 细胞因子及其拮抗剂

细胞因子种类繁多,目前已在临床应用的有IFN、GM-CSF、IL-2、IL-12等。它们主要用于病毒感染性疾病、免疫缺陷病、自身免疫性疾病和肿瘤的免疫治疗。应用细胞因子拮抗剂可通过抑制细胞因子的产生、阻止细胞因子与相应受体结合或阻止细胞因子发挥生物学效应而产生治疗作用,如抗TNF单抗可缓解和治疗类风湿性关节炎、可防止感染性休克的发生。

二、以细胞为基础的治疗

以细胞为基础的治疗是指给患者输入正常免疫细胞或免疫效应细胞,以激活或增强机体免疫应答能力的方法。

1. 造血干细胞移植　造血干细胞是具有多种分化潜能和自我更新能力的免疫细胞。移植造血干细胞可使患者免疫系统重建,可恢复造血功能,故在某些免疫缺陷病、自身免疫性疾病和造血功能障碍性疾病可通过移植造血干细胞进行治疗。移植所用造血干细胞来自骨髓、外周血和脐带血。

2. 免疫效应细胞过继免疫治疗 取自体淋巴细胞经体外激活、增殖后输给患者，直接杀伤肿瘤细胞或激发机体抗肿瘤免疫效应的治疗方法称过继免疫治疗。如淋巴因子激活的杀伤细胞(lympholkne activated killer cells,LAK)与 IL-2 联合已用于治疗某些晚期肿瘤患者。

三、以药物为基础的治疗

用于免疫治疗的药物有免疫增强剂和免疫抑制剂。

1. 免疫增强剂 又称生物应答调节剂，主要通过增强单核-巨噬细胞、NK 细胞的活性而增强、促进机体固有免疫功能，其中包括：① 微生物制剂如卡介苗、短小棒状杆菌。② 细胞因子。③ 化学合成药物，如左旋咪唑，西咪替丁等。④ 中草药，如茯苓、人参、灵芝、香菇等。

2. 免疫抑制剂 是一类非特异抑制机体单核-巨噬细胞、T 细胞、B 细胞等细胞的免疫功能的生物或非生物制剂，其中包括：① 微生物制剂，如真菌代谢产物环孢素 A、FK-506 等。② 化学合成药物，如糖皮质激素、环磷酰胺、硫唑嘌呤。③ 中草药，如雷公藤等。免疫抑制剂主要用于治疗自身免疫性疾病、器官移植、超敏反应性疾病。

第三节 免疫学诊断

一、体液免疫检测

抗原与相应抗体在一定条件下发生特异性结合，在体外可出现肉眼可见或仪器可检测到的反应，因反应的抗体主要存在于血清中，故体外的抗原抗体反应，又称为血清学反应。据此可用已知的抗原(或抗体)检测未知的抗体(或抗原)。

(一) 体外抗原抗体反应的特点

体外抗原抗体反应具有下列特点：① 特异性，抗原抗体反应具有高度的特异性。一种抗原只能与相应抗体结合，这一特点也是免疫诊断中最主要的依据。② 可逆性，抗原抗体反应所形成的复合物较稳定，但在一定条件下可解离。解离后的抗原和抗体仍能保持原有的理化特性和生物学活性。因此，可通过亲和色谱法纯化抗原或抗体。③ 可见性，在一定浓度范围内，抗原抗体的比例合适，可出现肉眼或仪器检测到的可见的反应现象(图 10-1)。④ 阶段

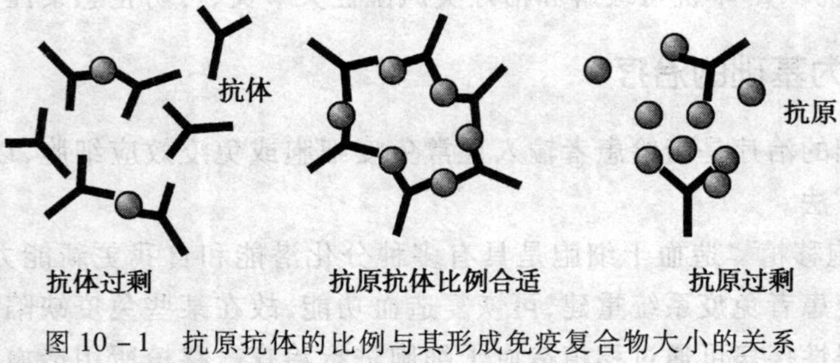

图 10-1 抗原抗体的比例与其形成免疫复合物大小的关系

性,抗原抗体反应分为两个阶段:第一阶段是抗原抗体的特异性结合阶段,在几秒至几分钟内完成,无可见反应;第二阶段为可见反应阶段,所需时间较长,从数分钟、数小时到数日不等,该阶段易受温度、酸碱度、电解质等多种因素的影响。

(二) 常用的体液免疫检测法

体外抗原与抗体反应,因抗原的性质、大小、浓度等不同,可出现不同的反应现象,如凝集反应、沉淀反应、免疫标记技术等。

1. 凝集反应 颗粒性抗原与相应抗体,在一定条件下,发生特异性结合,出现肉眼可见的凝集现象,称为凝集反应(agglutination)。

(1) 直接凝集反应(direct agglutination):颗粒性抗原(如细菌或红细胞等)与相应抗体直接结合所呈现的凝集现象。直接凝集反应方法有玻片法和试管法。玻片法为定性试验,常用于细菌的鉴定和分型以及 ABO 血型鉴定等。试管法为半定量试验,是用已知抗原检测相应抗体的相对含量,以效价表示被检测抗体的含量,如辅助诊断伤寒、副伤寒沙门菌感染的肥达试验(Widal test)。在体外抗原抗体反应中,抗原抗体结合出现明显可见反应时抗体制剂或抗原制剂最高的稀释倍数称为抗体或抗原的效价或滴度(titer)。

(2) 间接凝集反应:将已知可溶性抗原结合于载体颗粒表面,形成致敏颗粒与相应抗体进行反应而出现凝集现象,称为间接凝集反应(indirect agglutination)。常用载体有红细胞、乳胶、药用炭等。间接凝集反应具有敏感、快速、操作简便、无需特殊的实验设备等优点,可用于检测抗病原体抗体、自身免疫病患者的自身抗体等。

若将已知抗体吸附载体颗粒,用以检测可溶性抗原,则称为反向间接凝集反应。若将待测可溶性抗原与相应抗体先行混合作用一定时间后,再加入相应抗原致敏颗粒;若待测抗原与抗体结合,则反应液中不存在游离抗体,加入相应抗原致敏颗粒不会出现凝集现象,此反应称间接凝集抑制反应。

2. 沉淀反应 可溶性抗原与相应抗体,在一定的条件下,发生特异性结合,出现肉眼可见或仪器可检出的沉淀现象,称为沉淀反应(precipitation)。根据出现的反应现象不同,沉淀反应有环状沉淀、絮状沉淀和凝胶中沉淀反应。前两种反应在临床上已很少使用,本节主要介绍在凝胶中的沉淀反应。

可溶性抗原与抗体在琼脂凝胶中扩散,在比例合适的位置相遇,可形成肉眼可见的白色沉淀现象。由于抗原、抗体扩散的方式不同,其反应的类型有:单向免疫扩散、双向免疫扩散、对流免疫电泳、火箭电泳等。

(1) 单向免疫扩散(single immunodiffusion):将一定量已知特异性抗体均匀混合于融化的琼脂中,然后浇制成琼脂凝胶板,在适当的位置打孔并在孔中加入抗原;抗原则向孔周自由扩散,并与琼脂中的抗体结合,在比例合适的位置形成沉淀环。沉淀环的直径与抗原浓度成正比。本法为定量试验,可用于血清中免疫球蛋白和补体的定量测定。

(2) 双向免疫扩散(double immunodiffusion):将抗原抗体分别加入琼脂板的不同小孔中,两者在琼脂中同时向四周扩散,若抗原抗体相对应,则二者相遇后在比例合适处形成白色沉淀线。根据沉淀线的吻合、相切或交叉形状,可鉴定两种抗原是完全相同、部分相同或完全不同。本法常用于抗原抗体的定性检测和两种抗原的相关性分析

(图 10-2)。

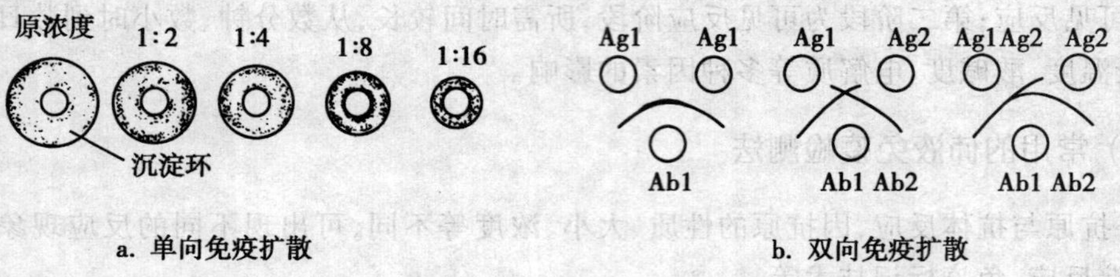

图 10-2 单向免疫扩散和双向免疫扩散

(3) 对流免疫电泳(counter immunoelectrophoresis):对流免疫电泳是一种将双向扩散和电泳技术相结合的检测方法。即在琼脂凝胶板中,使抗原和抗体在电场作用下定向扩散,当抗原抗体相对应,且在二者浓度比例合适的位置出现白色沉淀线。本法操作简便,敏感性高,所需时间短,可用于检测血清中 HBsAg 和 AFP 等可溶性抗原。

(4) 火箭电泳(rocket electrophoresis):火箭电泳是将单向扩散与电泳结合在一起的定量检测方法。即在电场的作用下,抗原在含有抗体的凝胶中定向扩散,当抗原扩散至与抗体比例最适合的位置形成火箭状沉淀峰,故名火箭电泳。沉淀峰的面积和高低与抗原浓度呈正比。

(5) 免疫比浊(immunonephelometry):在一定量抗体中分别加入递增量的抗原,经一定时间形成免疫复合物,液体混浊。用浊度计测量反应液体的浊度,复合物形成越多则浊度越高,可绘制标准曲线并依据反应液体的浊度推算样品中的抗原量。该法快速简便,可用于测定各种蛋白质成分、酶的活性、激素、肿瘤抗原、凝血因子等。

3. 免疫标记技术(immunolabeling technique) 是用标志物标记已知抗体或抗原,通过检测标志物间接地反映待测抗原或抗体量的多少。常用的标志物有荧光素、酶、放射性核素、化学发光剂、胶体金等。

(1) 免疫荧光技术(immunofluorescence technique):该技术是用荧光素标记抗体(简称荧光抗体)检测细胞或组织切片中相应抗原的一种试验方法。常用的荧光素有:异硫氰酸荧光素、罗丹明、藻红蛋白等。检测仪器用荧光显微镜或流式细胞仪。该技术主要用于抗原或抗体的定性和定位检测。

(2) 免疫酶技术:免疫酶技术是用酶标记一抗或二抗,特异性检测可溶性抗原或特异性抗体的方法。本法利用抗原抗体反应的高度特异性和酶对底物催化作用的高效性,通过酶分解底物后出现显色反应,来判断结果。可用目测定性,也可用酶标仪测定光密度值,以反映抗原或抗体的量。临床以酶联免疫吸附试验(enzyme linked immunosorbent assay, ELISA)最常用。该法特异性强,检测的灵敏度为 1~50 μg/ml,既可测定抗体又能测定可溶性抗原。ELISA 的方法有多种,本节介绍临床常用的间接法和双抗体夹心法。

1) 间接法:该法是用已知抗原检测标本中相应抗体。将抗原吸附于固相载体后,加入待测血清,使血清中相应抗体与固相载体上的抗原结合;再加入酶标抗抗体使之与抗原-抗体复合物的抗体结合,形成固相抗原-抗体-酶标抗抗体复合物;最后加入底物显色。用于检测标本中的抗体。

2）双抗体夹心法：首先将特异性抗体吸附于固相载体，再加入待测标本，使标本中的抗原与固相抗体充分反应，形成抗原－抗体复合物；然后，加入酶标抗体使之与抗原－抗体复合物中的抗原结合，形成固相抗体－抗原－酶标抗体复合物；最后，加入底物显色。该法用于检测标本中的可溶性抗原（图 10－3）。

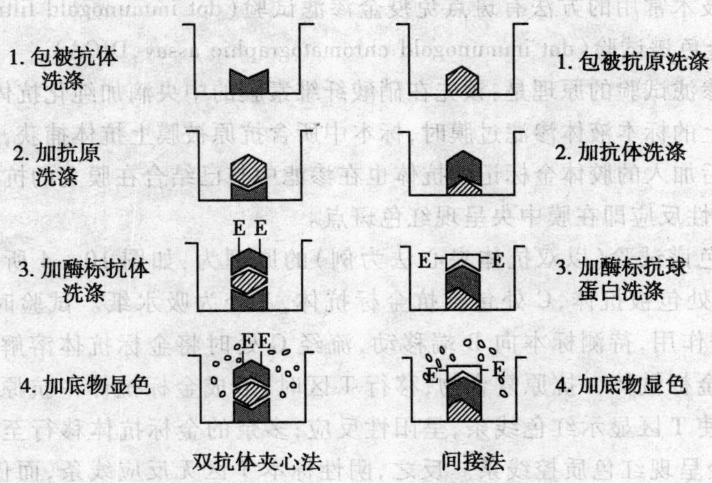

图 10－3 两种 ELISA 方法

(3) 放射免疫测定法（radioimmunoasssay，RIA）：RIA 是用放射性核素标记抗原或抗体进行免疫学检测的技术。常用的放射性核素包括：^{125}I、^{131}I、^{3}H、^{14}C、^{32}P 等，主要用于激素、药物的测定。本方法中，放射性核素对人体有一定的危害性，并需要特殊仪器设备，使本法在临床应用中受到一定的限制。但因其具有高度的灵敏度（达 pg/ml 水平）、高度的特异性、重复性和准确性好，自动化检测等特点，所以在实验研究和某些临床检测中仍被广泛应用。

(4) 化学发光免疫分析法（chemiluminescence immunoassay，CLIA）：CLIA 是将化学发光分析的高灵敏度和抗原抗体反应的高度特异性相结合，而建立的一种检测抗原或抗体的新技术。该技术因标志物为化学发光物质，当发光物质在反应剂激发下生成激发态中间体，当其回复至基态时可发出光子，即为化学发光。光子被自动发光分析仪接受，通过测定光子量可反映待测标本中抗体或抗原的含量。此方法具有快速、简便、灵敏（达 pg/ml 或 pmol/ml 水平）、特异、无污染，而且可进行全自动化分析等特点，已广泛应用于各种激素、药物及其他微量生物活性物质的测定，是一种重要的、最具有发展前途的免疫分析技术。

(5) 免疫金标记技术（immunogold labeling technique）：免疫金标记技术是以胶体金为标志物应用于抗原抗体反应的一种新型的免疫标记技术。胶体金（colloidalgold）也称金溶胶（gold-sol），是由金盐被还原成金后形成的金颗粒悬液。不同大小的胶体金颗粒呈现不同的颜色，最小的胶体金（2～5 nm）是橙红的，中等大小的胶体金（10～20 nm）是酒红色的，较大颗粒的胶体金（30～80 nm）则是紫红色的。胶体金可以和蛋白质等各种大分子物质结合，在免疫组织化学技术中，将胶体金结合蛋白质的复合物称为金探针；在免疫测定时，胶体金与抗原或抗体结合称为免疫金复合物(简称免疫金)。

免疫金标记技术主要利用了金颗粒具有高电子密度的特性,金标蛋白结合处,在显微镜下可见黑褐色颗粒,当这些标志物在相应的配体处大量聚集时,肉眼可见红色或粉红色斑点,因而可用于定性或半定量的快速免疫检测。目前,临床上主要用于检测 HBsAg、HCG 和抗双链 DNA 抗体等,具有简单、快速、准确和无污染等优点。

免疫金标记技术常用的方法有斑点免疫金渗滤试验(dot immunogold filtration assay,DIGFA)和斑点免疫金色谱试验(dot immunogold chromatographic assay,DICA)。

斑点免疫金渗滤试验的原理是:预先在硝酸纤维素膜的中央滴加纯化抗体,使之吸附于膜上。当滴加在膜上的标本液体渗滤过膜时,标本中所含抗原被膜上抗体捕获,其余无关蛋白等则滤出膜片。最后加入的胶体金标记的抗体也在渗滤中与已结合在膜上的抗原结合。因胶体金本身呈红色,阳性反应即在膜中央呈现红色斑点。

斑点免疫金色谱试验(以双抗体夹心法为例)的原理为:如图 10-4 所示,试剂条 G 处吸附金标抗体,T 处包被抗体,C 处包被抗金标抗体,A 处为吸水纸。试验时在 A 端滴加待测标本,通过色谱作用,待测标本向 B 端移动,流经 G 处时将金标抗体溶解,与待测标本中相应抗原结合成金标抗体-抗原复合物,移行 T 区时,形成金标抗体-抗原-抗体复合物,金标抗体被固定使 T 区显示红色线条,呈阳性反应;多余的金标抗体移行至 C 区,被抗金标抗体捕获,使 C 处呈现红色质控线条。反之,阴性标本 T 区无反应线条,而仅 C 区显示质控线条。

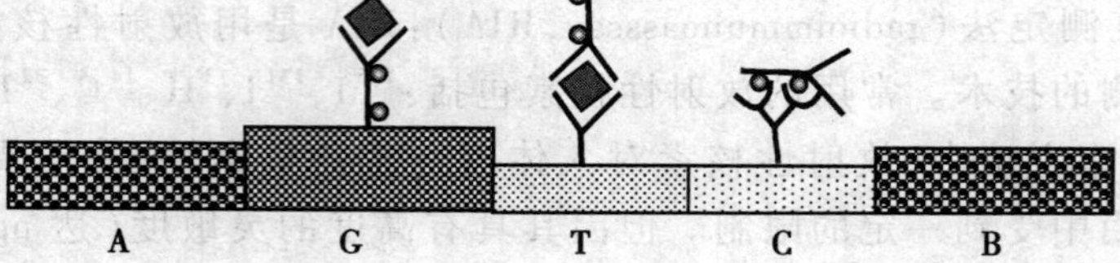

图 10-4　斑点金免疫层析试验

二、免疫细胞及功能检测

从实验研究角度讲,免疫细胞及功能的检测包括对 T 细胞和 B 细胞数量及功能的检测,但因 B 细胞主要通过抗体来发挥作用。因此,具有临床意义的检测主要是对 T 细胞数量及功能的检测。

1. T 细胞数量检测　主要利用抗 CD 分子的单抗,检测 T 细胞表面的 CD 分子来反映 T 细胞总数及其亚群的比例。

方法:分离外周血单核细胞,分别与鼠抗人 CD3、CD4 和 CD8 单抗结合,再用荧光素标记的兔抗鼠 IgG 抗体作间接免疫荧光染色,在荧光显微镜下或在流式细胞仪上自动检测结果。细胞膜上散发荧光的为阳性细胞,计数 100~200 个淋巴细胞,计算阳性细胞的百分率。人外周血 T 细胞及其亚群的正常参考值为 $CD3^+$ T 细胞为 60%~80%,其中 $CD4^+$ T 细胞为 60%~65%,$CD8^+$ T 细胞为 30%~35%,$CD4^+$ T/$CD8^+$ T 约为 1.4~2.0。

2. T细胞功能检测

(1) T细胞增殖试验:T细胞增殖试验又称淋巴细胞转化试验。在体外,T细胞受到有丝分裂原(PHA、ConA等)刺激后细胞代谢和细胞形态可发生变化,主要表现为胞内蛋白质和核酸合成增加,发生一系列增殖反应,并转化为淋巴母细胞。因此,依据T细胞的转化率和代谢的改变,可判断机体的细胞免疫功能。

方法:取外周血或分离的淋巴细胞,加入PHA或ConA,培养72小时后,取样涂片染色镜检,计数淋巴细胞及淋巴母细胞并计算淋巴母细胞的百分率。正常人转化率为60%~80%,与T细胞数一致。若在终止培养前6小时加入氚标记胸腺嘧啶核苷(^{3}H-TdR),在淋巴细胞合成DNA时,^{3}H-TdR掺入到合成的DNA分子中,故通过检测淋巴细胞内^{3}H-TdR的掺入量,亦可计算其转化率,其结果能更客观、准确地反映机体T细胞的免疫功能。

(2) 细胞毒试验:本试验主要检测具有细胞毒作用的细胞,如CTL及NK等细胞杀伤靶细胞的功能,主要用于肿瘤免疫、移植排斥反应和病毒感染等研究。

方法:将效应细胞(CTL或NK细胞)与靶细胞按一定比例混合培养,若靶细胞被杀伤,则存在于细胞内的酶或标志物会释放,然后通过检测酶的活性或标志物的放射活性,即可反映效应细胞的杀伤活性。或者可通过检测靶细胞的凋亡率,间接反映效应细胞的杀伤活性。

本章小结

- 免疫学应用
  - 免疫预防
    - 人工主动免疫:灭活疫苗、减毒活疫苗类毒素、新型疫苗
    - 人工被动免疫:抗毒素、人丙种球蛋白、人特异性免疫球蛋白
  - 免疫治疗
    - 免疫分子:抗体、细胞因子及其拮抗剂
    - 免疫细胞:造血干细胞、免疫效应细胞
    - 药物:免疫增强剂、免疫抑制剂
  - 免疫诊断
    - 体液免疫检测
      - 凝集反应:直接凝集反应、间接凝集反应
      - 沉淀反应:单(双)免疫扩散、对流免疫电泳、火箭电泳等
      - 免疫标记技术:荧光素、酶、放射性核素、化学发光物质、胶体金
    - 细胞免疫检测
      - T细胞数量检测
      - T细胞功能检测:T细胞增殖试验、细胞毒试验

思 考 题

1. 简述人工主动免疫与人工被动免疫。
2. 试比较减毒活疫苗与灭活疫苗。
3. 简述常用的人工主动免疫制剂和人工被动免疫制剂。

(郝 燕)

第二篇

病原微生物

第十一章　病原微生物概论

学习目标

- 掌握微生物及其分类
- 熟悉微生物的分布及与人类的关系
- 了解微生物学发展简史

一、微生物及其分类

微生物(microorganism)是存在于自然界的一群形体微小、结构简单、肉眼不能直接看见、必须借助光学显微镜或电子显微镜放大数百倍至数万倍才能观察到的微小生物的总称。它们具有种类繁多、分布广泛、繁殖快、易变异等特点,与人类关系非常密切。

微生物种类繁多,按细胞结构特点分为三种类型:

1. 非细胞型微生物　是结构最简单和最小的微生物,无细胞结构,无产生能量的酶系统,仅有一种核酸(DNA 或 RNA)和蛋白衣壳,有的仅有一种核酸而不含蛋白质,或仅有蛋白质而不含核酸。此类微生物包括病毒、亚病毒、朊粒等,它们只能在活的敏感细胞内生长繁殖。

2. 原核细胞型微生物　具有细胞结构,细胞的分化程度较低,只有原始核质,无核膜、核仁,细胞器不完善。此类微生物包括细菌、衣原体、支原体、立克次体、螺旋体、放线菌。由于它们在细胞水平的结构和组成上很相近,故将原核细胞型的微生物列为广义的细菌范畴,本教材在章节编排上也将此类微生物统一列在细菌章节。

3. 真核细胞型微生物　具有典型的细胞结构,细胞核分化程度较高,有核膜、核仁和染色体,细胞器完整,有内质网、线粒体、核糖体等。真菌属此类微生物。

二、微生物的分布及与人类的关系

微生物广泛分布于自然界、人类体表及其与外界相通的腔道内。但绝大多数微生物对人类和动植物有益无害,甚至是必需的。如自然界物质循环中必须有微生物参与,若没有微生物,植物将无法进行新陈代谢,人和动物也将无法生存。目前,微生物在工业、农业、食品业及医药方面已得到广泛应用。在自然界中,只有少数微生物可引起人类疾病,称病原微生物。如土壤、水、空气中存在的病原微生物与创伤感染、消化道感染、呼吸道感染的发生密切相关。

在人类的体表及其与外界相通的腔道中存在种类不一,数量不等的微生物。当人体免疫功能正常时,这些微生物群与人体间保持相对平衡状态。通常将这些对人体无害且有益的微生物,称为正常微生物群(normal microbial flora),其中以细菌为主,故将正常微生物群通称正常菌群(normal flora)。其生理作用包括:① 生物拮抗作用:正常菌群的存在形成了一个生物屏障,阻止外来的病原突破皮肤黏膜屏障而侵袭机体,如肠道中大肠埃希菌能产生大肠菌素及酸性产物,具有抑制致病性的志贺菌、伤寒沙门菌等细菌生长的作用。② 营养作用:正常菌群参与机体的物质代谢、营养转化与合成,如肠道内脆弱类杆菌和大肠埃希菌可产生维生素 K 和 B 族维生素;双歧杆菌等能产酸,促进维生素 D 及钙、铁的吸收。③ 免疫作用:正常菌群作为抗原既能促进机体免疫器官的发育,也可刺激免疫系统产生效应物质。④ 抗衰老作用:正常菌群中双歧杆菌、乳杆菌等可以产生超氧化物歧化酶(superoxide dismutase,SOD),SOD 是一种抗氧化损伤的生物酶,可以清除 O^{2-} 的毒性,保护组织细胞免受损伤。⑤ 抗肿瘤作用:正常菌群有一定的抗肿瘤作用,但作用机制尚未明确。

正常菌群在一定条件下可引起疾病,称条件致病菌。常见的原因有:① 菌群失调:长期大量使用广谱抗生素后,宿主某些部位正常菌群中的敏感菌被抑制或杀灭,导致正常菌群中各菌间的比例和数量发生大幅度变化而超出了正常范围的状态称为菌群失调。由此引起的一系列临床表现称为菌群失调症。② 正常菌群寄居部位改变:如大肠埃希菌由肠道移行到胆管而引起胆囊炎,移行至尿道即引起泌尿系感染。③ 机体免疫力降低:机体大面积烧伤、放疗、化疗或使用免疫抑制剂等,均使机体免疫力降低,而导致条件致病。

作为护理人员,在熟悉微生物种类、分布的基础上,在临床操作过程中必须建立严格的无菌观念,严格执行护理操作规程,以避免医院内感染的发生。

三、医学微生物学发展简史

微生物学(microbiology)是生物学的一个分支,是研究微生物的分布、形态结构、生命活动规律、遗传、进化及与人类、动植物等相互关系的一门学科。医学微生物学(medical microbiology)是微生物学的一个分支,主要研究与医学有关的病原微生物的生物学性状、致病性、免疫性及特异性诊断、防治原则的学科,以控制和消灭传染病,保障和提高人类健康水平。

微生物学的发展经历了经验时期、实验时期和现代微生物学时期。

1. 经验时期　古代人类虽未观察到微生物,但已经将微生物知识应用于工业、农业生产和疾病防治中。自古以来,民间就有盐腌、糖渍、烟熏、风干等保存食物和水煮沸后饮用,蒸熏患者衣服等抑制和消灭微生物的方法。在西方,也有学者提出传染病的传播有直接、间接及通过空气等多种途径;传染病是由肉眼看不见的活的生物体所致等。

2. 实验时期　1676 年,荷兰人 Leeuwenhoek 通过自制显微镜(放大 266 倍)观察到了微生物的存在。19 世纪 60 年代,法国科学家 Pasteur 证实了有机物的腐败与发酵是由微生物所引起的,解释了当时葡萄酒和蚕丝变质的问题。自此,微生物学也开始成为一门独立的学科。德国医生 Koch 创建了固体培养基、细菌染色技术和实验动物感染法,使得病原菌的分离培养和鉴定成为可能。在 Koch 研究方法和理论指导下,19 世纪后 20 年中,许多传染病的病原体被发现并分离培养成功,成为了细菌学发展的黄金时代。1892 年,俄国学者伊凡诺夫斯基发现了植物病毒烟草花叶病毒;1901 年,美国科学家 Walter Reed 首先分离出对人致病的黄病毒。20 世纪 30 年代后,电子显微镜的发明、鸡胚接种以及组织细胞培养技术的建立,推动了病毒的研究。

1910 年,德国学者 Ehrlich 首先合成了治疗梅毒的化学制剂 606;1929 年,英国细菌学家 Fleming 发现青霉菌产生的青霉素能抑制金黄色葡萄球菌的生长；1940 年，青霉素 G 正式应用于临床；随后链霉素、氯霉素等抗生素相继问世，使很多细菌性感染的疾病得到控制和治愈。

3. 现代微生物学时期　20 世纪 60 年代以后，随着细胞生物学、分子生物学、免疫学的迅速发展，以及电镜、色谱、免疫标记、分子生物学技术、电子计算机技术的发展，微生物学的研究进入了飞速发展阶段。

自 1973 年以来，新发现的病原体有 30 多种。主要有军团菌、幽门螺杆菌、霍乱弧菌 O139 血清群、大肠埃希菌 O157:H7 血清型、肺炎衣原体、伯氏疏螺旋体、人类免疫缺陷病毒、汉坦病毒和 SARS 病毒等。1971 年，美国科学家 Diener 等发现了 RNA 致病因子——类病毒。1982 年，美国 Prusiner 分离出传染性蛋白因子——朊粒。

20 世纪 80 年代末，聚合酶链反应（PCR）技术以及反射性核素、荧光素、酶标记技术等的出现，使实验检测技术向着微量、快速、灵敏、准确的方向发展。以高科技制备的微生物成套试剂盒取代了各实验室自行配置的实验试剂，用自动化检测分析仪器改善了微生物检测的手段。

目前已完成 150 多种细菌的测序，另有 180 多种正在测序。已发现的病毒基本上完成了测序工作。这将对进一步揭示病原微生物的毒力，阐明其致病机制，开发安全有效的新型疫苗，研制更加敏感快速的诊断方法以及设计新型抗微生物药物方面发挥重要的作用，也为人类探讨相关基因的功能，发现和认识人类遗传性疾病的机制提供参考。

医学微生物的发展已经为人类健康做出了巨大的贡献，但是新病原微生物的不断出现以及耐药性的产生等问题还有待我们去解决。因此，我们必须加强学习，深入研究，为促进医学微生物学的发展、保护人类的健康做出应有的贡献。

相关链接

微生态学

微生态学是研究正常微生物群与其宿主相互关系的一门生态学分支。它是研究微生物与宿主的共生关系在长期历史进化过程中形成的生态学规律。这个生态学规律的核心是正常微生物群，包括细菌、真菌、病毒等。正常微生物群又分为原籍菌（又称固有菌）、外籍菌（又称过路菌）、共生菌。在正常情况下，正常微生物群与宿主生态环境在长期进化过程中形成的生理性组合称微生态平衡。

本章小结

微生物是存在于自然界的一群形体微小、结构简单，肉眼不能直接看见，必须借助光学显微镜或电子显微镜放大数百倍至数万倍才能观察到的微小生物的总称。根据其结构特点，可将微生物分为原核细胞型微生物、真核细胞型微生物及非细胞型微生物，主要包括细菌、衣原体、支原体、立克次体、螺旋体、放线菌、真菌及病毒八类微生物。它们绝大多数对人体是有益的，仅少数引起人类疾病，称为病原微生物。在人体体表及其与外界相通腔道中存在的对人有益无害的微生物称正常微生物群，具有生物拮抗、营养、免疫、抗衰老、抗肿瘤等作用，但在菌群失调、寄生部位改变或机体免疫力降低时，可引起条件致病。医学微生物学的发展经历了经验时期、实验时期及现代微生物学时期。

思考题

1. 简述微生物的种类和特点。
2. 简述正常菌群生理意义和病理意义。

（高艳萍）

第十二章　细菌的生物学性状

学习目标

- 掌握细菌的形态与结构
- 熟悉细菌生长繁殖的条件、规律及影响因素
- 熟悉细菌的代谢产物
- 了解细菌的人工培养及耐药性变异现象

第一节　细菌的形态与结构

细菌(bacterium)是一类具有细胞壁的单细胞原核细胞型微生物。细菌在适宜的条件下生长旺盛,并具有相对恒定的形态与结构。了解细菌的形态结构,有助于鉴别细菌、诊断疾病和防治细菌性感染。

一、细菌的大小和形态

1. 细菌的大小　细菌体积微小,必须用光学显微镜放大数千倍后,才能观察到。通常以微米(μm)为测量单位。多数球菌直径为1 μm,中等大小的杆菌长2~3 μm,宽0.3~0.5 μm。不同细菌的大小各不相同,同一细菌也可因菌龄和环境因素的不同而有差异。

2. 细菌的形态　细菌有球形、杆形和螺形三种基本形态,分别称为球菌、杆菌和螺形菌(图12-1)。

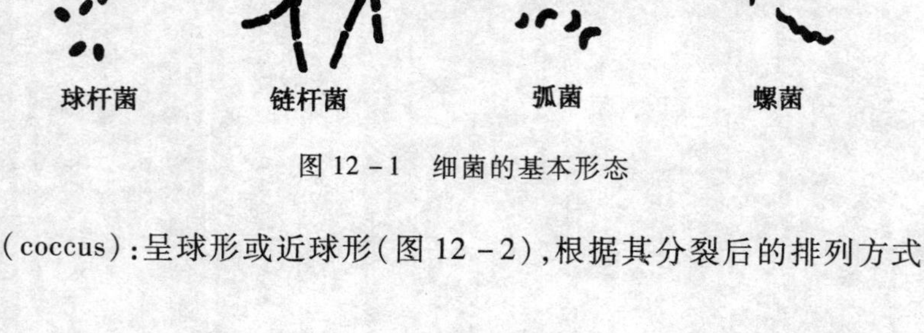

图12-1　细菌的基本形态

(1) 球菌(coccus):呈球形或近球形(图12-2),根据其分裂后的排列方式又可分为双球

菌、链球菌、四联球菌、八叠球菌、葡萄球菌等。

(2) 杆菌(bacillus):呈杆状或近似杆状(图 12-3),也有的菌体细长弯曲。各种杆菌大小、长短与粗细差异较大。形态上有直杆状、球杆状、棒状等。杆菌排列多为分散排列,少数呈链状、栅栏状、分枝状等。

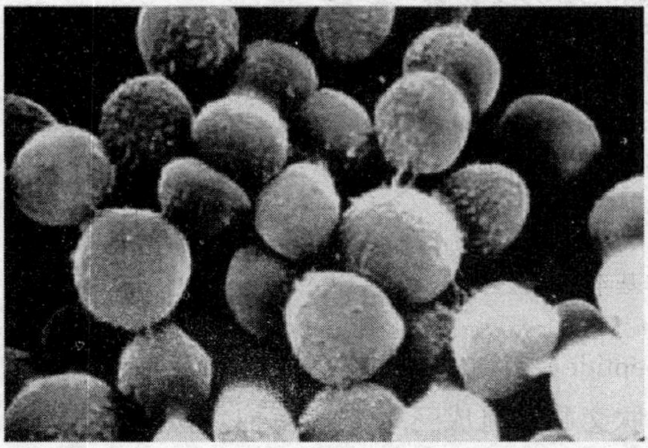

图 12-2 球菌电镜图

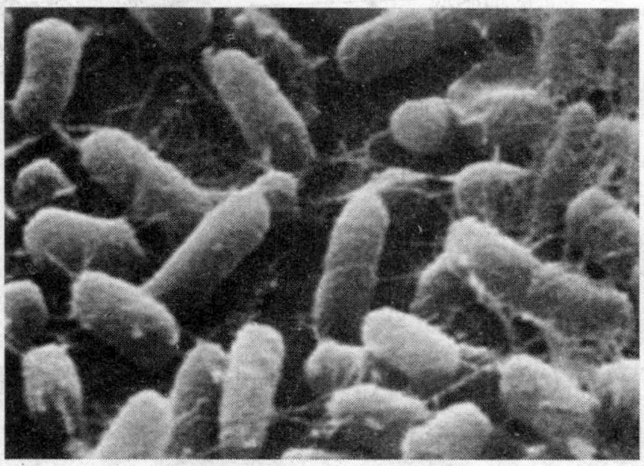

图 12-3 杆菌电镜图

(3) 螺形菌(spirala bacterium):呈弧形或螺形。菌体只有一个弯曲称弧菌(vibrio)(图 12-4);有多个弯曲称螺菌(spirillum)。菌体细长弯曲呈弧形或螺旋形的称螺杆菌,如幽门螺杆菌。

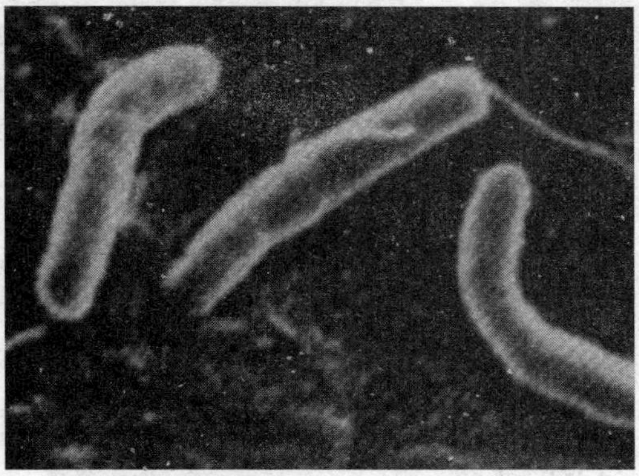

图 12-4 弧菌电镜图

细菌的形态可受各种理化因素的影响,只有在适宜的条件下才会呈现上述典型形态。幼龄菌、衰老的细菌或环境中有不利于细菌生长的物质(如药物、抗体、补体、溶菌酶)等情况下,细菌可呈现衰退型或多形性。因此,观察细菌的大小和形态,应选择对数期细菌为宜。

二、细菌的结构

(一) 细菌的基本结构

细菌的基本结构指各种细菌都具有的结构,细胞由外向内依次为细胞壁、细胞膜、细胞质及核质(图 12-5)。其化学成分主要有水、蛋白质、核酸、脂质和无机物,各种成分的含量因菌种、菌龄及培养环境不同而有差异。

1. 细胞壁(cell wall) 位于细菌细胞最外层、无色透明、有弹性、有韧性。其功能有:维持细菌固有的外形、保护细菌抵抗低渗外环境、参与细胞内外的物质交换、决定菌体的免疫原性。细菌根据其染色性不同分为革兰阳性(G^+)菌与革兰阴性(G^-)菌。两类细菌细胞壁的组成不完全相同。

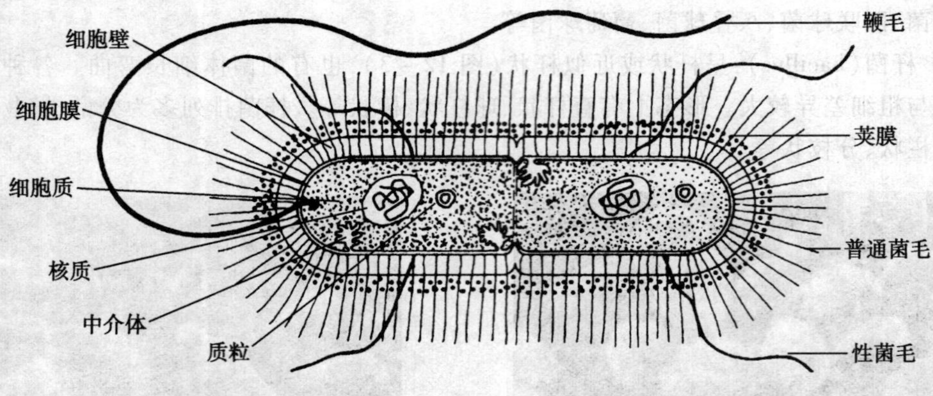

图 12-5 细菌的基本结构

(1) 肽聚糖(peptidoglycan):又称黏肽(mucopeptide),为原核细胞生物所特有。G^+菌的肽聚糖是由聚糖骨架、氨基酸四肽侧链和甘氨酸五肽交联桥组成三维立体结构。G^-菌的聚糖骨架与G^+菌相同,但四肽侧链的第三位二氨基庚二酸(DAP)与相邻的四肽侧链的末端D-丙氨酸直接相连,形成较疏松的二维平面结构(图12-6)。

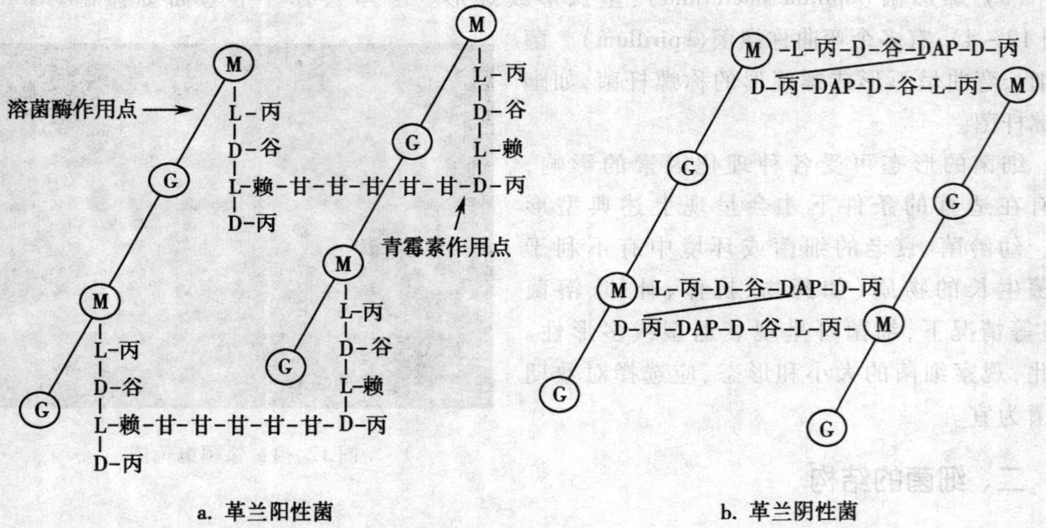

图 12-6 G^+菌和G^-菌肽聚糖结构

(2) 磷壁酸(teichoic acid):磷壁酸是G^+菌细胞壁特有的成分,分为膜磷壁酸和壁磷壁酸两种。磷壁酸是G^+菌的重要抗原物质,某些细菌的磷壁酸具有黏附宿主细胞的功能,与细菌的致病性有关。此外,某些G^+菌细胞壁表面还有一些特殊的蛋白质,如金黄色葡萄球菌的A蛋白和A族链球菌的M蛋白(图12-7)。

(3) 外膜(outer membrane):外膜是G^-菌细胞壁特有的成分,由内向外依次为脂蛋白、脂质双层与脂多糖(lipopolysaccharide,LPS),其中LPS是G^-菌的内毒素,由内向外包括类脂A、核心多糖、特异性多糖三部分,其中类脂A是LPS的毒性部分,核心多糖

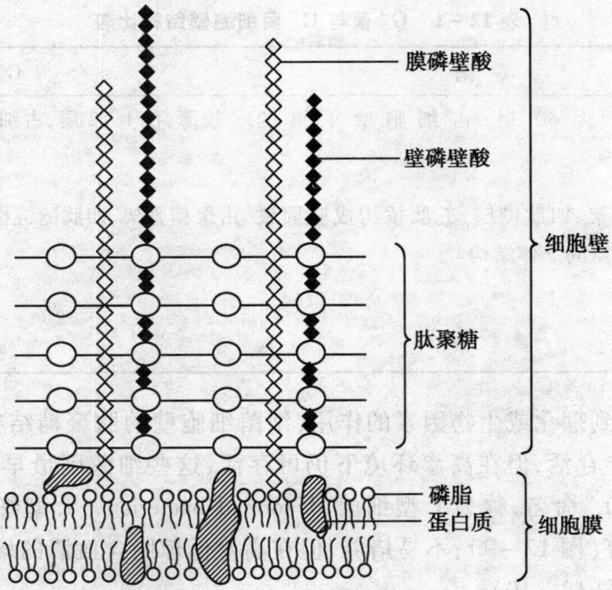

图 12－7　G^+菌细胞壁结构

是 G^-菌的属特异性抗原，特异性多糖即 G^-菌的菌体抗原（O 抗原），是种特异性抗原（图 12－8）。

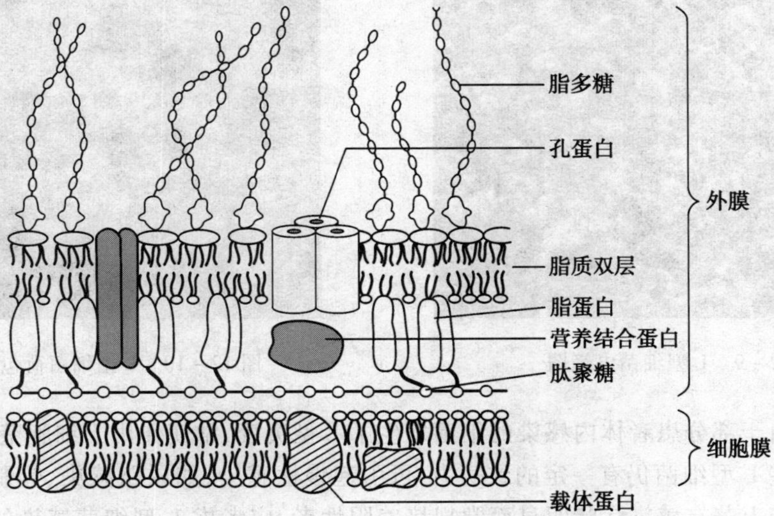

图 12－8　G^-菌细胞壁结构

G^+菌和 G^-菌的细胞壁结构不同（表 12－1），因而两者在染色性、免疫原性、致病性、对药物的敏感性等方面有很大差异。如溶菌酶可破坏 G^+菌聚糖骨架的连接，使细菌裂解；青霉素可干扰五肽桥与四肽侧链的连接，影响细胞壁的合成而导致细菌死亡。所以 G^+菌对青霉素和溶菌酶敏感，而 G^-菌对它们则不敏感。

表 12－1 G⁺菌与 G⁻菌细胞壁结构比较

鉴别点	G^+菌	G^-菌
厚度或含量	较厚，可达 50 层，占细胞壁干重的 50%～80%	较薄，仅 1～2 层，占细胞壁干重的 5%～15%
结构	由聚糖骨架、四肽侧链、五肽桥构成坚固致密的三维空间立体结构	由聚糖骨架、四肽侧链构成疏松的二维平面结构
磷壁酸	有	无
外膜	无	有

有些细菌由于受到理化或生物因素的作用，细菌细胞壁的肽聚糖结构被破坏或合成被抑制，在普通环境中不能存活，但在高渗环境下仍可存活，这些细菌因最早在 Lister 研究所被发现，故取第一个字母“L”命名，称为 L 型细菌（L formed bacteria）。L 型细菌的形态呈多形性，有球状、杆状和丝状等（图 12－9）；不易培养，但在高渗低琼脂含血清的培养基中能缓慢生长，呈“荷包蛋”状菌落（图 12－10）。

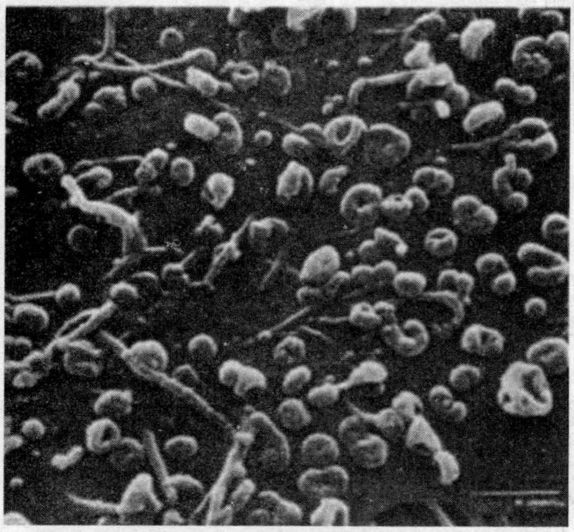

图 12－9 L 型细菌电镜图

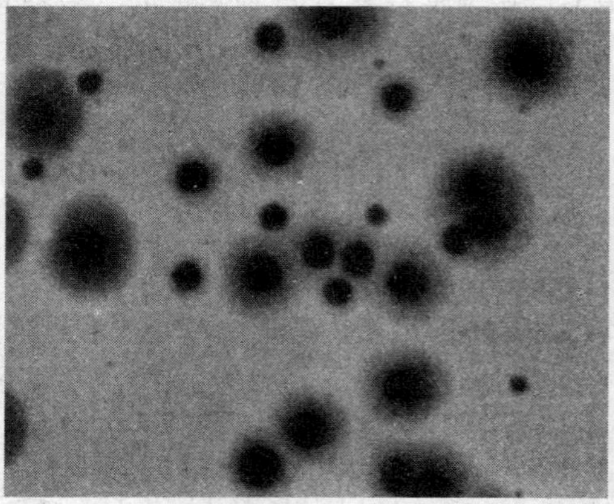

图 12－10 L 型细菌荷包蛋样菌落

临床上，由于部分患者体内感染的细菌发生了 L 型突变，常使作用于细胞壁的抗菌药物治疗失效，而某些 L 型细菌仍有一定的致病力，可引起慢性感染，如尿路感染、骨髓炎、心内膜炎等。因此，临床上若有感染症状明显而常规培养阴性者，应考虑 L 型细菌感染的可能性，需进行 L 型细菌的专门分离培养，并更换抗菌药物。

2. 细胞膜（cell membrane） 位于细胞壁内侧包绕细胞质的一层柔软、富有弹性的半渗透性生物膜。主要化学成分为脂质、蛋白质及少量多糖。细胞膜参与细胞内外的物质交换，并与细菌细胞的生物合成、呼吸、分泌有关。

有些细菌细胞膜向内凹陷、折叠形成中介体（mesosome），扩大了细胞膜的面积，增强了细胞膜的功能。中介体与细菌的分裂有关。

3. 细胞质(cytoplasm) 指被细胞膜所包裹的无色透明胶状物质,主要成分有水、无机盐、蛋白质、核酸和脂质。细胞质是细菌新陈代谢的重要场所,胞质内含有核酸和多种酶系统,参与菌体内物质的合成代谢和分解代谢。胞质内还含有许多重要的结构,主要有:

(1) 核糖体(ribosome):属细菌的亚微结构,游离于细胞质中,每个菌体内可达数万个。核糖体是细菌合成蛋白质的场所,其沉降系数为70 S,由50 S和30 S亚基组成,其化学组成的70%是RNA,30%为蛋白质。

(2) 质粒(plasmid):质粒是细菌染色体外的遗传物质,为环状闭合双链DNA,可以控制细菌的某些遗传性状,自行复制并传代。质粒并非细菌生命活动必需的遗传物质,失去质粒的细菌仍能正常存活。医学上重要的质粒有致育性质粒(fertility plasmid,F质粒)、耐药性质粒(resistance plasmid,R质粒)和毒力质粒(virulence plasmid,Vi质粒)等。

(3) 胞质颗粒(cytoplasmic granules):细胞质中含有多种颗粒,大多数具有贮存营养物质的作用,包括多糖、脂质、多磷酸盐等。其中,具有储藏高能磷酸键的多聚偏磷酸盐颗粒,在用特殊染色法可染成与菌体不同的颜色,称其为异染颗粒,可作为细菌鉴别的依据。

4. 核质 细菌为原核细胞型微生物,无核膜、核仁及组蛋白,只有核质(nuclear material),是由裸露的双链闭合DNA反复卷曲盘绕而成的松散结构。核质控制细菌的各种遗传性状,是细菌生长繁殖、遗传变异的物质基础。

(二) 细菌的特殊结构

细菌的特殊结构是指某些细菌具备的结构,包括荚膜、鞭毛、菌毛和芽胞。

1. 荚膜 某些细菌细胞壁外包绕一层较厚的黏液性物质,称荚膜(capsule)。大多数细菌的荚膜由多糖组成,少数为多肽或糖与蛋白多聚物。荚膜对一般碱性染料亲和力低,不易着色,所以普通染色后光学显微镜下仅见菌体周围未着色的透明圈(图12-11),特殊染色后可将荚膜染成与菌体不同的颜色。荚膜的形成受遗传因素和周围环境的影响,一般在动物体内和营养丰富的培养基中才能形成。荚膜本身无毒性,但具有抗吞噬作用,可以保护细菌细胞免受体内杀菌物质(溶酶体、补体等)的杀伤作用,使细菌能在体内大量繁殖,因此荚膜与细菌的致病性有关。荚膜多糖可使细菌彼此相连,黏附于组织细胞表面并形成生物膜,是引起细菌感染的重要因素。

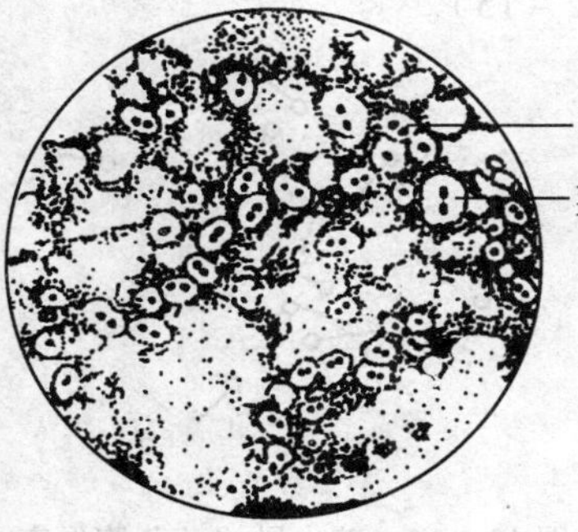

图12-11 肺炎链球菌荚膜

2. 鞭毛 某些细菌表面附着细长呈波状弯曲的丝状物称为鞭毛(flagellum)(图12-12)。根据鞭毛的数目及生长位置,可将有鞭毛菌分为单毛菌、双毛菌、丛毛菌和周毛菌。

鞭毛是细菌的运动器官,其化学组成是蛋白质,具有很强的免疫原性,通常称H抗原。根据鞭毛免疫原性、数目及位置的不同,可以鉴别细菌。细菌的鞭毛不易着色,用特殊的鞭毛染色法染色后,在光学显微镜下即可观察到。

3. 菌毛 许多G^-菌和少数G^+菌的菌体表面有比鞭毛更细、短而直的丝状物,称为菌毛(pilus)。菌毛必须在电子显微镜下才能观察到(图12-13)。菌毛有普通菌毛(ordinary

pilus)和性菌毛(sex pilus)两类。其化学成分为蛋白质,称菌毛蛋白,具有免疫原性。普通菌毛短且数目多,一个细菌表面可达数百根。普通菌毛可通过黏附作用与人体多个部位的细胞表面的菌毛受体结合而使细菌定植,因而普通菌毛与细菌的致病性有关。性菌毛仅见于少数 G^- 菌,长而粗,呈中空管状,每个细菌只有 1 ~4 根。性菌毛由 F 质粒编码,有性菌毛的细菌称为 F^+ 菌,并参与质粒的传递。

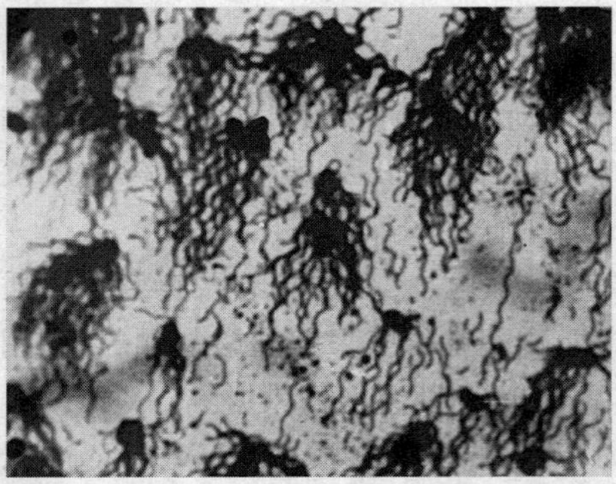

图 12 - 12　伤寒沙门菌周鞭毛

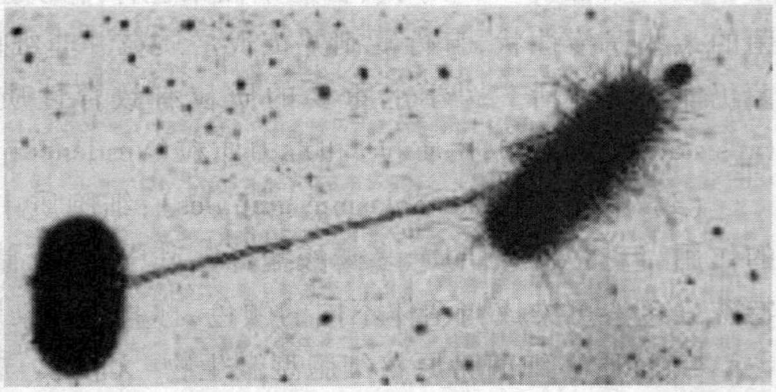

图 12 - 13　大肠埃希菌的普通菌毛与性菌毛

4. 芽胞　某些细菌在一定的环境条件下,胞质脱水浓缩,形成圆形或椭圆形的小体称为芽胞(spore)(图 12 - 14)。芽胞壁厚、折光性强、不易着色,经特殊染色后在光学显微镜下可观察到。芽胞形成后其大小、形态和位置随菌种不同而有差异,可以帮助鉴别细菌(图 12 - 15)。

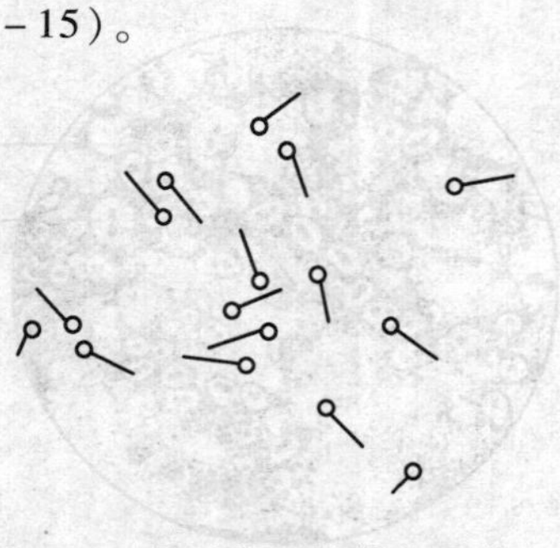

图 12 - 14　破伤风梭菌芽胞形态

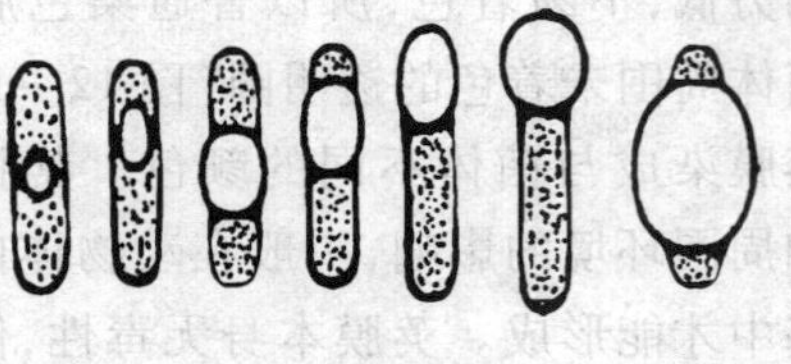

图 12 - 15　细菌芽胞的形态、大小、位置

芽胞的化学成分与菌体相似,带有完整的遗传物质、酶系统和合成菌体成分的显微结构,保存有细菌全部的生命物质,是细菌抵抗恶劣生存环境的一种特殊存活方式,是细菌的休眠状态。若遇到适宜的环境,芽胞又可以复苏形成细菌的繁殖体。一个细菌繁殖体只形成一个芽胞、一个芽胞复苏只形成一个繁殖体。所以,芽胞的形成不是细菌的繁殖方式。由于芽胞具有多层厚而致密的膜结构,水分少且含有大量耐热的吡啶二羧酸,对热、干燥、辐射及消毒剂有很强的抵抗力,在自然界可存活几年甚至几十年。芽胞一旦污染用具、敷料、手术器械等,用一般的灭菌方法不易将其杀灭。因此,临床上常以杀灭芽胞作为消毒灭菌的标准,高压蒸汽灭菌是杀灭芽胞最常用最有效的方法。

第二节 细菌的生长繁殖和代谢

一、细菌生长繁殖的条件

细菌虽小,也具有独立的生命活动,进行着生长繁殖和新陈代谢。细菌必须在一定条件下才能生长繁殖。

1. 营养物质 细菌生长繁殖所需要的最基本的营养物质有水分、蛋白质和糖类、无机盐类等。某些营养要求高的细菌还需要有血液、血清、生长因子等。生长因子是一些细菌生长必需的、某些细菌本身不能合成的营养物质,如 B 族维生素、某些氨基酸、嘌呤、嘧啶等。流感嗜血杆菌还需要 X 因子、V 因子。

2. 酸碱度 绝大多数病原菌和放线菌生长繁殖最适宜的 pH 为中性或弱碱性(pH 7.2 ~ 7.6)。个别细菌(如霍乱弧菌)在 pH 8.0 ~ 9.2 时生长良好,而结核分枝杆菌生长最适的 pH 为 6.5 ~ 6.8。细菌新陈代谢所需酶活性的发挥与环境的酸碱度有关。

3. 温度 不同种类细菌生长最适温度不同。大多数病原菌最适宜生长的温度与人体体温相同,为 37℃。

4. 气体环境 与细菌生长有关的气体有 O_2 和 CO_2。由于细菌酶系统的差异表现出对 O_2 的不同要求,据此可将细菌分为四类:① 专性需氧菌:在无游离氧的环境中不能生长,此类细菌具有完善的呼吸系统,需要分子氧作为受氢体以完成需氧呼吸,如结核分枝杆菌。② 微需氧菌:在低氧浓度时(5% ~ 6%)生长最好,氧浓度大于 10% 对其有抑制作用,如幽门螺杆菌。③ 兼性厌氧菌:在无氧和有氧环境中均可生长,但有氧环境中生长较好,大多数病原菌属此类。④ 专性厌氧菌:只能在无氧环境中进行发酵,缺乏完善的呼吸酶系统,在有氧环境中进行物质代谢产生的超氧离子与 H_2O_2,可将其杀灭。

CO_2 对细菌的生长也很重要。大部分细菌在自身代谢过程中产生的 CO_2 已满足需要。有些细菌在初次培养时需要供给 5% ~ 10% 的 CO_2 才能生长良好,如脑膜炎奈瑟菌和布鲁菌等。

二、细菌生长繁殖的规律

1. 个体繁殖 细菌以二分裂方式进行无性繁殖。球菌因分裂平面和排列方式不同有双球菌、四叠球菌、八叠球菌、链球菌、葡萄球菌等;杆菌一般以横轴平面分裂,散在排列。细菌在营养物质充足、生长条件适宜的情况下可以迅速繁殖。细菌繁殖一代所需要的时间称代时,大多数细菌繁殖的代时为 20 ~ 30 分钟,但由于营养物质的消耗和代谢产物的积累,细菌在一定量的培养基中生长,只能短时间保持很快的繁殖速度。少数细菌代时较长,如结核分枝杆菌的代时为 18 ~ 20 小时。

2. 群体繁殖 细菌的群体繁殖过程遵循一定的规律。在适宜的生长条件下将一定量的细菌接种于液体培养基中,单位时间内检测细菌的数目并作图,以细菌培养的时间为横坐标,细菌生长数目的对数为纵坐标,绘出的曲线称细菌的生长曲线(图 12 - 16),生长曲线可人为地分为迟缓期、对数期、稳定期和衰退期。

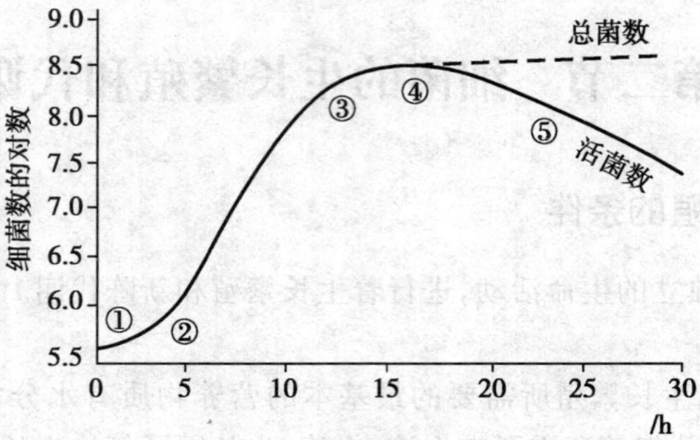

图 12－16　细菌的生长曲线

①～②迟缓期；②～③对数期；③～④稳定期；④～⑤衰退期

在细菌群体生长繁殖的四个期中，对数生长期细菌繁殖最快，菌数呈对数直线上升，且细菌的形态、染色性及生理活动典型，对外界环境的影响敏感，研究细菌的性状时，常选择该期的细菌。细菌的芽胞、外毒素和抗生素等代谢产物大多在稳定期产生。

三、细菌的代谢产物

1. 分解代谢产物

（1）糖代谢产物：细菌分解糖类，可产生各种酸、醇类、酮类及气体。不同细菌分解糖类的能力不同，产生的代谢产物也各不相同，依此可以鉴别细菌。如大肠埃希菌能分解乳糖产酸产气，而伤寒沙门菌、志贺菌则不分解乳糖；肖氏沙门菌（原乙型副伤寒沙门菌）能分解葡萄糖产酸产气，而志贺菌分解葡萄糖只产酸不产气。借此，通过检测糖代谢产物的不同而鉴别细菌的方法称为糖酵解试验。

（2）蛋白质代谢产物：不同细菌分解蛋白质和氨基酸的能力不同，借此也可以鉴别细菌。如大肠埃希菌产生色氨酸酶，能分解色氨酸产生靛基质，为靛基质试验阳性；肖氏沙门菌能分解含硫氨基酸，如胱氨酸、半胱氨酸产生硫化氢，为硫化氢试验阳性。

通过检测细菌不同的分解代谢产物，以鉴别细菌的生物化学方法，统称为细菌的生化反应。

2. 合成代谢产物

（1）热原质：微量注入人或动物体内即可引起机体发热反应的多糖类物质称热原质（pyrogen），其主要成分是细菌细胞壁上的脂多糖。热原质耐热，不被高压蒸汽灭菌（121℃ 20分钟）所破坏，需用250℃ 30分钟高温处理才能被破坏。注射液、生物制品、抗生素等液体制剂需经吸附或过滤方法去除热原质，而配制这些制品的用水必须采用蒸馏水，玻璃器皿则要求干烤灭菌。因此，在制备和使用注射药品过程中，要严格进行无菌操作，防止细菌热原质污染。

（2）毒素和侵袭性酶：毒素是病原菌合成的对宿主细胞具有损伤作用或干扰其生理功能的毒性成分，有内毒素（endotoxin）和外毒素（exotoxin）两种（详见第十三章），在细菌致病中具有重要的作用。侵袭性酶是病原菌合成分泌的可协助细菌抗吞噬或促进细菌扩散的酶类，如金黄色葡萄球菌凝固酶、A族链球菌产生的透明质酸酶等。

（3）色素：某些细菌在营养丰富、氧气充足等条件下产生不同颜色的色素，有助于鉴别细菌，如金黄色葡萄球菌合成的脂溶性金黄色色素、铜绿假单胞菌产生的水溶性蓝绿色色素等。

（4）抗生素：某些微生物在代谢过程中产生的能抑制或杀灭另外一些微生物或肿瘤细胞的物质，称为抗生素（antibiotics），如放线菌、真菌产生的链霉素、青霉素等，细菌产生的多黏菌素、杆菌肽等，可用于疾病治疗。

（5）细菌素：某些菌株产生的一类只对近缘细菌有抗菌作用的蛋白质，称为细菌素（bacteriocin）。主要用于细菌的分型和流行病学追踪调查。

（6）维生素：有些细菌，如寄居于人体肠道中的大肠埃希菌，能合成B族维生素和维生素K，除供给菌体自身需要外，还能分泌到菌体外，供人体吸收利用。

四、细菌的人工培养

1. 培养基（culture medium） 是人工配制专供微生物生长繁殖使用的混合营养物制品，经灭菌后制成。根据培养基物理性状不同，分为液体、固体和半固体培养基三类。在液体培养基中加入2%～3%或0.3%～0.5%的琼脂糖凝胶即制成固体或半固体培养基。根据培养基的营养组成与用途不同将其分为五类。

（1）基础培养基：不同微生物的营养需求各不相同，但大多数微生物所需的基本营养物质是相同的。基础培养基含有多种微生物生长繁殖所需要的基本营养成分，能满足一般微生物生长的营养需要，如肉汤培养基和普通琼脂平板等。基础培养基广泛用于细菌的增菌，也是制备其他培养基的基础成分。

（2）营养培养基：在基础培养基中加入葡萄糖、血液、血清、酵母浸膏、某些生长因子等营养物质，供营养要求较高的微生物生长，如血平板、巧克力血平板等。

（3）选择培养基：在培养基中加入某种化学物质，可选择性地使目的菌生长，而抑制其他杂菌生长，如培养肠道致病菌的SS培养基，其中胆盐能抑制革兰阳性菌生长，枸橼酸钠和煌绿能抑制大肠埃希菌，但对致病性沙门菌、志贺菌的生长无影响。

（4）鉴别培养基：利用细菌对糖类和蛋白质分解能力和代谢产物的不同，在培养基中加入细菌作用的底物和指示剂的培养基，有利于鉴别不同细菌，如糖发酵管、双糖铁培养基等。

（5）特殊培养基：包括厌氧培养基和L型细菌培养基等。前者是专供培养专性厌氧菌用，在培养基中加入含有不饱和脂肪酸的肉块或者硫乙醇酸盐等还原剂，如庖肉培养基等；后者是针对L型细菌，采用高渗低琼脂培养基。

2. 细菌在培养基中的生长现象

（1）固体培养基细菌在表面生长形成肉眼可见的单个细菌集团称菌落（colony）。一个菌落是由一个细菌繁殖的后代堆积而成，因而单个菌落是一种细菌的纯培养。多个菌落融合成片称为菌苔。不同细菌形成的单个菌落其大小、形状、颜色、边缘、湿润度、表面光滑度以及在血琼脂平板上的溶血情况等各不相同，借此可以对细菌进行初步判断。

细菌的菌落一般分为三型：① 光滑型菌落（smooth colony，S型菌落），菌落表面光滑、湿润、边缘整齐，新分离细菌大多数属S型菌落。② 粗糙型菌落（rough colony，R型菌落），菌落表面粗糙、干燥、呈皱纹或颗粒状，边缘大多不整齐。大多数R型菌抗原不完整，毒力较S型菌落弱。少数新分离的毒力株就是R型，如结核分枝杆菌，炭疽杆菌等。③ 黏液型菌落（mucoid colony，M 型菌落），菌落黏稠，有光泽，似水珠样，多见于厚荚膜菌，如肺炎克氏菌等。

（2）液体培养基：细菌生长繁殖后，可出现：① 均匀混浊生长：多为兼性厌氧菌所形成，如葡萄球菌、大肠埃希菌等。② 沉淀生长：多为链状细菌生长所形成，如链球菌、炭疽杆菌等。③ 菌膜生长：多为专性需氧菌所形成，如结核分枝杆菌等。

（3）半固体培养基：有鞭毛菌沿穿刺线向周围扩散生长；无鞭毛菌只沿穿刺线生长，而周围培养基清澈透明。此试验也称为细菌动力试验，用来检查细菌是否有鞭毛。

3. 人工培养细菌的意义　临床上培养细菌主要用于传染性疾病的病原学诊断，选择敏感的抗生素，指导临床用药以及制备诊断菌液、各种菌苗、类毒素等，用于传染病的诊断和预防。

第三节　细菌生长繁殖的影响因素

由于细菌细胞结构比较简单，其生长繁殖易受外界因素的影响。适宜的环境能促进其生长繁殖，若环境发生剧烈变化，细菌的生长则被抑制甚至死亡。临床上常采用物理、化学或生物学方法，通过改变外界环境条件，来抑制或杀灭病原微生物，以达到消毒灭菌、控制感染的目的。

一、概念

为了表示物理或化学方法对微生物的杀灭程度，首先介绍一些概念术语。

消毒（disinfection）是指杀灭物体上或环境中的病原微生物繁殖体的方法。用以消毒的药品称为消毒剂。

灭菌（sterilization）是指杀灭物体上包括芽胞在内的所有微生物的方法。

防腐（antisepsis）是防止或抑制体外微生物生长繁殖的方法。用以防腐的药品称为防腐剂。

无菌（asepsis）是指没有活的微生物存在。防止微生物进入机体或物品的操作技术称为无菌操作或无菌技术（asepsis technique），如在外科手术时，需要防止微生物进入创面，创面暴露的环境必须保持是无菌的环境。

清洁是指能减少微生物附着在机体或物体表面数量的方法，达到人类可以接受的水平，以满足公众健康的需要。

净化是指能显著减少或破坏一定空间中微生物数量和生物活性的方法。

二、物理消毒灭菌法

1. 热力消毒灭菌法　高温可使细菌蛋白质、核酸变性而具有杀菌作用，用于消毒灭菌；低温可抑制细菌繁殖，故常用于防腐或保存菌种。临床上常用的热力消毒灭菌法有干热灭菌法和湿热灭菌法。

（1）干热灭菌法：利用火焰、热空气及电磁波产热等方法，使微生物脱水、干燥、细胞内化学成分氧化和大分子变性达到灭菌的目的，称干热灭菌法。包括：① 焚烧：适用于废弃的污染物品、有传染性的人或动物尸体。② 烧灼：适用于接种环、试管口、急用刀剪等的灭菌。③ 干烤：一般采用电热干烤箱，将物品暴露于 160～170℃ 的热空气中，维持 2 小时，可达灭菌目的。

适用于高温下不易变质、不易损坏、不易蒸发的物品，如玻璃器皿、瓷器、石蜡、凡士林等。

(2) 湿热灭菌法：① 巴氏消毒法：用 61.1 ~ 62.8℃ 30 分钟或 71.7℃ 15 ~ 30 秒可杀灭一般无芽胞病原菌，多用于牛奶、酒类的消毒。② 煮沸法：水煮沸 100℃ 5 分钟可杀死细菌繁殖体，杀灭芽胞需煮沸 1 ~ 3 小时，个别细菌芽胞需要 5 小时才能杀灭；若在水中加入 2% 碳酸氢钠，沸点可达 105℃，有利于杀灭芽胞，且可防止金属器皿生锈，常用于消毒食具、刀剪、注射器等。③ 流通蒸汽消毒法：是利用 1 个标准大气压下 100℃ 水蒸气进行消毒。用蒸笼或蒸锅经 15 ~ 30 分钟可杀灭细菌繁殖体，常用于含糖、血清等不耐高温培养基等的消毒；若将消毒后的培养基进行细菌培养，然后再用流通蒸汽消毒，重复 3 次，则可达到杀灭芽胞的目的，称间歇灭菌法。④ 高压蒸汽灭菌法：是在密闭的高压蒸汽灭菌器内，压力 103.4 kPa($1.05\ kg/cm^2$)，温度 121.3℃，维持 15 ~ 30 分钟，可达灭菌目的。常用于一般培养基、生理盐水、手术器械、敷料、导管、手术衣等耐高温、耐潮湿物品的灭菌，是杀灭芽胞的最常用、最有效的方法。

2. 辐射杀菌法

(1) 日光和紫外线(UV)：日光由于其热、干燥和紫外线的作用而具有一定的消毒和灭菌效果。紫外线在波长为 265 ~ 266 nm 时杀菌功能最佳。紫外线主要作用于细菌的 DNA，通过干扰 DNA 的复制与转录，导致细菌的变异或死亡。紫外线穿透力弱，不易穿透普通玻璃、纸张、尘埃、水蒸气等介质，故紫外线仅应用于物品表面及空气的消毒。另外，紫外线对人体皮肤和眼睛有损伤作用，禁忌在紫外线直射下进行操作。

(2) 电离辐射：X 线、γ 线、高速电子流等均具有较高的能量和穿透力，主要通过干扰 DNA 合成、破坏细胞膜或产生过氧化氢等方式杀灭细菌。临床上电离辐射多用于一次性医用塑料制品、食品、药品和生物制品的消毒或灭菌。

(3) 微波：是波长 1 ~ 1 000 mm 的电磁波，主要通过其热效应杀灭微生物，其穿透力较强，可穿透玻璃、陶瓷和塑料等，但不能穿透金属。主要用于食品、非金属器械、食具、药杯等物品消毒。

3. 滤过除菌法　指用物理阻留的方法除去液体或空气中的细菌。适用于血清、抗毒素、药液等不耐热物质及空气的除菌。但它不能除去病毒、衣原体、支原体和缺乏细胞壁的 L 型细菌等。

三、化学消毒灭菌法

许多化学药物具有杀灭病原微生物或抑制其生长繁殖的功能。这类化学药物主要有消毒剂和防腐剂。消毒剂和防腐剂对病原微生物和人体细胞都有毒害作用，故仅用于体表、医疗器械、排泄物及环境的消毒。

1. 常用消毒剂的种类及用途　见表 12 - 2。

2. 消毒剂的作用机制　主要有以下几方面：① 使菌体蛋白质变性或凝固，例如重金属盐类、酸碱类、醛类、醇类、酚类(高浓度)等。② 干扰细菌的酶系统和代谢，如某些氧化剂、染料等。③ 改变细胞壁的通透性或破坏细胞膜，如酚类(低浓度)、表面活性剂等。其种类和用途见表 12 - 2。

表 12-2 常用消毒剂的种类及用途

类别	常用种类及浓度	用途	备注
酚类	3% ~5% 苯酚	地面擦洗、器皿浸泡消毒	有特殊气味
	2% 甲酚皂	地面擦洗、器皿浸泡消毒	腐蚀性强
	0.02% ~0.05% 氯已定	术前洗手	不能与氯化汞同用
	0.01% ~0.02% 氯已定	膀胱、阴道、内脏冲洗	
醇类	70% ~75% 乙醇溶液	皮肤擦拭、体温计浸泡消毒	有刺激性，易燃易挥发
重金属盐类	0.05% ~0.1% 氯化汞	非金属器皿浸泡消毒	腐蚀金属，遇肥皂失效
	2% 红汞	皮肤黏膜小创伤擦拭消毒	作用小但无刺激性
	0.1% 硫柳汞	皮肤手术部位擦拭消毒	杀菌力弱，抑菌力强
	1% 硝酸银	新生儿滴眼	预防淋球菌感染
氧化剂	0.1% 高锰酸钾	皮肤、尿道、阴道及水果蔬菜消毒	久置失效，随用随配
	3% 过氧化氢（双氧水）	创口、皮肤黏膜清洗消毒	原液有腐蚀性
	0.2% ~0.5% 过氧乙酸	塑料、玻璃浸泡消毒及洗手	原液对皮肤、金属有腐蚀性
	0.5% 聚维酮碘	皮肤擦拭、术前洗手	
	0.2 ~0.5mg/L 氯	饮水消毒	
	10% ~20% 漂白粉	地面、厕所、排泄物消毒	
表面活性剂	0.05% ~0.1% 苯扎溴铵	外科洗手、手术器械浸泡及皮肤黏膜擦拭消毒	遇肥皂及其他合成洗涤剂作用减弱
	0.05% ~0.1% 度米芬	皮肤创伤冲洗，金属塑料浸泡	遇肥皂等作用减弱
烷化剂	10% 甲醛	物品标本浸泡、空气熏蒸消毒	
	2% 戊二醛	精密仪器、内镜等消毒	
	0.05 g/L 环氧乙烷	手术器械、敷料消毒	
染料	2% ~4% 甲紫	浅表创伤擦拭消毒	对葡萄球菌作用较好
酸类	5 ~10 ml/m^3 醋酸加等量水	空气熏蒸消毒	
	1:4 或 1:8 生石灰	冲洗地面、撒入排泄物	腐蚀性大，应新鲜配制

3. 影响消毒剂作用的因素

(1) 消毒剂的性质、浓度与作用时间：各种消毒剂的理化性质不同，对微生物的作用强弱不同，如表面活性剂对 G^+ 菌的杀菌效果较对 G^- 菌强；同一种消毒剂的浓度不同，其消毒效果也不一致。一般情况下，消毒剂浓度愈大消毒效果愈好，但乙醇例外，70% 的乙醇溶液和 50% ~80% 的异丙醇溶液消毒效果最好；降低浓度，只能发挥抑菌防腐作用。一定浓度的消毒剂，作用时间越长，杀菌效果越好。

(2) 微生物的种类:种类不同的微生物对消毒剂的抵抗力不同,如结核分枝杆菌较其他细菌繁殖体对消毒剂的抵抗力强。同一细菌,芽胞较其繁殖体抵抗力强。因此,必须根据消毒对象选择使用不同的消毒剂。

(3) 环境因素:环境中的温度、湿度、pH、有机物等均可影响消毒灭菌效果。若环境中血液、脓液、痰液、粪便、尿液中的有机物与细菌相混,对细菌不仅有保护作用,而且可与消毒剂活性基团结合,影响杀菌效果。因此,临床上用消毒剂消毒皮肤和器械时,必须先清洁后消毒。对痰液、粪便、呕吐物的消毒,应选择受有机物影响小的生石灰等消毒剂。

第四节 细菌的变异

细菌与其他生物一样,具有遗传变异现象。遗传(heredity)使各种微生物的子代与亲代的生物学性状保持相对稳定,使细菌的种属特性得以延续;同时,子代与亲代之间的生物学性状又会出现不同程度的差异,则称为变异。细菌的变异包括非遗传性变异和遗传性变异。前者是指细菌因外界环境因素的作用引起的某些性状的变异,其基因结构未改变,此变异不能遗传,又称表型遗传,如细菌形态结构的变异;后者指细菌的基因结构发生了改变,故又称基因型变异,如基因突变、基因转移与重组,耐药性变异、毒力变异等,此种变异可遗传给子代。

细菌变异的现象包括:① 形态结构变异,如许多细菌在青霉素、免疫血清、补体和溶菌酶等因素的作用下,细胞壁合成受阻,出现细胞壁缺陷型细菌,称 L 型变异(图 12 - 9,图 12 - 10);细菌的荚膜、芽胞、鞭毛等特殊结构也可能发生变异,如肺炎球菌在体外多次传代培养会使荚膜逐渐消失,致病力也可减弱。② 菌落变异,某些肠道杆菌在体外培养,其光滑型菌落可变为粗糙型菌落。③ 毒力变异,如卡 - 介(Calmette-Guerin)二人将有毒的牛型结核分枝杆菌接种于含有胆汁、甘油、马铃薯培养基上,经 13 年传代后,获得了一株毒力减弱的变异株,但仍保留其免疫原性,即卡介苗(bacillus of Calmette-Guerin,BCG)。④ 耐药性变异。

本节重点介绍与护理实践密切相关的细菌耐药性变异机制及防治措施。

一、耐药性变异的机制

耐药性(drug resistance)是指细菌对药物所具有的相对抵抗性。从遗传学角度,细菌耐药性可分为固有耐药性和获得耐药性。前者是指细菌对某些药物天然不敏感,后者是指由于细菌遗传物质的改变而获得的耐药性。细菌对某种药物由敏感变为耐药的变异称耐药性变异。随着抗生素的广泛使用,耐药性菌株逐年增加,如目前金黄色葡萄球菌耐青霉素的菌株已达80%以上,有些细菌还表现为同时对多种药物产生耐药性,称多重耐药,甚至还有细菌产生对药物的依赖性,如志贺菌依赖链霉素株。

细菌主要通过产生灭活酶、改变细胞壁或细胞膜通透性、改变抗菌药物作用的靶位或通过主动外排作用产生耐药性变异。

1. 产生灭活酶　细菌可以产生各种灭活酶,在抗菌药物到达作用靶位前将其灭活分解,使药物失去抗菌活性,常见的有 β - 内酰胺酶、氨基糖苷类钝化酶、氯霉素乙酰转移酶、红霉素乙酰化酶等。有时一种抗生素可被多种灭活酶作用,同一种酶又可作用于多种结构相似的药物,因此可出现交叉耐药现象。

2. 改变细胞壁或细胞膜的通透性　G^- 菌细胞壁外膜的表层为脂多糖，其中存在由孔蛋白（图 12－8）组成的传送通道，这些蛋白在维持细胞的通透性中具有重要的作用。细菌可通过改变外膜孔蛋白组成和数量比例来改变其通透性。如细菌突变使外膜孔蛋白表达降低，阻止 β－内酰胺类、氟喹诺酮类、氨基糖苷类、氯霉素、四环素类等药物进入菌体内而产生耐药性。

3. 改变抗菌药物作用的靶位　某些细菌通过改变药物作用的靶位，使抗菌药物不能与其结合而产生耐药性。如细菌可以改变核糖体 30S 亚基上链霉素的结合部位，而对链霉素产生耐药性；有的细菌通过改变二氢叶酸合成酶而耐磺胺药；某些肠道杆菌和铜绿假单胞菌通过改变 DNA 旋转酶而耐喹酮类药。

4. 主动外排机制　近年发现有些多重耐药菌株具有底物广泛的主动泵出系统，这种系统能将进入细胞内的多种抗菌药物主动泵出细胞外，使菌体内抗生素减少，而产生耐药性，如铜绿假单胞菌存在着能将 β－内酰胺类、喹诺酮类、四环素类等药物泵出系统，使该菌对上述药物产生固有耐药性等。

另外，细菌可以通过改变自身代谢状态逃避抗菌药物的作用，如呈休眠状态的细菌，或者营养缺乏的细菌都可出现对多种抗生素耐药。细菌也可能通过增加产生代谢拮抗剂来抑制抗生素作用，从而产生耐药性。

相关链接

“超级细菌”

2010 年 8 月 11 日美国著名医学杂志《柳叶刀》在线发表了一篇研究报告：有一种新型“超级细菌”，具有极强的耐药性，因其携带有新德里金属 β－内酰胺酶－1（new deli metallo－β-lactamase，NDM－1）耐药基因，可产生一种特殊的 β－内酰胺酶，其活性中心为金属离子，故又称金属 β－内酰胺酶。此酶通过水解青霉素类、头孢菌素类、碳青霉烯类等绝大多数 β－内酰胺抗生素，使细菌对几乎所有的抗生素产生抗药性。而且这种超级细菌的 NDM－1 基因可在不同细菌之间转移，传递抗药性，并已呈现跨国传播的趋势。目前已知，“超级细菌”并非特指某一种细菌，而是泛指那些对多种抗生素有耐药性的细菌，是具有多重耐药菌的总称。其形成的主要原因是在人类疾病治疗和动物饲养过程中滥用抗生素。我国卫生部于 2010 年 10 月 9 日颁布了《产 NDM－1 泛耐药肠杆菌科细菌诊疗指南（试行版）》，用来指导临床正确认识和治疗这类细菌感染。

二、防止出现耐药性变异的措施

1. 合理使用抗生素　患者用药前应进行病原学检测，结合药敏试验，指导正确选药；严格掌握用药适应证和用法，选择合适疗程，足量用药；严格掌握抗菌药物的局部应用、预防应用和联合用药的原则，避免滥用抗生素，这是控制细菌耐药性产生的重要措施之一。

2. 严格执行消毒隔离制度　对耐药菌感染的患者应采取隔离措施，防止耐药菌的交叉感染；对医护过程中使用的器械、用具要严格消毒灭菌。临床医务人员应定期检查带菌情况，以免引起耐药菌传播。

3. 研制新的抗菌药物　针对细菌的耐药性机制，研制具有抗菌活性尤其对耐药菌有活性的新抗菌药物,已经成为迫切需要解决的问题;也可以针对耐药性质粒在细菌耐药性传播方面的重要作用,研制质粒消除剂或防止耐药性转移的药物。

4. 加强药政管理　坚持凭处方供药和控制新抗菌药物的审批制度,防止由于滥用抗生素所致的细菌耐药性的产生。农牧业应尽量避免使用供临床应用的抗生素作为动物生长促进剂或者用于牲畜疾病的治疗,以避免对医用抗菌药物产生耐药性。细菌产生耐药性后,停用有关药物一定时间后敏感性有可能恢复。因此,有计划地将抗生素分批交替使用,可能对控制细菌耐药性有一定的作用。

5. 破坏耐药基因　耐药性质粒在细菌耐药性产生和传播方面占有重要地位,通过发现和破坏耐药基因可使细菌恢复对抗菌药物的耐药性。

本章小结

细菌的生物学性状
- 细菌的形态:球菌、杆菌、螺形菌
- 细菌的结构
  - 基本结构:细胞壁、细胞膜、细胞质、核质
  - 特殊结构:荚膜、鞭毛、菌毛、芽胞
- 细菌生长繁殖的条件:营养物质、酸碱度、温度、气体环境
- 细菌生长繁殖的规律:个体繁殖、群体繁殖(生长曲线)
- 细菌的代谢
  - 分解代谢:糖酵解试验、靛基质试验、硫化氢试验等
  - 合成代谢:热原质、毒素和侵袭性酶、细菌素、抗生素、色素、维生素
- 细菌的人工培养:培养基、生长现象
- 消毒灭菌
  - 物理消毒灭菌法:热力消毒灭菌法、辐射杀菌法、滤过除菌法
  - 化学消毒灭菌法:原理、常用化学消毒剂、影响因素
- 细菌的遗传变异:形态结构变异、菌落变异、毒力变异、耐药性变异及防制措施

思考题

1. 比较 G^+ 菌和 G^- 菌细胞壁结构的异同点。
2. 细菌的特殊结构有几种? 各有何临床意义?
3. 细菌生长繁殖需要哪些条件? 细菌合成代谢产物有哪些? 有何临床意义?
4. 列举常用的物理消毒灭菌法,并举例。
5. 防止细菌出现耐药性变异的措施有哪些?

(高艳萍)

第十三章 细菌的致病性与感染

学习目标

- 掌握细菌的致病性
- 熟悉细菌的感染途径及感染类型
- 熟悉医院感染的特征及防控原则

感染是指在一定条件下不同来源的病原微生物，通过一定的途径进入机体，在宿主体内生活并与宿主相互作用，导致机体产生不同程度的病理变化的过程。病原微生物进入机体能否引起感染，取决于它的致病性和机体的免疫防御能力两方面的因素。来自体外的病原微生物通过一定的方式从一个宿主传播到另一个宿主引起的感染则为传染。

第一节 细菌感染源及感染途径

一、感染源

1. 外源性感染（exogenous infection） 指引起感染的细菌来源于宿主体外。传染源有：① 患者及带菌者：患者从感染的潜伏期到恢复期都可能具有传染性；带菌者指恢复期患者及携带有某种病原菌但未出现临床症状的健康人。② 病畜和带菌动物：某些病原菌可引起人畜共患病，因而某些感染可能来源于动物。由于人的生活方式发生改变，使人畜共患病的发生和传播也在不断增加，例如，狂犬病、猫抓病等。此外，外界环境中亦存在许多致病菌或条件致病菌，如土壤中的破伤风梭菌、产气荚膜梭菌，医院供水系统中的嗜肺军团菌等。

2. 内源性感染（endogenous infection） 指引起感染的细菌来自宿主自身体内的正常菌群或某些感染后潜伏下来的病原菌。当大量使用抗生素导致菌群失调及各种原因引起机体免疫力下降时，正常菌群是重要的感染源，如 AIDS 患者、晚期癌症患者、婴幼儿、老年人等易发生内源性感染。结核病原发感染后的结核分枝杆菌可成为继发感染的病原菌。近年来，内源性感染有增多趋势，而严格合理地使用抗生素，防止菌群失调，有利于预防内源性感染。

二、细菌的感染途径

1. 垂直传播（vetical transmission） 也称母婴传播，是指经由母亲胎盘、产道而传播的方式，细菌多以产道途径为主，如新生儿淋病奈瑟菌感染等。

2. 水平传播（horizontal transimission） 是指在不同个体间的传播，有多种传播途径。

（1）消化道感染：由于摄入被病原菌污染的水或食物而引起的感染，如伤寒沙门菌、志贺菌、霍乱弧菌等。水、手指、食物、苍蝇等是消化道感染的重要传播媒介。对称“粪—口途径”传播,大多是摄入粪便污染的食物所致。

(2) 呼吸道感染:由于吸入散布于空气中的病原菌或带有病原菌的飞沫、尘埃而被感染,如结核分枝杆菌、白喉棒状杆菌、脑膜炎奈瑟菌、军团菌等。

(3) 创伤感染:皮肤黏膜屏障破坏可导致病原菌直接入侵引起感染,如金黄色葡萄球菌、链球菌可引起皮肤化脓性感染;破伤风梭菌芽胞直接感染厌氧环境的伤口,可发芽繁殖,产生毒素而致病;临床上许多侵入性诊疗操作也可导致感染。

(4) 接触感染:主要通过密切接触,如性接触、直接接触引起的感染,或者通过用具间接接触而感染,如淋病奈瑟菌、梅毒螺旋体、麻风分枝杆菌、钩端螺旋体等。引起医院感染的条件致病菌主要经医护人员的手在患者之间进行传播。

(5) 节肢动物媒介感染:主要以节肢动物为媒介进行传播,多为引起人畜共患疾病的病原菌,又称动物源性细菌,如人类鼠疫由鼠蚤传播、莱姆病由硬蜱传播等。

有些病原菌的传播可经多个途径感染,如结核分枝杆菌经消化道感染引起肠结核、经呼吸道感染引起肺结核、经创伤感染引起皮肤结核等。

第二节 细菌的致病性

细菌的致病性(pathogenicity)是指细菌侵入机体生长繁殖而引起感染的能力。具有致病性的细菌称为病原菌。细菌的致病性与细菌的毒力、侵入数量、侵入的途径和部位以及宿主免疫力的强弱有关。

一、细菌的毒力

病原菌的致病性强弱程度称为毒力(virulence),是引起细菌感染的主要因素。构成细菌毒力的物质基础包括细菌的侵袭力(invasiveness)和毒素(toxin)。

(一) 侵袭力

细菌的侵袭力是病原菌突破机体的免疫防御机制侵入机体,并在宿主体内定居、繁殖和扩散的能力。

1. 黏附与定植　细菌黏附是细菌感染的第一步。细菌黏附于宿主细胞主要由黏附素介导。黏附素是细菌表面的蛋白质或多糖。细菌黏附素与宿主上皮细胞表面受体相互作用具有高度特异性,由此也决定了感染的组织特异性。不同种类的细菌黏附的部位和方式不同。细菌的黏附方式有:单个散在吸附、形成微菌落及细菌生物膜。

(1) 单个散在吸附:主要依赖细菌表面的菌毛、荚膜、微荚膜等黏附结构与宿主细胞黏附。如大肠埃希菌借菌毛黏附于泌尿生殖道,脑膜炎奈瑟菌借其微荚膜黏附于血管内皮细胞表面等。

(2) 微菌落:微菌落是肉眼不可见的细菌集落,通过菌体表面结构相互粘连在一起,如肠致病性大肠埃希菌可在肠道黏膜表面大量繁殖形成微菌落而致病。

(3) 细菌生物膜:细菌生物膜是细菌大量繁殖后,分泌胞外多糖蛋白复合物,将自身包裹其中而形成,可以由不同种属的细菌共同形成,常引起难治性感染。

细菌微菌落和生物膜形成的意义:① 较单个黏附更易抵抗免疫细胞、免疫分子及药物的攻击,并能克服体内各种液态流的冲击而长期生存。② 生物膜中的细菌可传递耐药基因,使细菌耐药性普遍增高。③ 微菌落的存在与许多慢性难治性细菌感染及医院感染密切相关,如龋齿表面的菌斑是由多种细菌组成的生物膜,齿洞腔壁也黏附定植有厌氧性微菌落或生物膜。④ 现代医源性感染的重要因素,如在开展中央静脉插管、人工心脏瓣膜置换术时,若导入设备中黏附的细菌形成生物膜,会引起慢性医源性感染。常见的细菌有表皮葡萄球菌、铜绿假单胞菌等。

2. 繁殖与扩散

(1) 局部扩散:细菌黏附于宿主局部皮肤、黏膜细胞表面,仅在局部组织细胞表面生长繁殖,并向周围扩散,也可进入皮下或黏膜组织向淋巴结扩散,引起局部组织的炎症和损伤,如白喉棒状杆菌、志贺菌等引起的感染。

某些细菌具有较强的侵袭力,常产生一些对宿主细胞具有破坏作用的酶类,从而促进局部感染的扩散。例如,A 族链球菌产生的透明质酸酶可分解细胞间质中透明质酸,链激酶可溶解纤维蛋白,链道酶可切断脓液中高黏度的 DNA 链,从而有利于细菌在组织间扩散。

(2) 全身扩散:主要指细菌突破皮肤和黏膜后,进入血流扩散,进而到达特定靶器官引起感染。细菌进入血流后往往开始再次黏附定植,形成菌血症,有些细菌还可以在局部组织脏器增殖后再次入血,形成第二次菌血症。

(二) 毒素

细菌合成的对宿主细胞具有损伤作用或干扰其生理功能的毒性成分称为毒素(toxin)。按其来源、性质和作用不同分为外毒素(exotoxin)和内毒素(endotoxin)(表 13-1)。

表 13-1 细菌外毒素与内毒素的主要区别

区别要点	外毒素	内毒素
来源	G^+菌和某些 G^-菌分泌释放	G^-菌裂解释放
化学成分	蛋白质	脂多糖
化学性质	不稳定,60℃ 30 min 被破坏	稳定,160℃ 2~4 h 被破坏
免疫原性	强,可制成类毒素	较弱,不能制成类毒素
毒性作用	强,对组织器官有选择性毒性作用,临床症状典型	较弱,对组织器官无选择性,各菌引起的病变或症状相似,如发热、白细胞变化、休克、DIC 等

1. 外毒素 是多数 G^+菌和某些 G^-菌在生长繁殖过程中合成并分泌到菌体外的毒性蛋白质。外毒素具有如下特点:① 化学成分为蛋白质,性质不稳定,不耐热,不耐酸,易被蛋白酶分解破坏。② 毒性作用极强,对组织器官有选择性;多数外毒素由 A、B 两个亚单位组成,A 亚单位是毒性单位,决定毒素的致病作用;B 亚单位为结合单位,介导毒素与易感靶细胞结合,故使外毒素对组织器官有高度选择性。③ 外毒素具有强的免疫原性,可刺激机体产生特异性抗体,即抗毒素。外毒素经 0.3% ~0.4% 甲醛处理后可去除其毒性、保留免疫原性,制成类毒素,用于人工主动免疫。

外毒素种类多,依其作用机制不同分为神经毒素、细胞毒素和肠毒素三大类(表 13-2)。

表 13-2 外毒素的种类、作用和临床表现

类型	产生细菌	外毒素	所致疾病	作用机制	临床表现
神经毒素	破伤风梭菌	痉挛毒素	破伤风	阻断运动神经抑制性冲动传递	骨骼肌强直性痉挛
	肉毒梭菌	肉毒毒素	肉毒中毒	抑制胆碱能运动神经释放乙酰胆碱	肌肉松弛性麻痹
细胞毒素	白喉棒状杆菌	白喉毒素	白喉	抑制细胞蛋白质合成	肾上腺出血、心肌损伤、外周神经麻痹
	葡萄球菌	毒性休克综合征毒素 1	毒性休克综合征	增强对内毒素作用的敏感性	发热、皮疹、休克
	A 族链球菌	致热外毒素	猩红热	破坏毛细血管内皮细胞	猩红热皮疹
肠毒素	霍乱弧菌	肠毒素	霍乱	激活肠黏膜腺苷环化酶,增高细胞内 cAMP 水平	肠液分泌亢进,剧烈腹泻和呕吐
	产毒型大肠埃希菌	肠毒素	腹泻	不耐热肠毒素同霍乱肠毒素,耐热肠毒素使细胞内 cGMP 增高	同霍乱肠毒素
	葡萄球菌	肠毒素	食物中毒	作用于呕吐中枢	呕吐为主、腹泻

2. 内毒素　是 G^- 菌细胞壁中的脂多糖(LPS)成分,在细菌细胞死亡裂解后才释放出来。其特性如下:① 化学成分为脂多糖,稳定、耐热,100℃ 1 小时不失活,加热 160℃ 2~4 小时才能灭活,故临床上需注意防止内毒素污染。② 免疫原性较弱,不能脱毒成为类毒素。③ 毒性作用弱,且无选择性,即各种 G^- 菌产生的内毒素致病作用大致相同,临床症状相似。④ 最新研究表明小量内毒素可增强非特异性免疫功能。

内毒素引起的临床表现有:① 发热反应,极微量(1~5 ng/kg)内毒素注入人体即可引起体温升高;内毒素作为外源性致热原,刺激中性粒细胞和单核-巨噬细胞释放内源性致热原,即 IL-1、IL-6、TNF-α 等,这些细胞因子可作用于下丘脑体温调节中枢,促使体温升高而引起发热反应。② 白细胞反应,急剧增加的内毒素使大量白细胞移动并黏附于毛细血管床,血循环中的中性粒细胞数骤减,数小时后骨髓中的中性粒细胞大量释放入血,血液中白细胞数目迅速升高,但伤寒沙门菌内毒素可使血循环中白细胞减少。③ 内毒素血症与内毒素休克,当病原菌释放的大量内毒素入血时,可导致内毒素血症;内毒素迅速激活血小板、补体系统、激肽系统而诱生组胺、5-羟色胺、前列腺素、激肽等生物活性物质,使小血管收缩和舒张功能紊乱而造成微循环障碍,严重时则导致以微循环衰竭和低血压为特征的内毒素休克。④ 弥散性血管内凝血,高浓度的内毒素还可直接活化补体旁路途径,活化凝血系统,形成微血栓;微血栓广泛沉积于小血管中致弥散性血管内凝血(DIC);由于广泛凝血,消耗大量凝血因子,同时内毒素又能直接活化纤溶系统,使血管内的凝血被溶解,造成皮肤和内脏的出血和渗血,严重者可导致死亡。

二、细菌的侵入数量

感染的发生,除病原菌必须具有一定的毒力外,还需足够的侵入数量。如毒力强的鼠疫耶尔森菌在无特异性免疫的机体中有数个细菌入侵即可引起感染;而毒力弱的某些沙门菌常需摄入数亿个细菌才可能致病。

三、细菌的侵入途径和部位

病原菌必须通过适当的途径侵入机体，到达相应的部位，才能引起疾病，如破伤风梭菌必须侵入深部缺氧的伤口才能致病。而有些细菌有多个侵入途径，如结核分枝杆菌经呼吸道、消化道、皮肤创伤等途径进入机体均可造成感染。病原菌的不同侵入途径和定居部位，不仅与引起的病理变化和特定症状有关，也决定了其排出方式。如病原菌经口定居消化道，则随粪便排出。了解传播规律能够有效预防传播。

感染的发生除机体因素和病原菌本身因素外，与环境因素也密切相关。如自然环境中气候、季节、温度、湿度及地理条件等均影响传染病的发生与流行，而社会因素中的战争、灾荒、贫困等则可促使传染病的发生与流行。因此，改善生活条件，提高生活质量，实施计划免疫及树立预防保健观念等对预防和控制传染病的流行具有重要作用。

第三节　细菌感染的类型

感染的发生、发展和结局是机体与病原菌相互作用的复杂过程。双方力量的对比，形成了在临床上不同的感染类型。

一、隐性感染

当入侵病原菌的毒力较弱，数量较少，同时机体免疫防御功能正常或相对较强时，细菌感染后对人体损害较轻，不出现明显的临床症状，称隐性感染（inapparent infection）。隐性感染是生物种系生态平衡的重要机制之一，是维持机体免疫功能的主要原因。但隐性感染者常具有传染性，是危险的传染源。

二、显性感染

当病原菌毒力强，数量多且机体的免疫防御功能相对较弱时，感染后可致机体组织细胞受到不同程度的损害，出现明显临床症状和体征时，称显性感染（apparent infection）。

（一）按病情的急缓程度分类

1. 急性感染（acute infection）　起病急、病程短，持续数日至数周。急性感染一般在病愈后，病原体即从宿主体内消失，如细菌性肺炎、急性菌痢等。

2. 慢性感染（chronic infection）　起病慢、病程长，可持续数月至数年，如结核病。

（二）根据感染发生的部位分类

1. 局部感染（localized infection）　是指细菌仅局限在机体的某一部位发生的感染，引起局部病变，如化脓性球菌所致的疖、痈等。

2. 全身感染　感染发生后，致病菌或其代谢产物通过血液向全身播散而引起全身症状，称全身感染（generalizd infection）。临床常见类型有：

（1）菌血症（bacteremia）：病原菌在局部增殖，侵入血流，但在其中不繁殖，可随血流到达适宜部位后再繁殖并致病,如伤寒沙门菌、脑膜炎奈瑟菌引起的感染。

(2) 毒血症(toxemia):病原菌只在局部生长繁殖,不入血,其产生的外毒素入血侵犯易感组织细胞,引起独特的临床症状,如破伤风、白喉等。

(3) 内毒素血症(endotoxemia):G^-菌感染时,由于细菌在血液或病灶中大量裂解死亡,释放的内毒素进入血液循环引起全身症状。轻者仅有发热或伴轻微不适,重者出现休克、DIC 甚至死亡,如小儿急性中毒性菌痢。

(4) 脓毒血症(pyemia):化脓性细菌侵入血流且在其中大量繁殖,并通过血流扩散到其他组织器官引起化脓性病灶。例如,金黄色葡萄球菌严重感染时可引起肝脓肿、肺脓肿、肾脓肿等多发性脓肿。

(5) 败血症(septicemia):病原菌侵入血流并在其中大量繁殖,同时产生毒素引起全身严重中毒症状,G^+和G^-菌均可引起,临床症状主要有:高热、皮肤黏膜淤血、肝脾大等全身中毒症状。例如,鼠疫耶尔森菌、炭疽芽胞杆菌引起的败血症。

三、带菌状态

带菌状态(carrier state)是指在隐性或显性感染后患者尚未表现临床症状,但病原菌并未从机体内被彻底清除,而是留存于体内一定的时间,与机体免疫力处于相对平衡。此时,机体不断向外排菌,称为带菌状态。处于带菌状态的人称带菌者(carrier),由于带菌者经常或间歇向外排菌,构成了医学上重要的传染源。

第四节 医院感染

医院感染(healthcare-associated infection ,HAI)是指各类人群在医院内获得的感染。但主要是指患者在住院期间发生的感染或在医院内获得出院后而发生的感染,但不包括患者入院前已开始或入院时已处于潜伏的感染。医院工作人员在医院内获得的感染也属于医院感染。据世界卫生组织估计,高收入国家医院感染发病率为 7.6%,中低收入国家发病率为 5.7%~19.1%。我国医院感染发病率为 4.6%,每年发生病例大约 500 万,医疗费用高达 10 亿元。

一、医院感染的总体特征

1. 感染源

(1) 内源性感染:指患者在医院内由于治疗或其他原因使体内正常菌群转变为条件致病菌而出现的感染。

(2) 外源性感染:指由医院内患者、病原携带者或者医务人员直接或间接接触而引起的感染,以及在治疗、诊断、预防过程中,由于所用器械消毒不严格而引起的感染,又称交叉感染。

2. 传播途径

(1) 接触传播(contact transmission):在医院感染中最为常见。可通过患者之间、医护人员与患者之间甚至母婴之间的直接接触传播;亦可通过医护人员的手、医疗器械(反复使用的或不易消毒彻底的器械)、患者的生活用具等间接传播。

(2) 飞沫传播:指带有病原微生物飞沫核(>5 um),在空气中短距离(<1 m)移动到易感人群的口、鼻黏膜或眼结膜导致的传播。

(3) 空气传播:指带有病原微生物的微粒子(≤5 um)通过空气流动导致的疾病传播。在医院里,患者排泄物和分泌物中携带有大量的微生物,可随尘埃污染空气而被传播;患者在治疗过程中,若使用雾化器、湿化器等吸入性治疗装置,可经污染的气溶胶而发生传播,使下呼吸道感染率增加。由上可见,医院感染途径与护理工作密切相关,护理人员在防止医院感染中有重要作用,应特别重视严格而规范的无菌操作。

3. 易感者　医院内感染的易感者主要有:① 免疫力低下患者,如恶性肿瘤、血液病、糖尿病、肝硬化等病患者;② 接受各种侵入性治疗的患者,如进行外科手术、血液透析、内镜、留置导尿管和使用呼吸机等的患者;③ 长期使用大量抗生素治疗引起菌群失调者。免疫力相对低下或住院期间等的影响,使机体的免疫系统进一步损伤,极易导致医院内感染的发生。

二、医院感染的病原体特征

医院感染中病原体多为来自患者体内或其他个体(如医护人员)的正常菌群,而这些细菌由于环境的影响多为多重耐药菌(multidrug-resistant organism,MDRO)。MDRO 是指对临床使用的三类或三类以上抗菌药物同时呈现耐药的细菌,常见多重耐药菌包括耐甲氧西林金黄色葡萄球菌(MRAS)、耐万古霉素肠球菌(VRE)、产超广谱 - β 内酰胺酶(ESBLs)细菌、耐碳青霉烯类抗菌药物肠杆菌科细菌、耐碳青霉烯类抗菌药物鲍曼不动杆菌(CR—AB)、多重耐药/泛耐药铜绿假单胞菌和多重结核分枝杆菌等。引起医院感染的常见的微生物见表 13 - 3。

表 13 - 3　医院内感染常见的微生物

类别	常见的微生物
呼吸道感染	金黄色葡萄球菌、肠球菌、铜绿假单胞菌、克雷伯肺炎杆菌、大肠埃希菌、流感嗜血杆菌、肺炎链球菌、鲍曼不动杆菌等
泌尿道感染	大肠埃希菌、肠球菌、铜绿假单胞菌、克雷伯肺炎杆菌、变形杆菌、白假丝酵母等
胃肠道感染	沙门菌、志贺菌、病毒等
手术部位感染	金黄色葡萄球菌、凝固酶阴性葡萄球菌、肠球菌、铜绿假单胞菌、肠杆菌属、无芽胞厌氧菌非结核分枝杆菌

三、医院感染的监测与控制

医院感染管理的最终目的是通过监测与控制,降低医院感染的发病率。主要措施有:建立监控机构、严格消毒灭菌、采取隔离措施及合理使用抗生素等。

1. 建立监控机构

(1) 构成与职责:目前控制医院感染已经成为医院管理的一个重要环节。2006 卫生部颁布《医院感染管理办法》中明确指出：住院床位总数在100张以上的医院应当设立医院感染管理委员会和独立的医院感染管理部门。100张以下的医院应当指定分管医院感染的管理工作部门，并明确各自的职责。医院感染管理部门的职责是制定控制医院感染的制度，定期监测、调查分析，及时发现问题并提出改进措施，同时加强对医护人员医药感染业务的培训。

(2) 监测内容及范围：医院感染监测根据监测范围，分为全院综合性监测和目标性监测。全院综合性监测(hospital-wide surveillance)是指连续不断地对所有临床科室的全部住院患者和医务人员进行医院感染及其有关危险因素的监测。目标性监测(target surveillance)是指针对高危人群、高感染部位等开展的医院感染及其危险因素的监测，如重症监护病房、手术部位、细菌耐药性等监测。监测的内容包括：① 空气、物体表面、地面、手，医院感染的发生和医院空气质量密切相关，医院空气及物体表面的微生物含量反映其洁净程度。医院人员的手也会成为重要的感染媒介，因此，手卫生及监测便成为隔断通过手传播的主要策略。② 重点监测科室，如新生儿室、血液透析室、手术室等。③ 重点人群及部位，如手术部位、呼吸机相关肺炎感染发生率、血管导管相关血液感染发病率及泌尿道插管相关泌尿道感染发病率等的监测。④ 诊疗器械、器具和物品清洗的效果监测。⑤ 消毒灭菌剂监测(确保消毒液的有效浓度)。⑥ 消毒灭菌设施设备的监测。

2. 严格消毒灭菌　消毒灭菌是阻断微生物传播的有效方法，也是预防医院感染发生的重要措施。卫生部在2002年颁布了《消毒管理办法》《消毒技术规范》，对临床消毒灭菌具有指导和规范作用。在2012年又发布《医疗机构消毒技术规范 WS/T 367—2012》，规定了医疗机构的管理要求。预防医院感染的主要消毒灭菌环节包括：① 医护人员手的清洁与消毒。② 医院环境空气消毒及污水、污物的净化处理。③ 各种物品及器械，尤其是侵入性操作器械的彻底消毒和灭菌。在临床护理工作中必须严格执行消毒灭菌和无菌技术规范。

3. 采取隔离措施　隔离是防止病原体从患者或病原携带者传给其他人群的一种保护性措施。在医院内要设置专门的隔离病区(分污染区、半污染区及清洁区)，护理人员进入隔离病区必须严格遵守操作规程。卫生部2009年发布并实施《医院隔离技术规范 WS/T 311—2009》，规定了医院隔离的管理要求，建筑布局与隔离要求，医护人员防护用品的使用及不同传播途径疾病的隔离与预防。

4. 合理使用抗生素　主要包括：① 制定相关的制度，规范抗生素的使用。② 掌握合理使用抗生素的知识，根据药物适应证、药物代谢原理、药敏试验的结果指导临床选药。③ 护士应了解各种抗生素的药理作用和配制要求，准确执行医嘱，及时观察患者用药后的反应。④ 严格掌握联合使用抗生素的临床指征。⑤ 强调综合用药，提高机体免疫力，不能过分依赖抗菌药物。

第五节　细菌感染的检测方法

一、标本的采集与运送

病原菌检出结果的准确与否跟标本选择、采集时间、收集方法直接相关。为提高检出率，避免误诊漏诊,在标本采集时应注意:① 不同疾病和疾病的不同时期采集不同的标本。② 应在疾病早期及抗生素使用前采集标本。③ 严格执行无菌操作,避免标本被污染。采集局部病变标本时禁用化学消毒剂,必要时用无菌生理盐水冲洗局部,拭干后采取标本。④ 标本采集后注意保存并尽快送检。⑤ 标本做好标记,详细填写化验单,以保证检验结果准确无误。

二、检测方法

(一)直接涂片镜检

1. 不染色标本　主要用于观察细菌的动力,采用悬滴法或压滴法。

2. 染色标本　主要用于观察细菌的形态、染色性及特殊结构,常用方法有单染、复染和负染色法。

(1) 单染色法:用一种染料染色,可以观察细菌的大小、形态和排列方式。

(2) 复染色法:用两种以上染料染色,常用方法有革兰染色法、抗酸染色法和荚膜、芽胞、鞭毛等特殊染色法。其中临床上最常用的是革兰染色法,根据革兰染色结果可将细菌分成两大类,即革兰阳性菌(G^+菌)和革兰阴性菌(G^-菌)。革兰染色法在鉴别细菌、研究细菌致病机制及指导药物选择等方面均有重要的意义。

(3) 负染色法:用墨汁将标本背景染黑,细菌不着色,常用于观察细菌荚膜等。

(二)分离培养与鉴定

1. 分离培养　血液、脑脊液标本选择营养培养基培养;粪便标本首先接种于选择、鉴别培养基;厌氧菌培养应接种于厌氧培养基或接种于普通培养基置于厌氧环境;细菌在固体培养基中培养 18 ~ 24 小时后,可形成肉眼可见的菌落,根据其生长条件、菌落特征可对细菌进行初步鉴别。

2. 生化反应　细菌生化反应可作为鉴别细菌的依据。现多用微量、快速半自动或全自动的细菌生化反应试剂盒和各种检测仪器,对细菌进行快速鉴定。

3. 血清学反应　利用已知特异性抗体检查未知细菌抗原,以确定细菌的菌种和菌型,如用志贺菌属、沙门菌属的特异性多价、单价诊断血清,与分离的待检菌做玻片凝集试验,以鉴定菌种和菌型,是细菌学检验的常规方法。

(三)病原菌抗原或抗体的检测

病原菌进入机体可刺激机体免疫系统产生特异性抗体,当从患者标本中难以分离到病原菌时,可以通过检测病原菌的抗原成分或患者血清中的抗体进行特异性诊断。

常用检测方法有:凝集试验、沉淀试验、中和试验、补体结合试验及免疫标记技术。尤其是免疫标记技术,以其特异、快速、灵敏、可自动化检测等优点,已广泛地应用于细菌、病毒等多种病原微生物的检测和流行病学调查。

通过检测抗体进行疾病诊断时,需注意进行动态观察,应取急性期和恢复期双份血清标本,当血清抗体效价比早期升高 4 倍以上时才有诊断价值。

本章小结

- 细菌的感染
  - 感染源：外源性感染、内源性感染
  - 感染途径：垂直传播、水平传播
  - 细菌的致病性
    - 毒力：侵袭力、毒素（外毒素、内毒素）
    - 侵入数量
    - 侵入途径部位
  - 感染的类型
    - 隐性感染（不出现明显临床症状）
    - 显性感染
      - 急性感染：起病急、病程短、持续数日至数周
      - 慢性感染：起病慢、病程长、持续数月至数年
      - 局部感染：局限于某一部位
      - 全身感染
        - 菌血症：细菌入血但不繁殖
        - 毒血症：细菌不入血、毒素入血
        - 内毒素血症：G^-菌裂解死亡入血
        - 脓毒血症：化脓性细菌入血、繁殖、产生毒素
        - 败血症：细菌入血、繁殖并产生毒素
    - 带菌状态
  - 医院感染
    - 感染源、传播途径、易感者
    - 医院感染的病原体特征
    - 医院感染的监测与控制措施：监测、消毒、隔离、合理使用抗生素
  - 细菌感染的检测方法
    - 标本采集与运送
    - 检测方法：直接涂片镜检、分离培养与鉴定
    - 抗原或抗体的检测

思 考 题

1. 简述构成细菌致病性的因素。
2. 叙述细菌内毒素和外毒素的区别。
3. 全身感染有哪些类型？
4. 何谓医院感染？控制医院感染应采取哪些措施？

（商临萍）

第十四章　呼吸道感染细菌

学习目标

- 掌握常见的呼吸道感染细菌的生物学性状
- 掌握结核菌素试验的方法及临床应用
- 熟悉呼吸道感染细菌的致病性
- 了解呼吸道感染细菌的感染途径及防治原则

呼吸道感染细菌指经呼吸道侵入，引起呼吸道或呼吸道以外器官病变的细菌，主要有结核分枝杆菌、脑膜炎奈瑟菌、白喉棒状杆菌、肺炎链球菌等。

第一节　结核分枝杆菌

结核分枝杆菌（*M. tuberculosis*）俗称结核杆菌，是结核病的病原菌。结核病又称痨病和“白色瘟疫”，是一种古老的传染病，自有人类起就有结核病。据 WHO 统计，全球约有 1/3 人口（17 亿人）感染过结核杆菌，每年约有 300 万人死于结核病。我国受感染人数超过 4 亿，约有活动性肺结核患者 600 万，每年约有 25 万人死于结核病。据研究，受感染人群中，10% 的人会发展为结核病。如不采取措施，未来 10 年，我国可能有近 5 000 万的感染者发生结核病。

一、生物学性状

1. 形态与染色　典型的结核分枝杆菌菌体细长略弯曲（图 14－1），呈分枝状排列，大小为（0.3～0.6）μm×（1～4）μm，在陈旧培养物中或抗结核药物作用下可出现球状、颗粒状等多形性。有荚膜、无鞭毛和芽胞。用齐一尼抗酸染色法染色，结核分枝杆菌呈红色（彩图 1）。

2. 培养特性　结核分枝杆菌为专性需氧菌，生长最适 pH 6.5～6.8，营养要求较高，生长缓慢，繁殖代时为 18 小时左右。分离培养常用罗氏固体培养基，接种后需培养 3～4 周出现肉眼可见的菌落，典型的菌落表面干燥呈颗粒状，不透明，乳白色或淡黄色，如菜花样（图 14－2）。在液体培养基中呈菌膜生长。

3. 抵抗力　结核分枝杆菌对理化因素的抵抗力较一般无芽胞致病菌强。耐干燥，在干燥痰液中可存活数周，附着在空气尘埃中的细菌可保持传染性 8～10 天；耐强酸、强碱，故常用 6% H_2SO_4 或 4% NaOH 处理有杂菌的标本；对 1∶13 000 孔雀绿或 1∶75 000 结晶紫有抵抗力，若在培养基中加入上述染料可抑制杂菌生长；对湿热、紫外线及乙醇抵抗力较弱，加热 60℃ 30

分钟、日光照射2～7小时或在75%乙醇溶液中作用数分钟均可被杀灭。

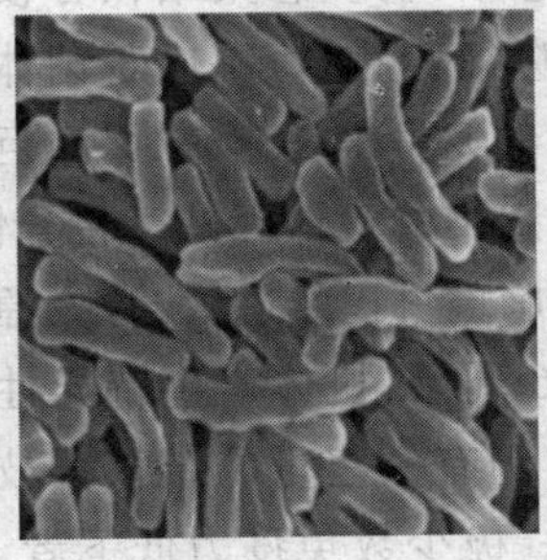

图 14－1 结核分枝杆菌电镜图

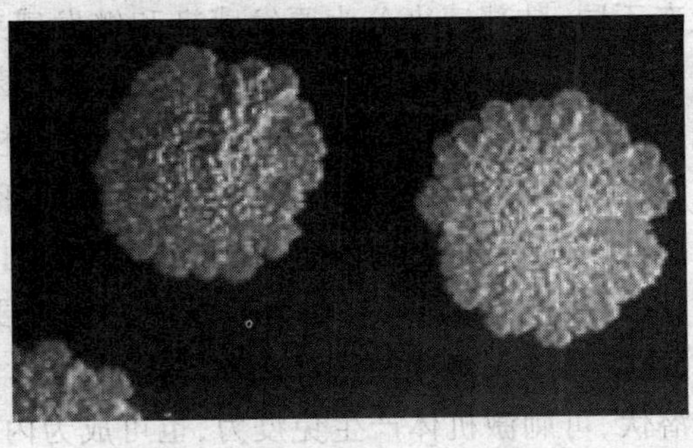

图 14－2 结核分枝杆菌菌落

4. 变异性 结核分枝杆菌因环境条件变化易发生形态、菌落、免疫原性、毒力及耐药性变异。卡介苗(BCG)就是牛型结核分枝杆菌毒力减弱变异株。长期使用抗结核药物治疗可使细菌发生耐药性变异,耐药菌株毒力会减弱,近年来结核分枝杆菌的多重耐药菌株有逐渐增多的趋势。异烟肼等抗结核药物可诱导结核分枝杆菌变异成为L型细菌,L型细菌可能与结核病的久治不愈、反复发作或病情恶化有关。

二、致病性与免疫性

(一) 致病性

1. 致病物质 结核分枝杆菌不产生内、外毒素,也无侵袭性酶类。其致病主要与菌体成分有关。

(1) 脂质:结核分枝杆菌菌体中含有多种脂质成分。① 磷脂:促使单核－巨噬细胞增生,引起结核结节形成与干酪样坏死。② 分枝菌酸:脂质的主要成分,与结核分枝杆菌的抗酸性有关。③ 索状因子:存在于有毒力的结核分枝杆菌细胞壁中,使细菌在液体培养基中能形成盘旋的索状生长现象,其主要作用是损伤细胞线粒体和抑制氧化磷酸化过程,且能抑制粒细胞的游走和引起慢性肉芽肿。④ 蜡质D:一种肽糖脂与分枝菌酸的复合物,可激发机体产生迟发型超敏反应。⑤ 硫酸脑苷脂:有毒株细胞壁的成分,可抑制吞噬细胞中溶酶体与吞噬体的结合,促进有毒结核分枝杆菌在巨噬细胞内的生长繁殖。

(2) 蛋白质:结核分枝杆菌有多种蛋白成分,重要的是结核菌素。结核菌素无毒,与蜡质D结合注入体内能诱发机体对结核分枝杆菌的迟发型超敏反应。

(3) 多糖:常与脂质结合,存在于细胞壁中,能诱发细胞浸润。

(4) 荚膜:结核分枝杆菌荚膜的主要成分为多糖,部分脂质和蛋白质。荚膜对结核分枝杆菌有一定的保护作用,主要包括:① 黏附作用,荚膜能与吞噬细胞表面的补体受体结合,有助于结核分枝杆菌黏附并侵入宿主细胞。② 荚膜中有多种酶可降解宿主组织中的大分子物质,为入侵的结核分枝杆菌提供营养。③ 荚膜能阻止宿主的有害物质进入菌体内。

2. 所致疾病 传染源主要是排菌的结核病患者。结核分枝杆菌主要通过呼吸道、消化道和受损伤的皮肤等多种途径侵入易感机体,引起多种组织脏器的感染,以肺部感染最常见。

（1）肺部感染：结核分枝杆菌通过飞沫或尘埃进入呼吸道引起肺结核。由于机体的免疫状态不同，肺部感染分为原发感染和继发感染两类。① 原发感染：初次感染结核分枝杆菌后引起的病变，易发生于儿童。当结核分枝杆菌侵入肺泡，被巨噬细胞吞噬后，由于菌体成分能抵抗巨噬细胞的溶菌杀伤作用，故使结核分枝杆菌在巨噬细胞内大量生长繁殖，导致巨噬细胞裂解，释出大量细菌，出现渗出性炎症病灶，称为原发灶。初次感染的机体因缺乏特异性免疫，原发灶内的结核分枝杆菌可经淋巴管扩散到肺门淋巴结，引起肺门淋巴结肿大，称为原发复合征；胸透为哑铃形阴影，此为原发感染的重要特征。感染 3～6 周后，机体产生特异性细胞免疫，原发感染大多可经纤维化和钙化而自愈。但通常在病灶内仍有一定量的结核分枝杆菌长期潜伏，可刺激机体产生免疫力，也可成为内源性感染的来源。极少数免疫力低下者，结核分枝杆菌可经血管、淋巴管扩散至全身，形成全身粟粒性结核或结核性脑膜炎。② 继发感染多发生于成年人，病灶亦以肺部为多见。病菌可以是外来的（外源性感染），也可是潜伏在病灶内的（内源性感染）。由于机体已建立了特异性细胞免疫，因此继发感染的特点是病灶多局限，一般不累及邻近的淋巴结，被纤维囊包围的干酪样坏死灶可钙化而痊愈。若干酪样结节破溃，排入邻近支气管，则可形成空洞并释放出大量结核分枝杆菌至痰中。

案例分析

患者，男性，32 岁。主诉午后低热月余，近日出现咳嗽、咯血，伴有食欲低下、全身乏力，而就诊入院。入院查体：晨起体温 36.5℃，午后 37.8℃，脉搏 80 次/分钟，左侧颈部可扪及淋巴结肿大，直径约 3 cm，左肺闻及湿啰音，右肺未闻及异常。X 线检查：左肺上叶底部可见直径约2 cm密度增高的阴影区。

讨论：对该患者如何进一步确诊？可能的致病菌是什么？

（2）肺外感染：部分患者体内结核分枝杆菌可经血行播散至脑、肾、骨、关节、生殖器等，引起相应器官结核；带菌痰液被吞入消化道可引起肠结核；经破损皮肤感染可致皮肤结核。

（二）免疫性

人类对结核分枝杆菌的感染率高，但发病率不高。这表明人体对结核分枝杆菌有相当强的免疫力，主要是细胞免疫。即效应 T 细胞释放 IFN－γ、TNF－α、TNF－β 等多种细胞因子，活化巨噬细胞，使之能消化并杀死被吞入细胞内的结核分枝杆菌。

结核的免疫为有菌免疫或称感染性免疫，即当结核分枝杆菌或其成分在体内存在时，机体有免疫力，而当细菌或其成分全部从体内消失后，机体的抗结核免疫力也随之消失。机体抗结核分枝杆菌的细胞免疫与迟发型超敏反应伴随存在。

三、微生物学检查法

1. 标本采集与处理　根据感染部位不同，采集不同的标本，如痰液、尿液、脑脊液、胸水或腹水等。为提高检出率，可将标本进行浓缩集菌。

2. 直接涂片镜检　标本直接涂片，也可在集菌后涂片，抗酸染色法染色；若找到抗酸染色阳性菌，即可初步诊断。

3. 分离培养　将集菌后的标本接种于罗氏固体培养基上，37℃培养3～4周，呈粗糙型菌落。

4. 快速诊断　近年来，临床已广泛使用分子生物学技术用于结核病的病原学诊断，如PCR、核酸探针等用于结核分枝杆菌DNA鉴定，每毫升中只需数个细菌即可获阳性结果，但应严格控制操作条件，以免出现假阳性。

5. 结核菌素试验

(1) 原理：结核菌素试验是应用结核菌素进行皮肤试验，用以检测受试者对结核分枝杆菌是否有免疫力的试验，其原理是迟发型超敏反应。结核菌素有两种：一种为旧结核菌素(old tuberculin，OT)，另一种为纯蛋白衍生物(purified protein derivative，PPD)，OT或PPD注入皮内后，若受试者已感染结核，则OT或PPD经APC与效应T细胞特异性结合，刺激效应T细胞在局部释放细胞因子，引起迟发型超敏反应性炎症；若受试者未感染过结核则无反应。

(2) 方法：取PPD 5 U或OT 0.1 ml注射于前臂掌侧皮内，经8～72小时观察局部有无红肿、硬结。

(3) 结果分析：不同试验结果具有不同的临床意义。① 阳性：注射部位红肿、硬结直径为0.5～1.5 cm，表明机体曾感染过结核分枝杆菌或卡介苗接种成功，对结核分枝杆菌有迟发型超敏反应和特异性细胞免疫。② 强阳性：硬结直径超过1.5 cm，表明机体可能有活动性结核，应进一步检查。③ 阴性：注射部位无红肿或红肿、硬结直径小于0.5 cm，表明机体对结核分枝杆菌没有迟发型超敏反应和特异性细胞免疫，但应考虑以下情况：受试者处于原发感染的早期、患严重结核病或其他传染病、使用免疫抑制剂等原因所致的免疫功能抑制者。

(4) 应用：结核菌素试验在临床上主要用于选择BCG接种对象及测定接种效果、辅助诊断婴幼儿结核病、对人群中结核分枝杆菌感染的流行病学调查、测定肿瘤患者的细胞免疫功能等。

第二节　脑膜炎奈瑟菌

脑膜炎奈瑟菌(*N. meningitidis*)俗称脑膜炎球菌，是引起流行性脑脊髓膜炎的病原菌。

一、生物学性状

1. 形态与染色　革兰染色阴性，菌体呈肾形或豆形，成双排列的两菌凹面相对，直径0.6～0.8 μm，患者脑脊液涂片细菌多位于中性粒细胞内；无鞭毛和芽胞，新分离的菌株有荚膜和菌毛(彩图2)。

2. 培养特性　本菌为专性需氧菌。营养要求高，常用巧克力色血琼脂培养基培养，初次分离时需加入5%～10% CO_2，经37℃培养24小时，形成无色、圆形、凸起、光滑、透明、似露滴状的小菌落；在血清肉汤培养基培养，呈混浊生长；细菌能产生自溶酶，有自溶倾向。

3. 抵抗力　该菌对干燥、湿热、寒冷等抵抗力极弱，室温放置3小时即死亡；对常用消毒剂敏感，在75%乙醇溶液、1%苯酚溶液、0.1%苯扎溴铵溶液中细菌迅速死亡；对磺胺、青霉素、链霉素和金霉素均敏感。

4. 分类 根据荚膜多糖群特异性抗原不同，将脑膜炎奈瑟菌分成 13 个血清群，其中对人致病的多为 A、B、C 群，我国 95% 以上病例由 A 群菌株引起。

二、致病性与免疫性

（一）致病性

1. 致病物质 包括菌毛、荚膜、IgA_1蛋白酶、脂寡糖（LOS）。菌毛黏附于黏膜上皮细胞，利于定植；荚膜具有抵抗吞噬的作用；IgA_1蛋白酶破坏 IgA_1，帮助细菌黏附于细胞黏膜；LOS 是脑膜炎奈瑟菌主要的致病物质，侵入机体的病菌繁殖后，因自溶或被杀灭而释放出 LOS。LOS 作用于小血管和毛细血管，引起坏死和出血，故出现皮肤淤斑和微循环障碍，严重者可致中毒性休克、血栓、DIC 等。

案例分析

患儿，男，5 岁，高热 3 天，伴有呕吐，头痛，就诊入院。体检：全身皮肤淤点、淤斑，颈项强直等脑膜刺激征阳性。化验检查：脓性脑脊液，中性粒细胞内可见革兰染色阴性双球菌。

讨论：可能的诊断是什么？结合病例提出防护措施。

2. 所致疾病 脑膜炎奈瑟菌引起流行性脑脊髓膜炎，简称流脑，人类是其唯一的易感宿主。传染源是患者和带菌者。流脑流行期间正常人带菌率可达 70% ~80%，故带菌者是重要传染源。

人可经过飞沫或接触被污染的物品而感染。细菌侵入机体后，首先在鼻咽腔繁殖，潜伏期约 1 ~4 天。若机体免疫力强，多无症状或只有轻微的上呼吸道炎症；若机体免疫力低下，则细菌在局部大量繁殖并入血，引起菌血症和败血症。患者突然恶寒、发热、恶心、呕吐，皮肤出现出血性皮疹，若细菌经血流到达中枢神经系统，主要侵犯脑脊髓膜，引起化脓性炎症。患者出现头痛、喷射性呕吐、颈项强直等脑膜刺激症状；少数暴发型脑膜炎可出现微循环衰竭、内毒素性休克、DIC 等。

（二）免疫性

患者和隐性感染者都可获得牢固免疫力，以体液免疫为主，脑膜炎奈瑟菌与血清中特异抗体 IgM、IgG 结合，可通过激活补体被杀灭；SIgA 可阻止脑膜炎奈瑟菌吸附于呼吸道黏膜；母体产生的 IgG 可通过胎盘进入胎儿体内，故 6 个月以内婴儿极少患流行性脑膜炎。

第三节 白喉棒状杆菌

白喉棒状杆菌（*C. diphtheriae*）俗称白喉杆菌，是引起人类白喉的病原菌，白喉多发生于儿童。

一、生物学性状

G^+，菌体末端膨大呈棒状，细菌排列不规则，可呈 V、L 等形状。无鞭毛、荚膜和芽胞。用亚甲蓝或 Albert 染色，菌体内可见异染颗粒，可帮助鉴别白喉棒状杆菌（彩图 3）。

营养要求较高，在含有凝固血清的吕氏培养基上生长迅速，培养 12 ~ 18 小时即形成细小、灰白色、圆形突起的菌落。在亚碲酸钾血琼脂平板上，呈黑色菌落。

本菌对湿热、常用消毒剂抵抗力较弱，但对干燥、寒冷、日光的抵抗力较强，对青霉素敏感。

二、致病性与免疫性

（一）致病性

1. 致病物质

（1）白喉毒素：由携带 β－棒状杆菌噬菌体的白喉棒状杆菌产生，具有强烈的细胞毒作用，由 A、B 两个亚单位构成，B 亚单位能与易感细胞膜表面受体结合，使 A 亚单位进入细胞内；A 亚单位通过抑制细胞蛋白质的合成，破坏细胞生理功能，使组织细胞变性坏死。

（2）索状因子：菌体表面的一种糖脂，能破坏细胞内的线粒体而影响细胞呼吸。

（3）K 抗原：细胞壁外面一种不耐热糖蛋白，具有抗吞噬作用。利于细菌在黏膜表面定植。

2. 所致疾病　白喉的传染源为白喉患者和带菌者，经呼吸道或接触污染的物品传播，6 个月至 5 岁的儿童易感。白喉棒状杆菌首先在鼻咽部黏膜生长繁殖引起局部炎症，使黏膜上皮细胞坏死、血管扩张、组织充血水肿、炎症细胞浸润、纤维蛋白渗出，形成灰白色膜状物，称为假膜。若病变扩展到咽喉部或气管，可因假膜脱落而引起气管阻塞，导致呼吸困难甚至窒息，是白喉早期致死的主要原因。细菌在局部增殖但不入血，但其产生的毒素入血，并迅速与易感细胞结合，引起各种临床症状，如心肌炎、软腭麻痹、肾上腺功能障碍、周围神经炎等。在病后的 2 ~ 3 周，约 2/3 患者的心肌受损，是白喉晚期致死的主要原因。

案例分析

患儿，男，3 岁，上幼儿园。主诉：发热、咽痛 7 天，伴有烦躁、哭闹及流涎，就诊入院。入院查体：患儿咽后壁和悬雍垂处有一灰白色假膜，呈片状，不易擦去，颌下及颈部淋巴结肿大。化验检查：假膜涂片，培养白喉棒状杆菌（+）。心电图未见异常。

讨论：白喉棒状杆菌的形态特征有哪些？其主要的致病因素是什么？对该患儿如何治疗？对其他小朋友应如何进行预防？

（二）免疫性

感染或预防接种后机体均可获得牢固的免疫。胎儿可通过胎盘从母体获得抗毒素抗体，出生后 6 个月内不易感染，6 个月后易感性逐渐增高。

第四节　肺炎链球菌

肺炎链球菌(*S. pneumoniae*)俗称肺炎球菌,是引起大叶性肺炎的病原菌。

本菌为 G^+ 球菌,菌体呈矛头状,成双排列,钝端相对。在患者痰或脓汁中亦可呈单个或短链排列。在机体内或含有血清的培养基中形成荚膜,人工培养后消失;无鞭毛,无芽胞(彩图4,图14-3)。营养要求较高,在血平板上形成细小、表面光滑菌落,菌落周围有草绿色(α)溶血环,因细菌产生自溶酶,菌落常呈"脐形"。自溶酶可被胆盐或胆汁等物质激活,加速细菌溶解,故可用胆汁溶菌试验与甲型溶血性链球菌相区别。

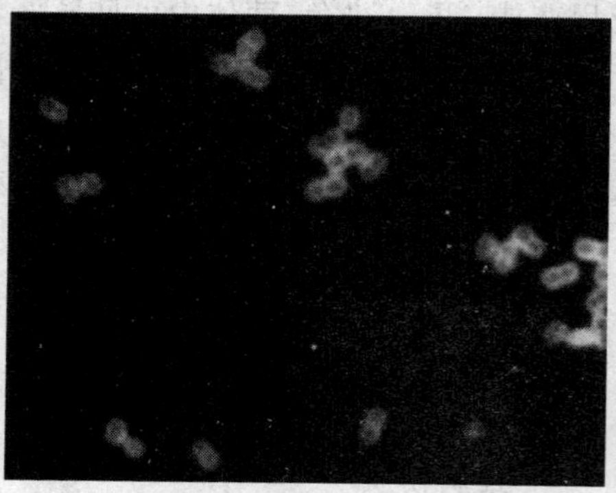

图14-3　肺炎链球菌

肺炎链球菌的主要致病物质是荚膜,具有抗吞噬作用,失去荚膜的细菌其毒力减弱或消失。正常情况下,肺炎链球菌寄居在人的口腔及鼻咽部,不致病,当有病毒感染、吸入麻醉、肺水肿、胸部外伤及受凉等因素使局部抵抗力低下时,可引起感染,而致大叶性肺炎、急性或慢性支气管炎、鼻窦炎、中耳炎和儿童的化脓性脑膜炎等。

第五节　其他呼吸道感染细菌

其他呼吸道感染的细菌有流感嗜血杆菌、百日咳鲍特菌、嗜肺军团菌及肺炎支原体,其主要形态特征及所致疾病见表14-1。

表14-1　其他呼吸道感染的细菌

细菌名称	形态特征	所致疾病
流感嗜血杆菌	G^-小杆菌,常呈多形性,无鞭毛、有芽胞,多数菌株有菌毛,毒力菌株产生荚膜	脑膜炎、咽喉会厌炎、关节炎、心包炎、慢性支气管炎、中耳炎、鼻窦炎
百日咳鲍特菌	G^-小杆菌,两端浓染,无鞭毛,无芽胞,光滑型菌株有荚膜和菌毛	百日咳
嗜肺军团菌	G^-短粗杆菌,呈多形性,有微荚膜,菌毛和单端鞭毛,无芽胞	军团病,临床表现有三种类型:流感样型(轻症型)、肺炎型(重症型)和肺外感染
肺炎支原体	大小为125~300 nm,无细胞壁,呈球形、球杆形、分枝丝状或念珠状等不规则形态。革兰染色法不易着色,用姬姆萨染色呈淡紫色或蓝色	原发性非典型肺炎

第六节 呼吸道细菌感染的防治原则

一、一般性预防

1. 控制传染源　传染源主要是患者，做到早期发现、早期隔离、早期治疗。结核患者隔离至痰菌涂片阴性；流脑患者应隔离至症状消失后3天或发病后一周；白喉患者隔离至症状消失、假膜脱落及连续2次咽拭子涂片培养阴性。

2. 切断传播途径　加强环境卫生管理，严禁随地吐痰，对患者鼻咽分泌物及其所用物品应进行消毒处理，保持室内通风，避免人群聚集。

二、特异性预防

1. 人工主动免疫　接种卡介苗是预防结核病最有效的措施，接种对象主要是结核菌素试验阴性的儿童和新生儿。接种后6～8周如结核菌素试验转为阳性，则表示接种者已获得免疫力；阴性则表示接种者未获得免疫力，需进行复种。接种后获得的免疫力可维持5年左右。我国规定新生儿出生后而接种卡介苗，7岁时复种，在农村12岁时再复种一次。预防流脑可接种纯化多糖疫苗，接种对象为15岁以下儿童，皮下注射。预防白喉的主要措施是注射白喉类毒素，出生后3个月接种百白破三联疫苗可预防百日咳、白喉、破伤风，共接种3次，间隔4～6周；2岁、7岁时各复种一次。

2. 人工被动免疫　与白喉患者有密切接触史的易感儿童应注射白喉抗毒素进行紧急预防。

三、治疗原则

1. 抗生素治疗　结核治疗首选异烟肼、利福平、吡嗪酰胺、乙胺丁醇和链霉素，联合用药不仅有协同作用，还能减少耐药性的产生；在治疗过程中应定期做药敏试验，选择敏感药物进行治疗。流脑及白喉治疗可选用敏感的抗生素如青霉素、红霉素等。

2. 抗毒素血清治疗　早期、足量注射白喉抗毒素血清可用于白喉的治疗。为预防血清过敏性休克的发生，注射前应作皮肤试验。

本章小结

呼吸道感染细菌知识小结见表14－2。

表14－2　呼吸道感染细菌

细菌	生物学特性	致病性与免疫性
结核分枝杆菌	菌体细长略弯曲，呈分枝状，抗酸染色阳性。培养常用罗氏固体培养基，生长最适pH 6.5～6.8，生长缓慢，菌落呈花菜状	致病与菌体成分有关。经多种途径感染，引起结核病。OT试验用于检测机体对结核分枝杆菌的免疫力

续表

细菌	生物学特性	致病性与免疫性
脑膜炎奈瑟菌	G^-,菌体呈肾形或豆形,无鞭毛和芽胞,新分离的菌株有荚膜和菌毛。常用巧克力色血琼脂培养基培养,初次分离时需加入5%～10% CO_2	致病物质为菌毛、荚膜、IgA_1蛋白酶、脂寡糖(LOS)。引起流行性脑脊髓膜炎。患者和隐性感染者都可获得牢固免疫力
白喉棒状杆菌	G^+,菌体末端膨大呈棒状,无鞭毛、荚膜和芽胞。用亚甲蓝染色,菌体内可见异染颗粒。在亚碲酸钾血琼脂平板上菌落呈黑色	致病物质为白喉毒素、索状因子。所致疾病为白喉,6个月至5岁的儿童易感。感染或预防接种后均可获得牢固免疫
肺炎链球菌	G^+球菌,菌体呈矛头状,成双排列。有荚膜,无鞭毛和芽胞。在血平板上形成草绿色(α)溶血环,菌落常呈"脐形"	主要致病物质是荚膜。可引起大叶性肺炎、急性或慢性支气管炎、鼻窦炎、中耳炎和儿童的化脓性脑膜炎等

思考题

1. 结核菌素试验原理及临床应用。
2. 白喉的特异性防治方法。

(安　艳)

第十五章 消化道感染细菌

学习目标

- 掌握常见消化道细菌的生物学性状
- 熟悉消化道细菌的感染途径及防治原则
- 了解消化道细菌的致病性及检测方法

消化道感染细菌是指一类经粪－口途径传播，在胃肠道增殖并引起胃肠道症状，或正常定居于肠道但可引起肠外感染的病原菌。主要包括埃希菌属、志贺菌属、沙门菌属、弧菌属及螺杆菌属等。

第一节 埃希菌属

埃希菌属（*Escherichia*）细菌多为人和动物肠道内正常菌群，一般不致病，其中以大肠埃希菌（*E. coli*）最常见。大肠埃希菌俗称大肠杆菌，婴儿出生后数小时肠道就出现大肠埃希菌，能合成维生素 B 和维生素 K 供人体吸收利用。当机体免疫力下降或细菌侵入肠道外组织器官时可引起肠道外感染，某些血清型菌株也可直接引起肠道感染。大肠埃希菌菌群数可作为卫生细菌学检查的指标，卫生部规定的饮用水卫生细菌学标准是：每 1 000 ml 饮用水不得超过 3 个大肠菌群，每毫升饮用水细菌总数不得超过 100 个。饮料每 100 ml 不得超过 5 个大肠菌群。

一、生物学性状

1. 形态与结构　埃希菌属为 G^- 杆菌，大小为（0.5～0.7）μm×（2～3）μm，无芽胞，多数有周身鞭毛，少数细菌有荚膜或微荚膜，大多数细菌有菌毛（彩图 5，图 15－1）。

2. 培养和生化反应　埃希菌属为兼性厌氧，营养要求不高，在普通培养基上形成中等大小的光滑型菌落，在 SS 平板上因分解乳糖产酸呈红色菌落，不发酵乳糖的细菌为无色菌落。生化反应活跃，分解多种糖类，产酸产气。靛基质试验阳性、甲基红试验阳性，VP 试验、枸橼酸盐利用试验阴性，即 IMViC 试验结果为“＋＋－－”。

3. 抵抗力　埃希菌属细菌耐热性较其他肠道杆菌强，60℃ 15 分钟仍有部分细菌存活，在土壤、水中可存活数周至数月。胆盐、亚硝酸盐和煌绿等染料对大肠埃希菌有选择性抑制作

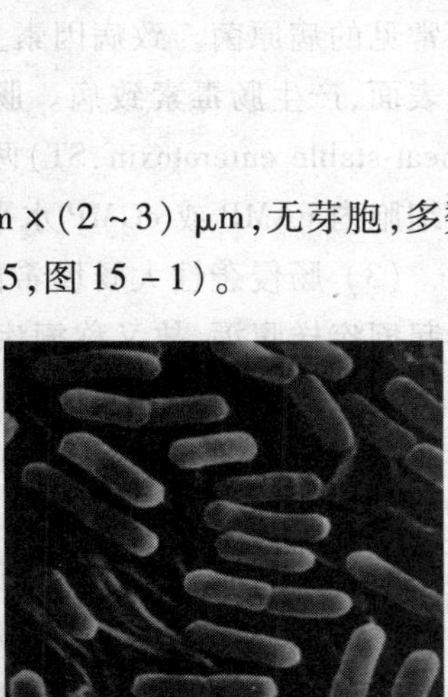

图 15－1　大肠埃希菌电镜图

用。本属细菌对磺胺类、链霉素、氯霉素等均敏感,但易产生耐药性。

4. 抗原结构　主要有菌体抗原(O)、鞭毛抗原(H)和表面抗原(K)三种,是血清学分型的基础。O抗原有170多种,H抗原有60多种,K抗原有100多种。大肠埃希菌抗原的表示按O:K:H排列,如O111:K58:H2。

二、致病性

(一)致病物质

致病物质有菌毛、外毒素(如肠毒素、溶血毒素)、内毒素和K抗原等。菌毛、K抗原与细菌侵袭力有关;外毒素、内毒素则与本菌致病特征和感染程度有关。

(二)所致疾病

多为正常菌群转为条件致病菌引起的内源性感染,少数致病性大肠埃希菌经口引起外源性感染。

1. 肠道外感染　寄居于肠道的大肠埃希菌在机体抵抗力降低或外伤时,可侵入肠道外组织器官,引起化脓性感染。以泌尿道感染最常见,如尿道炎、肾盂肾炎、膀胱炎,也可引起腹膜炎、胆囊炎、阑尾炎、肺炎、脑膜炎、手术创口和烧伤感染等;在免疫力极度低下者,该菌也可引起败血症。

2. 肠道感染　为外源性感染,根据致病机制,引起肠道感染的大肠埃希菌可分为五组。

(1) 肠致病性大肠埃希菌(enteropoathogenic *E. coli*, EPEC):EPEC是婴儿腹泻的主要病原菌。本菌主要在十二指肠、空肠和回肠上段繁殖,细菌黏附于肠壁微绒毛上,使肠黏膜上皮细胞结构与功能受损,导致腹泻。分娩室受该菌污染时易造成新生儿重症感染,死亡率很高。

(2) 肠产毒性大肠埃希菌(enterotoxigenic *E. coli*, ETEC):ETEC是旅游者腹泻和婴幼儿腹泻常见的病原菌。致病因素主要是肠毒素和菌毛。细菌进入机体黏附于小肠近端黏膜上皮细胞表面,产生肠毒素致病。肠毒素有不耐热肠毒素(heat-labile enterotoxin, LT)和耐热肠毒素(heat-stable enterotoxin, ST)两种。肠毒素通过激活肠黏膜细胞的腺苷环化酶或鸟苷环化酶致使细胞内cAMP或cGMP水平升高,导致肠液过度分泌而引起腹泻。

(3) 肠侵袭性大肠埃希菌(enteroinvasiue *E. coli*, EIEC):本菌主要感染较大儿童和成人,引起痢疾样腹泻,故又称痢疾样大肠埃希菌。该菌主要依赖侵袭力和内毒素致病。细菌侵入结肠黏膜上皮细胞后大量繁殖,死亡的细菌释放出内毒素,引起肠黏膜炎症和溃疡,导致腹泻,其病变酷似细菌性痢疾。本菌无动力,抗原构造及生化反应亦与志贺菌相似,故易误诊为志贺菌感染。

(4) 肠出血性大肠埃希菌(enterohemorrhagic *E. coli*, EHEC):本菌能引起出血性结肠炎和溶血性尿毒综合征。致病因素主要是菌毛和毒素。该菌产生的毒素与志贺菌产生的毒素基本相同,亦称志贺样毒素,其致病作用是引起结肠上皮细胞死亡脱落、肠道出血、肾远曲小管与集合管变性以及血小板聚集。1996年,肠出血型大肠埃希菌O157:H7曾在日本暴发流行,感染者达万人。

(5) 肠集聚性大肠埃希菌(enteroaggregative *E. coli*, EAEC):引起婴儿持续性腹泻、脱水,偶有血便。该菌无侵入肠黏膜上皮细胞的能力,其致病机制可能是通过菌毛黏附于肠黏膜上皮细胞,在细胞表面聚集,呈砖块状排列并产生毒性产物,从而干扰肠壁吸收肠腔内的液体,导致腹泻。

第二节 志贺菌属

志贺菌属(*Shigella*)是引起细菌性痢疾的病原菌,俗称痢疾杆菌(dysentery bacterium)。细菌性痢疾在春、夏两季发病率较高,是常见的肠道传染病之一。

一、生物学性状

1. 形态与结构 志贺菌属为 G^- 杆菌,大小为 $(0.5 \sim 0.7)\ \mu m \times (2 \sim 3)\ \mu m$,有菌毛,无荚膜、无鞭毛及芽胞。有 O 抗原和 K 抗原,根据 O 抗原和生化反应不同将志贺菌属分为 A 族即痢疾志贺菌、B 族即福氏志贺菌、C 族即鲍氏志贺菌、D 族即宋内志贺菌 4 族,我国以福氏志贺菌多见,其次是宋内志贺菌。

2. 培养和生化反应 志贺菌属为需氧或兼性厌氧。在普通培养基上形成中等大小、半透明的光滑型菌落,在 SS 平板上形成无色半透明小菌落。志贺菌分解葡萄糖产酸不产气,大多数不分解乳糖(宋内志贺菌能迟缓发酵乳糖),不分解尿素,甲基红试验阳性,H_2S 试验、枸橼酸盐利用试验和 VP 试验均为阴性,对甘露醇的分解和产生靛基质的能力,因菌种而异。动力阴性,可与沙门菌、大肠埃希菌等区别。

3. 抵抗力 志贺菌属对理化因素抵抗力较弱,加热 60℃ 10 分钟即死亡;潮湿土壤中能生存 1 个月;对酸性环境较敏感;对氯霉素、磺胺、链霉素、诺氟沙星(氟哌酸)敏感但易形成耐药性。

二、致病性

(一) 致病因素

1. 侵袭力 志贺菌的侵袭力主要通过菌毛黏附于肠黏膜上皮细胞,侵入细胞内生长繁殖并在细胞间传播;该菌的 K 抗原有抗吞噬作用。

2. 毒素

(1) 内毒素:各群志贺菌均能产生毒性强烈的内毒素,作用于肠壁使其通透性增高,促进毒素吸收,引起全身中毒症状,如发热、神志障碍、中毒性休克等;作用于肠壁自主神经系统,导致肠道功能紊乱,肠蠕动失调和痉挛,尤其是直肠括约肌反应最明显,因而患者表现腹部绞痛、里急后重等症状;该毒素破坏黏膜,形成炎症、溃疡,呈现典型的黏液脓血便。

(2) 外毒素:多由痢疾志贺菌产生,又称志贺外毒素,由 A 亚单位和 B 亚单位组成,B 亚单位与肠黏膜上皮细胞的受体结合;A 亚单位抑制蛋白质合成,具有神经毒性、细胞毒性和肠毒性,可引起神经麻痹、细胞坏死和水样腹泻。

（二）所致疾病

1. 急性菌痢　起病急，典型症状有发热、腹痛、腹泻；初为稀水样便，约一天左右转为黏液脓血便，伴有里急后重、下腹疼痛等症状。若及时治疗，预后良好。但在体弱儿童和老人，因水和电解质的大量丢失，可导致失水、酸中毒。中毒性菌痢多见于儿童，发病急，常无明显的胃肠道症状，而表现严重的中毒症状，如高热、昏迷、休克等，病死率高。此为内毒素致微血管痉挛、缺血、缺氧导致 DIC、多器官功能衰竭所致。

2. 慢性菌痢　若急性菌痢治疗不彻底，反复发作，病程超过 2 个月则可诊断为慢性菌痢。常因症状不典型而误诊。细菌可在少数患者结肠定植形成慢性或长期带菌。

第三节　沙门菌属

沙门菌属（*Salmonella*）是一大群寄生于人类和动物肠道中、生化反应和抗原构造相似的革兰阴性杆菌。细菌型别繁多，目前至少有 2 000 种以上的血清型，其中对人致病的主要有伤寒沙门菌、甲型副伤寒沙门菌、肖氏沙门菌（原乙型副伤寒沙门菌）、希氏沙门菌（原丙型副伤寒沙门菌），其他细菌主要对动物致病，偶尔可传染给人类，引起食物中毒和败血症，其中鼠伤寒沙门菌最常见。

一、生物学性状

1. 形态与结构　沙门菌属为 G^- 杆菌，大小为（0.5～1.0）μm×（2～3）μm，多有周鞭毛、菌毛，无芽胞及荚膜（彩图 6）。

2. 培养和生化反应　沙门菌属为兼性厌氧，营养要求不高，在普通琼脂平板上形成中等大小、无色半透明的光滑型菌落，在 SS 平板上形成无色半透明小菌落。

沙门菌属细菌种类及生化反应特征见表 15－1。

表 15－1　沙门菌属细菌的生化特征

菌名	动力	葡萄糖	乳糖	麦芽糖	甘露醇	硫化氢	靛基质	VP	甲基红	枸橼酸盐
甲型副伤寒沙门菌	+	⊕	－	⊕	⊕	－/+	－	－	+	－
肖氏沙门菌	+	⊕	－	⊕	⊕	+++	－	－	+	±
鼠伤寒沙门菌	+	⊕	－	⊕	⊕	+++	－	－	+	+
希氏沙门菌	+	⊕	－	⊕	⊕	+	－	－	+	+
猪霍乱沙门菌	+	⊕	－	⊕	⊕	－/+	－	－	+	+
肠炎沙门菌	+	⊕	－	⊕	⊕	+++	－	－	+	－
伤寒沙门菌	+	+	－	+	+	－/+	－	－	+	－

注：糖发酵试验：－不发酵；+产酸；⊕产酸产气

3. 抗原结构　沙门菌抗原结构复杂，主要有 O、H 两种抗原，少数细菌有 Vi 抗原。O 抗原是菌体的脂多糖部分，有多种组成成分，共有 58 种，用阿拉伯数字顺序表示，现已排至第 67，但其中有 9 种被删除，故数字是不连续的。O 抗原属 TI-Ag，刺激机体产生 IgM 类抗体，在体内维持时间短。H 抗原是鞭毛蛋白抗原，属 TD－Ag，刺激机体主要产生 IgG 类抗体，在体内维持时间较长。Vi 抗原是覆盖在细菌细胞壁脂多糖外的多糖抗原，Vi 抗原免疫原性弱，刺激机体产生的抗体效价低。测定 Vi 抗体有助于检出伤寒带菌者。

沙门菌对理化因素的抵抗力不强，湿热 65℃ 15～30 分钟即被杀灭。本菌在水中可存活 2～3周，粪便中能存活 1～2 月。对一般消毒剂敏感，但对胆盐、煌绿等的耐受性较其他肠道杆菌强，故可作为沙门菌选择培养基的成分。对氯霉素等多种抗生素敏感。

二、致病性与免疫性

（一）致病物质

1. 侵袭力　沙门菌的有毒株能侵袭小肠黏膜。沙门菌通过种特异性菌毛黏附至黏膜上皮细胞间 M 细胞表面，并向 M 细胞中输入其分泌的侵袭蛋白，引发细胞内的肌动蛋白重排，诱导细胞膜凹陷，导致细胞的内吞，M 细胞将内吞的细菌转运至其下方的集合淋巴小结中的巨噬细胞，供其吞噬和清除。沙门菌即在巨噬细胞的吞噬泡内繁殖，可导致宿主细胞死亡，细菌被释放并扩散进入毗邻的淋巴组织细胞。

沙门菌在宿主体内形成 Vi 抗原。Vi 抗原具有微荚膜的功能，能抵抗吞噬细胞的吞噬与杀伤作用，并能阻止菌体 O 抗原与相应抗体的结合。

2. 内毒素　沙门菌死亡后释放的内毒素，是主要的致病物质，可引起发热、白细胞减少。严重感染时，大剂量内毒素释放，可导致中毒性休克。

3. 肠毒素　个别沙门菌（如鼠伤寒沙门菌）可产生肠毒素，类似导致 ETEC，刺激肠黏膜细胞内 cAMP 水平增加，细胞分泌功能增强，吸收功能降低，导致严重腹泻。

（二）所致疾病

1. 伤寒和副伤寒　伤寒沙门菌引起伤寒，甲型副伤寒沙门菌、肖氏沙门菌（原称乙型副伤寒沙门菌）、希氏沙门菌（原称丙型副沙门菌）引起副伤寒。伤寒和副伤寒的致病机制和临床症状基本相似。传染源为患者或带菌者。沙门菌为胞内寄生菌。细菌随污染的水源或食物经消化道侵入，若侵入的细菌数量多（10^3～10^6）或胃酸不足时，未被胃酸杀灭的细菌进入小肠，经 M 细胞侵入黏膜下集合在淋巴小结，被巨噬细胞吞噬，巨噬细胞吞噬能力十分活跃，胞质中常吞噬有伤寒沙门菌、受损的淋巴细胞、红细胞及坏死细胞碎屑，病理学上称其为伤寒细胞。伤寒细胞常聚集成团，形成小结节，称为伤寒肉芽肿。部分细菌通过淋巴管到肠系膜淋巴结大量繁殖。细菌在宿主细胞内增殖，可使宿主细胞裂解，细菌经胸导管进入血流，引起第一次菌血症。患者出现全身疼痛、不适、发热，此时为疾病的前驱期。细菌通过血流进入全身多器官包括肝、脾、肾及胆囊等，并在其中繁殖，细菌再次进入血流，引起第二次菌血症。被杀灭的细菌，释出大量内毒素，引起持续高热等全身中毒症状，肝脾大、皮肤出现玫瑰疹。此时相当于发病的第 1 周。胆囊中的细菌随胆汁排入肠道，一部分随粪便排出；进入肠道的细菌又可通过肠黏膜再次进入肠壁淋巴组织，引起迟发型超敏反应，导致局部组织炎症、坏死和溃疡形成。肾中的细菌可随尿排出。此时是病程的第 2～3 周。第 3 周始，随着机体特异性抗体和细胞免疫的产生，病原菌逐渐被清除，若没有并发症，病情逐渐好转。典型病例病程为3～4周。少数患者病原菌未被彻底清除可成为慢性带菌者。

副伤寒临床症状与伤寒相似，但症状较经，病程较短。

案例分析

患者男性，40岁，持续高热1周，近日体温有所下降，但出现腹泻，且全身中毒症状明显。查体：肝脾大、皮肤见玫瑰疹。化验：血白细胞减少，中性粒细胞占60%；血细菌培养阴性。

讨论：引起消化道感染的细菌有哪些？该患者可能的诊断及依据？还需做哪些检查？

2. 食物中毒　主要误食被鼠伤寒沙门菌、肠炎沙门菌、猪霍乱沙门菌等污染的食物而引起。潜伏期短，一般4～24小时。主要症状为发热、恶心、呕吐、腹泻，于2～4天可完全恢复。病后很少有慢性带菌者。常因用餐引起，多为集体发病。

3. 败血症　主要由希氏沙门菌、猪霍乱沙门菌、鼠伤寒沙门菌、肠炎沙门菌等引起，多发于儿童及抵抗力低下者。细菌进入肠道后，经肠壁侵入血流并大量繁殖，引起寒战、高热、贫血等症状。

（三）免疫性

伤寒沙门菌系胞内寄生菌，病愈后可获得牢固的免疫力，主要是细胞免疫。体液免疫产生的sIgA具有特异性阻止伤寒沙门菌黏附到肠黏膜表面的能力；抗O抗体和抗Vi抗体也有抗感染作用。

第四节　霍乱弧菌

霍乱弧菌（*V·cholerae*）是引起急性烈性肠道传染病霍乱的病原菌。霍乱为我国法定的甲类传染病，曾多次发生世界性大流行。

一、生物学性状

1. 形态与结构　霍乱弧菌为G^-菌，新分离出的菌体弯曲呈弧形或逗点状（图15－2），人工培养后常呈杆状。菌体一端有单鞭毛（彩图7），运动极其活泼，有菌毛，无芽胞，有些菌株（O139）有荚膜。取患者米泔水样粪便用悬滴法检查可见“鱼群样”穿梭运动。

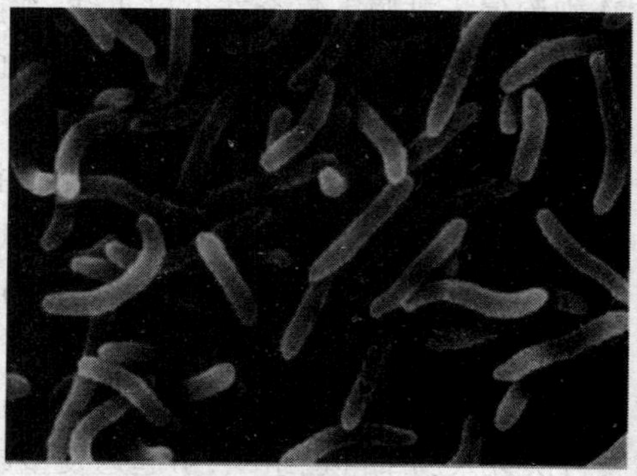

图15－2　霍乱弧菌电镜图

2. 培养特性　霍乱弧菌营养要求不高，兼性厌氧，耐碱不耐酸，在pH 8.8～9.0的碱性蛋白胨水或碱性琼脂平板中生长良好，形成圆形、光滑、透明菌落。

3. 抗原结构与分型　霍乱弧菌有 H 抗原和 O 抗原。根据 O 抗原的特异性不同,可将霍乱弧菌分为 155 个血清群。引起霍乱流行的是 O1 血清群和 O139 血清群。O1 血清群包括两个生物型,即古典生物型和 El Tor 生物型。

4. 抵抗力　霍乱弧菌对热及消毒剂抵抗力弱,湿热 55℃ 15 分钟即死亡;对酸尤为敏感,在胃酸中仅能存活 4 分钟,但该菌在河水及海水中能存活 1 ~ 3 周甚至可以越冬。对氯敏感,可用 1:4 的漂白粉消毒患者排泄物或呕吐物,经 1 小时可达到消毒的目的。

二、致病性与免疫性

(一) 致病物质

1. 鞭毛和菌毛　霍乱弧菌依靠活泼的鞭毛运动,穿过肠黏膜黏液层,借助菌毛黏附于肠壁上皮细胞,迅速繁殖。O139 群有荚膜,具有抗吞噬作用。

2. 霍乱毒素　霍乱毒素有强烈的致泻作用,因此又称为霍乱肠毒素。霍乱肠毒素由 1 个 A 亚单位和 5 个 B 亚单位组成。A 亚单位为霍乱肠毒素的毒性部分;B 亚单位为霍乱肠毒素的结合部分,B 亚单位与小肠黏膜上皮细胞表面受体(神经节苷脂 GM1)结合后,A 亚单位才能进入细胞内,并在蛋白酶的作用下裂解成 A1 和 A2 两个多肽。A1 多肽可激活细胞内的腺苷环化酶,使细胞内 cAMP 浓度升高,导致肠黏膜上皮细胞分泌功能亢进,肠液分泌增加,大量水分及离子由细胞进入肠腔,远远超过了肠道的吸收能力,引起严重的呕吐、腹泻。

(二) 所致疾病

传染源为患者或带菌者,主要通过污染的水源或食物经口感染,引起霍乱。人是霍乱弧菌的唯一易感者。典型症状为感染后 2 ~ 3 天突然出现剧烈呕吐、腹泻(米泔水样便),严重时失水量每小时高达 1 升。因大量水和电解质丢失,导致脱水、电解质紊乱及酸中毒,如不及时治疗,常因肾衰竭、休克而死亡。

(三) 免疫性

机体康复后可产生对同群菌的牢固免疫力,以体液免疫为主。血液及肠腔内均有特异性抗体产生,其中,肠腔内 sIgA 能阻止霍乱弧菌附着及霍乱肠毒素与肠上皮细胞受体的结合。O1 ~ O139 群之间无交叉免疫性。

第五节　幽门螺杆菌

幽门螺杆菌(*Helicobacter pylori*)是螺杆菌属的代表菌。统计表明,世界一半以上的人口受该病菌感染。胃溃疡、胃炎、胃癌等一系列疾病据认为都与感染该病菌有一定关系。慢性胃炎患者的胃黏膜活检标本中幽门螺杆菌检出率可达 80% ~ 90%,而消化性溃疡患者更高,可达 95% 以上,甚至接近 100%。胃癌由于局部上皮细胞已发生异化,因此检出率高低报道不一。

拓展阅读

医学诺贝尔之路(2005)——“埋藏”在肠胃中的诺贝尔奖

1979年4月，澳大利亚珀斯皇家医院42岁的研究人员沃伦在一份胃黏膜活体标本中，意外地发现一条奇怪的蓝线，他用高倍显微镜观察，发现是无数细菌紧黏着胃上皮。后来，尝试着对切片进行了染色处理，结果细菌清晰可见，而且数量比预想的更多。由于这种细菌总是出现在慢性胃炎标本中，沃伦意识到，这种细菌和慢性胃炎等疾病可能有密切关系。然而，这项发现并不符合当时“正统”的医学理念。当时的医学界认为，健康的胃是无菌的，因为胃酸会将人吞入的细菌迅速杀灭。功夫不负有心人。1981年，一位名叫巴里·马歇尔的年轻人出现在沃伦面前。马歇尔当时是珀斯皇家医院的消化科医生，马歇尔为沃伦提供胃黏膜活体样本，并进行了相关试验。他惊讶地发现，沃伦坚持的观点是正确的。由此，马歇尔对这种不知名的细菌表现出极大兴趣，并全身心投入到研究中。

为了获得这种细菌致病的证据，马歇尔就自己作为志愿者进行研究。首先他接受胃镜检查，证实胃正常，然后吞服细菌，前三天无症状，从第四天开始，他感到上腹不适，早饱、恶心和口臭——同事们说他呼吸中有一股“腐烂味”，第九天再次接受胃镜检查，发现胃黏膜有细菌定植，并有胃黏膜中性粒细胞浸润和上皮变性，提示存在胃炎，从而证实这种细菌感染可导致胃炎。沃伦和马歇尔又用内窥镜对100例肠胃病病人进行研究，发现所有十二指肠溃疡病人胃内都有这种细菌。1983年他们以来信的形式发表在英国权威医学期刊《柳叶刀》杂志上，全世界掀起了一股研究热潮。沃伦和马歇尔发现的这种细菌被定名为幽门螺杆菌，也由此获得2005年医学诺贝尔奖。

一、生物学性状

幽门螺杆菌为G^-菌，菌体大小为(0.5~1.0) μm×3.5 μm，呈螺旋形、S形或海鸥展翅状。一端或两端有2~6根鞭毛(图15-3)，运动活泼，在胃黏液层中呈鱼群样排列。

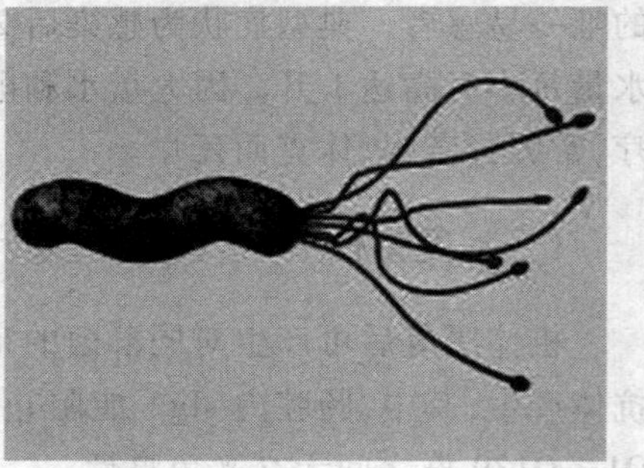

图15-3　幽门螺杆菌

微需氧，营养要求高，需动物血液或血清。于37℃孵育3天可形成针尖状无色透明菌落。生化反应不活泼，不分解糖类。过氧化氢酶和氧化酶阳性，尿素酶丰富，可迅速分解尿素，是鉴定本菌的重要依据。

二、致病性

幽门螺杆菌进入胃后，借助鞭毛提供的动力穿过黏液层。研究表明，幽门螺杆菌在黏稠的环境下具有极强的运动能力，强动力性是该菌致病的重要因素。当其到达上皮表面后，通过黏附素，黏附于上皮细胞表面，难以随食物一起被排出。幽门螺杆菌还可分泌超氧化物歧化酶(SOD)和过氧化氢酶，以保护其免受中性粒细胞的杀伤作用。幽门螺杆菌富含尿素酶，通过尿素酶水解尿素产生氨，在菌体周围形成“氨云”保护层，以抵抗胃酸的杀灭作用。

幽门螺杆菌被认为与胃炎、胃溃疡及胃癌的发生有关，推测原因是：① 胃酸分泌功能低下的人是该菌的易感者。② 寄生于较厚的黏液层中,使细菌免于胃酸的灭菌作用。③ 运动活跃,可在黏液层内迁至适宜 pH 处。④ 细菌的内毒素和其他毒素损伤黏膜细胞,导致胃炎和溃疡。⑤ 产生大量尿素酶,分解尿素产生氨,可以中和胃酸,同时生成的胺可以破坏黏膜细胞,促进溃疡形成。

幽门螺杆菌也认为与胃癌的发生关系密切。幽门螺杆菌寄居处常见胃上皮增生,该菌感染时胃内亚硝胺、亚硝基化合物增多,有可能导致胃黏膜上皮细胞 DNA 突变致癌。

经消化道感染引起疾病的细菌还有创伤弧菌,该菌可引起暴发型败血症、急性蜂窝织炎、急性腹泻等。

第六节 消化道感染细菌的检测方法及防治原则

一、微生物学检查法

1. 标本采集 不同部位的肠外感染,采集不同的标本,如中段尿、血液、脓液、脑脊液等。肠内感染致腹泻则采集粪便。

沙门菌感染患者根据不同病程,采取不同的标本,如伤寒患者在病程第 1 周取血,第 2 ~ 3 周取粪便、尿液,第 1 ~ 3 周取骨髓。其他感染者,如败血症患者取血,胃肠炎患者取粪便、呕吐物或可疑食物。

2. 分离培养与鉴定 粪便、尿(沉渣)标本可直接接种于选择培养基。血液和骨髓液需先经肉汤培养基增菌,再接种于血平板。培养后观察菌落并作涂片染色镜检,生化反应鉴定和血清学鉴定。

3. 血清学试验(肥达反应) 用已知的伤寒沙门菌 O、H 抗原和甲、乙型副伤寒沙门菌 H 抗原与患者血清做定量凝集试验,测定患者血清相应抗体的含量和增长情况可辅助诊断伤寒或副伤寒的试验。

(1) 正常凝集效价 正常人由于隐性感染或预防接种,血清中通常可含有一定水平的凝集抗体。一般情况下,伤寒沙门菌 O 抗体的凝集效价在 1∶80 以上,H 抗体凝集效价在 1∶160 以上,甲型副伤寒沙门菌和肖氏沙门菌 H 抗体凝集效价在 1∶80 以上才有诊断意义。

(2) O 抗体与 H 抗体的诊断意义 患者感染伤寒沙门菌后,抗伤寒沙门菌 O 抗体(IgM)出现较早,维持时间也短;抗伤寒沙门菌 H 抗体(IgG)出现较晚,维持时间较长。因此,若血清中 O 与 H 凝集效价均超过正常值,则伤寒的可能性大。若二者均低于正常值,则伤寒可能性较小。若 O 凝集效价高而 H 凝集价低于正常值,则可能是感染早期或沙门菌属中其他细菌感染引起的交叉反应。若 O 凝集效价低而 H 凝集效价高于正常值,则可能是预防接种或非特异性回忆反应。

血清学检查结果的判断必须结合临床症状、病期及地区情况。一般说,间隔 5 ~ 7 天重复采血,如凝集效价随病程延长而升高 4 倍以上,才有诊断价值。

4. 带菌者检查 最可靠的方法是分离培养病原菌。取粪便、肛拭子、胆汁或尿液作培养,但检出率低。一般认为带菌者的 Vi 抗体阳性率可达 90% 左右,故常用血清学方法检测 Vi 抗体;如伤寒沙门菌 Vi 抗体效价在 1∶10 以上,即为阳性。凡 Vi 抗体阳性者应取粪便或尿液反复进行分离培养,以确定是否为带菌者。

二、防治原则

1. 一般性预防

(1) 控制传染源:尽量早期发现、早期隔离、彻底治疗患者。

(2) 切断传播途径:预防和控制消化道细菌感染的关键措施:加强饮用水管理,严格防止污染,饮用水必须消毒;加强食品管理,疾病流行季节禁食生冷食品;加强食品运输、加工、冷藏等方面的卫生措施,防止病原菌污染;搞好个人及环境卫生,消灭苍蝇;餐饮从业人员应定期进行健康检查,及时发现带菌者;患者的粪便及排泄物按要求严格消毒处理。

2. 特异性预防　口服志贺菌活菌苗,能刺激肠黏膜产生 sIgA。注射伤寒和副伤寒三联菌苗,可提高人体的免疫力,降低发病率,但不良反应大,效果不佳。口服 O1 群霍乱弧菌活疫苗经初步应用效果较好,O139 群尚无预防性疫苗。幽门螺杆菌抗原疫苗正在研制中。

3. 治疗原则

(1) 抗生素治疗:细菌性痢疾治疗选磺胺、氯霉素、氨苄西林、呋喃唑酮等。伤寒治疗首选氯霉素。霍乱的治疗选用四环素,抗菌治疗可缩短排菌期、减少肠毒素的产生、减轻腹泻症状。幽门螺杆菌感染多采用以铋剂或抑酸剂为基础,再加两种抗生素的三联疗法。

(2) 补液、纠正电解质紊乱:对腹泻的患者应及时补液纠正水和电解质紊乱,对霍乱的治疗尤为重要,其原则是"先盐后糖、先快后慢、纠酸补碱、注意补钾"。

(3) 其他治疗:对症治疗、并发症的治疗、防止菌群失调及减少医院感染在消化道感染细菌的治疗上也很重要。

本章小结

消化道感染细菌按其致病性分为内涵性的正常菌群与外源性的病原菌。当宿主免疫功能降低或细菌改变寄生部位等,内源性正常菌群可成为条件致病菌而导致内源性感染。外源性感染常见的细菌有:伤寒沙门菌、老贺菌、霍乱弧菌及致病性大肠埃希菌等。

消化道感染细菌知识小结见表 15-2。

表 15-2　消化道感染细菌

细菌名称	生物学特性	致病物质	所致疾病与免疫性
埃希菌属	G^-杆菌,无芽胞,多数有周鞭毛。在 SS 平板上形成红色菌落,IMViC 试验结果为"+ + - -"	普通菌毛、毒素、K 抗原	肠道外感染,婴儿腹泻、旅游者腹泻、痢疾样腹泻、出血性肠炎等
志贺菌属	G^-杆菌,有菌毛,无荚膜、无鞭毛及芽胞。在 SS 平板上形成无色半透明小菌落。分解葡萄糖产酸不产气,不分解乳糖,动力阴性	菌毛、内毒素、外毒素	急性菌痢、慢性菌痢、中毒性菌痢。病愈后免疫期短,且不巩固,血循环抗体无保护作用
沙门菌属	G^-细长杆菌,多有周鞭毛,无芽胞。在 SS 平板上形成无色透明小菌落。IMViC 试验结果为"- + - +/-"	菌毛、内毒素及肠毒素	伤寒和副伤寒、食物中毒、败血症,患者病愈后可获得牢固的免疫力

续表

细菌名称	生物学特性	致病物质	所致疾病与免疫性
霍乱弧菌	G^-,菌体弯曲呈弧形或逗点状,运动极其活泼,有菌毛,无芽胞,在 pH 8.8~9.0 的碱性蛋白胨水或碱性琼脂平板中生长良好,形成圆形、光滑、透明菌落	鞭毛、菌毛及霍乱毒素	霍乱,病后机体可产生对同群菌的牢固免疫力
幽门螺杆菌	G^-,呈螺旋形、S 形或海鸥形。一端或两端有 2~6 根鞭毛,运动活泼。过氧化氢酶和氧化酶阳性,可以分解尿素,是鉴定本菌的重要依据	鞭毛、黏附素、尿素酶	胃炎、胃溃疡及胃癌。感染后可产生抗体,但保护作用尚不清楚

思考题

1. 志贺菌属细菌产生的致病物质有哪些?
2. 沙门菌属细菌可引起哪些疾病?
3. 分析肥达反应的结果及临床意义?
4. 采集沙门菌标本时应注意什么?

(李智山)

第十六章 创伤感染细菌

学习目标

- 掌握常见创伤感染细菌的生物学性状
- 掌握葡萄球菌、链球菌产生的致病物质及所致疾病
- 掌握破伤风梭菌致病条件及特异性防治措施
- 了解无芽胞厌氧菌的致病特征

创伤感染包括有氧环境的创伤感染和厌氧环境的创伤感染，前者常见的病原菌为葡萄球菌属和链球菌属，后者常见的病原菌为厌氧芽胞梭菌属（如破伤风梭菌和产气荚膜梭菌）和无芽胞厌氧菌。

第一节 葡萄球菌属

葡萄球菌属（*Staphylococcus*）是创伤感染中最常见的病原菌。主要寄居于人的皮肤和鼻咽部，正常人鼻咽部带菌率为20%～50%，医务人员带菌率可高达70%，是引起医院交叉感染的重要病原菌。

一、生物学性状

1. 形态与结构　葡萄球菌为G^+菌，球形，直径0.8～1 μm，典型的细菌排列成葡萄串状。无鞭毛、无芽胞，致病性葡萄球菌在体内大多有荚膜（彩图8）。

2. 培养特性　葡萄球菌需氧或兼性厌氧，营养要求不高，在液体培养基中呈混浊生长，在普通琼脂平板上形成直径1～2 mm圆形、隆起、表面光滑、湿润、不透明的光滑型菌落，因菌种不同，可产生金黄色、白色或柠檬色等不同颜色的脂溶性色素。金黄色葡萄球菌在血平板上可见明显的溶血环（β溶血）（图16－1），能分解甘露醇。

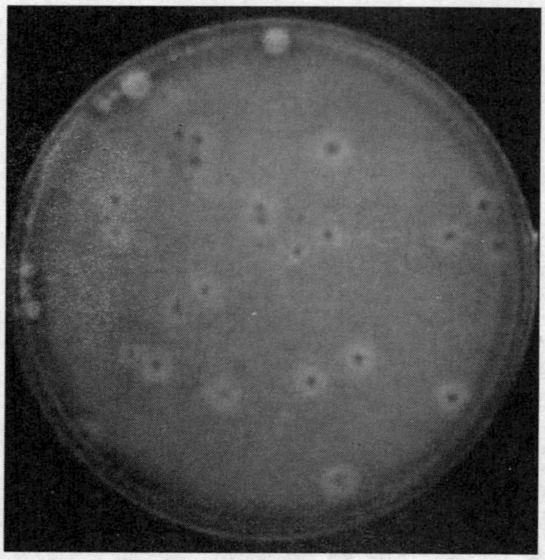

图16－1　葡萄球菌的β溶血

3. 分类　葡萄球菌根据产生色素、生化反应等表型不同分为金黄色葡萄球菌、表皮葡萄球菌和腐生葡萄球菌3种，其中金黄色葡萄球菌是引起人类疾病的重要病原菌。

4. 抗原构造

（1）葡萄球菌A蛋白（staphylococcal protein A，SPA）：SPA是存在于90%以上的金黄色葡萄球菌细胞壁表面的一种表面蛋白。SPA能与人及哺乳动物的IgG1、IgG2和IgG4分子的Fc段非特异性结合，而结合后的IgG分子的Fab段仍能与抗原特异性结合。利用含SPA的葡萄球菌作为载体，结合特异性抗体后，用以检测相应的微生物抗原，此即协同凝集试验，可用此原理快速诊断多种疾病。

（2）荚膜：多数致病性葡萄球菌表面有荚膜多糖，具有免疫原性。

（3）多糖抗原：存在于细胞壁，具有群特异性。

5. 抵抗力　葡萄球菌是无芽胞细菌中抵抗力最强的细菌。加热至80℃ 30分钟才能将其杀灭；在干燥的脓汁或痰液中可存活2～3个月；对碱性染料敏感，1∶（100 000～200 000）的甲紫溶液可抑制其生长；对青霉素、金霉素、红霉素和庆大霉素高度敏感，但易产生耐药性，对青霉素的耐药菌株高达90%。

二、致病性

（一）致病物质

1. 侵袭性酶

（1）凝固酶：凝固酶是一种能使加有抗凝剂的人或兔血浆发生凝固的蛋白质。多数致病菌株产生，而非致病菌株一般不产生，故凝固酶是鉴别葡萄球菌有无致病性的重要指标。凝固酶有两种：① 游离凝固酶：分泌至菌体外的蛋白质，类凝血酶原物质，当被人或兔血浆中的协同因子激活后，成为凝血酶类物质，可使纤维蛋白原变成纤维蛋白，血浆发生凝固，也使感染病灶局限。② 结合凝固酶：又称凝聚因子，是结合于菌体表面的纤维蛋白原受体，当细菌与血浆相混时，血浆中纤维蛋白原与细菌表面受体交联使细菌聚集。若纤维蛋白沉积于菌体表面，则阻碍吞噬细胞的吞噬作用，可保护细菌免受体液中杀菌物质的作用，不易被杀灭。

（2）耐热核酸酶：耐热，在100℃、15分钟或60℃、2小时不被破坏，对DNA或RNA有较强的降解能力。致病性葡萄球菌产生此酶，临床上可作为判定葡萄球菌有无致病性的重要指标之一。

葡萄球菌还产生纤溶酶、透明质酸酶、酯酶，分别使血浆纤维蛋白、组织间透明质酸及各部位脂肪分解，促进了病原菌在局部扩散，侵袭皮肤及皮下组织。

2. 毒素

（1）肠毒素：引起葡萄球菌食物中毒的致病物质。肠毒素是一组耐热的可溶性蛋白质，具有抵抗胃蛋白酶的作用。肠毒素主要存在于污染的肉类及乳制品中。肠毒素刺激呕吐中枢而导致以呕吐为主要症状的食物中毒。

（2）毒性休克综合征毒素-1（toxic shocked syndrome toxin-1，TSST-1）：引起毒性休克综合征（toxic shock syndrome，TSS）是外毒素，可引起机体发热、猩红热样皮疹和休克等。

（3）葡萄球菌溶素：致病性葡萄球菌能产生α、β、γ、σ等多种葡萄球菌溶素，对人类有致病作用的主要是α溶素。α溶素对多种哺乳动物的红细胞有溶血作用，对白细胞、血小板、肝细胞、皮肤细胞等有损伤破坏作用。

（4）杀白细胞素：能破坏中性粒细胞和巨噬细胞，抵抗吞噬，增强细菌的侵袭力。

（5）表皮剥脱毒素：又称表皮溶解毒素，该毒素能分离皮肤表皮细胞，使表皮与真皮分离，引起烫伤样皮肤综合征，又称剥脱性皮炎。

（二）所致疾病

当皮肤、黏膜受损或患慢性消耗性疾病（如糖尿病、结核、肿瘤）、机体免疫功能降低时，葡萄球菌可经伤口、消化道等多途径感染，所致疾病有侵袭性和毒素性两种类型。

1. 侵袭性疾病（化脓性感染）

（1）皮肤化脓性感染：如毛囊炎、疖、痈、伤口化脓及脓肿等。感染的特点是脓汁呈金黄色、黏稠、病灶与正常皮肤界限清楚，多为局限性病灶（图 16－2）。

（2）各种器官的化脓性感染：如气管炎、肺炎、脓胸、中耳炎、脑膜炎、骨髓炎、心包炎等。

（3）全身感染：若皮肤的原发感染灶受挤压或机体抵抗力下降，细菌则会从局部扩散入血引起败血症、脓毒血症等。

2. 毒素性疾病

（1）食物中毒（详见第十七章）。

（2）毒性休克综合征：由产生 TSST－1 的金黄色葡萄球菌引起。患者表现为突发高热、弥漫性红疹、低血压，严重者可出现休克。

（3）烫伤样皮肤综合征：由表皮剥脱毒素引起。多见于婴幼儿和免疫功能低下的成人。患者皮肤呈弥漫性红斑和水泡，继而出现表皮上层大片脱落，故又称剥脱性皮炎（图 16－3）。

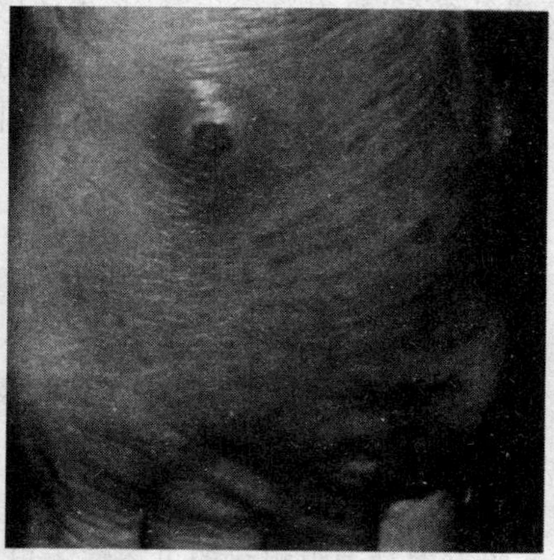

图 16－2 葡萄球菌化脓性感染—疖

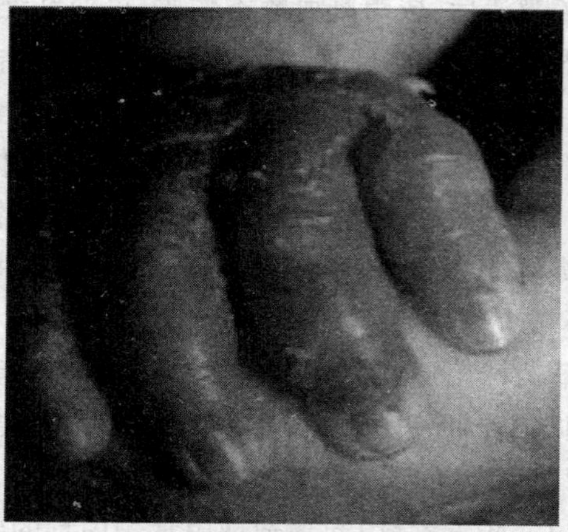

图 16－3 烫伤样皮肤综合征

第二节 链球菌属

链球菌属（*Streptococcus*）是化脓性球菌中的另一类，广泛分布于自然界和人体鼻咽部、胃肠道中。

一、生物学性状

1. 形态与结构　链球菌为G^+菌，球形，直径0.5~1.0 μm，呈链状排列，有时呈单个或成双排列。无芽胞，无鞭毛，有菌毛样结构，幼龄菌有荚膜（彩图9，图16-4）。

2. 培养特性　链球菌大多为兼性厌氧，少数为专性厌氧。营养要求高，在血清肉汤培养基中易形成长链，呈沉淀生长。在血琼脂平板上，不同种类的链球菌可产生不同的溶血现象。

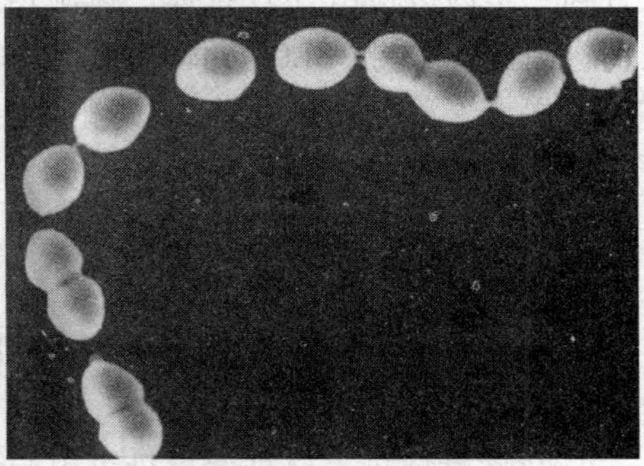

图16-4　链球菌电镜图

3. 分类　根据链球菌在血平板中的溶血现象分三类。

（1）甲型溶血性链球菌：菌落周围有草绿色溶血环，为不完全溶血，亦称草绿色链球菌，多为条件致病菌，可引起亚急性细菌性心内膜炎。

（2）乙型溶血性链球菌：菌落周围形成无色透明的溶血环，为完全溶血，又称溶血性链球菌，致病力强，是人类链球菌感染的主要病原菌。

（3）丙型链球菌：菌落周围无溶血环，一般无致病性。

4. 抗原构造

（1）多糖抗原：链球菌根据细胞壁中多糖抗原不同，可分A~H、K~V等20个群，对人致病的链球菌菌株90%属于A群。

（2）表面蛋白抗原：位于细胞壁多糖抗原外层。有M、T、R和S表面蛋白抗原。M蛋白是化脓性链球菌一种重要毒力因子，具有抗吞噬作用。

5. 抵抗力　一般链球菌加热60℃ 30分钟可被杀灭。对常用消毒剂敏感。对青霉素、红霉素、四环素及磺胺药均敏感。

二、致病性

A群链球菌引起的疾病约占人类链球菌感染的90%。

（一）致病物质

致病物质包括细胞壁成分、侵袭性酶类及外毒素。

1. 细胞壁成分　① 脂磷壁酸：位于M蛋白外层，在人类多种细胞膜上均有相应受体，当脂磷壁酸与细胞表面的受体结合，可增强细菌的黏附作用。② M蛋白：是A群链球菌细胞壁中的表面蛋白组分，具有抗吞噬作用，M蛋白与心肌、肾小球基底膜有共同抗原，故与某些超敏反应性疾病有关。③ F蛋白：位于细胞壁内，其结合区外露在菌体表面，F蛋白具有纤维粘连蛋白的受体，可与上皮细胞表面的纤维粘连蛋白结合，黏附定植于上皮细胞表面。

2. 侵袭性酶类　① 透明质酸酶：能分解透明质酸。② 链激酶：使血液中纤溶酶原转变为纤溶酶，溶解血块或阻止血浆凝固。③ 链道酶：分解脓汁中高度黏稠的DNA，使脓汁稀薄。④ 胶原酶：可溶解胶原纤维。上述几种侵袭性酶类都具有溶解组织成分、促进细菌及其毒素扩散的作用,故将其统称为扩散因子。

3. 外毒素 ① 链球菌溶血素 O(streptolysin O,SLO)和链球菌溶血素 S(streptolysin S,SLS):SLS 对氧稳定,能溶解红细胞、白细胞和血小板,在血琼脂平板上产生透明溶血环,无免疫原性。SLO 对氧敏感,免疫原性强,85% ~90% 链球菌感染患者于感染后 2 ~3 周至病愈后数月到一年内可检出 SLO 抗体。风湿热患者血清中 SLO 抗体显著升高,一般其效价在 1:400 以上。因此,测定抗 SLO 抗体含量,可作为风湿热及其活动性的辅助诊断。② 致热外毒素又称红疹毒素或猩红热毒素,是人类猩红热的主要毒性物质,对机体具有致热和细胞毒作用,引起发热反应和皮疹等。

（二）所致疾病

传染源为患者和带菌者,经飞沫、皮肤伤口等途径传播。引起化脓性、中毒性和超敏反应性三类疾病。

1. 化脓性感染 链球菌感染可引起淋巴管炎、淋巴结炎、结缔组织炎、皮肤和皮下组织感染、扁桃体炎、咽峡炎、鼻窦炎、中耳炎、产褥热等感染。局部化脓性感染的特点是:脓汁稀薄、血性、病灶与正常皮肤界限不清楚,感染易扩散。

2. 中毒性疾病 此类疾病包括猩红热、链球菌毒素休克综合征。

3. 超敏反应性疾病 化脓性链球菌感染后 1 ~4 周,机体通过Ⅱ型或Ⅲ型超敏反应引起急性肾小球肾炎和风湿热。

B 族链球菌还可引起新生儿肺炎、败血症、脑膜炎等。

第三节 破伤风梭菌

破伤风梭菌(*C. tetani*)是引起破伤风的病原菌,该菌广泛存在于土壤及动物的粪便中。当机体受到外伤,创口被污染或分娩接生时使用不洁器械剪脐带时,破伤风梭菌或其芽胞侵入伤口,芽胞发芽成为繁殖体并生长繁殖,释放外毒素入血,引起破伤风。

一、生物学性状

1. 形态与结构 破伤风梭菌革兰染色阳性。细长杆状,无荚膜,有周鞭毛,芽胞圆形、大于菌体、位于菌体一端,似鼓槌状,为本菌典型特征(彩图 10)。

2. 培养特性 破伤风梭菌营养要求不高,专性厌氧。常用庖肉培养基培养,肉渣部分消化,使之变黑并产生腐败性臭味,可产生少量气体。

3. 抵抗力 芽胞抵抗力强,在干燥土壤中可存活数十年,耐煮沸 1 小时,在 5% 苯酚中可存活 10 ~15 小时,高压蒸汽灭菌可杀灭。繁殖体抵抗力与其他菌相似,对青霉素敏感。

二、致病性

1. 致病物质 破伤风梭菌的主要致病因素是破伤风痉挛毒素。该毒素是一种强毒性蛋白质,不耐热,可被肠道蛋白酶破坏。由 α、β 两条肽链借二硫键连接而成。α 链具有毒性作用;β 链具有结合神经节苷脂和转运毒素分子的作用。破伤风梭菌产生的痉挛毒素,由末梢神经沿轴索从神经纤维的间隙中逆行至脊髓前角,上行至脑干;也可通过淋巴液和血液到达中枢神经系统。由 β 链与脊髓及脑干组织细胞的神经节苷脂结合,使 α 链进入胞质,阻止抑制性神经介质的释放,干扰了抑制性神经元的调节作用。使肌肉活动的兴奋与抑制失调,致骨骼肌出现痉挛。

2. 致病条件 破伤风梭菌感染最重要的条件是伤口局部形成厌氧环境。如伤口窄而深,有泥土、异物污染;坏死组织多、局部组织缺血;同时伴有需氧菌混合感染的伤口,均易造成厌氧环境,有利于破伤风梭菌繁殖,产生毒素。

3. 所致疾病 破伤风梭菌在伤口局部增殖,其产生的破伤风痉挛毒素入血,引起破伤风。潜伏期几天至几周,与感染部位至中枢神经系统的距离有关。典型的体征是咀嚼肌痉挛所致牙关紧闭、苦笑面容,躯干及四肢肌肉痉挛所致角弓反张,严重者可因呼吸肌痉挛窒息死亡。

4. 免疫性 破伤风痉挛毒素具有强的免疫原性,可刺激机体产生抗毒素,抗毒素发挥中和作用,每毫升血清中抗毒素含量达 0.01 ~ 0.1 U 时即有保护作用。但由于痉挛毒素毒性极强,微量毒素即可致病。因此要使机体获得有效抗毒素的途径是通过预防注射类毒素使机体获得主动免疫。

案例分析

患儿,男,8 天。因阵发性哭闹、面色发青伴吮乳困难 1 天入院。入院查体:易激惹,哭声紧,呼吸尚平稳,双眼紧闭。双侧瞳孔等大等圆,对光反射存在。牙关紧闭,颈部略有抵抗感,腹肌紧张。脐带未脱落,局部有脓性分泌物。询问病史,在家中接生。入院后频繁抽搐,第三天出现急性呼吸衰竭,处于昏迷状态。

讨论:该患儿患有何种疾病? 应如何急救治疗?

第四节 产气荚膜梭菌

产气荚膜梭菌(*C. perfringens*)广泛存在于土壤、人和动物肠道内,是气性坏疽的主要病原菌。

一、生物学性状

产气荚膜梭菌为 G^+ 菌,粗大杆状,芽胞小于菌体,有荚膜,无鞭毛。专性厌氧,在庖肉培养基中肉渣不被消化,呈粉红色,分解多种糖类产生大量气体。在牛乳培养基中分解乳糖产酸使酪蛋白凝固,同时产生大量气体,可将凝固的酪蛋白冲成蜂窝状,使液面上的凡士林封固层上推至试管顶部,气势凶猛,故称为“汹涌发酵”现象。在血琼脂平板上多数菌株有双层溶血环。

根据产气荚膜梭菌产生毒素的免疫原性不同可将产气荚膜梭菌分为 A、B、C、D、E 5 个血清型。对人致病的主要为 A 型。A 型极易从外环境中分离到,属于人和动物肠道的正常菌群。

二、致病性

（一）致病物质

产气荚膜梭菌能产生多种毒素和酶。其中有① α 毒素：是本菌的重要致病物质，为磷脂酰胆碱酶，各型产气荚膜梭菌都能产生。此毒素能分解人和动物细胞膜上的磷脂，使多种细胞的胞膜受损，引起溶血、组织坏死，血管内皮损伤，血管通透性增加而致水肿、出血、局部坏死等病变。② θ 毒素：具有溶血和破坏白细胞的作用。③ κ 毒素：是胶原酶，能分解胶原组织。④ μ毒素：为透明质酸酶，能分解组织中的透明质酸，使感染扩散。

（二）所致疾病

1. 气性坏疽　气性坏疽 60% ~80% 由 A 型引起。该病多见于战伤，但也见于平时的工伤、车祸等。致病条件与破伤风梭菌相同。本菌感染伤口后，潜伏期短，一般仅为 8 ~48 小时。细菌在局部迅速繁殖。由于磷脂酰胆碱酶及透明质酸酶作用，使细菌侵入到周围正常组织，分解肌肉和组织中的糖类，产生大量气体，造成气肿；同时血管通透性增加，水分渗出，局部水肿，进而挤压组织和血管，影响血液供应，造成局部组织坏死。患者表现为局部组织肿胀、剧痛，触摸有捻发感。严重病例表现为组织胀痛剧烈，水气夹杂，最后产生大块组织坏死，并有恶臭（图 16 －5）。细菌产生的毒素和组织坏死的毒性产物被吸收入血，引起毒血症、休克，死亡率可达 40% ~100%。此外，本菌也可经肠穿孔或子宫破裂进入腹腔引起内源性感染，消毒不严格的人工流产术也可致子宫内膜炎。

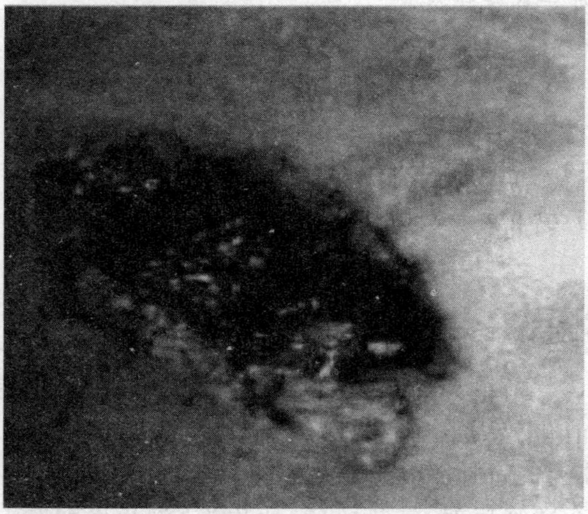

图 16 －5　气性坏疽—局部水肿、气肿，组织坏死

2. 食物中毒　见第十七章。

第五节 无芽胞厌氧菌

无芽胞厌氧菌是一大群寄居于人和动物体内的正常菌群,并且在数量上占绝对优势,在一定条件下成为条件致病菌,引起内源性感染。

无芽胞厌氧菌包括 G^+ 球菌、杆菌和 G^- 球菌、杆菌。临床上以 G^- 无芽胞厌氧杆菌引起的感染最多见,其中以脆弱类杆菌为主。在临床厌氧菌感染中,无芽胞厌氧菌感染率达 90%,口腔、肠道、生殖泌尿道等处的感染中,70% ~80% 由无芽胞厌氧菌引起。因其感染部位广泛,感染类型多,对多种抗生素不敏感,细菌学诊断较困难,必须引起医护人员的高度重视。

一、致病条件

无芽胞厌氧菌是寄生于皮肤和黏膜的正常菌群,当其寄居部位的改变、局部菌群失调或机体免疫功能下降等情况下,若局部因组织缺血、坏死、有异物或伴有需氧菌感染形成厌氧环境,则易引起内源性感染。

二、感染特征

无芽胞厌氧菌感染多呈慢性过程,其主要特征为:① 内源性感染,感染可遍及全身。② 无特定病型,大多为化脓性感染,形成局部脓肿或组织坏死,可引起败血症。③ 分泌物或脓液黏稠,可呈乳白色、血色或棕黑色,有恶臭。④ 分泌物等标本直接涂片镜检可见细菌,但常规培养无细菌生长。⑤ 长期使用氨基糖苷类抗生素如链霉素、卡那霉素等治疗无效。

三、所致疾病

1. 败血症 由于抗厌氧菌抗生素的广泛运用,目前败血症中厌氧菌培养阳性率只有 5% 左右,多数为脆弱类杆菌,其次为 G^+ 厌氧球菌。

2. 中枢神经系统感染 最常见的为脑脓肿,主要继发于中耳炎、乳突炎、鼻窦炎等感染,亦可经直接扩散和转移而形成。分离的细菌以 G^- 厌氧杆菌最为常见。

3. 口腔与牙齿感染 口腔厌氧菌感染均起源于牙齿的感染。主要由 G^- 厌氧杆菌引起,核梭杆菌和普雷沃菌属占主导地位,可引起牙槽脓肿和下颌骨骨髓炎、急性坏死性溃疡性齿龈炎等。

4. 呼吸道感染 厌氧菌可感染上、下呼吸道的任何部位。厌氧菌的肺部感染现仅次于肺炎链球菌性肺炎。呼吸道感染中分离最多的厌氧菌为普雷沃菌属、坏死梭杆菌、核梭杆菌、消化链球菌等。

5. 腹部和会阴部感染 因胃肠道手术、损伤、穿孔及其他异常引起的腹膜炎、腹腔脓肿等感染主要与消化道厌氧菌有关。腹部、会阴部感染及因上述因素引起的肝脓肿,均以脆弱类杆菌为主。

6. 女性生殖道感染 手术或其他并发症引起的女性生殖道一系列严重感染中,厌氧菌是主要病原体。分离最常见的厌氧菌为消化链球菌属、普雷沃菌属和紫单胞菌属等。

7. 皮肤和软组织感染　多因外伤、手术、其他感染和局部缺血所致，常为混合感染，但 G^- 厌氧菌在形成组织破坏和坏死中起主要作用。

第六节　其他细菌

一、放线菌属

放线菌属(*Actinomyces*)种类繁多，分布广泛。大多数为腐生菌，存在于土壤，少数是寄生菌。放线菌存在于正常人的口腔及与外界相通的腔道，属于正常菌群，只在机体抵抗力减弱或受伤时引起内源性感染，如多继发于口腔炎症、拔牙、下颌骨骨折等，导致局部软组织化脓性炎症，呈无痛慢性过程，并常伴有瘘管形成，排出硫磺样颗粒，称放线菌病。

二、铜绿假单胞菌

铜绿假单胞菌(*P. aeruginosa*)俗称绿脓杆菌，广泛存在于自然界，是一种常见的条件致病菌。G^- 杆菌，大小为(0.5～1.0) μm×(1.5～3.0) μm，直或稍弯，一端有1～3根鞭毛，运动活泼，无芽胞。需氧，在普通培养基上生长良好，由于细菌生长时能产生绿色水溶性色素，故使培养基呈绿色。

铜绿假单胞菌感染主要为机会性感染，多见于免疫力低下的患者，如长期化疗或使用免疫抑制剂的患者；是医院感染的重要病原，10%的医院感染是由该菌引起，尤其是在烧伤、肿瘤病房和介入诊断治疗(内镜和导管)后，该菌感染率高达30%。常见的还有皮肤感染、尿道炎、外耳道炎、角膜炎等，也可引起心内膜炎和败血症。脓汁呈绿色，带臭味。

第七节　创伤感染的防治原则

一、一般性防治原则

1. 严格消毒　患者及医护人员要严格消毒，防止交叉感染的发生，以预防葡萄球菌、铜绿假单胞菌等感染。

2. 及时清创和治疗　伤口局部要及时清创，然后反复用过氧化氢溶液冲洗，防止形成厌氧环境；同时注射抗生素抑制破伤风梭菌、产气荚膜梭菌繁殖。产气荚膜梭菌引起的感染可使用高压氧舱疗法治疗。

3. 抗生素治疗　根据药物敏感试验选择药物，严防耐药菌产生。

二、特异性防治原则

1. 人工主动免疫　易受外伤的人群注射精制破伤风类毒素，可获得对破伤风的免疫力；儿童注射百白破三联疫苗，可同时获得对百日咳、白喉、破伤风三种常见病的免疫力；孕妇接种破伤风类毒素可有效预防新生儿破伤风。

2. 人工被动免疫　注射破伤风抗毒素，用于破伤风紧急预防和治疗；注射气性坏疽多价抗毒素血清用于气性坏疽的治疗;抗毒素血清注射前应做皮肤试验,防止发生血清过敏反应。近年来,人抗破伤风免疫球蛋白制剂用于破伤风患者的紧急预防和治疗,效果好且安全。

本章小结

创伤感染病原菌知识小结见表16-1。

表16-1 创伤感染病原菌

细菌名称	生物学特性	致病物质	所致疾病
葡萄球菌	G^+,球形,排列成葡萄串状。无鞭毛、无芽胞,需氧或兼性厌氧,营养要求不高,产生脂溶性色素。金黄色葡萄球菌在血平板上可见明显的溶血环(β溶血),能分解甘露醇	凝固酶、耐热核酸酶、肠毒素、毒性休克综合征毒素-1、表皮剥脱毒素、葡萄球菌溶素、杀白细胞素	化脓性感染、食物中毒、毒性休克综合征、烫伤样皮肤综合征
链球菌	G^+,球形,呈链状排列。有时呈单个或成双排列。无芽胞,无鞭毛。营养要求高,在血琼脂平板上,不同种类的链球菌可产生不同的溶血现象	细胞壁成分、侵袭性酶类及外毒素	化脓性感染、中毒性疾病、超敏反应性疾病
破伤风梭菌	G^+细长杆状,无荚膜,有周鞭毛,芽胞正圆形、大于菌体、位于菌体顶端,似鼓槌状。专性厌氧,常用庖肉培养基培养	破伤风痉挛毒素	破伤风。外毒素可刺激机体产生抗毒素免疫
产气荚膜梭菌	G^+粗大杆状,有芽胞,有荚膜。专性厌氧。在牛乳培养基中为“汹涌发酵”现象	毒素和酶	气性坏疽、食物中毒
无芽胞厌氧菌	G^+球、杆菌,G^-球、杆菌。专性厌氧。厌氧培养,以牛心脑浸液为基础的血平板	菌毛、荚膜,多种毒素,胞外酶	多部位感染,常见部位有:腹腔、口腔、盆腔、呼吸道、生殖道、神经系统、血液等

思考题

1. 比较葡萄球菌和链球菌引起的化脓性感染特点。
2. 简述破伤风梭菌的致病条件及防治原则。

(安 艳)

第十七章 引起食物中毒的细菌

学习目标

- 熟悉引起食物中毒细菌的致病性及防治原则
- 了解引起食物中毒细菌的生物学性状

细菌性食物中毒系由于进食被细菌或其毒素所污染的食物引起的急性中毒性疾病。致病菌有副溶血性弧菌、肉毒梭菌、沙门菌、葡萄球菌、产气荚膜梭菌、蜡样芽胞杆菌。

食物中毒主要特点:夏秋季节多见,多为集体暴发,以胃肠道症状腹痛、腹泻为主,恶心、呕吐、发热较轻,预后良好。发病率较高而病死率较低,有明显的季节性。

第一节 副溶血性弧菌

副溶血性弧菌(*V. parahemolyticus*)是一种嗜盐菌,常寄生于鱼、贝类海产品中,主要引起食物中毒。

一、生物学性状

副溶血性弧菌为G^-菌,呈弧形、杆状、丝状等多形性,有单鞭毛,营养要求不高,在外界环境中可长期生存。本菌嗜盐,不耐热、不耐酸。副溶血性弧菌对不同动物的红细胞的溶血作用不同,绝大多数(95%)致病性副溶血性弧菌使人、兔等动物的红细胞溶解,但不溶解马的红细胞,此为神奈川现象(Kanagawa phenomenon,KP),是鉴定致病菌株与非致病菌株的一项重要指标。

二、致病性

副溶血性弧菌引起食物中毒的确切致病机制尚未阐明。致病性菌株为KP^+菌株,现已分离出两种致病因子,一种为耐热直接溶血素,又是一种肠毒素,通过增加上皮细胞内的钙而引起氯离子的分泌。动物实验表明该毒素还具有细胞毒和心脏毒两种作用。另一种为耐热相关溶血素,功能与耐热溶血素相似。副溶血性弧菌可经海产品及盐腌食品传播,常见的海产品为海蜇、鱼、蟹类、毛蚶等。食用污染的食品后,经2~26小时潜伏期,患者出现腹痛、腹泻、呕吐、畏寒与发热等症状,粪便多为水样。该病多发于夏秋季,病程较短,一般经3~4天即可恢复。

第二节 肉 毒 梭 菌

肉毒梭菌(*C. botulinum*)在自然界分布广泛,主要存在于土壤中。本菌在厌氧环境中能产生毒性强烈的肉毒毒素，若误食此毒素污染的食物，可发生肉毒中毒，引起特殊的神经中毒症状，病死率很高。

一、生物学性状

肉毒梭菌为 G^+ 粗大杆菌，有芽胞，呈椭圆形，芽胞宽于菌体，位于菌体近极端，使细菌呈网球拍状（彩图 11）。有周鞭毛，无荚膜。营养要求不高，专性厌氧，本菌经厌氧培养在普通琼脂平板上形成不规则菌落，在肉渣培养基中消化肉渣而变黑，并有恶臭味。

该菌芽胞抵抗力强，煮沸数小时不被杀灭，杀灭芽胞最有效的方法是高压蒸汽灭菌；耐酸，在正常胃液中 24 小时内不被破坏。但肉毒毒素不耐热，煮沸 1 分钟即可失去毒性。

二、致病性

（一）致病物质

肉毒梭菌产生的肉毒毒素是目前已知化学毒物和生物毒物中毒性最强的一种。对人致死量为 1 ~ 2 μg。根据肉毒毒素免疫原性不同可将肉毒杆菌分为 A、B、C1、C2、D、E、F 和 G 等 8 型。对人致病的主要是 A、B、E 三型。肉毒毒素具有嗜神经性，进入机体后作用于脑及周围神经末梢的神经肌肉接头处，阻止乙酰胆碱的释放，导致肌肉麻痹。

（二）所致疾病

1. 食物肉毒中毒　主要是食品制作加工过程中被该菌芽胞污染，又未彻底灭菌，在厌氧条件下芽胞发芽形成繁殖体而产生毒素所致。食入肉毒毒素后，经几小时至 3 天左右潜伏期，患者出现恶心、呕吐、头晕、头痛、乏力，继而出现特有的神经麻痹症状和体征。首先是眼部肌肉麻痹，出现复视、斜视、眼睑下垂、瞳孔散大等症状。进而咽部肌肉麻痹，出现吞咽困难、言语不清和呼吸困难症状。若继续发展，可因呼吸肌、心肌麻痹而死亡。引起肉毒中毒的食品在我国多为冷藏的牛羊肉、发酵豆制品、真空包装的肉制品等。

2. 婴儿肉毒中毒　近年来，发现婴儿因食入有该菌芽胞污染的蜂蜜或其他食物而感染致病。

3. 创伤肉毒中毒　肉毒梭菌的芽胞污染了伤口后，如果局部具备厌氧条件，芽胞发芽形成繁殖体而产生毒素，毒素被吸收后而致病。

第三节　引起食物中毒的其他细菌

一、沙门菌属

引起食物中毒的沙门菌为鼠伤寒沙门菌、肠炎沙门菌、猪霍乱沙门菌。常见的食物主要有畜、禽肉类制品。细菌对肠黏膜的侵袭和细菌释放的内毒素可能是主要的致病因素，鼠伤寒沙门菌还可产生肠毒素，其性质类似 ETEC 产生的肠毒素。该病潜伏期短，一般为 4 ~ 24 小时。

通常在感染后18小时出现发热、呕吐、腹痛、腹泻(水样),一般在3~5天内恢复,多数病例可自愈,严重者可因严重脱水、休克、肾衰竭而死亡。

二、金黄色葡萄球菌

金黄色葡萄球菌通过产生肠毒素而引起食物中毒。该肠毒素耐热,100℃ 30分钟不被破坏;在消化道中不被蛋白酶水解。作用机制是葡萄球菌肠毒素随血流到达中枢神经系统后,刺激呕吐中枢所致。食入被葡萄球菌肠毒素污染的蛋白、淀粉和奶油类食品后1~6小时出现症状,以恶心、呕吐、上腹痛为主要症状,继以腹泻,病程约1~2天,患者可自行恢复。

三、产气荚膜梭菌

食物中毒可因食入A型产气荚膜梭菌污染的食物(主要为肉类)引起。产气荚膜梭菌产生的肠毒素使肠黏膜细胞功能改变,细胞膜通透性增强而引起腹泻。潜伏期8~24小时,表现为腹痛、水样腹泻,但无发热、恶心和呕吐,病程不超过24小时。

四、蜡样芽胞杆菌

蜡样芽胞杆菌为G^+大杆菌,有鞭毛,无荚膜,能形成芽胞。致病物质主要是肠毒素,不同菌株可以产生不同的肠毒素,分为呕吐型肠毒素和腹泻型肠毒素,分别引起呕吐型食物中毒和腹泻型食物中毒。前者主要是食入本菌污染的隔夜或隔餐食物(如米饭等含糖类丰富的食品);后者多为食入储存的蛋白质类或水果类食品引起。潜伏期2~9小时,症状为恶心、呕吐、腹泻,持续时间9~24小时。

第四节　食物中毒的防治原则

一、预防原则

1. 加强食品及饮食业管理　饮食行业工作人员应定期体检,如发现带菌者、有腹泻者或皮肤有化脓感染等情况,应立即停止参与食品制作,同时接受治疗。食品制作要符合卫生要求,防止污染。食品加工、运输与保存应进行卫生监督。严禁销售病死动物肉类及腐败、变质食物。

2. 加强个人饮食卫生　加强卫生宣传,不吃不洁、腐败、变质食物,不进食未经合理烹调制作的食物。一旦发生食物中毒,立即报告并及时进行调查、分析,制定措施,及早控制疫情。

3. 特异性预防　注射多价抗毒素血清可以预防肉毒梭菌引起的食物中毒。

二、治疗原则

1. 对症治疗　通过静脉补液及时纠正水、电解质平衡,纠正酸中毒以及进行抗休克治疗。

2. 抗毒素血清治疗　对肉毒毒素食物中毒者应及早注射多价抗毒素血清。

本章小结

引起食物中毒细菌知识小结见表 17－1。

表 17－1　引起食物中毒细菌

细菌	生物学特性	致病源	致病物质
副溶血性弧菌	G^-，呈弧形、杆状、丝状等多形性，有单鞭毛。本菌嗜盐，营养要求不高	本菌污染的海蜇、鱼、蟹类、毛蚶等海产品、盐腌食品	耐热直接溶血素、耐热相关溶血素
肉毒梭菌	G^+ 大杆菌，专性厌氧，有芽胞、周鞭毛。本菌抵抗力强，但肉毒毒素不耐热，煮沸 1 分钟即可失去毒性	有毒素的罐头、香肠、腊肠真空包装的肉制品、发酵豆制品、发酵面制品	肉毒毒素
沙门菌	引起食物中毒的沙门菌为鼠伤寒沙门菌、肠炎沙门菌、猪霍乱沙门菌	本菌污染的畜、禽肉类制品	菌毛、内毒素、肠毒素
金黄色葡萄球菌	G^+ 球菌，产肠毒素，该毒素耐热，100℃ 30 分钟不被破坏	毒素污染的蛋白、淀粉和奶油类食品	肠毒素
产气荚膜梭菌	G^+ 杆菌，有芽胞，有荚膜。专性厌氧	A 型菌污染的食物（主要为肉类）	肠毒素
蜡样芽胞杆菌	G^+ 大杆菌，有鞭毛，无荚膜，能形成芽胞	本菌污染的隔夜或隔餐食品	肠毒素

思考题

引起食物中毒的细菌有哪几种？各有何特点？

（李智山）

第十八章　性传播细菌

学习目标

- 熟悉性传播细菌的生物学性状及致病性
- 了解性传播疾病的防治原则

性传播疾病(sexually transmitted diseases,STD)是指主要通过性接触、类似性行为或间接接触传播的一组传染病。不仅可在泌尿生殖器官上发生病变,还可通过淋巴侵犯泌尿器官所属的淋巴结,甚至经血行播散至全身。1991 年我国公布的《性病防治管理办法》规定要求监测的 8 种性病有:艾滋病、淋病、梅毒、软下疳、性病淋巴肉芽肿、非淋菌性尿道炎、尖锐湿疣、生殖器疱疹,引起上述性病的病原有:人类免疫缺陷病毒(HIV)、淋病奈瑟菌、梅素螺旋体、杜克雷嗜血杆菌、沙眼衣原体、溶脲脲原体、人乳头瘤病毒、单沌疱疹病毒 2 型。本章主要介绍除病毒以外的常见的性传播细菌。

第一节　淋病奈瑟菌

淋病奈瑟菌(*N. gonorrhoeae*)为人类淋病病原菌。主要引起人类泌尿生殖道黏膜的急性或慢性化脓性感染。淋病是世界上发病率最高、危害性最大的性传播疾病。

一、生物学性状

淋病奈瑟菌为 G^- 菌,直径 0.6 ~ 0.8 μm,肾形、成对排列,多有菌毛,无芽胞和鞭毛,新分离的菌株有荚膜。在急性淋病患者脓汁标本中该菌常位于中性粒细胞内,而慢性淋病患者则细菌多位于细胞外(彩图 12,图 18 - 1)。本菌为需氧菌,营养要求高,初次分离需加入 5% ~ 10% CO_2。在巧克力色血琼脂平板上形成圆形、湿润、光滑、透明的光滑型菌落。该菌对外界抵抗力弱,对湿热、干燥、寒冷及一般消毒剂均极敏感。对磺胺、青霉素等多种抗生素敏感,但近年来报告耐药菌株日益增多。

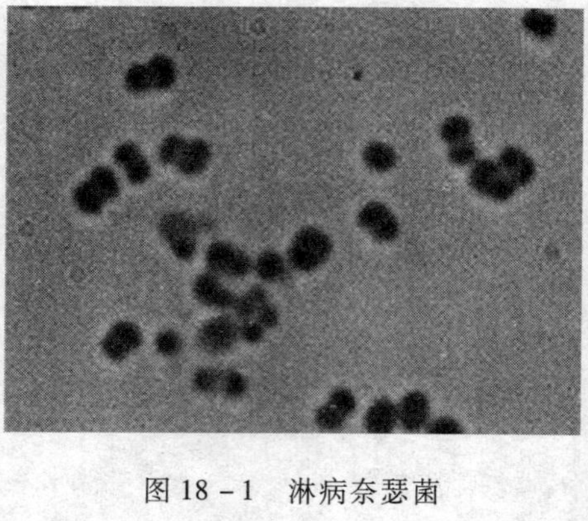

图 18 - 1　淋病奈瑟菌

淋病奈瑟菌具有菌毛抗原、外膜蛋白抗原和脂多糖抗原,但其免疫原性均易发生变异。

二、致病性

1. 致病物质　包括菌毛、荚膜、内毒素、IgA 蛋白酶。菌毛具有黏附与抗吞噬作用;荚膜具有抗吞噬作用。内毒素能引起黏膜损伤。该菌产生的 IgA 蛋白酶,能破坏黏膜表面的 sIgA。

2. 所致疾病　人是淋病奈瑟菌的唯一宿主。本菌主要经性接触传播,引起泌尿生殖道感染。男性发生尿道炎;女性则发生阴道炎、宫颈炎或尿道炎。若未及时治疗,则可上行蔓延,男性发展为前列腺炎、附睾炎;女性发展为子宫内膜炎、输卵管炎、卵巢炎,甚至腹膜炎。慢性淋病,可导致不育。新生儿可由母体产道分泌物感染,引起淋菌性眼结膜炎,因有脓液流出,故称脓漏眼。

案例分析

患者男性,37 岁,主诉尿痛,尿道口灼热感,间或有针刺样疼痛。检查时发现尿道口可挤压出脓性分泌物。

讨论:提出可能的诊断及依据?为明确诊断还应做哪些检查?

第二节　梅毒螺旋体

螺旋体是一类细长、柔软呈螺旋状,运动活泼的原核细胞型微生物。螺旋体所致疾病主要有性传播疾病和自然疫源性疾病。梅毒螺旋体(*Treponema pallidum*)是引起人类梅毒的病原体。梅毒是性传播疾病中危害较严重的一种。

一、生物学性状

梅毒螺旋体菌体细长,两端尖直,大小为(0.1 ~0.2) μm×(6 ~15) μm,有 8 ~14 个致密而规则的螺旋,暗视野显微镜下观察其运动活泼(图 18 -2)。一般染色不易着色,用 Fontana 镀银染色法菌体被染成棕褐色。人工培养较困难,且繁殖缓慢(代时约 30 小时),培养条件要求高,故难以推广。

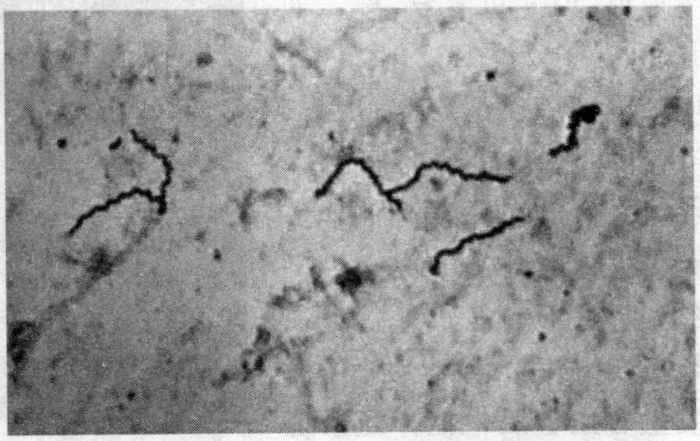

图 18 -2　梅毒螺旋体

梅毒螺旋体抵抗力极弱，对湿热和干燥尤为敏感。加热50℃ 5分钟即被杀灭；血液中4℃放置3天即死亡。梅毒螺旋体对一般消毒剂和砷、铋、汞制剂、青霉素、红霉素、庆大霉素等敏感。

二、致病性

（一）致病物质

梅毒螺旋体外膜蛋白有抗吞噬作用，其产生的透明质酸酶可分解组织、细胞间基质和血管基底膜组织中的透明质酸，有利于其扩散并造成组织损伤，出现坏死、溃疡等梅毒特征性病变；菌体表面的黏多糖和唾液酸可阻止抗体与菌体结合，并抑制补体的激活和杀菌作用。此外，机体对梅毒螺旋体的免疫应答也参与致病过程。

（二）所致疾病

梅毒螺旋体引起梅毒。在自然情况下，人是梅毒螺旋体的唯一宿主。梅毒螺旋体的传播途径主要有两种：一种是性接触传播，引起获得性梅毒，即后天梅毒；另一种是从母体通过胎盘传给胎儿，引起先天性梅毒。

后天梅毒的病程可分三期：

1. 一期梅毒　感染后2～4周左右，常在患者外生殖器部位，如男性的冠状沟、阴茎、包皮，女性的大小阴唇、子宫颈等部位，出现一丘疹，然后迅速破溃呈红色小溃疡，直径1～2 cm，边界清楚，溃疡面有少量浆液性分泌物，内含大量梅毒螺旋体，故传染性较强。因局部溃疡病灶的底部坚硬，类软骨样硬，无疼痛，故称硬性下疳，常为单发。如未经治疗，3～8周内自然消退，局部不留痕迹或留有轻度萎缩性瘢痕。患者伴有腹股沟淋巴结肿大，较硬，无红肿痛热，无化脓，内有梅毒螺旋体。

2. 二期梅毒　由于梅毒螺旋体从淋巴结进入血液，在体内播散后出现全身症状，在感染后7～10周，可有低热、头痛、肌肉和关节痛等，全身淋巴结肿大。

全身出现皮疹，表现为斑疹、丘疹、脓疱、蛎壳状疹等，铜红色，少量鳞屑附着。常对称分布，密集不融合（图18－3）。无自觉症状，这种梅毒疹如发生在掌跖部具有诊断意义。随着体内抗体的产生，梅毒疹可以自然消退，但又可复发，称二期复发梅毒疹，但分布范围小，皮疹数目少。

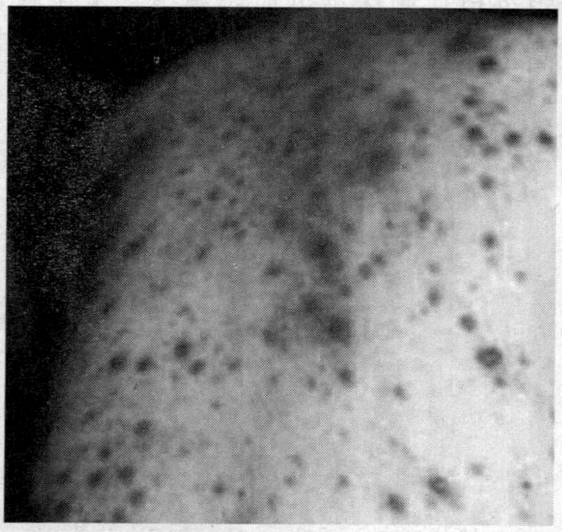

图18－3　丘疹性梅毒疹（二期梅毒）

局部黏膜损害：表现黏膜红肿糜烂，有渗出物，还有一种常发生在肛门、外生殖器周围的扁平丘疹，因常受摩擦，表面易糜烂渗出，故称扁平湿疣，含有大量梅毒螺旋体，传染性强。

3. 三期梅毒　又称晚期梅毒。皮肤黏膜出现溃疡性坏死病灶，内脏器官或组织产生肉芽肿样病变，重者经10～15年可发生心血管及中枢神经系统损害，出现动脉瘤、脊髓痨或全身麻痹等

(图 18-4)。病程长，损伤性大，可危及生命。此期病灶中一般查不到病原体，故传染性小。

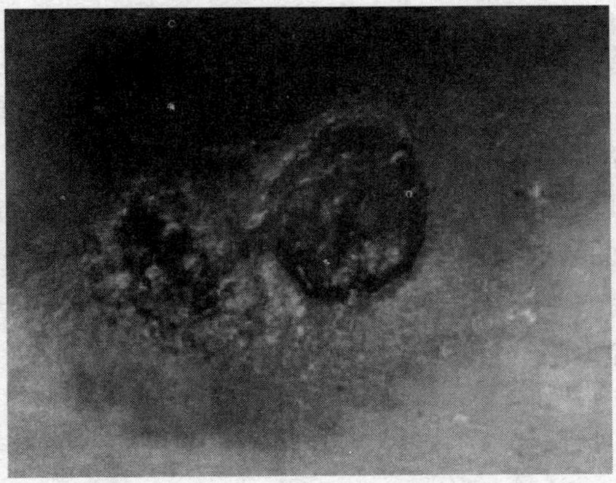

图 18-4 梅毒性溃疡性坏死病灶(三期梅毒)

孕妇如患梅毒，病原体可经胎盘进入胎儿血流，引起胎儿全身感染，导致流产、早产或死胎，或生后呈现锯齿形牙、间质性角膜炎、先天性耳聋等特有症状。

相关链接

什么是软下疳?

软下疳的病原体是杜克雷嗜血杆菌。杜克雷嗜血杆菌是一种革兰阴性、无芽胞杆菌。人工培养必须供给新鲜血液才能生长，故称嗜血杆菌。大小为0.5×(1.5~2.0) μm，短杆菌，两端呈钝圆形。病灶中取材细菌多呈鱼群状排列。软下疳的皮损特征：软下疳大部分发生在外阴部位，男性多在冠状沟、包皮、龟头、包皮系带处。女性多发生在阴唇、外阴、后联合。初发为外生殖器部位的炎性小丘疹，24~48 小时后，迅速形成脓疱，3~5 天后脓疱破溃后形成溃疡。溃疡呈圆形或椭圆形，边缘为锯齿状，周围呈炎症红晕；溃疡底部有黄色猪油样脓苔，并覆盖很多脓性分泌物，剥去脓苔可见出血，疼痛明显。因触诊柔软，故称为软下疳。软下疳数目最初仅为 1~2 个，可自身接种，故在周围可出现 2~5 个成簇卫星溃疡，一般经过 10~60 天愈合，愈合后留有瘢痕。男性患者可因包皮长期反复发生炎症，使包皮口缩小，包皮与龟头形成粘连，不能翻转而成嵌顿包茎。也有因阴茎毁坏性溃疡侵及尿道，而致尿道狭窄，有时可长期同时伴有梅毒螺旋体感染或继发其他性病(如淋巴肉芽肿或腹股沟淋巴肉芽肿)。约有半数患者可累及腹股沟淋巴结，引起急性化脓性腹股沟淋巴结炎，称为软下疳横痃。横痃溃破后呈鱼嘴样外翻，俗称“鱼口”。女性患者很少形成溃疡和淋巴结炎。

第三节 沙眼衣原体

衣原体(Chlamydia)是一类严格细胞内寄生，有独特发育周期的原核细胞型微生物，可引起人类疾病的有沙眼衣原体(*C. trachomatis*)、肺炎衣原体(*C. pneumoniae*)和鹦鹉热衣原体

(*C. psittaci*),本节主要介绍沙眼衣原体。

一、生物学性状

沙眼衣原体有独特的发育周期,在光学显微镜下可观察到两种形态,即原体和始体。原体呈球形,直径 0.2～0.4 μm,Giemsa 染色呈紫红色,有传染性;始体为球形,直径 0.8～1.5 μm,Giemsa 染色呈深蓝色或暗紫色,无传染性。原体具有高度传染性,进入宿主细胞后发育、增大成为始体,始体在细胞内以二分裂繁殖并发育成许多子代原体,最终成熟的子代原体从破坏的宿主细胞中释出,感染新的易感细胞。从原体吸附并进入宿主细胞至子代原体释出,此为一个发育周期,需 48～72 小时。沙眼衣原体对热敏感,56～60℃仅能存活 5～10 分钟;对利福平、氯霉素、四环素、红霉素等敏感。

二、致病性

(一) 致病因素

沙眼衣原体属胞内寄生病原体,其主要外膜蛋白能阻止吞噬体与溶酶体融合,从而促进病原体在宿主细胞的增殖,损伤宿主细胞;通过产生类似革兰阴性菌内毒素样物质,抑制宿主细胞代谢,直接破坏宿主细胞;沙眼衣原体还可引起迟发型超敏反应并导致肉芽肿形成。

(二) 所致疾病

沙眼衣原体引起的疾病主要有四种。

1. 沙眼　主要通过眼－眼或眼－手－眼传播,传播媒介有玩具、公用毛巾和洗脸盆。沙眼衣原体侵袭眼结膜上皮细胞引起炎症、滤泡增生直至纤维组织增生、形成角膜血管翳而影响视力。沙眼是致盲的主要原因。

2. 包涵体性结膜炎　分两种类型:① 新生儿包涵体性结膜炎,新生儿通过产道时眼被感染。② 成人包涵体性结膜炎,是性接触经手传染至眼。症状类似沙眼,但一般数周或数月可痊愈。

3. 泌尿生殖道感染　经性接触传播。在女性,引起非淋菌性尿道炎、宫颈炎、盆腔炎;在男性,常见为非淋菌性尿道炎等。沙眼衣原体常与淋病奈瑟菌混合感染,后者对沙眼衣原体的增殖有促进作用。

4. 慢性淋巴肉芽肿　主要侵犯男性腹股沟淋巴结,女性则累及会阴、肛门、直肠及盆腔淋巴结,引起化脓性淋巴结炎和慢性肉芽肿,常导致瘘管形成。

第四节　溶脲脲原体

溶脲脲原体属支原体,是人体泌尿生殖道常见的寄生菌。能引起泌尿系统感染的支原体有溶脲脲原体(*U. urealyticum*)、人型支原体和生殖器支原体。本节主要介绍溶脲脲原体。

溶脲脲原体呈圆形或球杆状,直径 50～300 nm,因菌株、菌龄和检查方法不同,可呈各种形态。G^-,微需氧,无动力。最适生长温度为 37℃,最适 pH 6.0,该酸碱度可抑制其他杂菌生长。在固体培养基上，置含95% N_2 和5% CO_2 气体环境下培养2天，形成颗粒状或油煎蛋状小菌落，直径60 μm，需要放大200倍以上才能用肉眼观察到菌落，故称为微小菌株（tiny strain），简称“T”株。

溶脲脲原体主要致病机制是夺取宿主细胞膜固醇等脂类营养；合成尿素酶分解尿素，产生大量毒性代谢产物氨类，使细胞受损，并可促进局部结石形成。

溶脲脲原体所致疾病最常见者为非淋菌性尿道炎，男性还可引起慢性前列腺炎、附睾炎，女性可引起宫颈炎、阴道炎、输卵管炎、盆腔感染，并可造成不孕症、反复流产、早产、死胎，以及新生儿呼吸道病变等。

溶脲脲原体对醋酸铊及四环素、多西环素、氧氟沙星、螺旋霉素等敏感，但对青霉素不敏感。

第五节　性传播疾病的防治原则

一、预防原则

预防性传播疾病首先要加强预防性病知识的教育，严格进行社会管理，禁止卖淫、嫖娼；若母亲是淋病患者，其新生儿应使用氯链合剂滴眼，以预防新生儿脓漏眼。

二、治疗原则

治疗原则主要为抗菌治疗。淋病应根据药敏试验选择抗生素。一般早期无并发症者可使用头孢克肟、环丙沙星或氧氟沙星；若合并衣原体感染可联合应用多西环素。梅毒确诊后应尽早采用青霉素治疗，对青霉素过敏者可用四环素、多西环素等治疗。

本章小结

性传播疾病病原体见表18－1。

表18－1　性传播疾病病原体

细菌	生物学特性	致病物质	所致疾病
淋病奈瑟菌	G^-，肾形、成对排列，多有菌毛。需氧、营养要求高，巧克力培养基呈光滑菌落。初次分离需加入5%～10% CO_2	有菌毛、荚膜、内毒素、IgA蛋白酶	淋病
梅毒螺旋体	革兰染色不着色，镀银染色呈棕褐色。菌体细长，两端尖直，有8～14个致密而规则的螺旋。人工培养较困难	有外膜蛋白、透明质酸酶、黏多糖和唾液酸	梅毒
沙眼衣原体	胞内寄生，具有独特的发育周期，其形态有原体和始体。原体有传染性，始体无传染性	主要外膜蛋白、内毒素样物质	沙眼、包涵体性结膜炎、泌尿生殖道感染、慢性淋巴肉芽肿

续表

细菌	生物学特性	致病物质	所致疾病
溶脲脲原体	G^-，呈圆形或球杆状，固体培养基上形成油煎蛋状微小菌落	夺取宿主细胞膜固醇等脂质营养；合成尿素酶分解尿素，产生大量氨类毒性代谢产物，使细胞受损	非淋菌性尿道炎、慢性前列腺炎、附睾炎，宫颈炎、阴道炎、输卵管炎、盆腔感染等

思考题

1. 比较性传播疾病病原体的形态特点。
2. 简述淋病奈瑟菌的致病性及防治措施。

（李智山）

第十九章　动物源性细菌

学习目标

- 熟悉动物源性细菌的传播途径及致病性
- 了解动物源性细菌感染的防治原则

动物源性细菌是人畜共患病的病原菌，即由一种病原菌同时可引起动物和人类的某些传染病，称为人畜（兽）共患病，其中绝大多数是以动物作为传染源，故又称为动物源性疾病（zoonosis）。由于人类直接接触病畜或其污染物及媒介动物叮咬等途径感染而致病，这些病主要发生在畜牧区或自然疫源地。动物源性细菌主要有钩端螺旋体、鼠疫耶尔森菌、立克次体、布鲁菌、炭疽芽胞杆菌、伯氏疏螺旋体等。

第一节　钩端螺旋体

钩端螺旋体（*Leptospira*）简称钩体，是引起人和动物钩体病的病原体。

一、生物学性状

1. 形态与染色　钩体菌体纤细，呈 C、S 或 8 字形，长 6 ~ 20 μm，宽 0.1 ~ 0.2 μm。暗视野显微镜下观察，螺旋细密、规则，形如细小闪亮的珍珠串，一端或两端弯曲呈钩状，运动活泼。革兰染色阴性，但不易着色，常用 Fontana 镀银染色，菌体染成棕褐色（图 19 - 1）。

2. 培养　钩体需氧，营养要求较高，常用含 10% 兔血清柯氏培养基培养。适宜生长温度为 28 ~ 30℃，最适 pH 7.2 ~ 7.4。钩体在人工培养基中生长较慢，培养 1 ~ 2 周后，在液体培养基中呈雾状生长，在固体培养基上形成透明不规则、扁平状菌落。

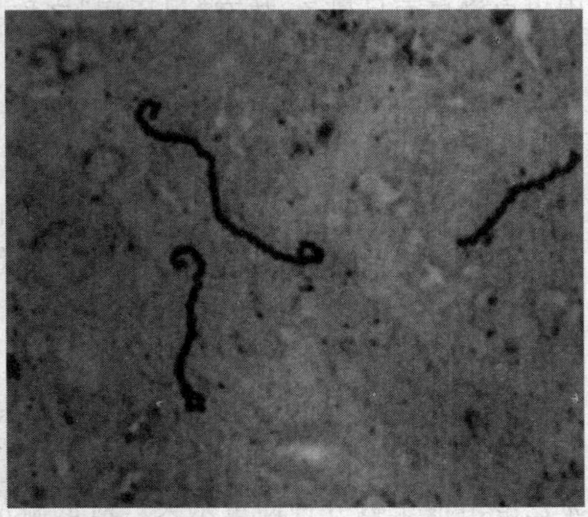

图 19 - 1　钩端螺旋体

3. 抵抗力　钩体对热和酸均敏感，60℃ 1 分钟即死亡，4℃冰箱中能存活 1 ~ 2 周。对一般消毒剂敏感，对青霉素敏感，但钩体在中性的湿土或水中能存活数月。

二、致病性

1. 致病物质　钩体的致病作用与其产生的内毒素样物质、细胞毒因子及溶血素有关。钩体细胞壁中含有类似 G^- 菌内毒素的脂多糖物质。内毒素样物质能引起发热、炎症和坏死；细胞毒因子注入小鼠体内，可导致肌肉痉挛，呼吸困难甚至死亡；溶血素有类似磷脂酶作用，能破坏红细胞膜而致溶血。

2. 所致疾病　钩体病是人畜共患的传染病，鼠类和猪为主要传染源和储存宿主。人类若接触被污染的水源或土壤，钩体能穿透完整的皮肤、黏膜侵入机体而感染；亦可通过胎盘感染。钩体在局部增殖，经血流至肝、肾、肺及肌肉等处繁殖，临床上患者出现发热、头痛、腓肠肌痛、乏力、眼结膜充血等症状。根据症状不同，分为不同的临床类型，如流感伤寒型、黄疸出血型、肺出血型、脑膜炎型、肾衰竭型、胃肠炎型。部分患者退热后可发生虹膜睫状体炎、脉络膜或血管内膜炎等，其发病机制可能与超敏反应有关。孕妇感染后，钩体可通过胎盘感染胎儿导致流产。

第二节　鼠疫耶尔森菌

鼠疫耶尔森菌（*Y. pestis*）是引起鼠疫的病原菌。革兰染色阴性，球杆菌，两端钝圆并浓染，有荚膜，无芽胞，无鞭毛（图 19－2）。营养要求不高，在普通培养基上生长良好。在陈旧培养物或含 3% NaCl 的培养基中培养后呈明显多形性。抵抗力弱，55℃ 15 分钟或 100℃ 1 分钟即可杀灭；在干燥痰中可存活 3～7 天，在蚤粪和土壤中能存活半年至 1 年以上。

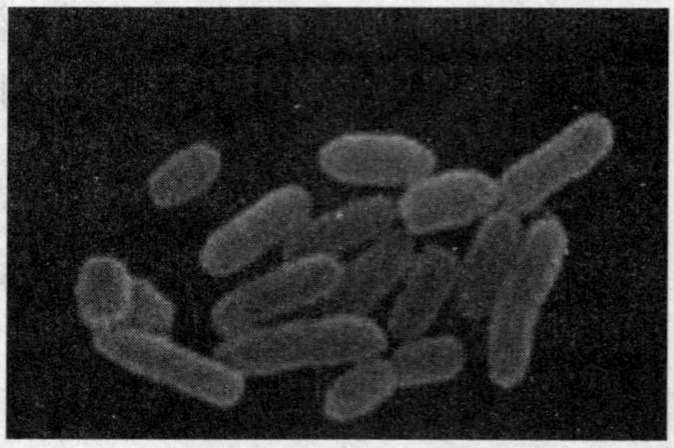

图 19－2　鼠疫杆菌电镜图

鼠疫耶尔森菌的毒力强，少量细菌即可使人致病，其致病作用与荚膜、表面抗原、鼠毒素和内毒素的毒性作用有关。鼠毒素主要对鼠类致病，但只有当细菌自溶裂解后才释放。

鼠疫是自然疫源性传染病，传播方式是鼠→鼠蚤→人。当带菌鼠蚤叮咬人吸血时，便将病菌传播给人，引起人类鼠疫。临床常见有腺鼠疫、败血症型鼠疫和肺鼠疫。因患者临终前皮肤常因出血淤斑而呈黑色，故有“黑死病”之称。

第三节　立 克 次 体

立克次体（rickettsia）是一类严格细胞内寄生的原核细胞型微生物，其生物学性状与细菌类似。对人致病的立克次体多为人畜共患的病原体，常以节肢动物为媒介或寄生宿主。

立克次体多为球杆状，亦可呈丝状、长杆状或哑铃状。Giemsa 染色法呈紫色或蓝色。立克次体为专性细胞内寄生，常用培养方法有动物接种、鸡胚卵黄囊接种及组织细胞培养等。对热、消毒剂抵抗力较弱。一般在 56℃ 30 分钟、0.5% 苯酚溶液、0.5% 甲酚溶液及 75% 乙醇溶液中数分钟即可杀灭。对低温及干燥的抵抗力较强，－20℃或冷冻干燥可保存半年以上，在干燥虱粪中能保留传染性一年半以上。对氯霉素和四环素等抗生素敏感，对磺胺类药物不敏感。

立克次体的致病物质是内毒素和磷脂酶 A。立克次体主要通过虱、蚤、螨、蜱等节肢动物的叮咬或其粪便传播。对人致病的立克次体有普氏立克次体、莫氏立克次体、恙虫病立克次体和 Q 热柯克斯体。普氏立克次体和莫氏立克次体分别由人虱和鼠蚤传播，引起流行性斑疹伤寒和地方性斑疹伤寒。恙虫病立克次体经恙螨传播，引起人类恙虫病。Q 热柯克斯体经蜱传播，引起人类 Q 热病。

第四节 其他动物源性细菌

其他动物源性细菌有炭疽芽胞杆菌（*B. anthracis*）、布鲁菌属（*Brucella*）、伯氏疏螺旋体（*B. burgdorferi*）等。

一、布鲁菌属

布鲁菌属（Brucella）是一类 G^- 小球杆菌或短杆菌。无芽胞，无鞭毛，光滑型菌株有微荚膜。革兰染色着色不佳，故复染时间应适当延长至 3 分钟左右。

布鲁菌属是需氧菌，初分离时需 5% ~10% CO_2。营养要求较高，在普通培养基上生长缓慢，如加入血清或肝浸液，或加维生素 B1、烟酸和生长素等可促进生长。布鲁菌属含有两种抗原物质，即 A 抗原和 M 抗原。两种抗原在不同的布鲁菌属中含量不同。

抵抗力较强，在土壤、毛皮、病畜的脏器和分泌物、肉和乳制品中可生存数周至数月。但在湿热 60℃ 20 分钟或日光直接照射下 20 分钟可死亡；对常用消毒剂均较敏感，如 3% 甲酚作用数分钟可杀死，对常用的广谱抗生素也较敏感。

布鲁菌属的主要致病物质是内毒素。荚膜与侵袭性酶（透明质酸酶、过氧化氢酶等）增强了该菌的侵袭力，使细菌能通过完整皮肤、黏膜进入宿主体内，并在机体脏器内大量繁殖和快速扩散入血流。反复形成菌血症，使患者的热型呈波浪式，临床上称为波浪热。

布鲁菌属感染家畜（如牛、羊、猪）可引起母畜流产，病畜还可表现为睾丸炎、附睾炎、乳腺炎、子宫炎等。人类对布鲁菌属易感，主要通过接触病畜及其分泌物或接触被污染的畜产品，经皮肤、黏膜、眼结膜、消化道、呼吸道等不同途径感染。

二、炭疽芽胞杆菌

炭疽芽胞杆菌（B. anthracis），俗称炭疽杆菌，是致病菌中最大的 G^+ 粗大杆菌，两端截平，无鞭毛。经培养后则形成长链，呈竹节样排列。芽胞在有氧条件下形成，呈椭圆形，位于菌体中央。有毒菌株在人和动物体内或含血清的培养基中可形成荚膜。

本菌需氧或兼性厌氧，在普通琼脂培养基上培养 24 小时，形成灰白色粗糙型菌落，边缘不整齐，在低倍镜下观察边缘呈卷发状。在血琼脂平板上不溶血。在肉汤培养基中由于形成长链而呈絮状沉淀生长。在明胶培养基中经 37℃ 培养 24 小时可使表面液化呈漏斗状，由于细菌沿穿刺线向四周扩散成倒松树状。有毒菌株在含 $NaHCO_3$ 的血琼脂平板上，置 5% CO_2 孵箱

37℃孵育 24～48 小时可产生荚膜,变为黏液性菌落,用接种环挑取时可见拉丝状。而无毒株仍形成粗糙型菌落。

由于本菌能产生芽胞,故抵抗力很强,煮沸 10 分钟或干热 140℃下 3 小时才能杀灭。芽胞对化学消毒剂的抵抗力也很强,如 5% 苯酚溶液需 5 天始可杀死。但对碘及氧化剂较敏感,1∶2 500 碘液 10 分钟、3% 过氧化氢溶液 1 小时、0.5% 过氧乙酸 10 分钟即可杀死。细菌芽胞在干燥土壤或皮毛中能存活数年至 20 余年,牧场一旦被污染,传染性可持续数十年。本菌对青霉素、红霉素、氯霉素等均敏感。若在含微量(0.05～0.5 U/ml)青霉素的培养基上,链杆菌排列的细菌形态发生变异,变成大而均匀呈链状的串珠状,称串珠试验。该试验对本菌有鉴别意义,其他需氧芽胞杆菌无此现象。

炭疽芽胞杆菌主要致病物质是荚膜和炭疽毒素。炭疽毒素是造成感染者致病和死亡的主要原因,毒性作用直接损伤微血管内皮细胞,增加血管通透性而形成水肿。由于有效循环血量不足,微循环障碍致感染性休克和 DIC,甚至致死。

炭疽芽胞杆菌主要为食草动物(牛、羊、马等)炭疽病的病原菌,人因接触患病动物或受染毛皮而引起皮肤炭疽(图 19－3),食入未煮熟的病畜肉类、奶或被污染的食物引起肠炭疽,或吸入含有大量病菌芽胞的尘埃可发生肺炭疽。上述三型均可并发败血症,偶见引起炭疽性脑膜炎,死亡率极高。

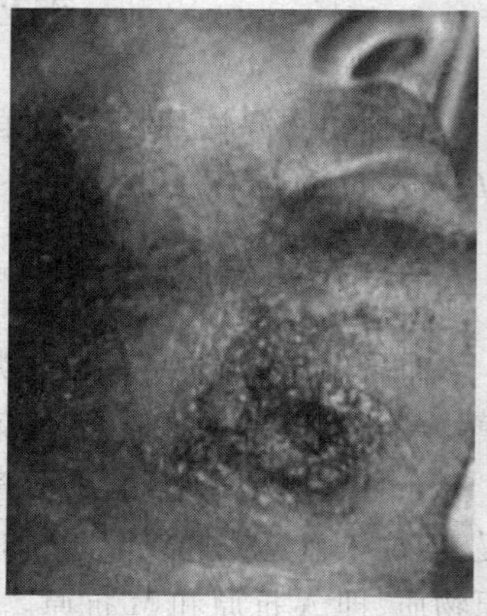

图 19－3 皮肤炭疽

三、伯氏疏螺旋体

伯氏疏螺旋体(*Borrelia burgdorferi*,BB)是莱姆病(Lyme disease)的病原体,1977 年首先发现于美国康涅狄格州的莱姆镇,故得名。1982 年由 burgdorfer 等自硬蜱体内和患者体内分离培养获得证实。该病是一种全球分布的自然疫源性疾病,以欧美更为严重。以慢性游走性红斑为皮损特点。

伯氏疏螺旋体菌体细长,长 10～40 μm,宽 0.1～0.3 μm,有 3～10 个不规则而疏松的螺旋,菌体两端稍尖,在暗视野显微镜下观察可见到以滚动、翻转等形式活泼运动的菌体。G^-,但不易着色,Giemsa 染色着色良好,呈紫红色。营养要求高,培养基需含有长链饱和与不饱和脂肪酸、葡萄糖、氨基酸和牛血清白蛋白等。微需氧,5%～10% CO_2 促进生长。约 12 小时分裂一次,一般需培养 2～3 周。野生脊椎动物和家畜(狗、马等)是储存宿主,主要传播媒介是硬蜱。人被蜱叮咬后,伯氏疏螺旋体由蜱唾液侵入皮肤,在局部繁殖,后随血流播散至全身,并可在体内长期存在,从而诱发复杂的炎症反应。从皮肤红斑、血液、脑脊液、关节液及其他组织器官中可检出螺旋体。此病是一种多系统受损害的综合征,除了出现皮肤慢性游走性红斑、心脏损害、关节炎症外,还可以出现复杂的神经系统症状。微生物学检查常用的是免疫荧光法和 ELISA 法。患者血清中可查出高效价 IgM 抗体,在较晚期 IgG 升高。

第五节 动物源性疾病的防治原则

一、一般性预防

1. 控制传染源 动物源性细菌引起的疾病多为自然疫源性疾病,受感染的动物是主要传染源,预防重点是杀灭患病的动物,加强家禽、家畜的管理。

2. 切断传播途径 加强个人防护。防鼠、灭鼠、灭蚤、灭虱、灭蜱是切断传播途径的根本措施。

二、特异性预防

接种死疫苗或活疫苗,增加机体免疫力。

本章小结

动物源性细菌知识小结见表 19-1。

表 19-1 动物源性细菌

细菌名称	生物学特性	传播媒介或传染源	致病物质及所致疾病
钩端螺旋体	菌体纤细,呈 C、S 或 8 字形,一端或两端弯曲呈钩状,运动活泼。Fontana 镀银染色,菌体染成棕褐色。常用柯氏培养基培养	污染钩体的水源或土壤	内毒素样物质、细胞毒因子及溶血素;引起钩体病
鼠疫耶尔森菌	G^- 球杆菌,有荚膜,无芽胞,无鞭毛。营养要求不高,在陈旧培养物或含 3% NaCl 的培养基中培养后呈明显多态性	带菌鼠蚤,病鼠	荚膜、表面抗原、鼠毒素和内毒素;引起人类鼠疫
立克次体	球杆状、丝状、长杆状或哑铃状。Giemsa 染色法呈紫色或蓝色。专性细胞内寄生	人虱、鼠蚤、蜱、恙螨	内毒素和磷脂酶 A;引起斑疹伤寒、恙虫病
布鲁菌属	G^- 小球杆菌或短杆菌。无芽胞,无鞭毛,光滑型菌有微荚膜。革兰染色着色不佳。营养要求较高,初分离时需 5% ~ 10% CO_2	病畜及其分泌物或污染的畜产品	内毒素、荚膜与侵袭性酶;引起布鲁菌病
炭疽芽胞杆菌	G^+ 粗大杆菌,呈竹节样排列。有芽胞,无鞭毛,有毒菌株在人和动物体内或含血清的培养基中可形成荚膜	患病的食草动物,如牛、羊、马;未煮熟的病畜肉类、奶或被污染的食物	荚膜和炭疽毒素;引起皮肤炭疽,肠炭疽,肺炭疽

续表

细菌名称	生物学特性	传播媒介或传染源	致病物质及所致疾病
伯氏疏螺旋体	G^-,菌体两端稍尖、细长,有3~10个不规则而疏松的螺旋,暗视野显微镜观察运动活泼。Giemsa染色着色良好,呈紫红色	蜱	侵袭力、抗吞噬、内毒素样物质;引起莱姆病

思考题

1. 钩端螺旋体的形态特点及感染方式。
2. 常见动物源性细菌的种类及感染方式。

(安　艳)

第二十章 真 菌

学习目标

- 掌握真菌的生物学性状
- 熟悉真菌的致病性
- 了解真菌性疾病的检查及防治原则

第一节 概 述

真菌(fungi)是一大类具有细胞壁和典型细胞核,无根、茎、叶分化,不含叶绿素的真核细胞型微生物。细胞核高度分化,有核膜和核仁,胞质内有完整的细胞器。少数为单细胞,多数为多细胞结构。在自然界分布广泛,种类繁多,有10万余种。大多数对人无害,有的对人有益,如食用菌类。与医学有关的真菌有百余种,可引起人类感染性、中毒性及超敏反应性疾病。

一、生物学性状

(一) 形态与结构

真菌按结构可分为单细胞和多细胞真菌两大类。

1. 单细胞真菌 呈圆形或卵圆形,包括酵母菌(yeast)和类酵母菌(yeast-like fungus),前者不产生菌丝,后者其延伸的芽体伸进培养基内,形成假菌丝。两者均以芽生方式繁殖,其菌落与细菌的菌落相似。对人致病的主要有新型隐球菌和白假丝酵母菌。

2. 多细胞真菌 又称丝状菌或霉菌(mold),由菌丝和孢子两大基本结构组成。

(1) 菌丝(hypha):真菌孢子在环境适宜情况下发芽伸出芽管,芽管逐渐延伸呈丝状,称菌丝。根据菌丝内有无横隔,菌丝又分为有隔菌丝和无隔菌丝。菌丝继续生长、分枝,交织成团称菌丝体。菌丝体按功能不同分为:① 营养菌丝体:部分菌丝伸入培养基中吸取营养,生长而成。② 气生菌丝体:部分菌丝向空气中延伸生长而成。③ 生殖菌丝体:指能产生孢子的气生菌丝体。不同的真菌其菌丝形态各不相同,有助于真菌的鉴别(图20-1)。

(2) 孢子(spore):孢子是真菌的繁殖方式之一。一条菌丝可长出多个孢子,孢子发芽伸出芽管,发育成菌丝。孢子分有性孢子和无性孢子,致病性真菌的孢子大多为无性孢子,无性孢子根据形态可分为分生孢子、叶状孢子和孢子囊孢子三种类型(图20-2),孢子的形态多样且有些会形成不同颜色,孢子是鉴别真菌的重要标志。

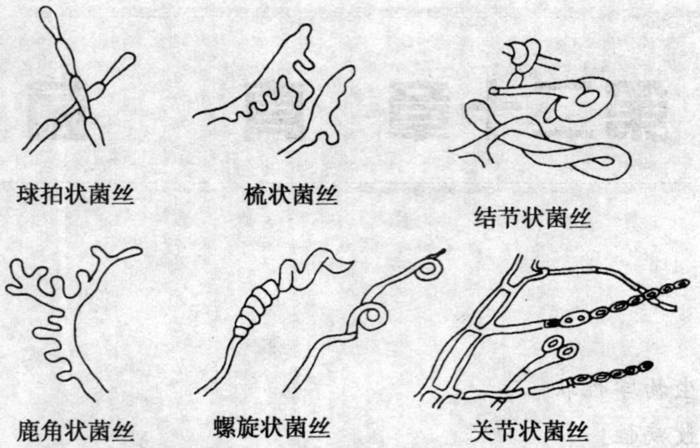

图 20－1　真菌的各种菌丝

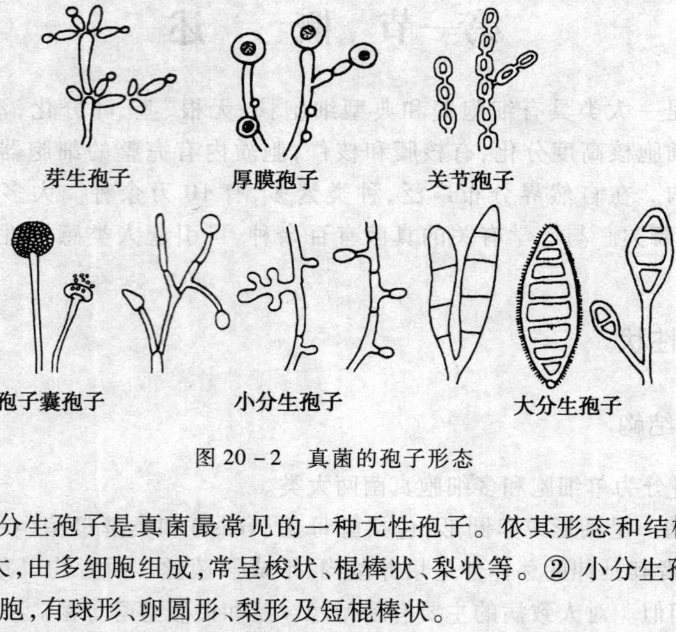

图 20－2　真菌的孢子形态

1）分生孢子：分生孢子是真菌最常见的一种无性孢子。依其形态和结构分为两类：① 大分生孢子：体积较大，由多细胞组成，常呈梭状、棍棒状、梨状等。② 小分生孢子：体积较小，一个孢子只有一个细胞，有球形、卵圆形、梨形及短棍棒状。

2）叶状孢子：由菌丝内细胞直接形成，包括芽生孢子、厚膜孢子和关节孢子三种。

3）孢子囊孢子：菌丝末端膨大形成的囊状结构称孢子囊，内含许多孢子。孢子成熟后可破囊而出。

（二）培养特性

真菌对营养要求不高，常用含蛋白胨和葡萄糖的沙氏培养基培养。最适 pH 4.0～6.0，最适温度 22～28℃，深部真菌最适生长温度为 37℃。大多数真菌生长缓慢，需要 1～4 周才能形成酵母型菌落或丝状菌落。前者外观似细菌菌落，是单细胞真菌形成的菌落，如新型隐球菌和白假丝酵母菌的菌落；后者呈棉絮状、绒毛状、颗粒状或粉末状，是多细胞真菌的菌落形式。菌落正背两面呈不同的颜色，可以作为真菌鉴别的依据之一。

（三）抵抗力

真菌对干燥、日光、紫外线和一般化学消毒剂有较强的抵抗力，但对 1% ~3% 苯酚溶液、2.5% 碘酒、2% 甲紫和 10% 甲醛溶液较敏感。对热抵抗力不强，60℃ 1 小时可被杀灭。对抗生素不敏感。制霉菌素、两性霉素 B、克霉唑等对多数真菌有抑制作用。

二、致病性

真菌的致病物质亦有黏附结构、荚膜抗吞噬及内毒素样活性等作用。不同真菌致病形式不同，归纳有以下几种作用形式。

1. 致病性真菌感染　主要为外源性感染，可引起皮肤、皮下及全身性真菌感染。皮肤癣菌感染是由于这些真菌有嗜角质性，在皮肤局部大量繁殖后，通过机械性刺激和代谢产物的作用，引起局部炎症和病变。深部真菌感染后被吞噬细胞吞噬并在其中繁殖，引起慢性肉芽肿或组织溃疡坏死。

2. 条件致病性真菌感染　主要为内源性感染。当机体免疫力较低或菌群失调时，有些真菌如白假丝酵母菌、曲霉菌、毛霉菌等可引起感染。长期使用广谱抗生素、免疫抑制剂、放射治疗或应用导管、插管等创伤性诊疗措施易伴随真菌感染，给治疗带来很大困难。

3. 毒素中毒性疾病　某些真菌污染粮食、食品并在其中生长繁殖产生毒素，有些真菌本身就有毒性，人或动物食入后可引起急性或慢性中毒，称为真菌中毒症。如霉变食物中毒、毒菇食物中毒等。

4. 真菌超敏反应性疾病　各种真菌孢子或代谢产物作为抗原物质进入敏感者体内可引起超敏反应，如哮喘、接触性皮炎、过敏性皮炎等。

5. 真菌毒素与肿瘤　现已确定，真菌毒素可以诱发某些动物和人类肿瘤，如黄曲霉毒素可诱发肝癌。

三、微生物学检查

浅部真菌取病变部位的毛发、鳞屑、指(趾)甲屑等标本用 10% KOH 溶液微加热软化后检查，深部真菌感染根据病情取痰、脑脊液直接镜检或进行真菌培养。各种血清学方法可作为辅助诊断。

四、防治原则

浅部真菌感染的预防主要是避免与患者的直接或间接接触，保持皮肤清洁、干燥和完整性。预防深部真菌感染首先是去除诱发因素，提高机体的免疫力，尤其年老体弱或使用免疫抑制剂的患者。

浅部真菌感染用咪康唑等治疗。深部真菌感染常用两性霉素 B 和制霉菌素等治疗。

第二节　主要致病性真菌

病原性真菌按其侵犯部位不同分为浅部感染性真菌和深部感染性真菌。近年来，真菌感染引起的疾病越来越多见，已经引起了人们的重视。

一、浅部感染真菌

浅部感染真菌主要侵犯角化组织，如皮肤、毛发、指（趾）甲等部位。最常见的是皮肤癣菌（dermatophytes），包括表皮癣菌属（*Epidermophyton*）、毛癣菌属（*Trichophyton*）和小孢子癣菌属（*Microsporum*）。

不同种皮肤癣菌的生物学性状相似，只有微小的差别，但由于它们产生的角质化酶、弹性蛋白酶等的不同，决定着宿主特异性和致病性不同。人主要通过直接接触癣症患者与带菌动物或接触癣症患者的用物而感染。湿度、温度、皮肤的化学性、遗传因素等均可增加易感性。皮肤癣菌具有嗜角质蛋白性，主要侵犯角化的皮肤、毛发和指（趾）甲，引起各种皮肤癣症，特别是手足癣是人类最多见的皮肤病。一种皮肤癣菌可引起机体多个部位感染，一个部位的癣病可由多种癣菌引起。毛癣菌一般引起体癣、发癣和甲癣；表皮癣菌可引起体癣、股癣、足癣和甲癣；小孢子癣菌主要侵犯毛发与皮肤引起头癣与体癣。

二、深部感染真菌

能引起深部组织、内脏及全身性感染的真菌统称深部感染真菌。深部真菌感染的病原菌可分为致病性真菌和条件致病性真菌。致病性真菌属外源性感染，主要有组织胞浆菌、球孢子菌、副球孢子菌和芽生菌。致病性真菌多见于美洲，我国少见。深部感染真菌致病性较强，常引起慢性肉芽肿样炎症、溃疡和坏死等。条件致病性深部真菌感染属内源性感染，是机体的正常菌群，在机体免疫功能低下或发生菌群失调时可能发生，病原菌主要有白假丝酵母菌、新生隐球菌、曲霉菌、毛霉菌等。

1. 白假丝酵母菌（*S. albicans*）　通常称白色念珠菌，是最常见的假丝酵母属中的条件致病性真菌。可存在于正常人的口腔、上呼吸道、肠道及阴道内。

菌体呈圆形或椭圆形，直径 3 ~ 6 μm。革兰染色阳性，但着色不均匀。可出芽繁殖形成芽生孢子，孢子伸长成芽管，不与母体脱离形成丝状称假菌丝。本菌在沙氏培养基、血平板上 37℃ 培养 1 ~ 3 天，可形成灰白色、表面光滑、有酵母气味的类酵母型菌落。在玉米培养基上可长出厚膜孢子。假菌丝和厚膜孢子有助于白假丝酵母的鉴定（图 20 - 3）。

2. 新生隐球菌（*C. neoformans*）　又名溶组织酵母菌。该菌在自然界广泛地分布，土壤中特别是鸽粪中大量存在。可侵犯皮肤、黏膜、淋巴结、骨、内脏等，引起慢性炎症和脓肿。

新生隐球菌呈圆形，直径 4 ~ 20 μm，外周包有肥厚荚膜，折光性强。一般染色法不易着色而难以发现，因而得名。用墨汁作负染色后，可见在黑色背景中有圆形或卵圆形的透亮菌体，外包透明荚膜（图 20 - 4），荚膜比菌体大 1 ~ 3 倍。该菌多以单向芽生方式增殖，但不形成假菌丝。在沙氏培养基上 37℃ 3 ~ 5 天形成酵母型菌落，表面黏稠，可由乳白色转为橘黄色，最后变成棕褐色。

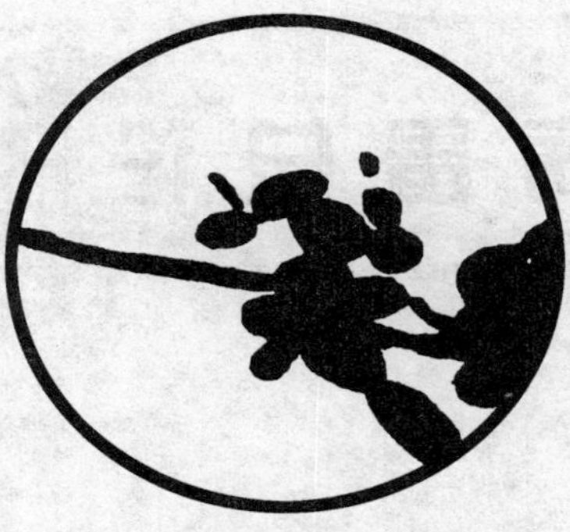

图 20－3 白假丝酵母菌

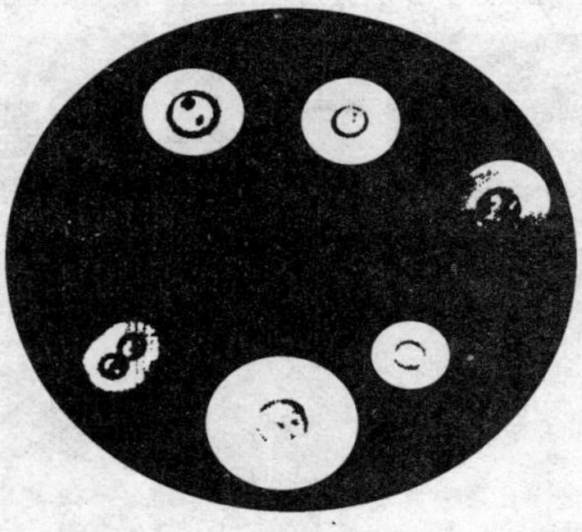

图 20－4 新生隐球菌

新生隐球菌主要经呼吸道吸入，首先感染肺部，有轻微症状，可自愈。严重时可经肺扩散到皮肤、骨骼、心脏等全身其他部位，引起慢性炎症和脓肿。最易侵犯中枢神经系统，引起慢性脑膜炎，脑脓肿、退行性中枢神经系统疾病等，预后不良。

近年来，随着广谱抗生素、免疫抑制剂等大剂量使用，新生隐球菌感染病例逐年增加。据统计，在艾滋病患者所发生的致死性机会感染中，新生隐球菌感染占第四位。

3. 曲霉菌（*Aspergillus*） 广泛分布于自然界，对人致病的主要有烟曲霉菌、黄曲霉菌等。主要经呼吸道感染引起曲霉菌病，以肺曲霉菌病多见，主要表现慢性气喘。曲霉菌的孢子常存在于发霉的干草、饲料中，引起超敏反应性疾病如“农民肺”，花生、玉米中黄曲霉菌产生黄曲霉素可诱发肝癌。

4. 毛霉菌（*Mucor*） 广泛分布于自然界。是食品霉变、实验室污染的常见真菌，一般不致病，为面包、水果和土壤中的腐生菌，在机体免疫力低下时，可引起感染。首先发生在鼻或耳部，后可侵入肺部引起肺毛霉菌病，侵入脑部引起脑炎，病死率很高。

本章小结

真菌是一大类具有细胞壁和典型细胞核，无根、茎、叶分化，不含叶绿素的真核细胞型微生物。真菌分为单细胞真菌和多细胞真菌两类。单细胞真菌呈圆形或卵圆形，多细胞真菌由菌丝和孢子组成。可引起人类疾病的真菌达百余种，包括致病性真菌、条件致病性真菌、产毒真菌及致癌性真菌。近年来真菌感染有明显上升趋势。病原性真菌按其侵犯部位不同分为浅部感染性真菌和深部感染性真菌。浅部感染真菌主要是皮肤癣菌，深部感染的真菌可以侵犯皮下组织及内脏，引起全身性感染，主要包括白假丝酵母菌、新生隐球菌、曲霉菌和毛霉菌等。

思考题

1. 请描述真菌的形态结构特点。
2. 致病性真菌有哪些？可引起哪些疾病？

（高艳萍）

第二十一章　病毒总论

学习目标

- 掌握病毒的结构及致病性
- 熟悉病毒的增殖方式及感染途径
- 了解病毒的抵抗力及检测方法

病毒(virus)是一类个体微小,结构简单,仅含一种类型核酸(DNA 或 RNA),必须在活的易感细胞内以复制方式增殖的非细胞型微生物。

病毒与人类关系密切,人类传染病约有 80% 是由病毒引起的,并不断发现有新的病毒引起人类疾病。病毒感染性疾病传染性强,传播速度快,传播途径广泛,并发症复杂,后遗症严重,死亡率高。某些肿瘤的发生与病毒感染的关系密切。病毒对抗生素不敏感,疫苗是行之有效的特异性预防措施,随着计划免疫的推进,人类将会有效地控制病毒性疾病的发生与流行。

第一节　病毒的生物学性状

一、病毒的大小与形态

1. 病毒的大小　完整的成熟病毒颗粒称为病毒体(virion),是细胞外的结构形式,具有病毒典型的形态、结构和感染性。病毒体大小的测量单位为纳米(nm)。各种病毒的大小相差很大,最大的病毒如痘病毒长达 300 nm,在光学显微镜下可见;最小的病毒如微小 RNA 病毒直径仅为 20 nm;绝大多数病毒直径在 100 nm 左右,必须用电子显微镜放大数千倍至数万倍才能看到。

2. 病毒的形态　病毒体的形态各异。大多数为球形或近似球形,少数呈丝状、弹状、砖形,植物病毒多为杆状,噬菌体多为蝌蚪状(图 21 - 1)。

二、病毒的结构与化学组成

病毒的基本结构包括核心和衣壳,两者构成核衣壳。有些病毒在核衣壳外尚有包膜和包膜子粒(或刺突)。有包膜的病毒体称为包膜病毒,无包膜的病毒体称为裸露病毒。

(一) 核心

病毒体核心(core)成分主要为核酸,构成病毒的基因组,携带病毒的全部遗传信息,决

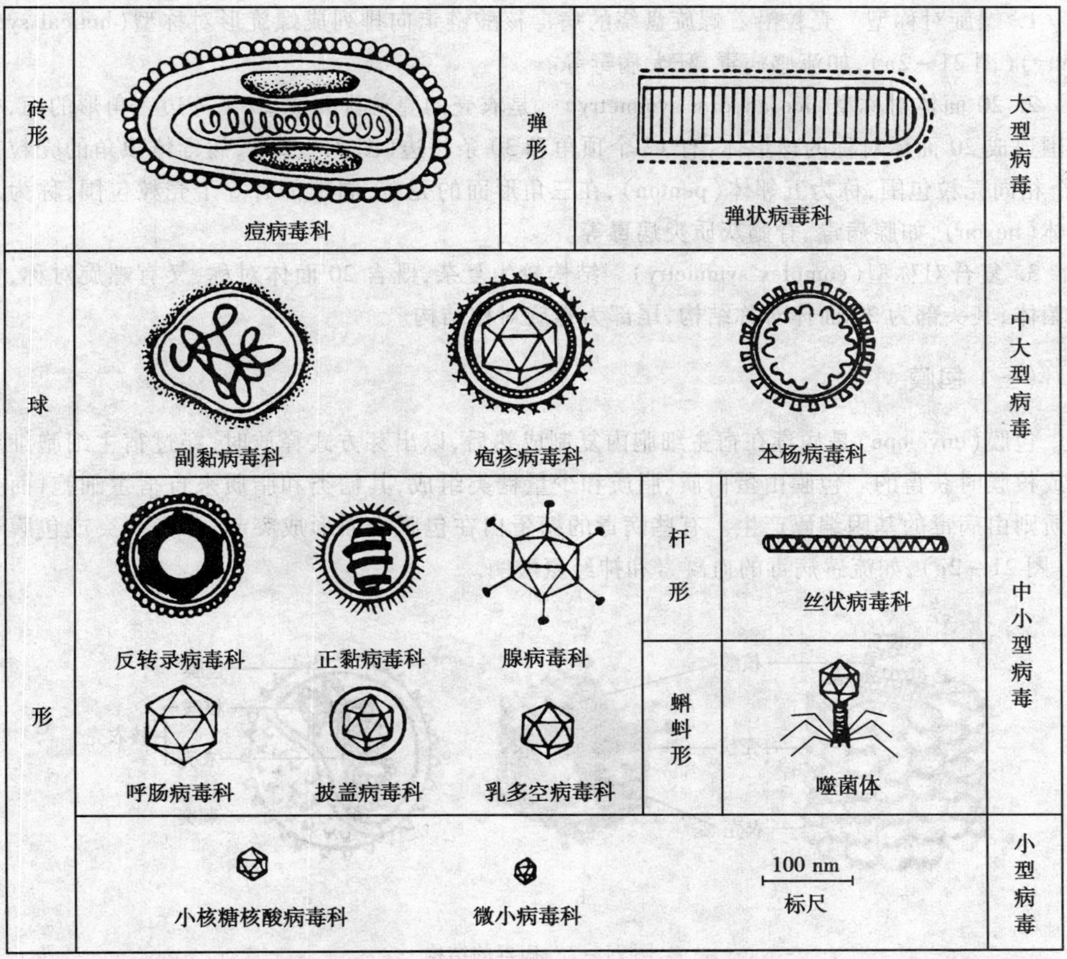

图 21－1　各种病毒的形态与大小比较示意图

定病毒感染、增殖、遗传和变异。病毒只含一种核酸，DNA 或 RNA，借此可将病毒分为 DNA 病毒和 RNA 病毒两大类。病毒核酸的存在形式多样，有线状或环状，可为单链或双链，有些病毒的核酸分节段。DNA 病毒多数是双链，RNA 病毒多数是单链。除核酸外，核心尚有少量功能蛋白，如核酸多聚酶、转录酶和逆转录酶等。核酸失去衣壳的裸露核酸，仍能感染宿主细胞并进行复制，则称为感染性核酸。感染性核酸因不受相应病毒受体限制，所以感染宿主的范围比病毒体广泛。但缺乏衣壳的保护，易被核酸酶分解破坏，且不易吸附于细胞，故感染性较病毒体弱。

（二）衣壳

衣壳（capsid）是包绕在病毒核酸外面的蛋白质外壳。衣壳是由一定数量的壳粒聚合而成，每个壳粒又由一个或多个多肽分子组成。根据壳粒的数量、排列方式不同，将病毒体的衣壳分为三种构型，即螺旋对称型、20 面体对称型、复合对称型。这些构型可作为病毒鉴定和分类的依据。

1. 螺旋对称型　壳粒沿着螺旋盘绕的病毒核酸链走向排列成螺旋形对称型(helical symmetry)(图 21 - 2a),如流感病毒、狂犬病毒等。

2. 20 面体对称型(icosahedral symmetry)　是衣壳的壳粒排列成 20 个等边三角形的面,彼此围连成 20 面体对称的球形体,有 12 个顶角和 30 条棱边(图 21 - 2b),病毒体顶角的壳粒被 5 个相同壳粒包围,称为五邻体(penton),在三角形面的壳粒,周围都有 6 个壳粒包围,称为六邻体(hexon),如腺病毒、脊髓灰质炎病毒等。

3. 复合对称型(complex symmetry)　结构较为复杂,既含 20 面体对称,又有螺旋对称,如噬菌体,其头部为 20 面体对称结构,尾部为螺旋对称结构。

(三) 包膜

包膜(envelope)是病毒在宿主细胞内复制成熟后,以出芽方式释放时,穿过宿主细胞细胞膜或核膜时获得的。包膜由蛋白质、脂质和少量糖类组成,其糖类和脂质来自宿主细胞,而蛋白质则由病毒的基因编码产生。有些病毒的糖蛋白在包膜表面形成突起,称为刺突或包膜子粒(图 21 - 2c),如流感病毒的血凝素和神经氨酸酶。

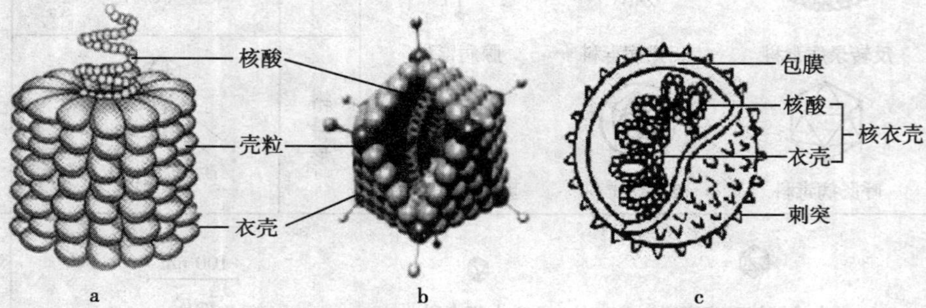

图 21 - 2　病毒的结构

病毒衣壳和包膜的功能:① 维持病毒结构的完整并保护病毒核酸,使其免受核酸酶或射线等的破坏。② 参与病毒的感染过程,衣壳蛋白和包膜上的蛋白刺突能特异地吸附于易感细胞表面受体上,介导病毒核酸进入宿主细胞引起感染。③ 衣壳蛋白和包膜蛋白具有免疫原性,能诱导机体的免疫应答,产生特异性抗体和效应淋巴细胞,既起免疫防御作用,也可引起免疫病理损害。④ 包膜脂蛋白具有内毒素样的毒性作用,可引起机体发热、中毒等症状。

相关链接

亚病毒

亚病毒包括卫星病毒、类病毒及朊粒。

1. 卫星病毒(salellite)　多数与植物病毒相关,少数与噬菌体或动物病毒相关。卫星病毒分为两大类,一类可编码自身的衣壳蛋白;另一类为卫星病毒 RNA 分子,曾被称为拟病毒(virusoid),需利用辅助病毒的蛋白衣壳。

2. 类病毒(viroid)　是某些植物的感染因子。单独由核酸组成,不含蛋白质,无包膜和衣壳。

3. 朊粒(prion) 是一种不含核酸、具有自我复制能力的感染性蛋白粒子,又称为朊蛋白(prion protein,PrP)或朊病毒。

目前已知,朊粒有两种构型即正常型(PrP^{C})和致病型(PrP^{SC}),其主要区别在于其空间构象差异,PrP^{C}是细胞中正常存在的蛋白质,通常对机体无害,对蛋白酶敏感,易溶于去垢剂;$PrPS^{C}$对机体具有致病性,对蛋白酶有抗性,不溶于去垢剂。

朊粒可引起人和动物的致死性中枢神经系统慢性退行性疾病,如羊瘙痒病、牛海绵状脑病(疯牛病)、库鲁(Kuru)病、克－雅病(CJD)、致死性家族失眠症等,这类疾病的共同特征是潜伏期长,可达数年到数十年之久,一旦发病即呈慢性进行性发展,最终可导致死亡。

朊粒不能激发免疫应答,也不能诱生干扰素。树突状细胞被朊粒感染后,可将朊粒从感染部位(如肠管、皮肤)运送至淋巴系统,促使朊粒大量扩增,因此,淋巴系统在传播朊粒至神经系统中发挥了重要的作用。

三、病毒的增殖

(一)病毒的复制周期

病毒缺乏代谢酶系统,必须在活的易感细胞内,由宿主细胞提供酶系统、能量、原料和合成的场所,以复制的方式进行增殖。整个过程包括吸附、穿入、脱壳、生物合成、组装与释放五个步骤,称为一个复制周期(图 21－3)。

1. 吸附(absorption) 吸附易感细胞是病毒增殖的第一步。病毒通过其衣壳或包膜上某些蛋白分子与细胞表面的受体(表 21－1)结合而吸附于细胞表面。这种特异性结合决定了病毒嗜组织的特性,如 HIV 包膜糖蛋白 gp120 仅能与 $CD4^{+}$ T 细胞、单核－巨噬细胞等表面的 CD4 分子结合;脊髓灰质炎病毒的衣壳蛋白可与灵长类动物细胞表面的脂蛋白受体结合等。

表 21－1 宿主细胞表面的病毒受体

病毒	受体	感染细胞类型
人类免疫缺陷病毒(HIV)	CD4	Th 细胞、MΦ
EB 病毒	Ⅱ型补体受体(CR2)/CD21	B 细胞
甲型流感病毒	血型糖蛋白 A	多种细胞
脊髓灰质炎病毒	脊髓灰质炎病毒受体	神经元
麻疹病毒	CD46	多种细胞
人疱疹病毒 6 型	CD46	多种细胞

2. 穿入(penetration) 是指吸附于细胞表面的病毒,通过不同方式进入细胞内的过程。穿入的方式主要有:① 胞饮:病毒与易感细胞表面受体结合后,在吸附部位的细胞膜

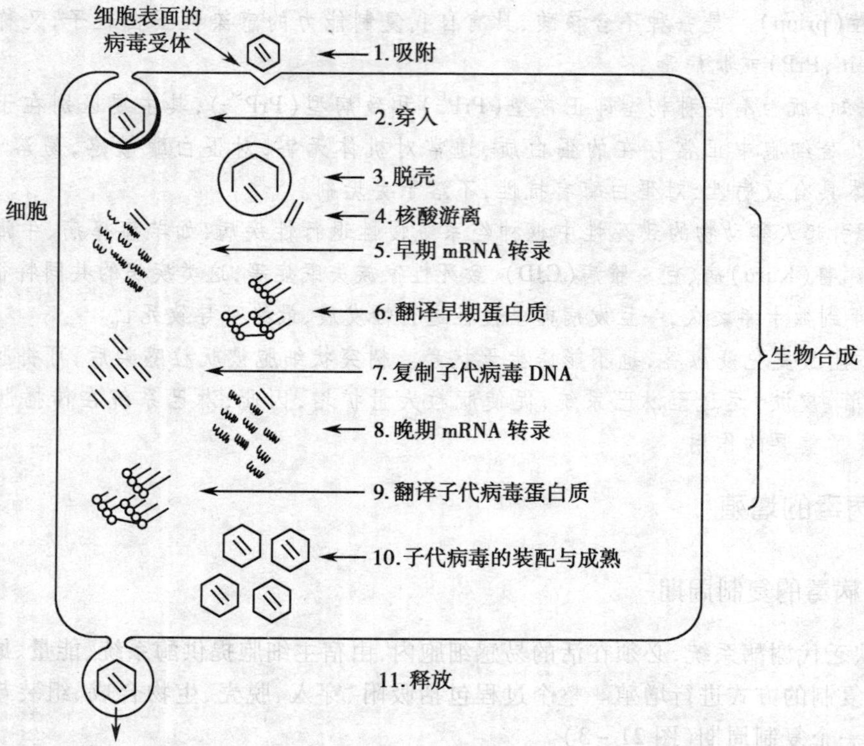

图 21－3　病毒复制周期

内陷，将病毒吞饮入胞形成吞噬泡。② 转位：某些裸露病毒吸附于宿主细胞膜后其衣壳蛋白的某些多肽构型发生改变，使病毒核酸直接穿过细胞膜进入细胞，而蛋白壳仍留在胞外，称为转位，这种方式较少见。③ 融合：病毒包膜与宿主细胞膜融合，使病毒核衣壳进入细胞内。

3. 脱壳（uncoating）　是指进入易感细胞的病毒脱去蛋白质衣壳，使核酸裸露的过程。病毒核酸只有暴露后才能发挥指令作用，因此，脱壳是病毒在细胞内能否复制的关键。不同病毒脱壳方式不同，多数病毒穿入细胞后靠细胞溶酶体酶的作用，使衣壳蛋白水解而脱壳。

4. 生物合成（biosynthesis）　是指病毒基因组利用宿主细胞提供的低分子物质合成大量子代病毒核酸和结构蛋白的过程。此期用血清学方法和电镜检查在细胞内找不到完整的病毒体，故称为隐蔽期。生物合成期包括 3 个重复过程：① 病毒 mRNA 的转录。② 复制子代病毒核酸。③ 特异性 mRNA 翻译子代病毒结构蛋白和功能蛋白。病毒的核酸类型不同，其生物合成的方式也不相同。本节以最多见的双链 DNA（dsDNA）病毒、单链 RNA（ssRNA）病毒和逆转录病毒合成为例简要介绍如下。

（1）双链 DNA（dsDNA）病毒的合成：人和动物 DNA 病毒多数是双链 DNA（dsDNA），它们在细胞核内合成 DNA，在细胞质合成病毒蛋白。双链 DNA 病毒首先以病毒 DNA 为模板，利用宿主细胞核内依赖 DNA 的 RNA 聚合酶，转录早期 mRNA，然后于胞质内核糖体翻译成早期蛋白质。早期蛋白质主要是用于合成子代病毒 DNA 分子，包括依赖 DNA

的 DNA 聚合酶和脱氧胸腺嘧啶激酶。在依赖 DNA 的 DNA 聚合酶作用下,以亲代病毒 DNA 为模板,复制大量子代病毒 DNA;再以子代病毒 DNA 为模板转录晚期 mRNA,继而在胞质核糖体上翻译出晚期蛋白质,晚期蛋白质主要是构成病毒衣壳、包膜及刺突的结构蛋白。

(2) 单链 RNA(ssRNA)病毒的合成:RNA 病毒的遗传信息存在于 RNA 分子上。依据病毒单链 RNA 是否具有 mRNA 的作用,可将 RNA 病毒分为单股正链 RNA(+ ssRNA)病毒和单股负链 RNA(- ssRNA)病毒两种类型。① 单股正链 RNA 病毒:其核酸本身具有 mRNA 的功能,可直接在宿主细胞胞质核糖体上翻译早期蛋白质,即依赖 RNA 的 RNA 聚合酶。在该酶的作用下转录出与亲代正链 RNA 互补的负链 RNA,形成双链 RNA(± RNA)即复制中间型。其中正链 RNA 发挥 mRNA 作用,编码晚期蛋白(结构蛋白);负链 RNA 则发挥模板作用,转录与负链 RNA 互补的子代病毒 RNA(+ ssRNA)。② 单股负链 RNA 病毒:其核酸不具有 mRNA 的功能,但病毒核心含有依赖 RNA 的 RNA 聚合酶,在此酶作用下首先转录出互补的正链 RNA,形成 RNA 复制中间型,再以正链 RNA 为模板(发挥 mRNA 作用),复制子代负链 RNA,同时翻译出病毒的结构蛋白和酶。

(3) 逆转录病毒的合成:逆转录病毒是带有逆转录酶(依赖 RNA 的 DNA 聚合酶)的 RNA 病毒(如人类免疫缺陷病毒)。病毒在逆转录酶作用下,以病毒 RNA 作为模板转录互补 DNA 链,形成 RNA: DNA 中间体。中间体中的 RNA 由 RNA 酶水解,在 DNA 聚合酶作用下,由 DNA 复制形成双链 DNA,该双链 DNA 整合于宿主细胞 DNA 中,称为前病毒(provirus)。前病毒复制时,利用宿主细胞内依赖 DNA 的 RNA 聚合酶转录复制子代 RNA 和 mRNA,mRNA 在胞质核糖体上翻译出子代病毒的结构蛋白和酶。

5. 装配与释放

(1) 装配(assembly):是指将子代病毒的核酸和蛋白质装配成核衣壳的过程。不同病毒其组装部位不同,大多数 DNA 病毒在细胞核内组装,而 RNA 病毒则多在胞质内组装。无包膜病毒(裸露病毒)组装成核衣壳即为成熟的病毒体,随细胞裂解释放;有包膜病毒装配成核衣壳,以出芽释放被以核膜或胞质膜而成为成熟病毒体(图 21 -4)。

(2) 释放(release):成熟病毒由感染细胞内释放出的过程称为释放。

1) 裂解释放:裸病毒在宿主细胞内大量复制并干扰细胞的正常代谢而致细胞破裂,一次性将子代病毒全部释放至细胞外,如腺病毒、脊髓灰质炎病毒。

2) 出芽释放:有包膜病毒在宿主细胞内复制时,宿主细胞表面会表达病毒基因编码的蛋白质,其所在部位是核衣壳出芽的位置。子代病毒组装成核衣壳后移向细胞边缘出芽时,可能先被以核膜(核内组装病毒),再被以胞质膜。因此,新合成的病毒包膜脂质来源于宿主细胞,包膜蛋白源自病毒基因编码。病毒出芽释放,宿主细胞一般不死亡,仍能分裂繁殖,如流感病毒(图 21 -4)。

(二) 病毒的异常增殖

病毒进入宿主细胞内后,可因病毒本身基因组不完整或发生了变化或宿主细胞缺乏复制所需要的酶、能量等条件,不能完成增殖过程,而释放出成熟的病毒体。

1. 顿挫感染　病毒进入宿主细胞后,若细胞不能为病毒的复制提供所需的酶、能量和原

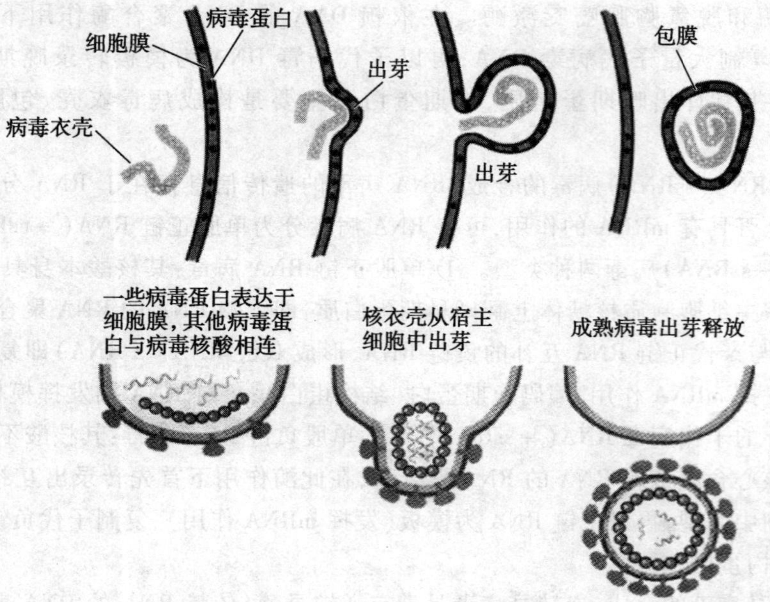

图 21－4　病毒的出芽释放

料等，则不能复制出完整的具有感染性的病毒颗粒，称为顿挫感染（abortive infection）。这种不能为病毒复制提供必要条件的细胞称为非容纳细胞。

2. 缺损病毒　有些病毒由于自身基因组不完整或某一基因位点发生改变，进入宿主细胞后，不能单独复制出完整的有感染性的病毒颗粒，此病毒称为缺损病毒（defective virus）。当缺损病毒与另外一种病毒共同培养或共同感染同一个细胞时，若后者能为缺损病毒提供所缺少的物质，则能增殖出完整的有感染性的病毒，这种具有辅助作用的病毒称为辅助病毒（helper virus），如丁型肝炎病毒（HDV）是一种缺损病毒，必须在乙型肝炎病毒（HBV）或其他嗜肝 DNA 病毒的辅助下才能复制，故丁型肝炎病毒必须与乙型肝炎病毒同时感染（共同感染）或在乙型肝炎病毒感染的基础上再感染（重叠感染）时才能致病。

（三）病毒的干扰现象

两种病毒同时或先后感染同一宿主细胞时，可发生一种病毒抑制另一种病毒增殖的现象，称为病毒的干扰现象（interference）。干扰现象可发生在异种病毒、同种异型、同型甚至同株病毒之间。此外，灭活病毒对活病毒或缺损病毒对完整病毒同样可产生干扰现象。

病毒间干扰的机制可能与下列因素有关：① 病毒诱导宿主细胞产生的干扰素，抑制了被干扰病毒的生物合成。② 易感细胞表面的受体与第一种病毒结合后被破坏，从而阻断了第二种病毒的吸附。③ 一种病毒的感染可能改变了宿主细胞的正常代谢，从而影响了另一种病毒的增殖。

病毒之间的干扰现象能使感染终止，阻止发病，如毒力较弱的呼吸道病毒感染后，机体在一定时间内对其他病毒不易感;使用病毒减毒活疫苗,能阻止毒力较强的病毒感染。因此干扰现象是机体固有免疫的重要组成部分。但在使用疫苗时,应注意干扰现象,以免影响免疫效果。

四、病毒的抵抗力

病毒在某些理化因素的作用下可失去感染性,称为病毒的灭活。灭活的病毒仍能保留其他特性,如抗原性、吸附红细胞、血凝及细胞融合等活性。

1. 物理因素

(1) 温度:大多数病毒耐冷不耐热。在干冰(-70℃)和液氮(-196℃)下可使病毒的感染性保存数月至数年。但反复冻融可使许多病毒灭活。大多数病毒在56℃ 30分钟或100℃几秒即可被灭活,但乙型肝炎病毒需100℃ 10分钟才能灭活。

(2) 射线:X线、γ线、紫外线等均可使病毒灭活。X线与γ线能引起病毒的核苷酸链发生致死性断裂,而紫外线照射可使病毒的核苷酸链上形成胸腺嘧啶二聚体,抑制病毒核酸的复制。

2. 化学因素

(1) 酸碱度:大多数病毒在pH 5.0~9.0比较稳定,在pH 5.0以下或pH 9.0以上则迅速灭活,不同病毒对酸碱度的耐受力不同,肠道病毒在pH 3~5时稳定,而鼻病毒则被迅速灭活。保存病毒以中性或稍偏碱为宜,如一般用50%中性甘油盐水保存和运送病毒标本。

(2) 脂溶剂:有包膜的病毒因包膜富含脂质,对乙醚、丙酮、去氧胆酸盐等脂溶剂敏感,借此可鉴定有包膜病毒和无包膜病毒。

(3) 消毒剂:病毒对各种氧化剂、酚类、醇类消毒剂敏感,高锰酸钾、过氧化氢、过氧乙酸、甲醛、苯酚均可灭活病毒。

第二节 病毒感染与免疫

一、病毒的感染

(一) 病毒的感染方式和途径

1. 水平传播(horizontal transmission) 是指病毒在人群个体之间的传播方式,其侵入机体的途径有:

(1) 经黏膜传播:多种病毒可经呼吸道、消化道、泌尿生殖道等侵入机体。

(2) 经皮肤传播:有些病毒通过昆虫叮咬、动物咬伤或机械性损伤等从皮肤损伤处侵入机体,如乙型脑炎病毒、狂犬病毒等。

(3) 经血源或医源性途径传播:经输血、注射、拔牙、手术、器官移植等,病毒经血感染而致病,如乙型肝炎病毒、丙型肝炎病毒、人类免疫缺陷病毒等。

2. 垂直传播(vertical transmission) 是指病毒经胎盘、产道或哺乳由亲代传播给子代的方式。垂直传播在其他微生物中少见,是病毒感染的特点之一。现已知有十余种病毒可垂直传播,其中以风疹病毒、巨细胞病毒、人类免疫缺陷病毒及乙型肝炎病毒多见,可引起死胎、流产、早产或先天畸形,子代也可以没有症状成为病毒携带者。垂直传播较难控制,孕妇尤其在妊娠的前3个月应注意预防病毒感染。

(二)病毒在宿主体内的播散方式

病毒进入机体在入侵局部的易感细胞内增殖后,还需进一步向周围邻近组织或全身扩散后方可引起疾病。病毒在宿主体内的播散方式主要有局部播散(local spread)、血源性播散(hematogenous spread)、神经性播散(neural spread)。

1. 局部播散　病毒仅向入侵部位附近的组织播散,在局部增殖,引起局部或全身症状,如流感病毒和轮状病毒的感染。这类病毒感染通常不侵入血流,也不累及其他器官,病毒与机体的免疫系统没有广泛接触,故不易建立牢固的特异性免疫。

2. 血源性播散　有些病毒在入侵局部的易感细胞内增殖后进入血液,引起病毒血症,病毒随血流向机体的其他组织或器官播散。不同病毒感染形成病毒血症的次数也不同,如腮腺炎病毒仅有一次病毒血症,麻疹病毒、脊髓灰质炎病毒则有两次病毒血症。此类病毒感染后易建立牢固的特异性免疫力。

3. 神经性播散　某些病毒侵入机体后可沿神经播散,如狂犬病毒从患病动物咬伤处侵入机体后,先在伤口局部的肌肉细胞中增殖,然后沿神经末梢上行到脊髓与脑,在中枢神经细胞内增殖并引起细胞损伤,又沿传出神经扩散到唾液腺和其他腺体以及各种组织内增殖。

二、病毒的致病性与免疫性

(一)致病性

1. 病毒对宿主细胞的直接损伤　不同种类的病毒与宿主细胞相互作用,可表现出不同的结果。

(1)杀细胞效应(cytocidal effect):病毒在细胞内增殖导致宿主细胞裂解死亡称为杀细胞效应。多见于无包膜病毒,如脊髓灰质炎病毒、腺病毒等。可能的机制主要有:① 病毒在短时间内大量增殖,宿主细胞裂解释放大量子代病毒。② 病毒编码的早期蛋白可抑制宿主细胞的大分子合成,使其代谢紊乱。③ 破坏宿主细胞的溶酶体使其水解酶释放,引起细胞自溶。④ 病毒蛋白的毒性作用。⑤ 诱导细胞凋亡。

(2)稳定状态感染:病毒在宿主细胞内增殖以出芽方式逐个释放出来,并不破坏细胞,而且受感染细胞仍可分裂繁殖,这种感染称为稳定状态感染,多见于有包膜病毒,如流感病毒、麻疹病毒等。稳定状态感染虽不直接导致细胞的溶解死亡,但可引起宿主细胞膜的改变。① 细胞融合:感染细胞与邻近正常细胞融合,形成多核巨细胞,使细胞功能障碍。细胞融合可引起病毒局部播散。② 细胞膜上出现新抗原:即细胞膜表面镶嵌病毒基因编码的抗原,或病毒感染引起细胞膜组分改变出现新抗原。这些新抗原可使感染细胞成为机体免疫应答攻击的靶目标,被特异性抗体或杀伤性T细胞所识别,并杀伤。

③ 细胞膜通透性异常：某些病毒感染可使宿主细胞膜的通透性增高，影响细胞内外的离子平衡及营养摄入和废物排出。

(3) 细胞转化(transformation)：某些病毒感染后可将其核酸与宿主细胞的染色体整合，而引起细胞某些遗传性状的改变称为细胞转化。若转化细胞的生长与分裂失控，发生恶性转化则可导致细胞癌变，如乙肝病毒、人乳头瘤病毒等。

(4) 形成包涵体(inclusion body)：某些病毒感染的细胞质或胞核内可形成普通显微镜下可见的圆形或椭圆形的斑块状结构，称为包涵体(图 21－5)，如麻疹病毒、狂犬病毒等。包涵体可能由病毒颗粒或未装配的病毒成分组成，也可能是病毒增殖留下的痕迹。不同种类的病毒，所形成包涵体的形态、位置(位于胞质或胞核内)、染色性(嗜酸性或嗜碱性)等不相同。因此检查包涵体可帮助诊断某些病毒性疾病，如从疑为患狂犬病的犬脑组织切片或涂片中发现内基小体(狂犬病毒的包涵体)，就可诊断为狂犬病。包涵体可破坏细胞的正常结构和功能，有时还可引起细胞死亡。

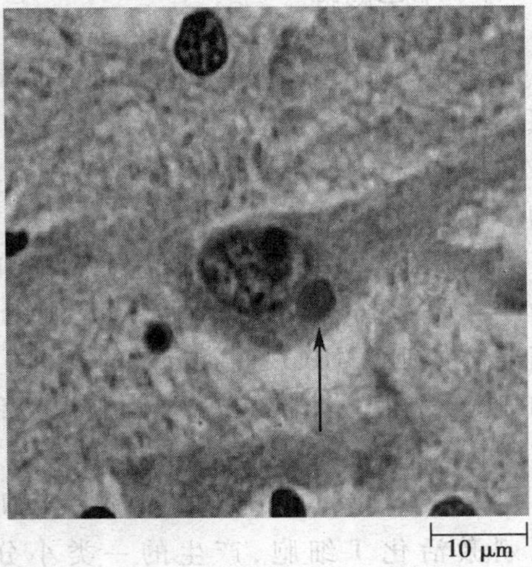

图 21－5　病毒的包涵体

2. 病毒感染对宿主的免疫病理损伤　病毒感染后诱导机体产生的免疫应答，对机体既可产生抗病毒的免疫保护作用，又能对组织细胞产生免疫病理损伤，这种免疫病理损伤可成为某些病毒感染致病的主要原因。

(1) 体液免疫的损伤作用：某些病毒感染后，细胞表面可出现由病毒基因编码的抗原或因细胞表面成分发生改变而产生的新抗原。这些抗原与相应的抗体结合，激活补体或经巨噬细胞、NK 细胞的 ADCC 作用导致细胞溶解和破坏(Ⅱ型超敏反应)。此外，某些病毒可溶性抗原与相应抗体结合形成的中等大小的免疫复合物，并长期存在于机体血流中，当这种免疫复合物沉积于血管基底膜、肾小球基底膜、关节滑膜等部位时，可通过激活补体，导致组织细胞损伤(Ⅲ型超敏反应)，引起脉管炎、肾小球肾炎、关节炎等，如乙型肝炎病毒。

(2) 细胞免疫的损伤作用：效应 CTL 及 Th1 细胞识别病毒感染细胞表面出现的病毒抗原或新抗原后，CTL 可通过释放穿孔素直接杀伤病毒感染的细胞，Th1 则可通过释放 IL－2、TNF－β、IFN－γ 等细胞因子，引起以单个核细胞浸润为主的炎症反应导致组织细胞的损伤(Ⅳ型超敏反应)，如乙型肝炎病毒。

(3) 病毒抑制机体免疫功能：许多病毒感染均能降低机体的免疫功能，如麻疹病毒、风疹病毒感染时，患者对抗原的反应减弱，皮肤结核菌素试验由阳转阴。某些病毒能感染免疫细胞，如 EB 病毒可感染 B 细胞；人类免疫缺陷病毒(HIV)、麻疹病毒、人疱疹病毒 6 型可感染 T 细胞；HIV、巨细胞病毒可感染巨噬细胞等，使免疫细胞功能被抑制。如 HIV 对 $CD4^+$ T 细胞(Th 细胞)具有较强的亲嗜性，病毒侵入引起 Th 细胞的破坏使其数目减少，从而导致机体体液免疫和细胞免疫功能降低甚至缺陷，引起适应性免疫缺陷综合征(AIDS)，患者易并发机会感染和肿瘤。

(4) 病毒感染可触发自身免疫：在某些病毒感染过程中，组织受到了损害，引起炎症应答，致使“隐蔽性”抗原或抗原表位暴露，或者与宿主同源的病毒蛋白序列被免疫细胞识别，导致自身免疫反应，引起自身免疫病。

（二）免疫性

抗病毒免疫包括：固有免疫的干扰素、NK 细胞、巨噬细胞和适应性免疫产生的抗体和效应 T 细胞。

1. 固有免疫　是对病毒感染的第一道防线。其中巨噬细胞、NK 细胞和干扰素发挥重要的作用。

(1) 巨噬细胞和 NK 细胞：巨噬细胞能吞噬和杀灭病毒，并合成和分泌 TNF－α 等细胞毒活性物质，杀伤病毒感染细胞。NK 细胞以非特异性杀伤作用和 ADCC 杀伤病毒感染细胞。病毒感染细胞 MHC－Ⅰ类分子的表达下调或缺失，可逃避 MHC－Ⅰ类分子限制性 CTL 介导的细胞毒作用，但却易被 NK 细胞识别和杀灭。活化的 NK 细胞还可通过释放 TNF－α 或 IFN－γ等细胞因子发挥抗病毒效应。

(2) 干扰素(interferon，IFN)：IFN 是机体多种细胞受到病毒、干扰素诱生剂或抗原刺激活化 T 细胞，产生的一类小分子糖蛋白，具有抗病毒、抗肿瘤和免疫调节等作用。

根据干扰素抗原性不同可分为 α、β 和 γ 三种，它们分别由病毒感染细胞、成纤维细胞和活化 T 细胞产生。α、β 干扰素由病毒或干扰素诱生剂刺激产生的，属于Ⅰ型干扰素，其抗病毒作用较强；γ 干扰素由抗原刺激后，由活化 T 细胞产生，属于Ⅱ型干扰素，其免疫调节作用较强。

干扰素抗病毒作用机制：干扰素不能直接灭活病毒，而是通过诱导细胞合成抗病毒蛋白(antiviral protein，AVP)发挥效应。病毒感染细胞产生的干扰素与邻近细胞膜表面干扰素受体结合，使邻近正常细胞内的抗病毒蛋白基因被活化，并转译成抗病毒蛋白，抗病毒蛋白则抑制病毒蛋白质的合成，使病毒复制终止。此外，干扰素能激活 NK 细胞和巨噬细胞，增强其对病毒感染细胞的杀伤效应(图 21－6)。

干扰素抗病毒作用的特点：① 广谱性：干扰素对所有病毒均有一定的抑制作用。② 间接性：干扰素不直接作用于病毒，而是通过诱导细胞产生抗病毒蛋白间接发挥抗病毒作用。③ 相对的种属特异性：即一种动物产生的干扰素只能对同种或有近缘关系动物的细胞发挥其抗病毒作用。

目前，干扰素和干扰素诱生剂已用于一些病毒感染的治疗，如慢性乙型肝炎、单纯疱疹病毒性角膜炎、水痘－带状疱疹等，已取得较好的疗效。近几年来，采用 DNA 重组技术解决了干扰素大量生产问题，为临床应用提供了有利条件。干扰素具有免疫原性，在使用基因工程干扰素治疗期间，机体可能针对其产生干扰素抗体，后者可能会影响干扰素的生物学活性。

2. 适应性免疫

(1) 体液免疫：血循环中病毒中和抗体的存在，是防止再感染的重要因素。① 中和抗

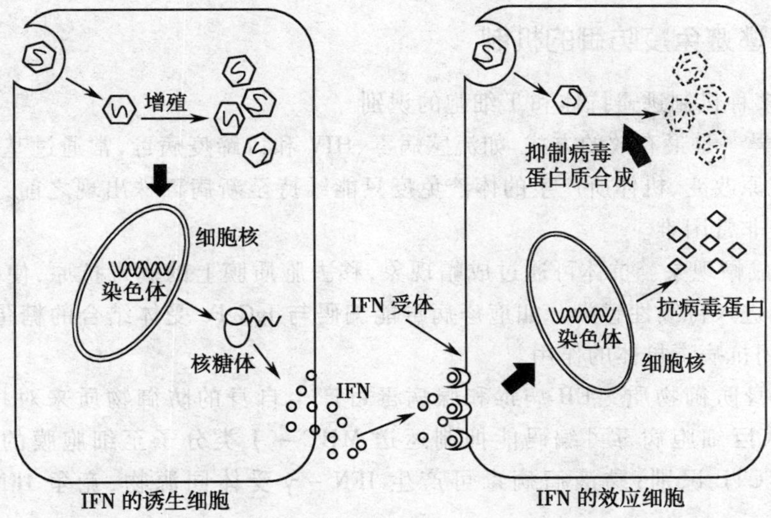

图 21－6　干扰素的诱生与作用

体：能与游离的病毒结合消除病毒的感染力，阻止病毒扩散并介导杀灭和清除细胞外病毒的抗体称为中和抗体（neutralization antibody）。IgG、IgM、IgA 都有中和抗体的活性。中和抗体的作用机制是直接封闭与细胞受体结合的病毒抗原表位，或改变病毒表面构型，阻止病毒吸附、侵入易感细胞；病毒与中和抗体形成的免疫复合物，可被巨噬细胞吞噬清除；有包膜病毒与抗体结合可激活补体致病毒裂解（表 21－2）。② 补体结合抗体：这类抗体是由病毒内部抗原诱导产生，不能中和病毒的感染性，检测这类抗体对病毒感染具有一定的诊断价值。

表 21－2　中和抗体的抗病毒作用

靶抗原	免疫物质	机制
游离病毒	抗体	阻止病毒与细胞结合、进入细胞、脱壳
	抗体和补体	破坏病毒包膜、封闭病毒受体
病毒感染细胞	抗体和补体	感染细胞裂解、调理病毒或感染细胞促进吞噬
	抗体结合至感染细胞	NK、MΦ、中性粒细胞的 ADCC 作用

（2）细胞免疫：对细胞内的病毒，主要依赖细胞免疫予以清除。① 杀伤性 T 细胞（CTL）：抗原受体识别病毒感染靶细胞，通过细胞裂解和细胞凋亡两种方式杀伤靶细胞，达到清除病毒感染细胞的作用，同时细胞内复制的病毒可释放至体液，在抗体的作用下予以清除。② $CD4^+$ Th1 细胞：活化的 $CD4^+$ Th1 细胞与感染细胞接触后，释放 IL－2、TNF－β、IFN－γ 等细胞因子，通过激活巨噬细胞和 NK 细胞、诱发炎症、促进 CTL 的增殖和分化等发挥抗病毒作用。

三、病毒逃避免疫防御的机制

病毒通过多种机制逃避抗体和T细胞的识别。

1. 抗原变异　是最有效的方式，如流感病毒、HIV和口蹄疫病毒，常通过基因的突变或基因重排，导致抗原改变，机体所产生的体液免疫只能维持至新病毒株出现之前，因而要产生有效、长期的免疫非常困难。

2. 抗体的成帽现象　抗体可通过成帽现象，移去胞质膜上的病毒抗原，使病毒感染细胞得以存活，病毒进入持续性感染。如疱疹病毒能编码与IgG-Fc受体结合的糖蛋白，可干扰补体的活化和封闭抗病毒抗体的作用。

3. 产生自身防御物质　EB病毒和腺病毒可产生自身的防御物质来对抗干扰素的作用；腺病毒和人巨细胞病毒可编码能抑制运送MHC－Ⅰ类分子至细胞膜的蛋白质，以协助病毒避免被CTL识别；黏液瘤病毒可产生IFN－γ受体同源物，竞争IFN－γ，妨碍其功能。

四、病毒的感染类型

病毒感染机体后，依据病毒的种类、毒力的强弱和机体的免疫力不同，可表现出不同的临床类型。

（一）隐性感染

病毒侵入机体后不引起临床症状，称为隐性感染（inapparent infection）或亚临床感染。隐性感染十分常见，如脊髓灰质炎病毒、流行性乙型脑炎病毒、甲型肝炎病毒等感染时，大多数为隐性感染。其原因可能是侵入机体的病毒毒力较弱或数量较少，机体免疫力较强，病毒在体内不能大量增殖，对细胞和组织的损伤不明显。隐性感染者可获得对该病毒的特异性免疫。因隐性感染者可向外排毒，故在临床上成为最危险的传染源。

（二）显性感染

机体在感染病毒后因组织细胞损伤严重引起明显临床症状，称为显性感染（apparent infection）。显性感染可以是局部感染，也可以表现为全身感染。根据发病缓急及病毒在体内持续时间，可将显性感染分为急性感染（acute infection）和持续性感染（persistent infection）。

1. 急性感染　机体感染病毒后，一般潜伏期短，发病急，病程为数日至数周。病愈后体内不再有病毒存在并获得特异性免疫，如麻疹、甲型肝炎等。

2. 持续性感染　病毒在宿主体内存在的时间长，持续数月至数年，甚至数十年。症状可有可无，可重可轻，可成为长期带病毒者，既是重要传染源，又可引起慢性进行性疾病。根据致病机制及临床表现，又可分为四种。

（1）慢性感染（chronic infection）：显性或隐性感染后，病毒未被完全清除，可持续存在于血液或组织中并不断排出体外，病程可长达数月至数十年。在慢性感染全过程，病毒可被检出，如慢性乙型肝炎。

(2) 潜伏感染(latent infection):某些病毒在急性或隐性感染后,病毒基因组潜伏在特定组织或细胞内不增殖,不引起临床症状。若在某种因素刺激下,病毒被激活而增殖,出现复发感染。如单纯-疱疹病毒感染后,潜伏在三叉神经节,若被激活后沿感觉神经到达皮肤、黏膜,发生单纯疱疹。

(3) 慢发病毒感染(slow infection):病毒感染后有很长时间的潜伏期,可达数月、数年甚至数十年之久,一旦出现临床症状,则呈亚急性进行性加重,直至死亡。如人类免疫缺陷病毒引起的艾滋病(AIDS),朊粒引起的库鲁病、克-雅病等属于此类感染。

(4) 急性病毒感染的迟发并发症:某些病毒急性感染后数年发生的致死性病毒病,如亚急性硬化性全脑炎。此病是在儿童期感染麻疹病毒后,到青春期后表现为中枢神经系统疾病,在脑组织中可查到麻疹病毒。

第三节 病毒感染的检测

病毒性疾病在人类疾病中占有很重要的地位。病毒感染的检测不仅用于临床诊断,而且也用于流行病学调查,为预防病毒性疾病提供科学依据。

一、标本的采取与运送

病毒感染实验室检测的准确性与标本采集与运送的正确、及时与否,有直接的关系。为了保证标本的高质量,除必须遵守微生物采集与运送的基本原则外,还需注意以下几点。

1. 采集标本 根据疾病的临床症状及病程采集不同的标本,而且在病程初期或急性期采集标本,即在发病1~2天内进行,如SARS患者标本采集一般在入院24小时内完成。呼吸道感染采集鼻咽洗漱液或痰液;肠道感染采集粪便;病毒血症期采取血液。用于血清学诊断的标本,早期单份血清可用于检测标本中IgM抗体;一般应取双份血清,即发病初期和病后2~3周的血清标本,若后者抗体效价高于前者4倍以上,则有诊断意义。

标本采集必须严格无菌操作,避免污染。对本身带有杂菌的标本,应使用高浓度的抗生素如青霉素、链霉素、庆大霉素等处理。采集人员应根据分级防护原则,正确穿戴防护服,严格按照操作规程要求和使用规范进行操作,防止医院感染。

2. 送检 大多数病毒对热极其敏感,在室温下很快灭活,故标本采集后应立即送检或置于-70℃以下冷冻保存,运送时注意冷藏。

二、检测方法

(一) 病毒感染的快速检查方法

1. 形态学检查法

(1) 光学显微镜检查:仅用于大病毒颗粒(如痘类病毒)和病毒包涵体的检查。

(2) 电镜和免疫电镜检查:用电镜可直接观察病毒颗粒的大小和形态,帮助早期诊断,如粪便标本检查甲型肝炎病毒、轮状病毒,血液标本检查乙型肝炎病毒颗粒。对于含量少的标本可用免疫电镜法检查,即在标本中加入特异性抗体,使病毒颗粒凝聚,再用电镜观察,可提高其检出率。

2. 血清学检查法　近年来免疫荧光、酶、放射性核素等免疫标记技术已广泛用于病毒特异性抗原或抗体的血清学检查,具有特异性强、敏感性高、结果判断快速等诸多优点,对病毒感染的早期诊断有重要意义。

(1) 病毒抗原检测:采用标记已知抗体检测标本中病毒性抗原,进行病毒感染的早期诊断。

(2) 病毒抗体检测:用标记已知抗原检测患者血清中特异性抗体,恢复期血清的抗体效价比急性期增高 4 倍以上才有诊断意义。检查患者血清中特异性 IgM 抗体有助于早期诊断。

3. 病毒核酸检查法　病毒核酸检查法主要有核酸杂交技术和聚合酶链反应(PCR)等。这些技术较免疫电镜、免疫酶等技术更特异、敏感、快速,现已广泛应用。病毒核酸杂交是 20 世纪 70 年代发展起来的新技术,在一定条件下核酸双链有可解离和重新组合的特性,以标记的单链核酸作探针与待测单链 DNA 发生重新结合,可检测标本中同源或部分同源的病毒核酸。常用的有原位杂交、斑点杂交及印迹法等。PCR 法是近年来建立起来的体外基因扩增技术,这一技术能在短时间内使目的基因扩增数百万倍,可检测微量的病毒核酸,现已广泛应用于病毒核酸检查,辅助临床疾病的诊断。

(二) 病毒的分离培养与鉴定

病毒具有严格的细胞内寄生的特性,故实验室分离培养病毒主要采用动物接种(animal inoculation)、鸡胚培养(chick embryo inoculation)和组织细胞培养(cell culture)三种方法,可根据分离病毒的种类及实验条件选择不同的方法。

1. 动物接种　根据病毒种类不同,选择不同的敏感动物,选择适宜途径和部位进行病毒标本的接种,以动物发病、死亡作为感染指标。动物接种是最原始的病毒培养方法,现已很少用。

2. 鸡胚培养　按病毒种类不同,可接种于不同日龄(9~14 天)鸡胚的不同部位。如绒毛尿囊膜接种用于培养天花病毒、痘类病毒、疱疹病毒;尿囊腔接种用于流感病毒和腮腺炎病毒的培养;羊膜腔接种用于培养流感病毒的初次分离培养;卵黄囊接种用于嗜神经病毒的培养等。培养一定时间后,观察鸡胚的变化及取相应的组织或囊液进行鉴定,是一种比较经济简便的病毒培养的方法。

3. 组织细胞培养　指在一定条件下用离体的活组织块或活细胞培养病毒的方法,是目前培养病毒最常用的方法。病毒增殖的鉴定指标主要有:① 细胞病变效应:病毒在活组织细胞培养中,可使细胞圆缩、聚集、融合、坏死和脱落、形成包涵体等,称为细胞病变效应,可在显微镜下观察。② 红细胞吸附:流感病毒等感染后于细胞膜上出现血凝素,可吸附动物红细胞。③ 干扰现象:如先感染的病毒干扰后感染病毒的增殖;④ 细胞代谢的变化:培养液中 pH 改变是细胞代谢在病毒感染后发生变化导致的。

本章小结

- 病毒总论
  - 病毒的生物学性状
    - 病毒大小与形态
      - 大小：测量单位为纳米（nm）
      - 形态：多数为球形
    - 病毒结构化学组成
      - 核心：单一核酸（DNA 或 RNA）
      - 衣壳：蛋白质（螺旋对称型、20 面体对称型、复合对称型）
      - 包膜：脂质、蛋白质、糖类
    - 病毒的增殖
      - 复制周期：吸附、穿入、脱壳、生物合成、装配与释放
      - 异常增殖：顿挫感染、缺损病毒
      - 干扰现象：异种、同种、同种异型病毒间干扰
    - 病毒的抵抗力：
      - 耐冷不耐热、对射线、消毒剂敏感
      - 有包膜病毒对脂溶剂敏感
      - 在 pH 5.0 以下或 pH 9.0 以上可被灭活
  - 病毒的感染与免疫
    - 感染方式与途径
      - 感染方式和途径：水平传播、垂直传播
      - 在体内播散方式：局部播散；血源性播散；神经性播散
    - 病毒的致病性
      - 病毒的直接损伤：杀细胞效应、稳定状态感染、细胞转化、形成包涵体
      - 免疫病理损伤：
        - ① 体液免疫的损伤作用（Ⅱ型、Ⅲ型超敏反应）
        - ② 细胞免疫的损伤作用（Ⅳ型超敏反应）
        - ③ 病毒抑制机体免疫功能
        - ④ 病毒感染可触发自身免疫
    - 抗病毒免疫
      - 固有免疫：NK 细胞、MΦ、干扰素
      - 适应性免疫：
        - 体液免疫：中和抗体作用于胞外病毒
        - 细胞免疫：CTL 特异性杀伤病毒感染细胞（作用胞内病毒）
          CD4$^+$ Th1 细胞释放细胞因子发挥作用
    - 病毒感染
      - 隐性感染（亚临床感染）
      - 显性感染
        - 急性感染
        - 持续感染（慢性感染、潜伏感染、慢发病毒感染、急性病毒感染的迟发并发症）
  - 病毒感染的检测
    - 标本的采取与运送
      - 病毒分离标本：及时、冷藏、快速
      - 血清学检查标本：急性期与恢复期双份血清
    - 检测方法
      - 快速检查方法：形态学检查法、血清学检查法、病毒核酸检查法
      - 分离培养与鉴定：动物接种、鸡胚培养、组织细胞培养

思 考 题

1. 简述病毒的基本结构及化学组成。
2. 简述病毒的增殖方式。
3. 简述病毒的干扰现象的实际意义。
4. 简述病毒侵入机体的途径和方式及病毒在宿主体内的播散方式。
5. 简述病毒感染的类型。
6. 简述病毒的致病机制。

（徐香兰）

第二十二章 呼吸道感染病毒

学习目标

- 掌握流行性感冒病毒变异的特征
- 熟悉呼吸道病毒的致病性
- 了解呼吸道病毒的防治原则

呼吸道病毒是指以呼吸道为侵入门户，引起呼吸道局部病变或伴有全身症状的病毒。呼吸道病毒由飞沫传播，所致疾病发病率高，潜伏期短，传播速度快。经呼吸道感染病毒有：流感病毒、麻疹病毒、腮腺炎病毒、风疹病毒、冠状病毒和腺病毒等。

第一节 流行性感冒病毒

流行性感冒病毒（influenza virus），简称流感病毒，是引起流行性感冒的病原体。流感病毒可分为甲（A）、乙（B）、丙（C）三型，除引起人类感染外还可引起动物感染。其中甲型流感病毒易发生变异，形成新亚型，在人类常造成全球流感大流行。

一、生物学性状

1. 形态与结构　流感病毒呈球形、椭圆形，直径为 80～120 nm。其核衣壳呈螺旋对称，有包膜，核酸为单股负链分节段的 RNA。其结构从内到外可分为三部分（图 22－1）。

（1）核心：由单股负链 RNA 与核蛋白组成核糖核蛋白。核糖核蛋白及 RNA 聚合酶构成病毒核心。甲型、乙型流感病毒的 RNA 分 8 个节段，复制中易发生基因重组，导致基因编码的蛋白抗原发生变异而出现新的亚型。丙型流感病毒 RNA 分 7 个节段。与每种 RNA 片段结合的核蛋白（nucleoprotein，NP）具有型特异性，根据核蛋白免疫原性的不同，将流感病毒分为甲（A）、乙（B）、丙（C）三型。该抗原稳定，很少发生变异。

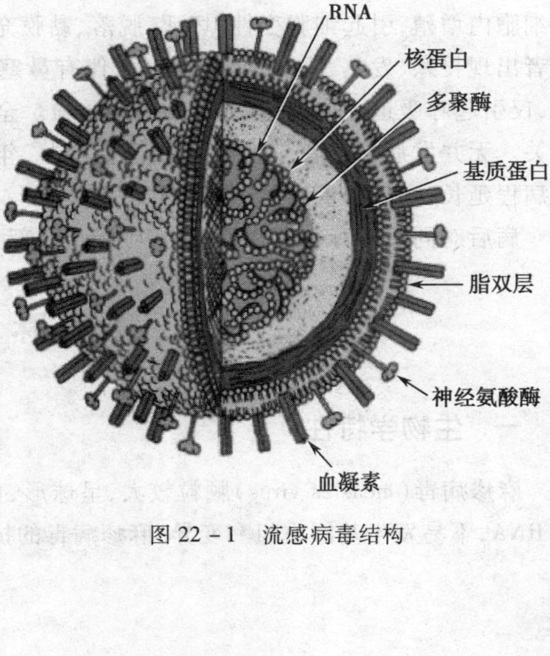

图 22－1　流感病毒结构

（2）基质蛋白（M 蛋白）：位于包膜与

核心之间，具有保护核心与维持病毒外形的作用。其免疫原性稳定，具有型特异性，与核蛋白共同参与流感病毒的分型。

(3) 包膜：位于基质蛋白之外，来源于宿主细胞膜。包膜表面镶嵌有两种刺突即血凝素(hemagglutinin，HA)和神经氨酸酶(neuraminidase，NA)。HA 呈柱状，能引起多种动物和人的红细胞凝集，与病毒吸附、穿入宿主细胞有关，具有型和株特异性，可刺激机体产生中和抗体，抑制病毒感染。NA 呈蘑菇状且具有水解宿主细胞表面神经氨酸的作用，有利于成熟病毒从感染细胞释放和集聚病毒的扩散。两种刺突均为病毒基因编码的糖蛋白，具有免疫原性，易发生变异，是划分流感病毒亚型的依据。

2. 分型与变异

(1) 分型：根据核蛋白和 M 蛋白的不同，将流感病毒分为甲、乙、丙三型。甲型流感病毒根据 HA 和 NA 免疫原性不同，又可将其分若干亚型，目前已分离出 15 个 HA 亚型(H1 ~ H15)，9 个 NA 亚型(N1 ~ N9)。至今在人类流行的只有 H1、H2、H3 和 N1、N2 几个亚型，但所构成的亚型均可从禽类中分离，已有 H5N1、H5N2、H7N9、H9N2 及 H10N8 禽流感病毒可感染人的报道。乙型、丙型流感病毒至今尚未发现亚型。

(2) 变异：流感病毒 HA 和 NA 易发生变异。由病毒基因组自发的点突变而引起的变异，变异幅度小，属量变，仅引起流感的中、小型流行，这种变异称抗原性漂移(antigenic drift)。由病毒基因组发生重组而引起的变异，变异幅度大，属质变，产生新的亚型，往往引起流感大流行，这种变异称为抗原性转换(antigenic shift)。

3. 抵抗力　流感病毒的抵抗力很弱。耐冷不耐热，56℃ 30 分钟可灭活，而 0 ~ 4℃能存活数周，-70℃以下可长期保存；对干燥、紫外线、乙醚、甲醛、乳酸等敏感。

二、致病性

流感病毒的传染源主要是患者，其次是隐性感染者。病毒主要经飞沫通过呼吸道在人与人之间直接传播，也可经手、共用毛巾等密切接触传播。流感病毒的传染性强，在人群中迅速蔓延造成流行，故引起疾病称流行性感冒。流感病毒随飞沫侵入易感者呼吸道黏膜上皮细胞，在细胞内增殖，引起细胞变性、坏死、脱落、黏膜充血、水肿等。流感潜伏期为 1 ~ 4 天，发病急，患者出现畏寒、发热、头痛、肌痛、乏力，伴有鼻塞、流涕、咽痛、咳嗽等症状。病毒仅在局部增殖，仅引起呼吸道上皮细胞受损，一般不入血。全身症状与病毒感染刺激机体产生的细胞因子有关。无并发症的患者一般病程不超过一周。年老体弱、抵抗力较差的患者常继发细菌感染，使病程延长，症状加重，可导致肺炎。

病后对同型病毒有短暂免疫力，呼吸道局部 sIgA 对抵抗再感染发挥主要作用。

第二节　麻疹病毒

一、生物学特性

麻疹病毒(measles virus)颗粒较大，呈球形，直径约 150 nm。核心为完整的不分节段的单链 RNA，不易发生基因重组和变异，麻疹病毒的抗原性较稳定，只有一个血清型。衣壳呈螺旋对称型，有包膜，包膜上有放射状排列的刺突，由血凝素和融合因子构成。细胞培养时，因融合因子的作用，常使细胞融合成多核巨细胞，核内及胞质中可出现嗜酸性包涵体。麻疹病毒对理化因素的抵抗力较弱，加热56℃ 30分钟和使用一般消毒剂均可将病毒破坏，对紫外线及脂溶剂均敏感。

案例分析

患者，男，3岁，春季，因发热、流泪、流涕、眼结膜充血、咳嗽、皮肤出现红色斑丘疹2天，就诊。查体：患儿面部、颈部有红色斑丘疹，口腔右侧颊部可见中心灰白伴有红晕的黏膜斑。实验室检查：麻疹病毒IgM抗体（+）。

讨论：该患儿最可能患何种疾病？应当采取哪些恰当、有效的预防措施防止其他小朋友发病？

二、致病性

人是麻疹病毒的自然宿主，患者为传染源，在出疹前后传染性最强。病毒通过飞沫直接传播或鼻腔分泌物污染玩具、用具等间接传播。易感者接触病毒后几乎全部发病。麻疹的潜伏期约2周，病毒首先在呼吸道上皮细胞内增殖，继之侵入淋巴结增殖，然后进入血流，出现第一次病毒血症，病毒随血流侵入全身淋巴组织和单核－巨噬细胞系统，增殖后再次入血形成第二次病毒血症。临床表现主要有发热、咳嗽、流涕、眼结膜充血、食欲不振及全身倦怠等症状，发病2天后口颊黏膜出现灰白色外绕红晕的黏膜斑（Koplik斑），对临床早期诊断有一定意义。以后患者皮肤相继出现红色斑丘疹，出疹期病情最严重。患者从皮肤出现红疹至全部出完再消退，一般约需9天的时间，所以又有人称麻疹为“九日疹”。一般说来，如果红疹出现3天以后，发热仍持续不退，则可能有中耳炎、肺炎、脑炎等并发症发生。麻疹一般可自愈。但患者抵抗力低下，护理不当，死亡率亦可高达25%以上。极个别患者，在儿童期患麻疹痊愈后约2～17年后，可出现慢性进行性中枢神经系统疾患，称亚急性硬化性全脑炎（subacute sclerosing panencephalitis，SSPE），患者大脑功能发生渐进性衰退，表现为反应迟钝、神经精神异常、运动障碍，最后导致昏迷死亡。

麻疹自然感染后一般免疫力牢固，抗体可持续终生。冬春季发病率最高。

第三节 腮腺炎病毒

腮腺炎病毒（mumps virus）是流行性腮腺炎的病原体，呈世界性分布。只有一个血清型，人是其唯一宿主，主要侵犯儿童。

一、生物学性状

病毒呈球形，核心为单链RNA，衣壳呈螺旋对称结构，有包膜，包膜上含有HA-NA刺突和融合因子刺突。该病毒只有一个血清型。对紫外线及脂溶剂均敏感。

二、致病性

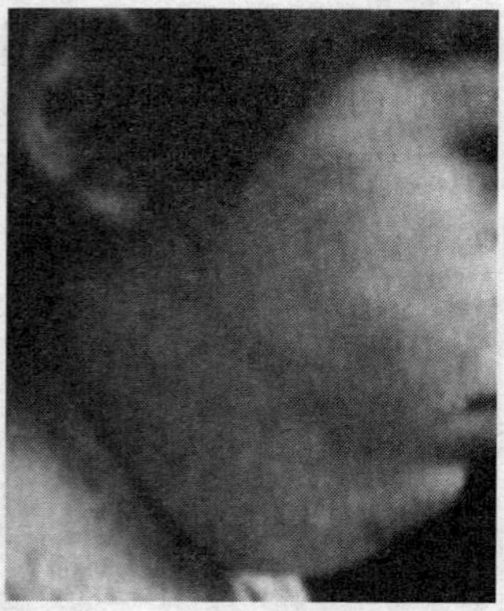

图 22－2　腮腺肿大

病毒通过飞沫或人与人直接接触传播。学龄儿童为易感者，好发于冬春季节。潜伏期 2～3 周，病毒侵入呼吸道上皮细胞和面部局部淋巴结内增殖后，进入血流，引起病毒血症，再通过血液侵入腮腺及其他器官，如睾丸、卵巢、胰腺、肾和中枢神经系统等。主要症状为一侧或双侧腮腺肿大、疼痛，发热、肌痛和乏力等（图 22－2）。有时病毒可引起睾丸炎、卵巢炎、无菌性脑膜炎或获得性耳聋等，是导致不育症和儿童获得性耳聋的常见病因。病后可获得牢固持久的免疫力。

第四节　冠状病毒与 SARS 冠状病毒

一、生物学性状

冠状病毒（coronavirus）包括人冠状病毒和多种动物冠状病毒。人冠状病毒主要引起普通感冒，各年龄组均可发病，以婴幼儿为主；也可引起腹泻或胃肠炎。SARS 冠状病毒（SARS coronavirus，SARS Cov）是严重急性呼吸衰竭综合征（severe acute respiratory syndrome，SARS）的病原体，在 2002 年底至 2003 年上半年在世界范围内流行。SARS 冠状病毒是一种新型冠状病毒，其基因组具有冠状病毒的生物学性状，但与已知的人冠状病毒存在明显差异。

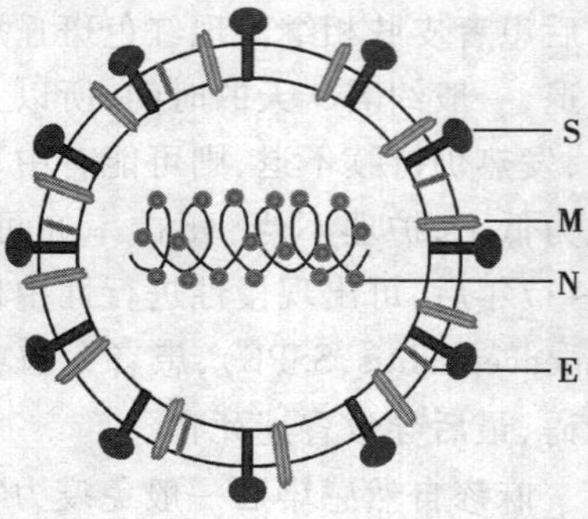

图 22－3　SARS 冠状病毒结构

S：刺突糖蛋白；M：跨膜蛋白；E：包膜蛋白；N：衣壳蛋白

冠状病毒为直径 120～160 nm 的球形病毒，核酸为单股正链 RNA，核衣壳呈螺旋对称，有包膜，包膜上有排列间隔较宽的突起，使整个病毒颗粒外形如日冕或冠状，故名冠状病毒。SARS 冠状病毒电镜下与冠状病毒类似，多呈圆形，有包膜，外周有冠状排列的纤突，病毒直径在 80～120 nm。核心为螺旋状排列的单股正链 RNA 及衣壳组成的核衣壳。包膜表面有两种糖蛋白，即 S 蛋白和 M 蛋白，M 蛋白是跨膜蛋白，参与包膜形成，S 蛋白是刺突蛋白，能与细胞受体结合，并使细胞发生融合，是 SARS 冠状病毒侵染细胞的关键蛋白（图 22－3）。

二、致病性

冠状病毒感染通过飞沫传播，引起普通感冒和咽喉炎，其重要性仅次于鼻病毒，居第二位，各年龄组均可发病，在世界各地普遍存在。冠状病毒在成人主要引起普通感冒，在儿童可以引起上呼吸道感染。冬季为流行高峰。疾病的潜伏期短，多为自限性。典型的冠状病毒感染出现流涕、不适等感冒症状。

SARS 病毒主要通过密切接触传播，以近距离飞沫传播为主，也可通过手接触呼吸道分泌物，经口鼻眼传播。SARS 临床主要表现为持续高烧，头痛和全身酸痛、乏力，干咳、少痰，部分患者有气促等呼吸困难症状，少数进展为呼吸窘迫综合征。抗菌药无效。SARS 病毒能引起免疫系统对多脏器的过度攻击，导致严重的脏器损伤。SARS 起病急、传播快，病死率高，暂无特效药。

第五节 其他呼吸道病毒

一、腺病毒

腺病毒(Adenoviridae)最初于 1953 年从人的增殖腺分离出来，可感染人和畜禽，某些型的人腺病毒接种新生地鼠可诱生肿瘤，在医学上具有重要的意义。腺病毒呈球形，直径 70 ~ 90 nm，核心为双链 DNA 的无包膜病毒。核衣壳呈 20 面体立体对称，由 252 个壳粒组成，其中 240 个壳粒是六邻体，12 个壳粒是五邻体，位于病毒粒的 12 个顶端，对细胞有毒性。从每个五邻体上伸出 1 根长短不同的线状突起，称为纤突(图 22 - 4，图 22 - 5)。纤维突起含有病毒吸附蛋白和型特异性抗原，并具有血凝性。腺病毒对理化因素抵抗力较强，耐酸，耐乙醚等脂溶剂。紫外线照射 30 分钟或加热至 56℃ 30 分钟可将其灭活。

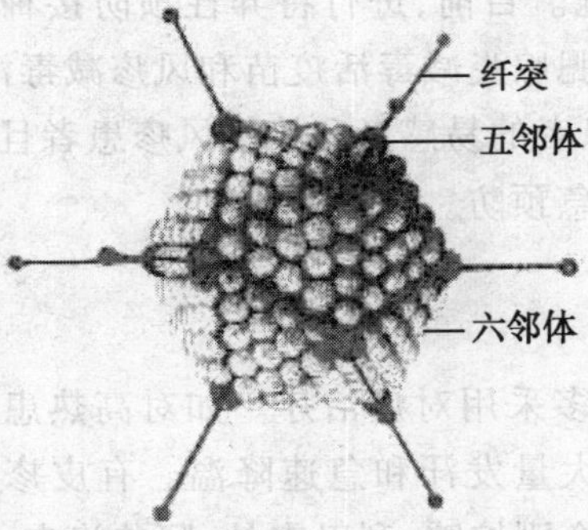

图 22 - 4 腺病毒结构

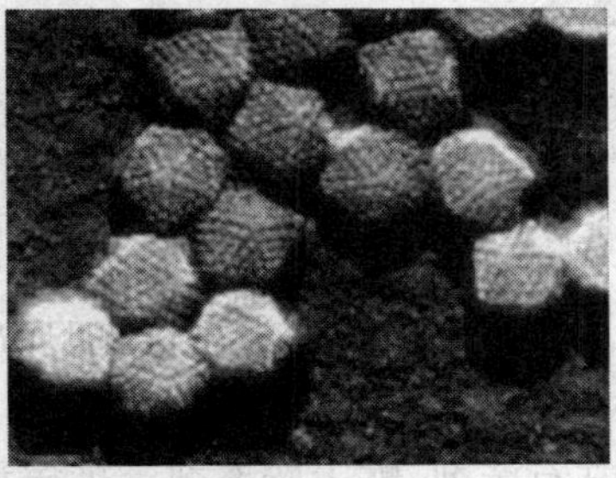

图 22 - 5 腺病毒电镜图

腺病毒主要通过呼吸道、消化道和眼结膜传播，可引起临床多种疾病。呼吸道感染引起急性咽炎、支气管炎、肺炎等；消化道感染引起胃肠炎；眼部感染引起滤泡性结膜炎和流行性角膜结膜炎等。腺病毒感染多发生在婴儿和儿童，感染后可产生特异性抗体，获持久免疫力，健康成人血清中一般具有多种腺病毒抗体。

二、风疹病毒

风疹病毒(rubella virus)有包膜，直径 50 ~ 70 nm，核酸为单股正链 RNA，核衣壳为 20 面体对称，包膜刺突有血凝性。病毒对热、乙醚、氯仿敏感，紫外线可使其灭活。

病毒经呼吸道传播，在局部淋巴结增殖后，经病毒血症播散全身。儿童是主要易感者，表现为发热，麻疹样出疹，但较轻，伴耳后和枕下淋巴结肿大。成人感染症状较严重，除出疹外，还有关节炎和关节疼痛，出疹后脑炎等。

风疹病毒感染值得关注的问题是能垂直传播导致胎儿先天性感染。孕妇在孕期 20 周内感染风疹病毒对胎儿危害最大，引起胎儿死亡或出生后表现为先天性心脏病、先天性耳聋、白内障等畸性及其他风疹综合征，如黄疸性肝炎、肺炎、脑膜脑炎等。对孕妇进行风疹病毒感染监测十分重要，有计划地接种风疹疫苗对优生优育有重要的意义。

引起呼吸道感染的病毒还有呼吸道合胞病毒、副流感病毒、鼻病毒等。

第六节　呼吸道病毒感染防治原则

一、一般性预防

隔离防护是预防呼吸道病毒感染疾病的主要措施，包括隔离患者。流行期间应尽量避免到人群聚集的公共场所。隔离房间应温暖、湿润、空气清新，定时通风换气。通风时应使患者避开风口，房间也可用乳酸蒸气进行空气消毒。个人防护注意戴口罩，流水洗手。金刚烷胺可用于流感预防。

二、特异性预防

特异性预防是防治呼吸道病毒感染最有效的措施。目前，进行特异性预防接种的疫苗有流感病毒的灭活疫苗、减毒活疫苗，麻疹减毒活疫苗，腮腺炎减毒活疫苗和风疹减毒活疫苗等。流感疫苗要与当前流行株的型别相同。对接触麻疹患者的易感者和接触风疹患者且抗体阴性的孕妇，可肌内注射胎盘球蛋白或丙种球蛋白进行紧急预防。

三、治疗

呼吸道病毒感染迄今尚无特效的治疗方法，目前多采用对症治疗。如对高热患儿可酌情给予小剂量退热剂，使体温降至 38~38.5℃，但不宜大量发汗和急速降温。有皮疹的患者可以外用炉甘石洗剂、酞丁胺擦剂。抗病毒治疗可选用金刚烷胺、利巴韦林、阿昔洛韦、干扰素及中草药等；SARS 病情重者可酌情使用糖皮质激素。

相关链接

禽流感病毒

禽流感病毒属正黏病毒科甲型流感病毒属，其生物学性状与流感病毒类似。依据其外膜血凝素(H)和神经氨酸酶(N)蛋白免疫原性的不同，可分为 16 个 H 亚型和 9 个 N 亚型。感染人的禽流感病毒亚型为 H5N1、H5N2、H7N2、H7N3、H7N7 等。禽流感病毒引起的疾病称禽流感，是禽类的传染性疾病，可以在多种动物中传播，特别容易在禽类(尤其是鸡)之间引起流行，民间俗称鸡瘟。禽流感病毒可分为高致病性、低致病性和非致病性三大类。其中高致病性禽流感是由 H5 和 H7 亚毒株(以 H5N1 和 H7N7 为代表)引起的疾病。

禽流感的传染源主要为禽流感患者或携带禽流感病毒的鸡、鸭、鹅等禽类，野禽在禽流感的自然传播中(特别是在迁徙过程)扮演了重要角色。病毒经呼吸道传播。目前尚无人与人之间传播的确切证据。一般认为，人类对禽流感病毒并不易感，源于人类上呼吸道黏膜上皮细胞缺乏相应的特异性受体。但高致病性禽流感病毒可以直接感染人类。高危人群多为从事家禽养殖业者。人感染高致病性禽流感是《传染病防治法》中规定的按甲类传染病采取预防、控制的一类传染病。

禽流感潜伏期1～7天，不同亚型的禽流感病毒感染人类后可引起不同的临床症状。感染H9N2亚型的患者通常仅有轻微的上呼吸道感染症状，感染H7N7亚型的患者主要表现为结膜炎；重症患者一般均为H5N1亚型病毒感染。患者呈急性起病，早期表现类似普通型流感。主要为发热，伴有流涕、鼻塞、咳嗽、咽痛、头痛、肌肉酸痛和全身不适。重症患者病情发展迅速，可出现肺炎、急性呼吸窘迫综合征、胸腔积液、全血细胞减少、肾衰竭、败血症、休克等多种并发症。

本章小结

呼吸道病毒知识小结见表22－1。

表22－1　呼吸道病毒

病毒名称	大小/nm	形态与结构	所致疾病	疫苗
流感病毒	80～120	球形，单链RNA，分节段，有包膜	流行性感冒	减毒活疫苗、灭活疫苗
麻疹病毒	150	球形，单链RNA，不分节段，有包膜	麻疹、SSPE	减毒活疫苗
腮腺炎病毒	150	球形，单链RNA，不分节段，有包膜	腮腺炎、睾丸炎、卵巢炎、脑膜炎	减毒活疫苗
冠状病毒和SARS冠状病毒	120～160	球形，单链RNA，有包膜	普通感冒、SARS	疫苗研制中
腺病毒	70～90	球形，双链DNA，无包膜	急性呼吸道感染、胃肠炎、眼结膜炎	无理想疫苗
风疹病毒	50～70	球形，单链RNA，有包膜	风疹、垂直感染引起流产、死胎、先天性心脏病、先天性耳聋、白内障及其他风疹综合征	减毒活疫苗

思考题

1. 简述流感病毒的结构特点及分型依据。
2. 何谓抗原性漂移？何谓抗原转换？

（曹　婧）

第二十三章　肠道感染病毒

学习目标

- 掌握肠道病毒的共性特点
- 熟悉肠道病毒的致病性
- 了解肠道病毒感染的防治原则

肠道感染病毒是指一类通过污染的饮水、食物经消化道传播的病毒，包括小 RNA 病毒科的人类肠道病毒，如脊髓灰质炎病毒、柯萨奇病毒、埃可病毒和新肠道病毒，如肠道病毒 71 等；以及引起胃肠炎的轮状病毒、诺瓦克病毒肠道腺病毒、杯状病毒、星状病毒等。人类肠道病毒的共同特征有：① 病毒体呈球形，直径为 20～30 nm。② 核心为单股正链 RNA。③ 衣壳为 20 面体，无包膜。④ 在宿主细胞质内增殖，引起细胞病变。⑤ 耐乙醚和酸，在 pH 3～5 条件下稳定。⑥ 临床表现多样化，经消化道传播，而所致疾病多在肠道外。⑦ 病毒感染后对同型病毒均可获得牢固免疫力。

2000 年 10 月，世界卫生组织西太平洋地区宣布成为无脊髓灰质炎病毒感染区域；标志我国实现无脊灰的目标，但维持无脊灰工作仍存在巨大挑战。

相关链接

小儿麻痹症

引起小儿麻痹症的病原体为脊髓灰质炎病毒（poliovirus），该病毒经消化道途径传播，首先在咽部、肠道下段上皮细胞、肠系膜淋巴结内增殖。约有 90% 以上感染者表现为隐性或轻症感染。少数感染者病毒在肠道局部淋巴结增殖引起病毒血症，临床上可出现发热、头痛、恶心等，全身症状严重。只有极少数患者病毒侵犯脊髓前角运动神经细胞引起肢体肌肉弛缓性瘫痪，多见于儿童，故称小儿麻痹症。脊髓灰质炎流行期间，扁桃体摘除、拔牙等手术或其他疫苗接种可增加麻痹病例的发生。口服脊髓灰质炎三价减毒活疫苗（又称小儿麻痹糖丸），可获得牢固免疫力，有计划对儿童进行免疫，最终可实现全球消灭脊髓灰质炎！我国虽然已无脊髓灰质炎野病毒感染的病例，但周边国家仍有病例发生，脊髓灰质炎病毒随时有输入我国的可能。为了防止该病毒输入我国并向儿童传播，我国必须继续坚持为儿童接种疫苗。维持疫苗的高接种率是阻止野病毒输入的最有效措施。

第一节　肠道病毒 71

肠道病毒 71（Enterovirus 71，EV71）是人肠道病毒的一种，简称为 EV71，常引起儿童手足口病、病毒性咽峡炎,重症患儿可出现肺水肿、脑炎等,统称为肠道病毒 EV71 感染疾病。该病多发生于儿童,少数患者病情严重,会引起死亡。

一、生物学性状

EV71 在病毒学属于微小病毒科(picornaviriade)、肠道病毒属(Enterovirus)的成员,病毒颗粒为 20 面体立体对称球形结构(图 23-1),无包膜及突起,直径 24~30 nm,基因组为单股正链 RNA,含 7 408 个核苷酸,只有一个开放读码框架,编码 2 193 个氨基酸的多聚蛋白。病毒颗粒的衣壳组成非常复杂,首先由 VP1、VP2、VP3 及 VP4 四种外壳蛋白构成原聚体,再由 5 个原聚体拼装成 5 聚体样结构的亚单位。其中 VP4 在内侧与病毒核心紧密连接,其余三种结构蛋白均暴露于病毒颗粒表面。

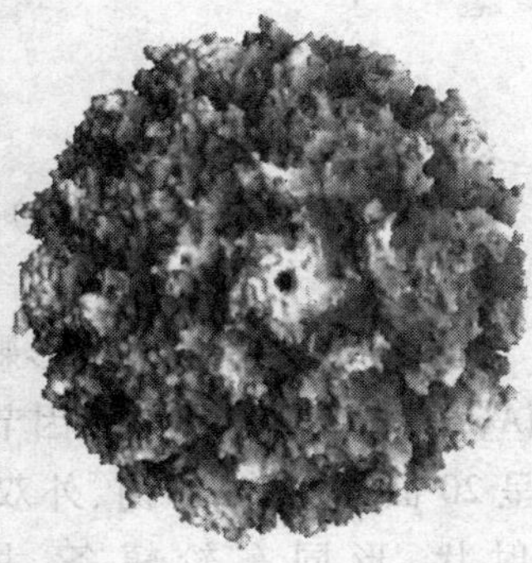

图 23-1 肠道病毒 71 型结构 X 线衍射图

由于病毒颗粒没有类脂质的包膜,故对去污剂、乙醚、脱氧胆酸盐、弱酸、70% 的乙醇溶液等有抵抗,野外生存能力强。但对高温及紫外线的抵抗能力差。1%~3% 的漂白水也可有效的杀灭该病毒。

二、致病性

人是肠道病毒唯一宿主,患者和隐性感染者均为本病的传染源。人对肠道病毒普遍易感,患者以 4~5 岁以下小儿多见。潜伏期 2~5 天。一年四季均可发病,但以 5、6 月份为多发。肠道病毒主要经粪-口途径和/或呼吸道飞沫传播,亦可经接触病人皮肤、黏膜疱疹液而感染。是否可经水或食物传播尚不明确。发病前数天,感染者咽部与粪便就可检出病毒,通常以发病后一周内传染性最强。显性感染和隐性感染后均可获得特异性免疫力,持续时间尚不明确。病毒的各型间无交叉免疫。

病毒从咽部或肠道侵入,在局部黏膜或淋巴组织中繁殖,并由局部排出,可引起局部症状如低热、流涕、食欲下降、口痛、呕吐、腹泻等。继而病毒侵入局部淋巴结,并进一步进入血液循环中导致第一次病毒血症,可有发热症状。病毒经血循环侵入单核巨噬细胞系统、深层淋巴结、肝、脾、骨髓等处继续大量繁殖,进而引起第二次病毒血症。然后病毒随血流进入身体各器官,如中枢神经系统、皮肤黏膜、心脏等进一步繁殖并引起病变。患者手掌或脚掌部出现斑丘疹和疱疹,臀部或膝盖也可出现皮疹,重症患者可伴有肌阵挛、或脑炎、急性迟缓性麻痹、心肺衰竭、肺水肿等,危及生命。

第二节 柯萨奇病毒与埃可病毒

柯萨奇病毒(Coxsackie virus)和埃可病毒(ECHO vrius)的生物学性状、感染和免疫过程与 EV71 基本相似。致病特点是经消化道传播,可以侵犯多种组织,临床表现多样化,可引起无菌性脑膜炎、疱疹性咽炎、病毒性心肌炎、心包炎、流行性胸痛、急性出血性结膜炎等。柯萨奇病毒 A 组 16 型及埃可病毒的某些型也是引起手-足-口病的常见病原体。其中心肌炎和心包炎死亡率高，散发于成人和儿童。

上述肠道病毒感染后，机体可获得长期而牢固的特异性免疫。在保护性免疫中抗体具有重要作用。sIgA 可阻止病毒在咽喉部、肠道内的吸附和穿入；血清中和抗体 IgM、IgG 可阻止病毒向靶组织扩散。中和抗体在病毒感染后 2～6 周达高峰，可维持终生。母体血液中 IgG 可经胎盘传给胎儿，故出生 6 个月内的婴儿较少发病。

第三节 轮状病毒

人类轮状病毒（rotavirus）属呼肠病毒科（Reoviridae）的轮状病毒属，是引起婴幼儿腹泻的主要病原体。

病毒为 60～80 nm 球形颗粒，核心为双链 RNA，由 11 个不连续的基因节段组成，病毒颗粒呈 20 面体对称，有内、外双层衣壳，排列呈放射状，形同车轮辐条，故名轮状病毒（图 23－2）。无包膜。有双层衣壳的病毒颗粒为完整的病毒颗粒（光滑型），有传染性；只有内壳的颗粒为不完整病毒（粗糙型），无传染性。

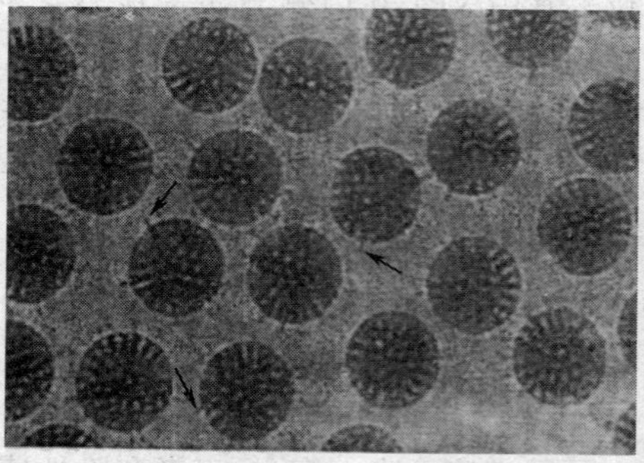

图 23－2 轮状病毒电镜图（球形，呈车轮状）

轮状病毒根据习惯分为小儿轮状病毒、成人轮状病毒和非典型轮状病毒；根据其抗原特性和核酸电泳图形分为 A～G 7 个组。小儿轮状病毒也称普通轮状病毒，属于 A 组；成人轮状病毒又称成人腹泻轮状病毒，属 B 组。小儿轮状病毒对理化因素抵抗力较强，耐乙醚、耐酸、耐碱，在室温中传染性可保持 7 个月，－20℃能长期保存。在粪便中可存活数日或数周。对热敏感，56℃ 30 分钟可灭活病毒。

小儿轮状病毒广泛存在于自然界，传染性很强，患者和隐性带毒者为传染源，常见于 6 个月～2 岁的婴幼儿。病毒随粪便排出体外，一般经粪－口途径传播（也可通过呼吸道传播），可散发或暴发流行，多发生在秋冬季交接时期。潜伏期 2～4 天。病毒侵入人体后，在小肠黏膜细胞内增殖，使黏膜细胞表面微绒毛萎缩、变短、甚至脱落，使肠吸收功能受损，继发肠腔内渗透压升高，大量水分进入肠腔，导致严重水样腹泻。若受染细胞脱落或裂解，可有大量病毒随粪便排出。严重的脱水、电解质平衡紊乱和酸中毒，如不及时治疗，可能导致死亡。

机体感染轮状病毒后很快产生特异性抗体，肠道局部出现 sIgA，有中和病毒的作用。兰州生物制品研究所采用 G10 型羊 RV LLR 株研制的口服轮状病毒活疫苗已于 2000 年被批准使用。新型高效疫苗正在研制中，DNA 疫苗、病毒样颗粒亚单位疫苗正用于动物实验，转基因植物疫苗及其他新型疫苗也有望用于人类轮状病毒疫苗的开发。

第四节 诺瓦克病毒和诺瓦克样病毒

诺瓦克病毒(NV)和诺瓦克样病毒(NLV)是一组在世界范围内引起急性无菌性胃肠炎的重要病原。

一、生物学性状

诺瓦克病毒和诺瓦克样病毒为单股 RNA 病毒,呈球形,直径 25 ~ 35 nm,无包膜,在宿主细胞核中复制。基因长 7 642 个核苷酸,有三个开放读码框架,编码多聚酶等前体蛋白。病毒对各种理化因子有较强的抵抗力,耐乙醚、耐酸、耐热,在 pH 2.7 的环境下可存活 3 小时,冷冻数年仍具有活性。但煮沸后 2 分钟可灭活,喷洒含氯 10 mg/L 溶液,30 分钟才能灭活。

二、致病性

隐性感染者和患者是传染源,主要通过粪 – 口途径传染。患者粪便及呕吐物中含有大量病毒,传染性很强。粪便排毒可持续在腹泻停止后至少 2 天,少数可持续 2 周。散发病例多为人 – 人接触传染,水系、食物、泳池污染可造成暴发流行。

人群普遍易感。以成人及大龄儿童多见。潜伏期 1 ~2 天。病毒主要侵犯空肠上段,造成肠黏膜上皮细胞绒毛变短、变宽,顶端变顿,细胞质内线粒体肿胀、空泡,固有层可有单核巨噬细胞浸润,未见细胞坏死,为可逆性病变。可引起腹泻、腹痛、恶心、呕吐等症状,可伴有发热、头痛等。感染诺瓦克病毒后血清抗体可转阳,但该抗体无保护性,故可反复感染。抵抗力弱的老年人在感染该病毒后有病情恶化的危险。

引起婴幼儿和儿童腹泻的病毒还有肠道腺病毒、杯状病毒和星状病毒。

第五节 肠道病毒感染的检测方法与防治原则

一、肠道病毒的检测方法

1. 病毒分离 自咽拭子或咽喉洗液、粪便或肛拭子、脑脊液或疱疹液,以及脑、肺、脾、淋巴结等组织标本中分离到肠道病毒。

2. 血清学检验 患者血清中特异性 IgM 抗体阳性,或急性期与恢复期血清 IgG 抗体有 4 倍以上的升高。

3. 核酸检验 自患者血清、脑脊液、咽拭子或咽喉洗液、粪便或肛拭子、疱疹液以及脑、肺、脾、淋巴结等组织标本中检测到病毒核酸。

二、一般性预防

隔离患者、消毒排泄物、保护水源以及加强饮食卫生。做到饭前便后洗手,不喝生水,不吃生冷食物,勤换衣服、奶瓶、用具;保持环境卫生,室内保持通风,勤晒被褥等。

三、特异性防治

EV71、诺瓦克病毒、柯萨奇病毒和埃可病毒尚无特异性防治方法。轮状病毒疫苗可用口服减毒活疫苗来预防。

治疗主要是对症治疗,及时输液、纠正电解质紊乱,防止脱水及酸中毒,以减少婴幼儿死亡率。

本章小结

肠道感染病毒知识小结见表 23-1。

表 23-1 肠道感染病毒

病毒名称	大小/nm	形态与结构	所致疾病	疫苗
EV71	24~30	球形,单链 RNA,无包膜	手-足-口病	正在研制中
柯萨奇病毒与埃可病毒	27~30	球形,单链 RNA,无包膜	无菌性脑膜炎、疱疹性咽炎、病毒性心肌炎、心包炎、流行性胸痛、急性出血性结膜炎、手-足-口病	正在研制中
轮状病毒	60~80	球形,车轮状衣壳,双链 RNA,无包膜	流行性婴幼儿严重腹泻(全球范围),最主要的病因	口服减毒活疫苗
肠道腺病毒	70~80	球形,双链 DNA,20 面体,无包膜	流行性婴幼儿严重腹泻(全球范围),第二位病因	正在研制中
杯状病毒	27~38	球形,单链 RNA,无包膜	散发婴幼儿和儿童腹泻	正在研制中
星状病毒	30	球形,单链 RNA,无包膜	散发婴幼儿和儿童腹泻	正在研制中
诺瓦克病毒	25~35	球形、单链 RNA,无包膜	儿童及成人腹泻	正在研制中

思考题

1. 简述肠道病毒的共性特点。
2. 试述 EV71 的致病机制。

(邢卉春)

第二十四章 肝炎病毒

学习目标

- 掌握肝炎病毒的类型及传播途径
- 掌握乙型肝炎病毒的抗原组成与临床意义
- 熟悉肝炎病毒防治原则

肝炎病毒(hepatitis virus)是引起病毒性肝炎的病原体。病毒性肝炎是危害人类健康最严重的疾病之一。现公认的肝炎病毒有甲型、乙型、丙型、丁型、戊型,其中甲型、戊型肝炎病毒经粪-口途径传播,引起急性肝炎;乙、丙、丁型肝炎病毒经血液、体液、母婴途径传播,除引起急性肝炎外,还可致慢性肝炎,并与肝硬化及肝癌相关。曾被认为与肝炎有关的庚型肝炎病毒、TT型病毒,近年来并未证实其是引起人类肝炎的病毒,故本章不再列入。此外,还有一些病毒如EB病毒、巨细胞病毒、黄热病病毒等也可侵犯肝细胞,但这些病毒并不以肝细胞为唯一的靶细胞,因此不列为肝炎病毒。

第一节 甲型肝炎病毒

甲型肝炎病毒(hepatitis A virus,HAV)是引起甲型肝炎的病原体。甲型肝炎呈世界性分布,HAV从感染者粪便排出,污染食物或水源可引起流行,主要感染儿童和青少年。人类感染HAV后,大多数表现为隐性感染,仅有少数发生急性肝炎,一般可以完全恢复,不转为慢性,不形成病毒携带者。

一、生物学性状

1. 形态与结构　HAV属于小RNA科,嗜肝病毒属,为无包膜小球形病毒,直径约27 nm(图24-1),衣壳由60个壳粒组成20面体对称,每个壳粒由4种(VP1~VP4)多肽组成。病毒基因组为单股正链RNA,只有一个可译框架,编码一种大分子蛋白质,该蛋白质经水解后产生病毒的结构蛋白和非结构蛋白。HAV只有一个血清型,且抗原性稳定,主要抗原表位位于VP1,可刺激机体产生中和抗体。

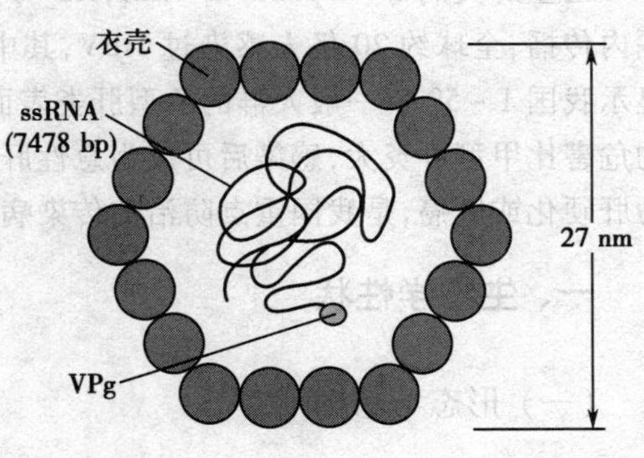

图24-1 HAV结构

2. 易感动物与培养　黑猩猩和绒猴对HAV

易感。HAV 是唯一能在组织细胞中培养的肝炎病毒。可在非洲绿猴肾细胞、人肝癌细胞株、人胚肺二倍体细胞等多种细胞中缓慢增殖,不引起明显的细胞病变。接种后约需要 4 周才可检出培养细胞中的 HAV。

3. 抵抗力　HAV 抵抗力较强,比一般肠道病毒更耐酸、耐乙醚,耐热,60℃ 1 小时不能灭活;在自然界存活能力强,在污水中可存活 1 个月,因此可通过粪便污染水源引起爆发流行。灭活 HAV 可采用加热 100℃ 5 分钟、2% 过氧乙酸处理 4 小时、0.35% 甲醛溶液作用 72 小时或紫外线照射等方法。

二、致病性与免疫性

1. 传染源与传播途径　传染源为患者与隐性感染者。甲型病毒性肝炎的潜伏期为 15 ~ 50 天,平均 30 天,患者于发病前后两周内均可自粪便排毒,转氨酶达高峰时,粪便排毒停止。HAV 主要通过粪 - 口途径传播。带病毒粪便污染食物、水源、海产品、用具、手等均可造成暴发或散发流行。1988 年,上海曾发生市民因食用被 HAV 污染的毛蚶而导致 30 余万人发生甲型肝炎的暴发流行,危害十分严重。

2. 感染类型与致病机制　未受感染者普遍对 HAV 易感,约 70% 为隐性感染。显性感染多发生于儿童及青少年。成人体内多含抗 - HAV 的抗体而不易感。病毒经口侵入后,先在肠黏膜和局部淋巴结增殖,继而进入血流,形成病毒血症,最终侵入靶器官肝脏,在肝细胞内大量复制,造成肝组织轻度炎症,伴有肝细胞变性、溶解。肝细胞的免疫损伤主要由细胞免疫介导。感染早期由 NK 细胞介导,当机体特异性细胞免疫激活后,可杀伤病毒感染的肝细胞,使肝细胞溶解,IFN - γ 可增强 NK 细胞、CTL 对肝细胞的细胞毒作用。临床表现有发热、疲乏、食欲不振、肝大、肝区痛、肝功能异常、黄疸等。急性肝炎可完全恢复,不转为慢性,不形成长期携带病毒者。

3. 免疫性　显性感染和隐性感染 HAV 后,机体均可产生抗 - HAV 的抗体。抗 - HAV IgM 在急性期早期即可产生,维持 2 个月左右;抗 - HAV IgG 在恢复期出现,可维持多年甚至终生,对 HAV 的再感染具有免疫作用。此外,IFN 的产生、NK 细胞和 CTL 对清除病毒、控制感染具有重要作用。

第二节　乙型肝炎病毒

乙型肝炎病毒(hepatitis B virus,HBV)是引起乙型病毒性肝炎的病原体。HBV 在世界范围内传播,全球约 20 亿人感染过 HBV,其中 3.5 亿人为慢性 HBV 感染者。2006 年调查结果显示我国 1 ~ 59 岁一般人群的乙型肝炎表面抗原携带率为 7.18%,属中等流行区。乙型肝炎的危害比甲型肝炎大,感染后可成为急性肝炎、慢性肝炎或慢性 HBV 携带者部分患者可发展为肝硬化或肝癌,是我国重点防治的传染病之一。

一、生物学性状

(一)形态与结构

乙型肝炎患者血清中存在三种形态的病毒颗粒,即大球形颗粒、小球形颗粒和管型颗粒。

1. 大球形颗粒　又称 Dane 颗粒(图 24－2,图 24－3),是 1970 年 Dane 首先在乙型肝炎患者血清中发现的。Dane 颗粒是具有感染性的完整的病毒颗粒,呈球形,直径 42 nm。其结构由外向内依次为:① 外衣壳相当于一般病毒的包膜,由脂质双层和镶嵌蛋白质构成,镶嵌蛋白质即构成 HBV 的表面抗原(hepatitis B surface antigen,HBsAg)。② 内衣壳呈 20 面体对称结构,相当于一般病毒的核衣壳。内衣壳蛋白构成 HBV 的核心抗原(hepatitis B core antigen,HBcAg)。HBeAg 为可溶性蛋白,可自肝细胞分泌于血液中,而 HBcAg 仅存在于感染的肝细胞核内,一般不存在于血循环中。③ 核心含不完整的双链未闭合环状 DNA 和 DNA 聚合酶(DNAP)。

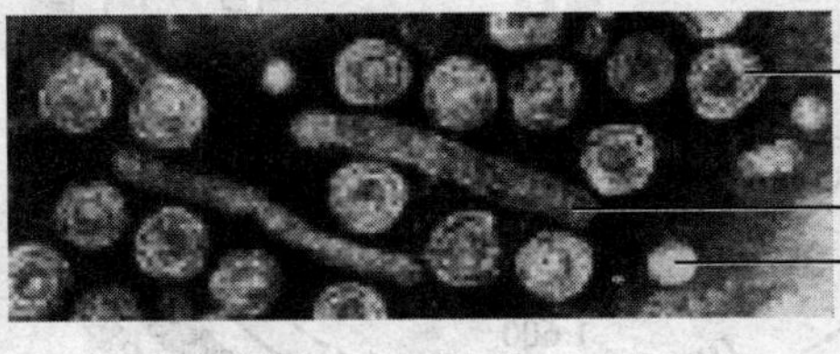

图 24－2　乙型肝炎病毒电镜图

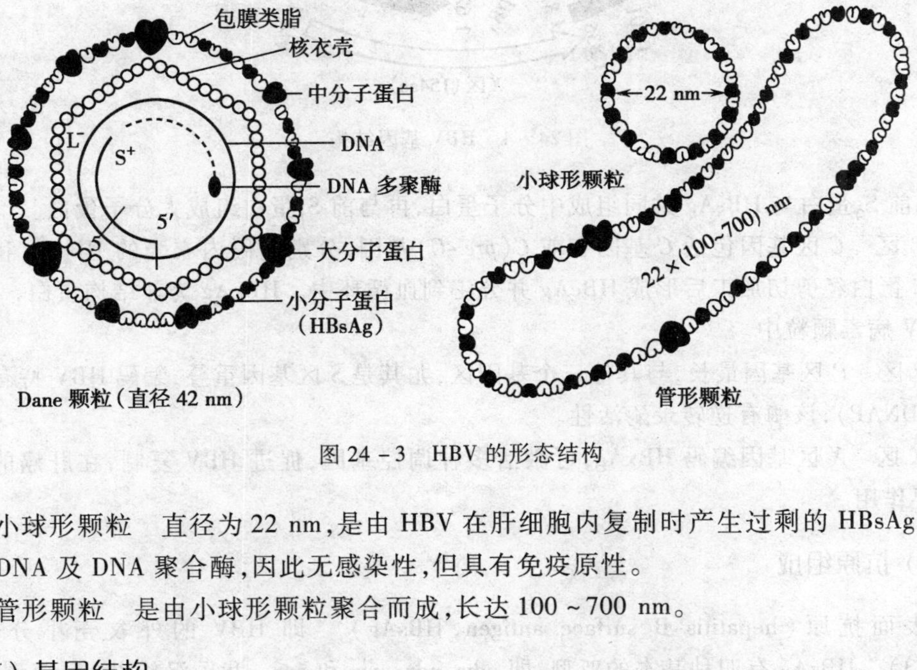

图 24－3　HBV 的形态结构

2. 小球形颗粒　直径为 22 nm,是由 HBV 在肝细胞内复制时产生过剩的 HBsAg 组成,不含病毒 DNA 及 DNA 聚合酶,因此无感染性,但具有免疫原性。

3. 管形颗粒　是由小球形颗粒聚合而成,长达 100～700 nm。

(二)基因结构

HBV 基因组为不完整双链未闭合环状 DNA,两条链长短不一,正链为短链,长度可变,相当于长链的 50%～80%;负链为长链,约含有 3 200 个碱基对(bp),含有 HBV DNA 全部遗传信息,至少有 4 个开放读码框架(open reading frame,ORF),分别称为 S、C、P 和 X 区(图 24－4)。

1. S 区　S 区基因包括 *S* 基因、前 *S* 1(*pre-S1*)和前 *S2*(*pre-S2*)基因,*S* 基因编码 HBsAg,构成外衣壳的小分子蛋白亦称主蛋白(图 24－3),*pre-S1* 和 *pre-S2* 基因分别编码前 S1 和前

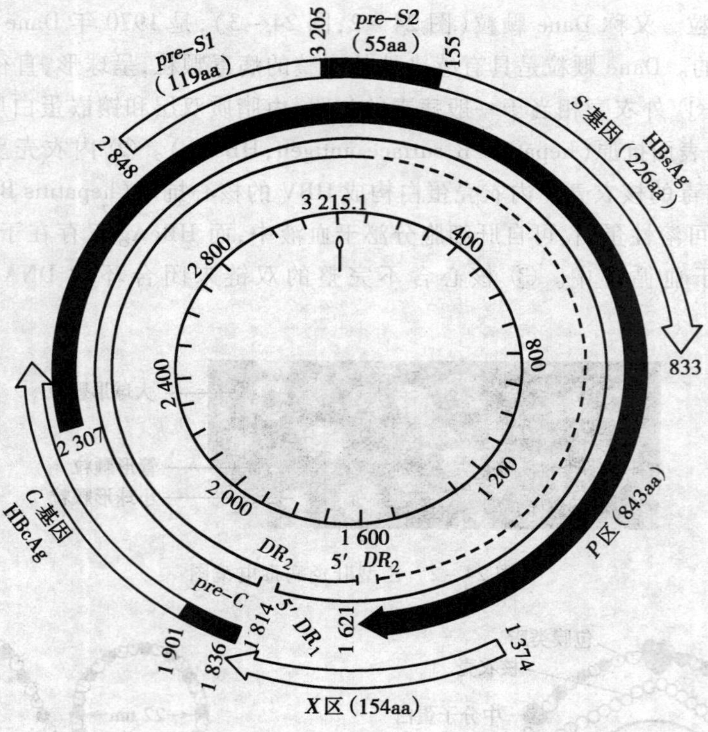

图 24 – 4　HBV 基因结构

S2 蛋白，前 S_2 蛋白与 HBsAg 共同组成中分子蛋白，再与前 S_1 蛋白组成大分子蛋白。

2. C 区　*C* 区基因包括 *C* 基因和前 *C*(*pre -C*) 基因，分别编码内衣壳的 HBcAg 和前 C 蛋白。前 C 蛋白经剪切加工后形成 HBeAg 并分泌到血循环中。HBeAg 为非结构蛋白，一般不出现在 HBV 病毒颗粒中。

3. P 区　*P* 区基因最长，与其他三个基因区，尤其是 *S* 区基因重叠，编码 HBV 特有的 DNA 多聚酶(DNAP)，该酶有逆转录酶活性。

4. X 区　*X* 区基因编码 HBxAg，可激活多种调控基因，促进 HBV 复制，在肝癌的发生中发挥重要作用。

(三) 抗原组成

1. 表面抗原 (hepatitis B surface antigen, HBsAg)　即 HBV 的外衣壳小分子蛋白 (图 24 – 3)。HBsAg 有四种基本的亚型，即 adw、adr、ayw 和 ayr。我国汉族以 adr 亚型多见，少数民族多为 ayw 亚型。

HBsAg 可刺激机体产生相应抗体即抗 – HBs，为中和抗体，可抵抗 HBV 的再感染。因此 HBsAg 是制备疫苗的最主要成分。血清 HBsAg 阳性为 HBV 感染的标志，反之，血清出现抗 – HBs 可见于乙型肝炎恢复期，也可以是乙肝疫苗接种后的反应。

前 S1 蛋白位于 HBV 的最表面，前 S1 和前 S2 比 HBsAg 免疫原性更强，刺激机体产生的抗 – 前 S1、抗 – 前 S2，均有中和作用。故有学者主张疫苗中应包含前 S 蛋白。

2. 核心抗原(hepatitis B core antigen,HBcAg) 系由 *C* 基因编码的 HBV 内衣壳蛋白。由于有外衣壳的包绕,血液中一般不易检测到游离的 HBcAg,但可在受感染肝细胞核内和细胞膜上表达,是 CTL 识别和攻击的主要靶抗原。HBcAg 免疫原性较强,可刺激机体产生抗 - HBc 的抗体。抗 - HBc IgM 出现在感染早期,可作为早期诊断的重要指标,高效价抗 - HBc IgM 提示 HBV 在体内复制增殖。抗 - HBc IgG 产生略晚,可在血清中存在多年,抗 HBcIg 及抗 - HBcIg均对机体无保护作用。

3. e 抗原(HBeAg) 是由前 *C* 基因编码、翻译,经酶切后形成,以可溶性蛋白的形式游离于感染者血液中。HBeAg 的出现晚于 HBsAg,与 Dane 颗粒出现的时间及 DNAP 消长基本一致。故血清 HBeAg 阳性可作为 HBV 在体内复制及血液有强传染性的指标之一。

HBeAg 可刺激机体产生抗 - HBe,抗 - HBe 对 HBV 感染无保护作用,HBeAg 消失而抗 - HBe的出现通常是病毒复制减少的标志。但存在前 *C* 基因变异而不能转译出 HBeAg 时,即使 HBeAg 消失,抗 - HBe 出现,仍可有大量复制。因此,对抗 - HBe 阳性患者预后的判断,应同时检测其血清中的病毒 DNA,以全面了解病情做出准确判断。

(四) 易感动物与抵抗力

黑猩猩是 HBV 最敏感的动物。HBV 抵抗力强,耐热、耐干燥、耐紫外线和一般化学消毒剂(如 70% 乙醇)。煮沸 100℃ 10 分钟、高压蒸汽、0.5% 过氧乙酸、5% 次氯酸钠、3% 漂白粉溶液和环氧乙烷等可灭活 HBV,消除其传染性。

二、致病性与免疫性

(一) 传染源

HBV 的传染源为患者及无症状 HBV 携带者。HBV 可存在于血液和体液(唾液、乳汁、羊水、精液和阴道分泌物)中。乙型肝炎的潜伏期为 30 ~ 160 天,平均 60 ~ 90 天。潜伏期、急性期、慢性感染期都有传染性,无症状 HBV 携带者是更危险的传染源。

(二) 传播途径

1. 经血液、体液传播 微量带病毒的血液通过破损皮肤和黏膜进入人体即可导致传染。因此,输入带病毒血液或血制品可以传播;注射、手术、针刺、拔牙、内镜、共用牙刷、剃须刀、等可引起传播;唾液、汗液、精液、阴道分泌物、乳汁等体液中均含有 HBV,因此密切接触也可传播。

2. 母婴传播 主要是经产道及分娩后哺乳使新生儿受到感染,也可在宫内经胎盘感染胎儿。人群中 HBV 携带者 40% ~50% 来自母婴传播,乙型肝炎常有家庭聚集现象,尤其以母亲为 HBsAg 阳性的家庭为甚。

(三) 致病机制

乙型肝炎临床表现呈多样性,从无症状 HBV 携带到有症状的急性肝炎、慢性肝炎、重症肝炎等,少数慢性感染者可发展为肝硬化或肝癌。HBV 的致病机制尚不完全清楚,研究表明,

HBV 在肝细胞内增殖并不引起肝细胞损害，可能是病毒抗原诱导机体产生免疫应答，在清除病毒的同时造成受感染肝细胞的免疫病理损伤。由于宿主免疫应答强弱的不同、侵入病毒数量和毒力的差异，导致乙型肝炎临床表现复杂多样。HBV 的致病机制主要有：

1. 细胞免疫介导的免疫损伤　机体感染 HBV 后首先是固有免疫早期应答，包括干扰素，自然杀伤细胞（NK），以及库普弗（Kupffer cells）细胞的活化。而病毒抗原特异性细胞毒 T 淋巴细胞（CTL）是抗病毒免疫应答的主要效应细胞，一方面通过对病毒感染的靶细胞诱导凋亡，清除病毒感染；另一方面通过分泌大量细胞因子介导非细胞溶解的抗病毒效应。其中 CTL 对靶细胞的直接杀伤，是肝细胞受损的主要原因。HBV 感染肝细胞后，使肝细胞特异脂蛋白（LSP）暴露，诱导机体产生自身免疫应答而损伤肝细胞。HBV 感染后，机体免疫状态不同可出现不同的临床情况，如免疫耐受（乙肝病毒携带者）、免疫清除（慢性乙肝、活动或急性自限）、HBV 低复制或复制再活跃等不同状态。

2. 免疫复合物沉积引起的损伤　HBV 造成肝外损伤主要是由免疫复合物沉积引起血清中游离的 HBsAg 和 HBeAg 与相应抗体结合，形成免疫复合物（IC）。IC 随血循环沉积于肾小球基底膜、关节滑膜等，激活补体，引发Ⅲ型超敏反应导致损伤。慢性乙型肝炎可同时伴有肾小球肾炎、关节炎等肝外损害。

3. 病毒变异及对免疫功能的抑制　HBV 基因变异，使病毒的免疫学性状改变，可逃避免疫系统的识别和攻击。另外，HBV 感染可抑制细胞产生 IFN 和 IL－2，并使细胞表面 HLA－Ⅰ类分子的表达减少，CTL 的杀伤活性减弱。HBeAg 是一种免疫耐授原，可诱导机体产生免疫耐受。这些均是造成 HBV 的持续感染、迁延不愈的原因。

4. 病毒引起肝细胞转化　HBV 基因组能与肝细胞染色体的 DNA 整合，整合的 HBV 基因片段含 X 基因，而 X 蛋白可激活细胞内的原癌基因，引起肝细胞转化导致癌变。通过核酸杂交技术发现肝癌细胞中可检出 HBV 的 DNA，流行病学调查也证明 HBsAg 慢性携带者，其原发性肝癌的发病率较高。

案例分析

患者，女性，饭店服务员，26 岁，主诉恶心、呕吐 3 天，尿黄 1 天。嗜烟酒。无输血或静脉用毒品史，但近半年来有多个性伙伴。查体：体温 38℃，眼球巩膜黄染，肝大，肋下 3 cm。

讨论：该患者应做哪些实验室检查？如何诊断？可能感染途径有哪些？

（四）免疫性

1. 体液免疫　有保护作用的中和抗体包括抗－HBs、抗－前 S1 和抗－前 S2，这些抗体可阻止 HBV 进入正常肝细胞，并在补体等参与下清除细胞外游离的病毒。

2. 细胞免疫　HBV 抗原激活的特异性 CTL 杀伤病毒感染肝细胞是机体清除细胞内 HBV 的最主要因素。NK 细胞、巨噬细胞以及一些细胞因子等也参与对靶细胞的杀伤。

HBV 所激发的免疫应答作用是双重的，一方面表现为免疫保护，如 CTL 对细胞内病毒的清除，抗－HBs、抗－前 S 对病毒的中和作用等，另一方面可造成肝细胞和肝外组织的免疫损伤。

免疫应答的强弱与临床类型和转归有密切的关系:① 若病毒感染所波及的肝细胞数量不多,免疫应答正常,可表现为急性肝炎,最终病毒被清除而痊愈。② 若感染的肝细胞数量多而细胞免疫应答过强,迅速引起大量肝细胞坏死,则表现为重症肝炎。③ 若机体免疫功能低下或病毒变异,不能有效地杀伤病毒感染细胞,使 HBV 不断释放并感染新的细胞,便形成慢性肝炎。④ 若机体对 HBV 形成免疫耐受(尤其在婴幼儿),则可表现为无症状的 HBV 携带者。

第三节 丙型肝炎病毒

丙型肝炎病毒(hepatitis C virus,HCV)是丙型肝炎的病原体,属于黄病毒科的肝类病毒属,是目前引起输血后肝炎的最主要病原体。

一、生物学性状

HCV 是有包膜的球形病毒,直径 55 ~ 60 nm,外有脂质外壳、囊膜和棘突,内有由核心蛋白和核的组成的核衣壳。核酸为线状单股正链 RNA。基因组的 5′ - 端序列保守性强,在各株病毒间少有变异,可用于诊断。基因组中的包膜蛋白(E1、E2)基因易发生变异,使包膜蛋白抗原性改变而逃避免疫识别与清除。按照 simmonds 的分型系统,HCV 有 6 个基因型,我国以 1b,2a 型感染为主。HCV 复制过程中有很高的变异性,导致同一个体内的 HCV 分离株基因序列不全一致,形成所谓的准种。

HCV 体外培养尚未找到敏感有效的细胞培养系统,可感染黑猩猩并在体内连续传代,引起慢性肝炎。HCV 对脂溶剂敏感,加热 100℃ 5 分钟,紫外线照射、甲醛处理均可使之灭活。

二、致病性与免疫性

患者和病毒携带者是主要的传染源。其传播途径与 HBV 相似。主要经血液、体液传播,也可经性传播及垂直传播。医源性感染也是一个重要的途径,如医务人员接触患者血液以及医疗操作意外受伤等。潜伏期 15 ~ 150 天平均 7 周。临床特点为:① 隐性感染者较 HBV 更多见。② 更易发展为慢性,许多感染者发病时已呈慢性,其中约 20% 发展为肝硬化。部分慢性感染者可发展为肝癌,我国肝癌患者血中约 10% 存在抗 - HCV,癌组织中约有 10% 检测到 HCV RNA。③ 丙型肝炎患者恢复后,仅有低度免疫力,对再感染亦无保护力。

目前认为,HCV 的致病机制是:① 病毒侵入肝细胞,在肝细胞内复制,直接损伤肝细胞,临床上丙肝患者血清 HCV-RNA 的含量与血清丙氨酸转移酶的水平呈正相关。② 免疫损伤,特异性 CTL 直接杀伤病毒感染的肝细胞或诱导细胞凋亡。③ 病毒的高变异性可能是 HCV 逃脱宿主免疫监控,形成慢性感染;再感染及干扰素治疗失效、疫苗研制困难的原因之一。

感染 HCV 后可产生抗 - HCV。该抗体是 HCV 感染或曾经感染的标志,非保护性抗体。当机体内 HCV 被清除后,抗 - HCV 仍可存在,因此,不能作为抗病毒疗效评价及现症感染的指标。

第四节 其他肝炎病毒

一、丁型肝炎病毒

丁型肝炎病毒(hepatitis D virus,HDV)又称 δ 因子,是一种缺陷病毒,必须在乙型肝炎病毒或其他嗜肝 DNA 病毒辅助下才能复制。

HDV 呈球形,直径 36 nm,有包膜,包膜蛋白由 HBV 编码,是 HBV 的 HBsAg,核心由单股负链 RNA 和与之结合的丁型肝炎病毒抗原(HDVAg)组成(图 24-5)。敏感动物为黑猩猩、土拨鼠和北京鸭等。HDV 的抵抗力、灭活方法与 HBV 相似。

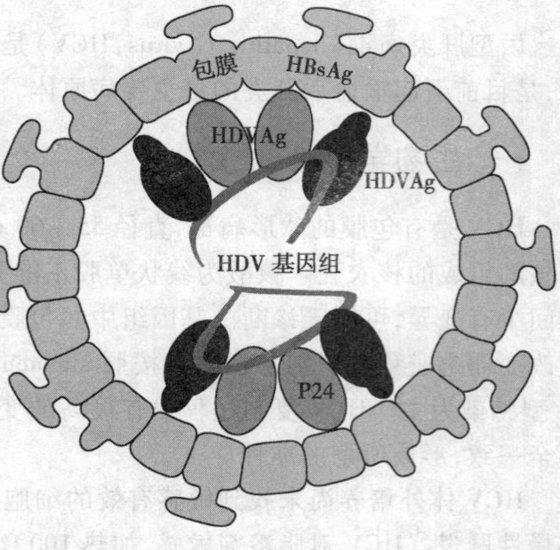

图 24-5 HDV 结构

HDV 传播途径与 HBV 相同。临床上 HDV 感染有两种情况:① 同时感染:从未感染过 HBV 的正常人同时感染 HDV 和 HBV。② 重叠感染:已受 HBV 感染的乙型肝炎患者或无症状的 HBV 携带者再感染 HDV。重叠感染常导致原有乙型肝炎病情恶化或转为慢性,慢性感染者易在短期发展为肝硬化。HDV 只有一个血清型,HDVAg 在血中持续时间短,不易检出,抗-HDV 不是保护性抗体,持续高效价提示 HDV 感染持续存在。

二、戊型肝炎病毒

戊型肝炎病毒(hepatitis E virus,HEV)是戊型肝炎的病原体。

HEV 呈球形,直径 32~34 nm,核衣壳呈 20 面体对称,无包膜(图 24-6),呈晶格状排列。病毒颗粒有实心和空心两种,空心颗粒是不占基因组的缺陷病毒,实心病毒颗粒的核心为单股正链 RNA。目前尚不能在体外组织培养,但黑猩猩、食蟹猴、恒河猴、非洲绿猴等对 HEV 敏感,可用于分离病毒。HEV 对高热敏感,煮沸可将其灭活。

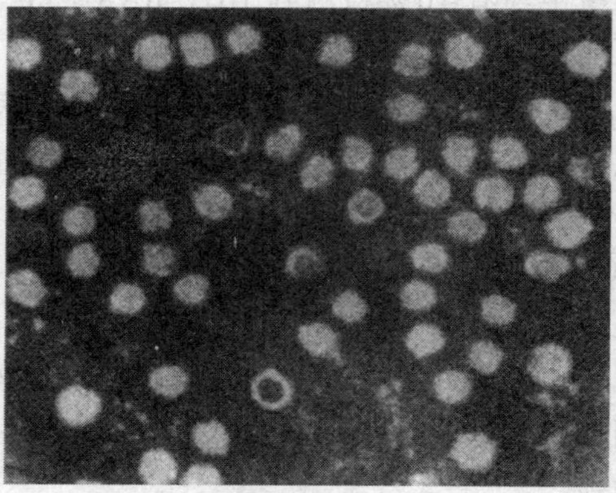
图 24-6 HEV 电镜图

HEV 致病性与 HAV 相似。通过粪-口途径传播,潜伏期 6 周左右,病毒在消化道黏膜增殖进入血液形成病毒血症,再随血流侵犯肝,在肝细胞内增殖,释放入血和胆汁中,然后随粪便排出体外。患者在潜伏期末期至急性期早期粪便大量排毒,传染性强,病毒污染食物、水源引起散发或暴发流行。HEV 通过直接损伤和免疫病理损伤作用导致肝细胞炎症、坏死。HEV 感染后表现为隐性感染和显性感染。临床患者多为轻、中型急性肝炎，病程 4～8 周，常为自限性，预后良好，不转为慢性。主要侵犯成年，儿童感染多表现为隐性感染，成人病死率高于甲型肝炎，老年患者通常病情重，病程长，病死率高。孕妇患戊型肝炎病情严重，尤其在怀孕 6～9 个月发生感染后易发生肝衰竭，病死率达 10%～20%。

HEV 感染后一般不发展为慢性感染。HEV 感染后 2 天，抗－HEV 即可转阳，可作为近期感染的标志，抗－HEV 持续时间长短不一，多数为 6～12 月，少数可持续数年。

第五节　肝炎病毒感染的检测方法与防治原则

对病毒性肝炎患者的微生物学检查一般不作病原体的分离，主要采用免疫学方法检测肝炎病毒抗原、抗体，也可用核酸杂交法和 PCR 法检测患者血清或肝组织内的肝炎病毒 DNA（乙肝病毒）或 RNA（其他肝炎病毒）。

一、肝炎病毒感染的检测方法

1. 经粪－口途径传播的肝炎病毒（HAV 和 HEV）的检测　HAV 与 HEV 传播途径和临床表现相似，二者只有通过微生物学检查才能区别。方法主要有：① 电镜或免疫电镜检测急性期患者粪便中 HAV 与 HEV 病毒颗粒。② PCR 法检测患者粪便中 HAV RNA 与 HEV RNA。③ 检测血清中抗－HAV 与抗－HEV 抗体，抗－HAV IgM、抗－HEV IgM（或抗－HEV IgG）升高可分别作为甲型肝炎、戊型肝炎早期诊断依据；抗－HAV IgG 阳性则表示 HAV 既往感染。

2. 经血液或血制品传播的肝炎病毒（HBV、HCV 和 HDV）的检测

（1）乙型肝炎病毒的检测：检测血清中 HBV“两对半”抗原抗体（HBsAg、HBeAg 及抗－HBs、抗－HBe、抗－HBc）是目前临床上诊断乙型肝炎最常用的检测方法，其临床意义见表 24－1。HBsAg 的检测最为重要，可发现无症状 HBV 携带者，是筛选献血员的必检指标。血清中检出 HBV DNA，是病毒存在和复制的最可靠的指标。

表 24－1　HBV 抗原抗体及 HBV DNA 检测结果的临床意义

HBsAg	抗 HBs	HBeAg	抗 HBe	抗 HBc-IgM	抗 HBc-IgG	HBV DNA	结果分析
+	－	+	－	－	－	－	急性乙肝潜伏期
+	－	+	－	++	－	+	急性感染早期
+	－	－	+/－	++	+	+/－	急性感染后期
－	+	－	+	+/－	+	－	急性恢复期
+	－	+	－	+/－	+	++	慢性乙肝病毒复制期
+	－	－	+	－	+	－/+	慢性乙肝低复制期
+	－	+/－	－/+	+/－	+	++	慢性乙肝急性发作期

续表

HBsAg	抗 HBs	HBeAg	抗 HBe	抗 HBc-IgM	抗 HBc-IgG	HBV DNA	结果分析
-	+	-	+/-	-	+	-	曾感染乙肝已恢复
-	+	-	-	-	-	-	接种过乙肝疫苗

注：+表示阳性；-表示阴性；++表示强阳性；+/-或-/+表示可阳性，也可阴性。

HBV抗原抗体检测主要用于：① 诊断乙型肝炎及判断预后。② 筛选献血员，凡HBsAg、HBeAg、抗HBc任何一项阳性者，均不得作为献血员。③ 乙型肝炎的流行病学调查。④ 判断疫苗的免疫效果。⑤ 对饮食、保育及饮水管理等行业人员定期进行健康检查。

(2) 丙型肝炎病毒的检测：检测血清抗-HCV，可快速筛选献血员和诊断丙型肝炎。抗-HCV为非保护性抗体，阳性表示被HCV感染，不可献血。抗-HCV IgG阳性，多见于慢性丙型肝炎或既往有过HCV感染。检测血清HCV RNA是确定诊断HCV现症感染可靠的指标。

(3) 丁型肝炎病毒的检测：取血清分别测定抗-HDV IgM和抗-HDV IgG，抗-HDV IgM升高有助于早期诊断，抗-HDV IgG升高及IgM的持续阳性可用于诊断慢性感染。此外，检测患者血清或肝组织内的HDV RNA也是诊断HDV感染可靠的方法。

二、肝炎病毒感染的防治原则

1. 控制传播　预防经粪-口途径传播的HAV和HEV感染应加强饮食业、水源和粪便的卫生管理，可有效控制甲型肝炎和戊型肝炎的流行。患者排泄物、食具和床单衣物等物品应进行消毒处理。对经血传播的HBV、HCV和HDV肝炎病毒的预防要做到严格筛选献血员，加强医疗器械的消毒管理，杜绝医源性传播。患者的血液、分泌物和排泄物、衣物及用具均需经消毒处理。提倡使用一次性注射器。

2. 人工主动免疫与人工被动免疫　目前，用于预防病毒性肝炎的疫苗只有甲肝疫苗和乙肝疫苗。甲型肝炎疫苗为灭活疫苗或减毒活疫苗，基因工程疫苗正在研制之中。对密切接触患者的易感者，可立即肌内注射丙种球蛋白进行紧急预防。乙型肝炎疫苗目前全部为基因工程疫苗。接种对象为新生儿、接触血液的医护人员、HBsAg阳性者的配偶、子女及其他抗-HBS阴性者。新生儿接种疫苗免疫3次(0、1、6个月)，可获得85%～95%的抗-HBs阳性率。含高效价抗-HBs的人血清免疫球蛋白(HBIg)的紧急预防，可用于HBV污染物接触者及母亲为HBsAg阳性新生儿的母婴阻断。

本章小结

肝炎病毒知识小结见表24-2。

表 24－2 肝炎病毒

名称 缩写	甲肝病毒 HAV	乙肝病毒 HBV	丙肝病毒 HCV	丁肝病毒 HDV	戊肝病毒 HEV
病毒科	小 RNA 病毒	嗜肝 DNA 病毒	黄病毒	缺陷病毒	杯状病毒
颗粒大小	27 nm	42 nm	约 50 nm	36 nm	32～34 nm
核酸型	ssRNA(＋)	dsDNA	ssRNA(＋)	ssRNA(－)	ssRNA(＋)
传播途径	粪－口	血液、母婴	血液、母婴	血液、母婴	粪－口
好发人群	儿童、青年	各年龄	各年龄	各年龄	成人
病毒携带	－	＋	＋	＋	－
病情	轻	偶尔严重	亚临床，慢性多见	需 HBV 协助	孕妇或老年人重
肝硬化或肝癌	－	＋	＋	＋	－
主动免疫	疫苗	疫苗	－	－	－
被动免疫	丙种球蛋白	HBIg	－	－	－

思 考 题

1. 甲、乙、丙、丁、戊型肝炎病毒各有哪些形态特征？它们分别含有什么类型的核酸？
2. 甲、乙、丙、丁、戊型肝炎病毒分别可通过哪些途径进行传播？其传播途径有何异同？
3. HBV 的抗原抗体组成及其检出的实际意义是什么？
4. 如何预防肝炎病毒感染？

（邢贲春）

第二十五章　虫媒病毒与出血热病毒

学习目标

- 了解虫媒病毒和出血热病毒的传播途径及致病特点

第一节　虫媒病毒

虫媒病毒(arbovirus)是一类通过节肢动物媒介传播的病毒,具有自然疫源性。对人类致病的有100种以上。我国流行的有乙型脑炎病毒、登革病毒、森林脑炎病毒。

虫媒病毒的共同特征有:① 形态为球形,直径40～70 nm,基因组为单股正链RNA,衣壳为20面体,有包膜,包膜上镶嵌有血凝素刺突。② 病毒在节肢动物体内增殖,并可经卵传代,故节肢动物既是病毒的传播媒介,又是储存宿主,所致疾病有明显的地域性和季节性。③ 病毒宿主范围广,能在脊椎动物体内增殖,易感动物为乳鼠。④ 抵抗力较弱,对热、脂溶剂、酸敏感。⑤ 虫媒病毒致病力强,所致疾病潜伏期短、发病急、病情重,主要引起发热、脑炎、出血热。

一、流行性乙型脑炎病毒

流行性乙型脑炎病毒(epidemic type B encephalitis virus)简称乙脑病毒,是流行性乙型脑炎(简称乙脑)的病原体。1934年,日本学者首先从患者脑组织中分离出该病毒,故又名日本脑炎病毒。

1. 生物学性状　乙脑病毒呈球形,直径约45 nm,核酸为单股正链RNA,衣壳呈20面体对称,外有包膜。已知乙脑病毒的结构蛋白有C、M、E三种,C蛋白是衣壳蛋白,M蛋白、E蛋白是包膜上镶嵌的蛋白质,M蛋白位于病毒包膜的内侧,E蛋白位于外侧,为病毒血凝素,在pH 6.0～6.5能凝集鹅、鸽及雏鸡的红细胞,可介导病毒与细胞表面受体的结合。易感动物为乳小鼠,经脑内接种病毒3～5天后即可发病,表现为神经系统兴奋性增高,肢体痉挛,最后转为麻痹而死亡。病毒在地鼠肾、幼猪肾等原代培养细胞及C6/35蚊传代细胞中均能增殖,并引起明显的细胞病变。乙脑病毒免疫原性稳定,只有一个血清型,很少变异,不同地区不同时期分离的病毒株之间无明显差别。因此,应用疫苗预防效果良好。

2. 流行环节

(1) 传播媒介:在我国,乙脑病毒的传播媒介是三节吻库蚊。乙脑流行高峰期与带病毒蚊虫出现的早晚和密度有关,南方为6～7月,北方8～9月。蚊虫可携带乙脑病毒越冬,并经卵传代,故蚊虫不仅是传播媒介,也是病毒的长期储存宿主。

(2) 传染源和储存宿主:家畜(特别是幼猪)、家禽和鸟类是乙脑病毒的中间宿主和传染源。动物感染乙脑病毒后,虽不出现明显症状,但有短暂的病毒血症期,可成为更多蚊虫感染病毒的传染源。此外,蝙蝠也可感染乙脑病毒,出现病毒血症,但不发病,故认为蝙蝠也可作为乙脑病毒的传染源和储存宿主。

(3) 易感人群:人群对乙脑病毒普遍易感,但绝大多数表现为隐性感染,疫区隐性感染约占80%,只有少数引起中枢神经系统症状,发生脑炎。好发人群为9月龄~10岁的儿童。

3. 致病性与免疫性

(1) 致病性:当带病毒的蚊虫叮咬人体后,可引起感染。乙脑病毒侵入人体后,首先在局部血管内皮细胞及淋巴结增殖,释放病毒入血,形成第一次病毒血症,临床表现为发热、寒冷、头痛等流感样综合征,持续3~7天好转。少数患者病毒随血流播散至肝、脾,在单核-巨噬细胞内继续增殖,病毒再次入血,引起第二次病毒血症,患者全身症状加重。若不继续发展,则成为轻型全身感染,即顿挫感染。极少数患者,病毒穿过血脑屏障侵入脑组织细胞增殖,引起脑实质和脑膜病变,患者出现高热、惊厥、昏迷等症状,死亡率高,幸存者可留下神经系统后遗症,表现为痴呆、失语、瘫痪等。

(2) 免疫性:隐性感染或患病1周后,机体可产生中和抗体,可阻止病毒血症的发生和病毒扩散,而且可维持数年乃至终生,对病毒再次感染具有抵抗作用。感染后产生的细胞免疫,对控制感染极为重要,但亦能损伤组织,加重炎症反应,促进脑组织病理损伤。随着疫苗在儿童中普遍进行接种,我国乙脑发病率显著下降。

案例分析

患者,男,5岁。2007年7月,因头痛、高热、嗜睡2天,昏迷1天就诊。体格检查:体温41℃,脉搏125次/分,呼吸40次/分,血压14/8 kPa。颈项强直,对光反射迟钝,巴宾斯基征阳性,心、肺、腹未见异常。实验室检查:乙脑病毒特异性抗体IgM(+)。

讨论:该患者为何种病原感染?为何种途径感染?简述其致病机制。

隔离患者,防蚊灭蚊是预防本病的有效措施。对10岁以下儿童和来自非疫区的易感者接种乙脑灭活疫苗可进行特异性免疫,同时给流行区的幼猪接种乙脑疫苗,以切断中间传染源。

二、登革病毒

登革病毒(dengue virus)是登革热病原体。该病流行于热带、亚热带地区。我国的广东、海南岛及广西等地均有病例发生。

形态结构与乙脑病毒相似,但体积较小,直径17~25 nm,依其免疫原性不同分为四个血清型。其中2型传播最广泛,各型病毒间免疫原性有交叉。

在自然界,人和灵长类动物是登革病毒的储存宿主,通过伊蚊等传播,引起猴←→蚊←→人的循环传播途径。潜伏期3~8天。病毒通过伊蚊叮咬侵入人体后在毛细血管内皮细胞及单核-巨噬细胞系统中复制增殖,经血流播散,形成病毒血症,引起登革热,患者出现发热、头痛、乏力,全身肌肉、骨骼和关节痛,皮疹或淋巴结肿大。根据临床症状不同可将登革热分为普通型登革热和登革出血热/登革休克综合征二个类型。后者患者可于发热2~4天后症状突然加重,发生出血和休克,病死率高。

登革热疫苗尚在研制中,预防本病的重要措施是防蚊和灭蚊。

第二节 出血热病毒

出血热(hemorrhagic fever)是以发热、皮肤和黏膜出现淤点或淤斑、不同脏器的损害和出血，以及低血压和休克等为特征的一组疾病。引起出血热的病毒种类较多(表 25－1)，目前在我国已发现的有汉坦病毒、新疆出血热病毒和登革病毒。

表 25－1 人类主要出血热病毒及其所致疾病

病毒	病毒种属	所致病症	传播媒介	主要流行区
汉坦病毒	布尼亚病毒	肾综合征出血热	啮齿动物	中国新疆
新疆出血热病毒	布尼亚病毒	新疆出血热	蜱	北欧、东亚
登革病毒	黄病毒	登革热	蚊	东南亚、南美
黄热病病毒	黄病毒	黄热病	蚊	南美、非洲
埃博拉病毒	线状病毒	埃博拉出血热	未定	非洲

一、汉坦病毒

汉坦病毒(hanta virus)是 1978 年从韩国汉坦河附近流行性出血热疫区捕获的黑线姬鼠首次分离得到，故得名。是引起汉坦病毒肾综合征出血热(hantavirus fever with renal syndrome, HFRS)和汉坦病毒肺综合征(hantavirus pulmonary syndrome, HPS)的病原。HFRS 在我国流行范围广，危害严重，习惯称流行性出血热。

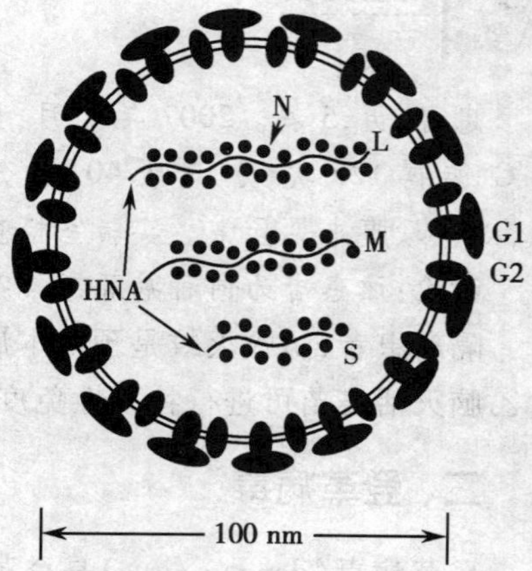

图 25－1 汉坦病毒的结构

1. 生物学特性 病毒体呈圆形或卵圆形，平均直径 120 nm，核心为单股负链 RNA，有包膜，包膜上有血凝素刺突(图 25－1)。汉坦病毒根据免疫原性不同可分为 10 个血清型。在我国，流行的汉坦病毒主要为 Ⅰ 型(姬鼠型)和Ⅱ型(家鼠型)。汉坦病毒抵抗力强。对酸(pH 3)和脂溶剂敏感。病毒对热的抵抗力较弱，60℃ 1 小时可灭活病毒，紫外线照射也可灭活病毒。

2. 致病性与免疫性 带病毒的黑线姬鼠、褐家鼠等动物通过唾液、尿、粪排出病毒，污染环境，人或动物通过呼吸道、消化道或直接接触而被感染。病毒进入机体后，在血管内皮细胞内增殖而引起血管通透性增高和微循环障碍。同时还通过Ⅰ、Ⅱ、Ⅲ型超敏反应的免疫损伤作用导致疾病。潜伏期一般为1～2 周，起病急，发展快。典型症状有发热、出血和肾损害，伴有面红、颈红、胸前部潮红，俗称"三红"和头痛、眼眶痛、腰痛，俗称"三痛"症状。临床经过分为发热期、低血压休克期、少尿期、多尿期和恢复期。

患者病后对同型病毒获持久免疫力，隐性感染产生的免疫力不持久。感染后 1～2 天即可测出 IgM;3 ~4 天出现 IgG,2 周达高峰,IgG 可持续多年。

案例分析

李某,男,28 岁,农民。有接触鼠类史,自 12 月 7 日起出现发热、头痛、皮肤黏膜出血,2 天前出现少尿。体检:颈、上胸部潮红可见抓痕样出血点。实验室检查:血常规白细胞 8.9×10^9/L,尿常规:尿蛋白(+ + +)。抗汉坦病毒 IgM、IgG(+)。

讨论:该患者可能为何种病原感染?该病应如何预防?

灭鼠防鼠,注意环境卫生和个人防护是预防本病传播的重要综合措施。对易感人群我国使用家鼠型 + 姬鼠型双价灭活疫苗预防接种。该病尚无特效疗法。利巴韦林、免疫球蛋白的早期应用有一定效果,主要是对症和支持治疗。

二、新疆出血热病毒

新疆出血热病毒(xinjiang hemorrhagic fever virus,XHFV)最早发现于非洲克里来亚和刚果地区,在我国首先是在新疆塔里木地区出血热患者的血液,尸体的肝、脾、肾、淋巴结以及疫区的硬蜱体内分离到,故名。其生物学性状与汉坦病毒相似。新疆出血热是一种自然疫源性疾病,主要分布于有硬蜱活动的荒漠和牧场。牛、羊、马等家畜及野兔、刺猬等野生动物和家畜(狗、马等)是病毒的储存宿主。硬蜱是本病的传播媒介和储存宿主。人被带病毒的蜱叮咬而感染。潜伏期 7 天左右,起病急骤,以高热和出血为主要临床特征。病后免疫力持久。我国已研制成功新疆出血热的疫苗,系采用感染乳鼠脑组织灭活后精制而成,在牧区试用的初步结果表明安全有效。

本章小结

虫媒病毒与出血热病毒知识小结见表 25 – 2。

表 25 – 2 虫媒病毒与出血热病毒

特性	乙脑病毒	登革病毒	汉坦病毒	新疆出血热病毒
病毒科	黄病毒科	黄病毒科	布尼亚病毒科	布尼亚病毒科
病毒形态结构	球形、直径 45 nm、单股正链 RNA、20 面体、有包膜、包膜糖蛋白 E 为血凝素刺突	与乙脑病毒相似	球形、直径 122 nm、单股负链 RNA,分 3 个节段、螺旋对称、有包膜、包膜糖蛋白 G1、G2 为血凝抗原	与汉坦病毒相似
储存宿主/传染源	家畜(猪)、家禽和鸟类	猴	黑线姬鼠、田鼠、褐家鼠	家畜、子午砂鼠、塔里木兔
传播媒介	库蚊	伊蚊	啮齿动物	硬蜱
传播途径	蚊叮咬	蚊叮咬	呼吸道、消化道、皮肤接触	蜱叮咬
主要地理分布	东南亚	东南亚	北欧、东亚	中国新疆

续表

特性	乙脑病毒	登革病毒	汉坦病毒	新疆出血热病毒
流行季节	南方6~7月、北方8~9月		10~12月	4~5月
所致疾病	乙型脑炎	普通登革热 登革出血热	肾综合征出血热 肺综合征出血热	新疆出血热

思考题

1. 虫媒病毒具有哪些共同特征？
2. 乙脑病毒是通过哪种方式传播的？如何控制人群感染？
3. 肾综合征出血热病毒的自然宿主是什么？怎样传播给人类的？

（刘琳琳）

第二十六章　逆转录病毒

学习目标

- 掌握人类免疫缺陷病毒的传播途径及致病特点
- 熟悉人类免疫缺陷病毒感染的防治原则

逆转录病毒(retroviridae)是一组含有逆转录酶(reverse transcriptase)的RNA病毒,对人类致病的主要有人类免疫缺陷病毒和人类嗜T淋巴细胞病毒。

第一节　人类免疫缺陷病毒

人类免疫缺陷病毒(human immunodeficiency virus,HIV)是引起获得性免疫缺陷综合征(acquired immunodeficiency syndrome,AIDS,艾滋病)的病原体。艾滋病以潜伏期长、传播速度快、病情凶险和高度致死性为主要特征,具有"超级癌症"之称。

一、生物学性状

1. 形态与结构　病毒呈球形,直径100~120 nm,电镜下可见一致密的圆锥状核心,内含两条单股正链RNA、核蛋白以及复制病毒所需的逆转录酶、整合酶、蛋白酶等。核酸外包被双层衣壳,内层衣壳由P24蛋白构成,呈圆锥状,外层衣壳(又称内膜蛋白或基质蛋白)由P17构成。双层衣壳外层为脂质双层包膜,嵌有刺突糖蛋白gp120和跨膜蛋白gp41(图26-1)。gp120是病毒体与宿主细胞相应受体CD4结合的位点,也是中和抗体和T细胞结合的位点。gp41可介导病毒包膜与宿主细胞膜融合。gp120、gp41均具有免疫原性,刺激机体产生抗体,但gp120易发生变异,给疫苗的研制工作带来了很大困难。

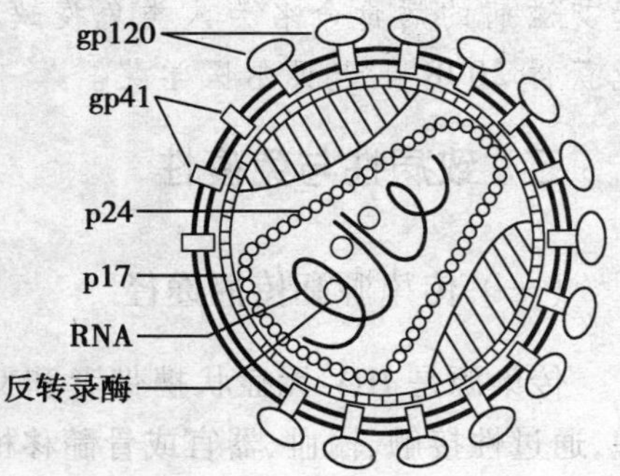

图26-1　HIV结构

HIV基因组含*gag*、*pol*和*env* 3个结构基因和6个调节基因。其中*gag*基因编码病毒的双层衣壳蛋白和核蛋白(与RNA结合的蛋白);*pol*编码逆转录酶、蛋白酶和整合酶;*env*基因编码包膜糖蛋白刺突和跨膜蛋白。

2. 病毒的复制　CD4分子是HIV的主要受体,CCR5和CXCR4等为辅助受体。病毒的gp120与靶细胞膜表面的CD4分子结合,在辅助受体的协同下,病毒包膜与细胞膜发生融合,核衣壳进入细胞并脱去衣壳,释放基因组RNA。病毒RNA在逆转录酶作用下,生成负链

DNA，再由负链 DNA 互补正链 DNA，从而组成双链 DNA。在整合酶的作用下，双链 DNA 与细胞染色体整合，形成前病毒 DNA 并长期潜伏。前病毒 DNA 可被激活转录形成 RNA，其中一部分作为子代 RNA，另一部分成为 mRNA，翻译成病毒蛋白。最终装配为成熟的病毒颗粒，以出芽方式释放到细胞外。

3. 抵抗力　HIV 对理化因素的抵抗力较弱。56℃加热 30 分钟可被灭活。但病毒在室温（20～22℃）可保存活力达 7 天。0.2% 次氯酸钠、0.1% 漂白粉、70% 乙醇、50% 乙醚、0.3% H_2O_2 或 0.5% 甲酚处理 5 分钟，对病毒均有灭活作用。

拓展阅读

医学诺贝尔之路（2008）——HIV 的发现

在 1980～1981 年之间，美国纽约和加利福尼亚先后发现一种新的严重病症，每个患者均表现为免疫功能极度衰竭，所有医疗手段都没有疗效，患者最终因机会性感染而死亡。1982 年 9 月，美国疾病控制中心正式以"获得性免疫缺陷综合征（acquired immunodeficiency syndrome，AIDS，称艾滋病）"命名此病。1983 年法国巴斯德研究所巴尔·西诺西和蒙塔尼等从患有淋巴结病和早期免疫缺陷症的患者体内分离出了淋巴细胞，从其培养上清液中检测到了逆转录酶活性，说明该病可能是有逆转录病毒引起。随后，他们采用电子显微镜技术，在细胞膜表面检测到了正在出芽的直径为 90～130 nm 的病毒粒子，发现患者血清可以免疫沉淀病毒中一种分子量为 25 kD 左右的蛋白，该蛋白与人类 T 淋巴细胞白血病病毒的抗血清无交叉反应。各种证据表明，他们发现的是一种新的人类逆转录病毒。1983 年 5 月，巴尔·西诺西和蒙塔尼等在 science 杂志上撰文报道了这一成果。将这一新病毒命名为淋巴结病相关病毒。1986 年，国际病毒分类学委员会（ICTV）将引起艾滋病的病毒命名为人类免疫缺陷病毒（HIV）。其发现者巴尔·西诺西和蒙塔尼，为此获得 2008 年诺贝尔医学奖。

二、致病性与免疫性

（一）传染源和传播途径

传染源是 HIV 无症状携带者和艾滋病患者。HIV 主要存在于血液、精液及阴道分泌物中，通过性接触、输血、器官或骨髓移植、注射等方式传播，也可进行母婴传播。

（二）致病机制

1. 致病作用　HIV 选择性地侵犯 $CD4^+$ T 淋巴细胞、单核－巨噬细胞、树突状细胞等。HIV 主要致病作用是：HIV 包膜蛋白 gp120 与细胞膜上 CD4 和趋化性细胞因子受体结合，gp41 介导使病毒穿入易感细胞内，通过病毒大量增殖、使受染细胞融合、并诱导受染细胞凋亡。另外，大量未整合的病毒 DNA，可以干扰细胞正常的生物合成；特异性 CTL 的直接杀伤作用或 ADCC 作用破坏靶细胞；病毒的某些抗原成分诱导自身免疫；病毒感染诱导 $CD4^+$ T 细胞凋亡等导致 $CD4^+$ 靶细胞损伤，继发免疫损伤，导致严重细胞免疫缺陷，体液免疫功能障碍和迟发型超敏反应减弱或消失。HIV 也可以感染单核－巨噬细胞，但与 $CD4^+$ T 细胞不同的是，单核－巨噬细胞可以抵抗 HIV 的溶细胞作用，一旦感染，可长期携带 HIV 并在这些细胞内潜伏和增殖，并随之播散至全身，导致间质性肺炎和中枢神经系统病变等。HIV 与宿主细胞基因组 DNA 整合或装配的新病毒在巨噬细胞胞质内的空泡中储存是导致机体潜伏感染的主要原因。

2. 临床表现　人体感染 HIV 后，可经历 3～5 年甚至更长的潜伏期才发病，表明 HIV 在感染机体中，以潜伏或低水平的慢性感染方式持续存在。临床上将 HIV 感染至发展为典型 AIDS 分为原发感染急性期、潜伏期、AIDS 相关综合征期及典型 AIDS 期四期。

（1）原发感染急性期：HIV 在靶细胞内大量复制，形成病毒血症，并广泛播散。在感染后 2～4 周，患者出现发热、咽炎、皮疹等症状，持续 1～2 周，症状自行消退，但病毒血症可持续 8～12 周。此后，大多数病毒以前病毒形式整合于宿主细胞染色体上，长期潜伏下来。

（2）潜伏期（无症状期）：持续 6 个月至 10 年或更长。感染者可无任何临床症状。此期血液中病毒量明显下降，HIV 感染细胞在淋巴结持续存在，并进行大量增殖，并不断有少量病毒释放入血，患者的血液及体液均具有传染性。血清中可检出 HIV 抗体，但由于病毒滴度低，需用敏感的方法才能查出病毒。

（3）AIDS 相关综合征期：当机体受到各种因素的影响，潜伏的病毒被激活再次大量增殖，导致免疫损伤，出现临床症状，进入 AIDS 相关综合征期。患者表现有持续发热、盗汗、全身倦怠、体重下降、皮疹及慢性腹泻等症状，并有持续性全身淋巴结肿大，此期也称为持续性淋巴结肿大综合征。

（4）典型 AIDS 期：出现严重免疫缺陷，此期有 4 个基本特征：① 严重的细胞免疫缺陷，特别是 $CD4^+$ T 细胞严重缺陷。② 严重的机会性感染，由于免疫功能严重缺损，一些病毒（如巨细胞病毒、疱疹病毒、腺病毒）、细菌（如结核分枝杆菌、李斯特菌）、真菌［如白假丝酵母菌（图 26－2）、卡氏肺孢子菌］等大量增殖，常可造成致死性感染。③ 恶性肿瘤，HIV 患者后期常伴发 Kaposi 肉瘤（图 26－3）、恶性淋巴瘤等。④ 严重的全身症状，患者全身症状加重，并可出现神经系统症状，如头痛、癫痫、进行性痴呆等。未经治疗患者，通常在临床症状出现后 2 年内死亡。

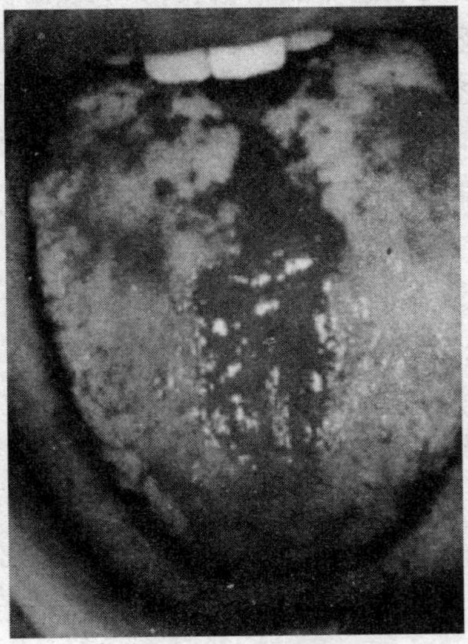

图 26－2　鹅口疮

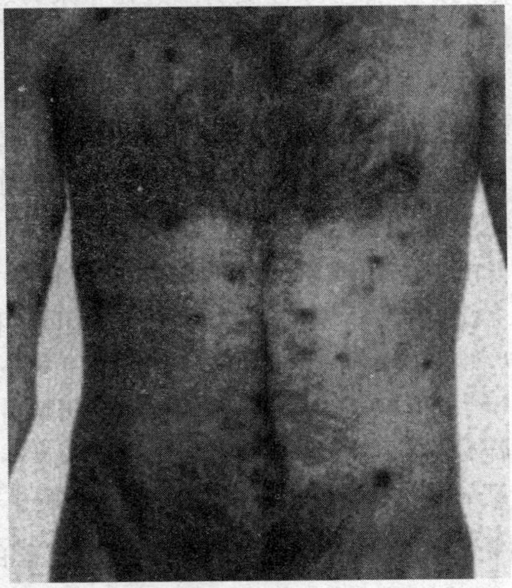

图 26－3　Kaposi 肉瘤

案例分析

患者,男性,46岁,主诉发热、盗汗数周,伴有疲乏、食欲下降,慢性腹泻,呈水样,每日10次以上,半年。体重减轻,2个月降低原体重的10%。有不明原因的气促、干咳数周。体格检查:颈、腋和腹股沟淋巴结肿大,直径约1 cm左右,质硬、无压痛、活动度尚可。

讨论:该患者应考虑的诊断是什么?如何确诊?分析其可能的传播途径。

(三)免疫性

HIV感染可诱导机体产生细胞免疫和体液免疫应答。CTL、NK细胞和ADCC作用是机体清除HIV的主要机制。机体可产生高滴度的抗gp120的中和抗体及抗HIV多种蛋白的抗体。但机体产生的体液免疫和细胞免疫反应不足以清除病毒,HIV仍能在体内持续地复制,构成长期的慢性感染状态。

三、微生物学检测方法

1. 检测抗体　HIV感染初筛最常选用ELISA检测HIV抗体,确证试验选用免疫印迹试验。若血清中同时检出P24、gp41和gp120蛋白中两种或两种以上抗体,可确诊为受HIV感染。

2. 检测病毒核酸　利用核酸杂交试验、RT-PCR和定量RT-PCR检测病毒RNA。具有快速、高效、敏感和特异等优点,目前该法已被应用于HIV感染早期诊断及艾滋病的研究中。

3. 检测病毒抗原　常用ELISA法检测HIV的P24抗原。体内抗体出现后,P24抗原常为阴性,但感染后期,P24抗原可再现。

四、防治原则

艾滋病是一种全球性疾病。近几年来,该病病例数几乎逐年成倍增长,WHO和许多国家都已采取预防HIV感染的综合措施,包括:① 开展广泛宣传教育,普及预防知识,认识艾滋病的传染方式及其严重危害性,杜绝吸毒和性滥交。② 控制传染源,建立HIV感染的监测系统,掌握该疾病的流行动态;加强国境检疫,严防传入。③ 切断传播途径,对供血者进行HIV抗体检查,一切血制品均应通过严格检疫,确保输血和血液制品的安全性。

治疗主要采取抗病毒治疗,其目标是尽可能长期控制病毒载量,将病毒载量降至检测阈值以下。目前,临床上用于治疗艾滋病的药物分为三类:① 核苷类逆转录酶抑制剂:如齐多夫定(AZT)、双脱氧胞苷(ddC)、双脱氧肌苷(ddI)和拉米夫定(3TC)。② 非核苷类逆转录酶抑制剂:如耐维拉平(nevirapine)和德拉维拉丁(delavirdine)。③ 蛋白酶抑制剂:如赛科拉瓦(saquinavir)、瑞托纳瓦(ritonavir)、英迪纳瓦(indinavir)和耐非纳瓦(nelfinavir)。目前主要采取美籍华人何大一倡导的“鸡尾酒疗法”,主张联合用药,通常用核苷类和(或)非核苷类逆转录酶抑制剂与蛋白酶抑制剂组合成二联或三联疗法,如indinavir/AZT/3TC,nevirapine/AZT/ddI。针对HIV复制周期的两个关键环节抑制病毒的增殖。另外的配合治疗有:一般支持治疗、免疫治疗、抗感染治疗等。

第二节 人类嗜 T 细胞病毒

人类嗜 T 细胞病毒(human T-Lympho tropic virus, HTLV)为有包膜的 RNA 肿瘤病毒。分 HTLV－1 和 HTLV－2 两个型别。病毒的形态结构和复制与 HIV 相似。包膜表面有糖蛋白刺突 gp46、gp21,衣壳含有 P24、P19 和 P15 三种蛋白。包膜糖蛋白 gp46 与细胞表面的 CD4 分子结合,介导病毒侵入 $CD4^+$ T 细胞,并使受染细胞转化为白血病细胞。HTLV 可经输血、共用注射器、性接触、母婴传播等方式进行传播,HTLV－1 引起成人 T 细胞白血病、热带痉挛性下肢瘫、慢性进行性脊髓病和 B 细胞淋巴瘤等。HTLV－2 型可能与毛细胞白血病有关。

本章小结

逆转录病毒知识小结见表 26－1。

表 26－1 逆转录病毒

病毒名称	大小(nm)	形态与结构	所致疾病	防治原则
人类免疫缺陷病毒	100～120	球形,圆锥核心,单链 RNA,含逆转录酶,有包膜	获得性免疫缺陷综合征(艾滋病)	广泛宣传教育,杜绝吸毒和性滥交,严格检测血制品
人类嗜 T 细胞病毒	100～120	球形,圆锥核心,单链 RNA,含逆转录酶,有包膜	人 T 细胞白血病、热带痉挛性下肢瘫、慢性进行性脊髓病和 B 细胞淋巴瘤	广泛宣传教育,杜绝吸毒和性滥交,严格检测血制品

思考题

1. 艾滋病是如何传播的？简述其致病机制。
2. 如何预防艾滋病？

(曹 婧)

第二十七章 其他病毒

学习目标

- 熟悉疱疹病毒的生物学性状
- 熟悉狂犬病毒的生物学性状及其防治原则
- 了解疱疹病毒、狂犬病毒的致病特点

第一节 疱疹病毒

疱疹病毒(herpesviruses)是一群中等大小、有包膜的双链 DNA 病毒,与人感染有关的人疱疹病毒有 8 种(表 27-1)。

表 27-1 人类疱疹病毒的种类及其所致主要疾病

正式命名	常用名	所致疾病
人类疱疹病毒 1 型	单纯疱疹病毒 1 型	齿龈炎、咽炎、唇疱疹、角膜结膜炎、疱疹性脑炎、脑膜炎
人类疱疹病毒 2 型	单纯疱疹病毒 2 型	生殖器疱疹、新生儿疱疹
人类疱疹病毒 3 型	水痘-带状疱疹病毒	水痘、带状疱疹
人类疱疹病毒 4 型	EB 病毒	传染性单核细胞增多症、Burkitt 淋巴瘤、鼻咽癌
人类疱疹病毒 5 型	巨细胞病毒	巨细胞包涵体病、先天性畸形、输血后传染性单核细胞增多症、肝炎、间质性肺炎
人类疱疹病毒 6 型	人类疱疹病毒 6 型	婴儿急疹、幼儿急性发热病
人类疱疹病毒 7 型	人类疱疹病毒 7 型	未确定
人类疱疹病毒 8 型	人类疱疹病毒 8 型	Kaposi 肉瘤

疱疹病毒的共同特征是:

(1) 病毒体呈球形,直径为 150~200 nm,核心为双链线形 DNA,衣壳呈 20 面体,有包膜,包膜表面有刺突(图 27-1)。

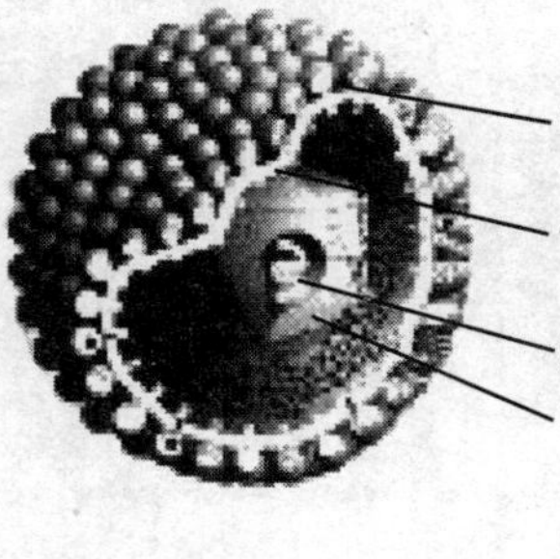

图 27-1 疱疹病毒结构

(2) 除 EB 病毒外,均能在人二倍体细胞内增殖,引起细胞病变,核内形成嗜酸性包涵体,病毒可以使受染细胞融合,形成多核巨细胞。

(3) 病毒感染后,引起多种类型感染。① 增殖感染，病毒大量增殖，并破坏宿主细胞，出现临床症状。② 潜伏感染，病毒与机体暂时处于平衡状态，病毒或病毒基因潜伏于宿主细胞，不增殖，一旦被激活，可转为增殖感染。③ 整合感染，病毒基因组一部分整合至宿主细胞的 DNA 中，导致细胞转化，这种作用与肿瘤发生有关。④ 先天性感染，病毒经胎盘感染胎儿，可引起先天畸形。

（4）病毒感染后产生的免疫力具有清除病毒，阻止病毒经血流播散和限制病程的作用，对再感染具有抵抗力，但不能消灭潜伏感染的病毒和阻止复发。

一、单纯疱疹病毒

单纯疱疹病毒（herpes simplex virus，HSV）是疱疹病毒的典型代表，由于在感染急性期发生水疱性皮疹即单纯疱疹而得名。

1. 生物学性状　病毒呈球形，核心为双链线性 DNA，衣壳为 20 面体对称，有包膜，包膜有刺突。有两种血清型，即 HSV－1 和 HSV－2。抵抗力较弱，对热、酸及脂溶剂敏感。

2. 致病性　传染源是患者和病毒携带者，病毒存在于疱疹液以及唾液、阴道分泌物中。HSV－1 可通过直接或间接接触传播，引起口腔、皮肤黏膜及中枢神经系统感染。HSV－2 则通常为性传播，引起生殖系统感染。HSV 也可经胎盘垂直传播或分娩时经产道使新生儿感染。人感染 HSV 后，80%～90% 为隐性感染，显性感染只占少数。

（1）原发感染：HSV－1 的原发感染多见于 6 个月～2 岁婴幼儿。病毒经口腔、呼吸道进入机体，常引起齿龈炎，在牙龈、咽颊部黏膜产生成群疱疹，疱疹破裂后形成溃疡，病灶内含大量病毒。HSV－1 还可引起疱疹性角膜炎、皮肤疱疹性湿疹、疱疹性脑炎等。HSV－2 的原发感染多源于性生活后，主要引起生殖器疱疹（图 27－2）。

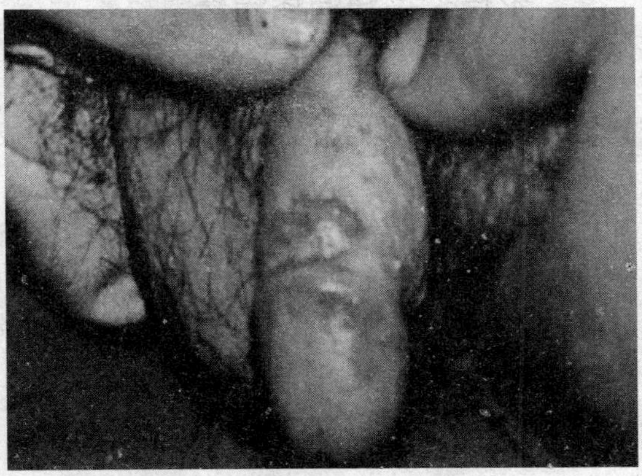

图 27－2　生殖器疱疹

（2）潜伏感染与复发性感染：潜伏感染是 HSV 感染的一大特征。HSV 原发感染后，如机体不能彻底清除病毒，病毒则由感觉神经纤维上传到感觉神经节，以潜伏感染的形式长期存在。HSV－1 潜伏于三叉神经节和颈上神经节，HSV－2 潜伏于骶神经节。潜伏病毒不复制，机体则不出现临床症状。当机体受到各种非特异性刺激，如发热、寒冷、日晒、月经期、某些细菌、病毒感染或情感压力等，潜伏的病毒被激活，病毒可沿神经元轴突移行至末梢部位的上皮细胞内继续增殖，导致局部疱疹复发。其特点是每次复发病变往往发生在同一部位，常位于唇、鼻、皮肤与黏膜交界处，表现为成群小疱疹。

（3）先天感染与新生儿感染：HSV 可通过垂直传播使胎儿感染，引起胎儿畸形、智力低下、流产或早产等。孕妇如患有生殖器疱疹，分娩时胎儿经产道受到感染，发生新生儿疱疹。

目前认为，HSV－2 感染与子宫颈癌的发生有密切关系。

预防疱疹病毒感染主要是增强机体免疫力，养成良好生活习惯，减少传播机会。目前尚无有效的特异性预防措施。阿昔洛韦是临床上治疗单纯疱疹病毒感染的首选药物。

拓展阅读

医学诺贝尔之路(2008)——致癌的人乳头瘤病毒(HPV)

德国学者哈拉尔德·楚尔·豪森出生于1936年,1972年担任德国埃朗根-纽伦堡大学病毒学教授,期间他采取分子技术发现人乳头瘤病毒(human papilloma virus,HPV)为球形双股DNA病毒,有60个型别,1976年他用HPV探针分子实验证实,在人宫颈癌细胞中均可检测到HPV的基因。并证实几乎所有的宫颈癌都是由HPV引起,前四大病毒亚型有:HPV16、HPV18、HPV45和HPV31型。为此,哈拉尔德·楚尔·豪森也分享了2008年医学诺贝尔奖。

HPV主要引起人体皮肤黏膜的鳞状上皮增殖,表现为寻常疣、生殖器疣(尖锐湿疣)等症状。随着性病中尖锐湿疣的发病率急速上升和宫颈癌、肛门癌等的增多,HPV感染越来越引起人们的关注。HPV的发现,使得宫颈癌成为迄今病因最明确的一种癌症。在此基础上,葛兰素史克公司开发出引起宫颈癌的前四大病毒亚型的疫苗,即HPV16、HPV18、HPV45和HPV31疫苗,保护期超过6年,至此使宫颈癌成为人类可以预防和根除的第一种恶性肿瘤。医学界发现,女性在有性行为前接种宫颈癌疫苗最为有效。在新西兰,政府已经把接种这种疫苗列入免疫计划中,从2009年起,所有12岁的女孩都已接种,由于检查和接种得力,美国女性宫颈癌死亡率50年来已经下降了70%。

二、水痘-带状疱疹病毒

水痘-带状疱疹病毒(varicella-zoster virus,VZV)在儿童初次感染引起水痘(varicella)。恢复后病毒潜伏于神经节,少数人在青春期或成年后引起带状疱疹(zoster),故称水痘-带状疱疹病毒。

1. 水痘　是儿童常见呼吸道传染病,其传播途径为飞沫或直接接触,儿童初次感染后,约经2周潜伏期,主要表现为发热,并出现红色的斑疹和丘疹,24小时内演变为水疱,水疱周围有红晕,2~3天内结痂脱落。水疱先发生在前胸和后背,然后在其他不同的部位分批出现,呈向心性分布,以躯干较多。整个病程两周左右。儿童发生水痘的概率大于成人,但成人表现的症状却往往要比小孩更为严重。

案例分析

患者,女,35岁。近几月反复出现口唇黏膜水疱,疱疹成群分布,自觉有轻度烧灼感。有时可伴有咽炎和口腔溃疡。

讨论:该患者为何种病原感染?属于何种感染?

2. 带状疱疹　水痘患者进入恢复期后,病毒可潜伏于脊髓后根神经节或脑神经的感觉神经节中。当病毒再次被激活后,病毒在神经节内复制并沿神经轴突下行至所支配的皮肤细胞内增殖,引起皮肤疱疹,伴有疼痛,皮肤疱疹常成簇并沿神经分布呈带状,故称带状疱疹。带状疱疹常发生于身体一侧,以躯干中线为界,好发部位为胸、腹和面部。

三、EB 病毒

EB 病毒(Epstein-Barr virus,EBV)是 1964 年 Epstein 和 Barr 最先从非洲儿童恶性淋巴瘤体外培养的淋巴瘤细胞系中,发现的一种新疱疹病毒,命名为 EB 病毒。EB 病毒是传染性单核细胞增多症和 Burkitt 淋巴瘤的病原体,与鼻咽癌有关。

EB 病毒在人群中广泛存在,感染普遍。据血清学调查,我国 EBV 抗体阳性率达 90% 以上。EBV 的传染源有患者、隐性感染者以及恢复期排毒者。主要通过唾液传播,也可经性接触或输血传播。病毒感染后首先侵犯口咽部上皮细胞,并在其中形成增殖性感染。口咽部上皮细胞释放出的 EBV 感染成熟的 B 细胞。EBV 进入 B 细胞后引起两种感染:潜伏感染和增殖性感染。EBV 感染 B 细胞后,病毒基因处于潜伏状态,不复制表达呈潜伏感染,若在某些诱导因子作用下,病毒基因组被激活,表达产生病毒颗粒,转为增殖性感染。幼儿感染后多数无明显症状,或引起轻症咽炎和上呼吸道感染。若青年期发生原发感染,约有 50% 出现传染性单核细胞增多症。

第二节　狂犬病病毒

狂犬病毒(rabies virus)是弹头状病毒科、狂犬病毒属的一种嗜神经病毒,是狂犬病的病原体。病毒外形呈弹头状(图 27－3),长 130～300 nm,宽为 60～85 nm。核酸是单股负链 RNA,衣壳呈螺旋对称,有包膜。只有一个血清型。对热、紫外线、日光、干燥的抵抗力弱,加热 60℃ 5 分钟被灭活。狂犬病病毒对神经细胞有亲嗜性。侵犯中枢神经细胞(主要是大脑海马回锥体细胞),在细胞质中可形成圆形或椭圆形、嗜酸性包涵体,称内基小体(Negri body)(图 27－4),具有诊断意义。

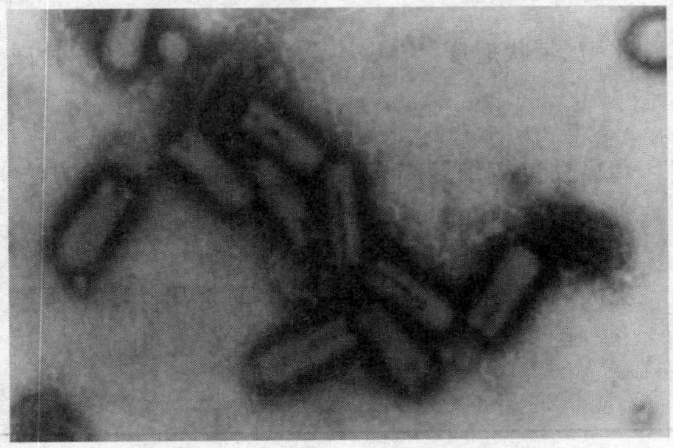

图 27－3　狂犬病病毒电镜图

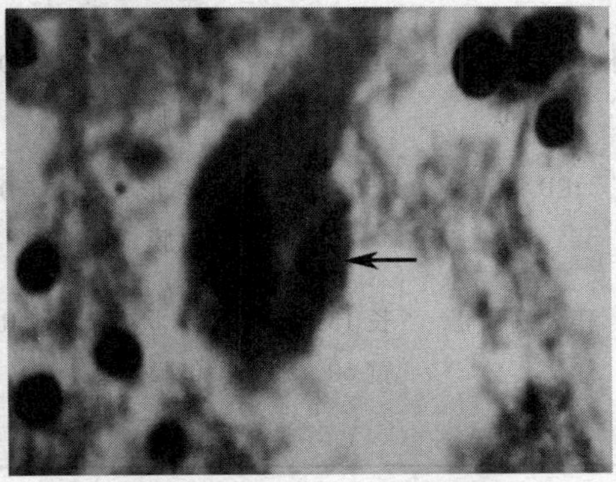

图 27－4　内基小体

狂犬病是人兽共患性疾病,主要在野生动物及家畜中传播。故野生动物(狼、狐狸、鼬鼠、蝙蝠等)及家畜(狗、猫、牛等)均为传染源,以狼和狗最多。人主要是经被患病动物或带毒动物咬伤后感染,病毒通过伤口进入机体内,病毒先在肌纤维细胞中增殖,进而沿着传入感觉神经纤维上行至脊髓后角,然后播散到脊髓和脑的各部位细胞内增殖而引起损伤。随后病毒从中枢神经下行向周围神经扩散,到达唾液腺和其他组织。潜伏期一般 1～3 个月,长达 1 年甚至数年。患者早期表现为烦躁不安、发热、头痛、伤口部位有刺痛或出现虫爬蚁走的异常感觉等，继而出现典型的神经兴奋性增强的症状，如脉速、多汗、流涎、多泪、瞳孔放大，吞咽或饮水时，喉头肌肉痉挛，甚至闻水声或其他刺激可引起痉挛发作，故又名“恐水病”。兴奋状态持续3～5天后，患者转入麻痹、昏迷、呼吸及循环衰竭而死亡。病死率几乎达100%。

预防狂犬病的主要措施是捕杀野犬、加强家犬管理、注射狂犬疫苗等。在人被动物咬伤后，立即用3%～5%肥皂水或0.1%苯扎溴铵冲洗伤口，然后用碘酊及乙醇涂擦伤口。用人狂犬病免疫球蛋白(20 U/kg)或抗狂犬病马血清(40 U/kg)，以1/2量在伤口周围浸润注射，其余作肌内注射。同时立即注射狂犬病毒疫苗1次，再于第一次注射后3、7、14、28天分别注射，共5次，可防止发病。

案例分析

患者，男，6岁。在院内玩耍时，被家中小狗咬伤小腿，就诊。

讨论：应如何处置和治疗？

本章小结

其他病毒知识小结见表27－2。

表27－2 其他病毒

病毒名称	大小/nm	形态与结构	所致疾病	防治原则
单纯疱疹病毒	150～200	球形，双链DNA，有包膜	单纯疱疹、疱疹性角膜炎、疱疹性湿疹、疱疹性脑炎	避免与患者接触，无特异性防治方法
水痘－带状疱疹病毒	150～200	球形，双链DNA，有包膜	水痘、带状疱疹	隔离患者，注射减毒活疫苗
EB病毒	150～200	球形，双链DNA，有包膜	传染性单核细胞增多症、非洲儿童恶性淋巴瘤、鼻咽癌	无特异性防治方法
狂犬病病毒	长130～300 宽60～85	弹状，单链RNA，有包膜	狂犬病(恐水症)	捕杀野犬，管理家犬，注射狂犬病疫苗

思考题

1. 试述单纯疱疹病毒的潜伏部位及其致病特点。
2. 试述狂犬病的临床特点及主要防治措施。

(曹 婧)

第三篇

人体寄生虫

第二十八章 人体寄生虫概述

学习目标

- 掌握寄生虫、宿主及生活史的概念
- 熟悉寄生虫与宿主之间的相互关系
- 了解寄生虫病的流行和防治原则

人体寄生虫学(human parasitology)是研究与人类健康有关的寄生虫的形态结构、生态规律、寄生虫与人体及外界因素的相互关系的科学,又称医学寄生虫学(medical parasitology)。人体寄生虫学作为病原生物学的重要组成部分,是预防医学、临床医学、护理学的一门基础课程。根据人体寄生虫的形态特征将其分为医学蠕虫(medical helminth)、医学原虫(medical protozoa)及医学节肢动物(medical arthropod)。

第一节 寄生虫与宿主

一、寄生虫及其类型

某些低等动物在生物进化过程中逐渐失去自生生活的能力,长期或短其地依附于另一种生物的体内或体表,获得营养并给对方造成损害,这种低等动物被称为寄生虫(parasite),被寄生并遭受损害的生物被称为宿主(host)。

寄生虫按其与宿主的关系,可分为以下几类:

1. 根据寄生部位分类 分为体内寄生虫和体外寄生虫。生活在宿主体内的寄生虫称体内寄生虫,如蛔虫等。暂时或较长阶段附着于宿主皮肤或侵害皮肤浅层的寄生虫称体外寄生虫,如蚤、雌蚊等吸血节肢动物,多数在吸血时才接触宿主体表,饱食后离开。

2. 根据寄生时间分类 分为永久寄生虫和暂时寄生虫。寄生在宿主体内或体表,其成虫期必须过寄生生活的寄生虫称为永久寄生虫,如绦虫。只有在吸食宿主体液时才接触宿主,其余阶段营自生生活的寄生虫称暂时寄生虫,如雌蚊、蚤。

3. 根据寄生性质分类 分为① 专性寄生虫:生活史中至少有一个发育阶段营寄生生活,如钩虫。② 兼性寄生虫:可寄生,也可营自生生活,如粪类圆线虫。③ 偶然寄生虫:因偶然机会侵入非正常宿主体内的寄生虫,如蝇蛆。④ 条件致病寄生虫:通常处于隐性感染状态,当宿主免疫功能受损时出现异常增殖并致病,如弓形虫、卡氏肺孢子虫。

二、宿主的类型

寄生虫需要适宜的宿主，才能完成其生长、发育和繁殖的过程。有的寄生虫只需要一个宿主，有的需要两个以上宿主。根据寄生虫不同发育阶段所寄生的宿主不同，可将宿主分为以下类别。

1. 终宿主　寄生虫成虫或有性生殖阶段所寄生的宿主称为终宿主（definitive host）。如华支睾吸虫成虫寄生于人体，人即华支睾吸虫的终宿主。

2. 中间宿主　寄生虫幼虫或无性生殖阶段所寄生的宿主称为中间宿主（intermediate host）。若有两个以上的中间宿主，按其寄生的先后顺序分为第一中间宿主、第二中间宿主等。如华支睾吸虫的第一中间宿主为豆螺等，第二中间宿主为淡水鱼、虾。

3. 保虫宿主　有些寄生虫不仅可在人体内寄生，还可感染某些脊椎动物，并与在人体内的生活史阶段相同，这些动物可作为人类寄生虫病的传染源，在流行病学上起到保虫和储存的作用，这种动物称为保虫宿主或储存宿主（reservoir host）。如华支睾吸虫成虫除寄生于人体还可寄生于猫、狗体内，故猫、狗是华支睾吸虫的保虫宿主。在流行病学上，保虫宿主是重要的传染源。

4. 转续宿主　某些蠕虫的幼虫侵入非正常宿主，不能发育为成虫，长期维持幼虫阶段，当有机会侵入正常宿主体内时，才能继续发育为成虫，这种非正常宿主称为转续宿主（paratenic host）。转续宿主并非寄生虫完成生活史所必需，而是寄生虫在到达其专性宿主过程中暂时的庇护所和载体。

三、寄生虫的生活史

寄生虫的生活史（life cycle）是指寄生虫完成一代生长、发育、繁殖的全部过程。寄生虫生活史大致可分为直接型和间接型两种类型。前者生活史中不需要中间宿主，如蛔虫、阴道毛滴虫等。后者完成生活史需要中间宿主，如华支睾吸虫、疟原虫等。间接型生活史较直接型生活史复杂。有些寄生虫生活史仅有无性生殖，如阴道毛滴虫等。有些寄生虫生活史仅有有性生殖，如蛔虫等。还有些寄生虫兼有有性和无性两种生殖方式才能完成一代发育，称世代交替，如疟原虫及吸虫类。

寄生虫生活史中具有感染人体能力的发育阶段称为感染阶段（infective stage）。例如，受精蛔虫卵必须发育到感染性虫卵（含蚴卵），被人误食后才能在人体内发育为成虫；华支睾吸虫生活史中有虫卵、毛蚴、胞蚴、雷蚴、尾蚴、囊蚴、童虫及成虫阶段，只有囊蚴阶段能使人感染，故囊蚴是华支睾吸虫的感染阶段。

第二节　寄生虫致病性及抗寄生虫免疫

寄生虫在入侵、移行及定居于宿主体内或体表的过程中，对宿主产生不同程度的损伤；而宿主则对寄生虫产生一系列的免疫反应，以杀伤或清除入侵的寄生虫。

一、寄生虫的致病性

1. 夺取营养　寄生虫在宿主体内生长、发育和繁殖所需的营养物质来源于宿主，如虫体摄取人体的血液、淋巴液、细胞质、组织液和消化物质。寄生的虫数越多，被夺取的营养也就越多。如蛔虫和绦虫寄生于肠道，以宿主半消化的食糜为营养，使宿主失去大量营养物质，包括宿主不易获得而又必需的物质（如维生素 B_{12}），从而引起宿主营养不良。

2. 机械性损伤　寄生虫侵入、移行、定居过程均可能对宿主造成局部破坏、压迫或阻塞等机械性损伤。如钩虫幼虫进入皮肤时引起钩蚴性皮炎；并殖吸虫童虫在宿主体内移行引起肝损伤；猪囊尾蚴压迫脑组织引起癫痫；蛔虫进入胆管造成胆管堵塞等。

3. 毒性与免疫损伤　寄生虫的分泌物、排泄物、死亡虫体崩解物可对宿主产生毒性作用或诱发超敏反应。如溶组织内阿米巴滋养体侵入肠黏膜和肝脏时，以溶组织酶溶解组织、细胞，导致肠黏膜形成溃疡和肝脓肿。

不同寄生虫感染，引起超敏反应的类型不同。Ⅰ型超敏反应多见于蠕虫感染，如血吸虫尾蚴可引起尾蚴性皮炎，蛔虫幼虫可引起哮喘。疟原虫感染所致的贫血属于Ⅱ型超敏反应。疟原虫和血吸虫感染所致肾小球肾炎属于Ⅲ型超敏反应。血吸虫卵内毛蚴分泌可溶性抗原，引起虫卵肉芽肿，导致肝、肠病变，这是血吸虫病最基本的病变，也是主要致病因素，属于Ⅳ型超敏反应。

二、抗寄生虫免疫

宿主对寄生虫感染可产生一系列防御反应，包括固有免疫和适应性免疫，其作用结果有三种：① 宿主将寄生虫全部消除，并且有抵御再感染能力。② 宿主清除部分寄生虫，但宿主也具有部分抵御再感染能力，大多数寄生虫与宿主关系属于此类型。③ 宿主不能有效控制寄生虫，寄生虫在宿主体内发育甚至大量繁殖，引起寄生虫病，严重者可以致死。不同结果的出现与宿主遗传因素、营养状态、免疫功能、寄生的虫种和数量等因素有关。

1. 固有免疫　固有免疫中皮肤、黏膜和胎盘的屏障作用、消化液的化学作用、单核－巨噬细胞的吞噬作用、体液中补体和溶菌酶的溶细胞作用，对所有寄生虫感染具有一定的抵抗作用。另外，人类或某些特定人群对某些寄生虫，如鼠疟原虫，具有先天不感受性，这也是固有免疫的作用。嗜酸性粒细胞在抗蠕虫感染中具有重要的作用。在蠕虫感染中，IgE 水平明显升高。结合于虫体的 IgE 抗体可与嗜酸性粒细胞表面的相应受体相互作用，引起嗜酸性粒细胞脱颗粒，释放介质，包括主要碱性蛋白、嗜酸性粒细胞阳离子蛋白、嗜酸性粒细胞过氧化物酶和嗜酸性粒细胞来源的神经毒素等，这些介质可将虫体杀灭。

2. 适应性免疫　寄生虫侵入宿主后，抗原物质刺激宿主免疫系统产生适应性免疫，对寄生虫有清除或杀伤作用，对同种寄生虫的再感染可产生一定的抵抗力。抗寄生虫的特异性免疫可分为消除性免疫和非消除性免疫两种类型。

（1）消除性免疫（sterilizing immunity）：指宿主对寄生虫产生的免疫应答既能消除感染的寄生虫，又能对再感染产生完全的抵抗力。如热带利什曼原虫感染后，宿主获得的免疫力，可使体内原虫完全被消除，并对再感染产生长期的抵抗力。这是寄生虫感染中少见的一种免疫类型。

（2）非消除性免疫：人体寄生虫感染中常见的免疫类型。当体内有活虫寄生时，宿主对同种寄生虫的再感染具有一定的免疫力，虫体一旦消失，免疫力也随之消失，这种免疫现象称带虫免疫（premunition），如抗疟原虫免疫。宿主感染血吸虫后产生的免疫力对体内活的成虫无明显杀伤效应，但可杀伤再次侵袭的童虫，这种免疫状态称伴随免疫（concomitant immunity）。非消除性免疫是宿主的免疫力与体内寄生虫共存的不完全免疫。

三、寄生虫的免疫逃避

有些寄生虫能逃避宿主的免疫效应作用，其免疫逃避的机制主要有：① 寄生于免疫隔离部位：寄生在血管或淋巴管以外部位的寄生虫受到的免疫攻击较少。如在眼、脑等部位，由于特殊的生理屏障作用，使寄生虫不易受到免疫细胞的攻击。② 虫体表面抗原发生变异或更新：如非洲锥虫在宿主血液内，能有顺序地更换其表膜糖蛋白，产生新的变异体，使宿主产生的抗体对新变异体无免疫效应作用。③ 获得宿主抗原或模拟合成宿主抗原，使虫体自身的表膜抗原被遮盖，阻碍宿主免疫细胞的识别。④ 抑制或干扰宿主的免疫应答：寄生虫释放的可溶性抗原与抗体结合形成抗原抗体复合物，抑制宿主免疫攻击；寄生虫释放的蛋白酶可直接破坏抗体等免疫分子；干扰巨噬细胞功能，影响抗原呈递。⑤ 抑制吞噬细胞作用：某些胞内寄生虫，如杜氏利什曼原虫，通过抵抗、抑制溶酶体酶、抗超氧化物歧化酶的作用逃避吞噬细胞的杀伤效应等。

四、寄生虫感染

1. 寄生虫感染、带虫者、寄生虫病　寄生虫侵入机体并能长期或暂时在人体生存的现象称寄生虫感染（parasitic infection）。在相当多的情况下，人体感染寄生虫后虽不出现明显的临床症状，但可携带和传播病原体，称为带虫者（carrier）。有明显临床表现的寄生虫感染称寄生虫病（parasitosis）。

2. 慢性感染与隐性感染　慢性感染（chronic infection）是常见的寄生虫感染类型。人体感染寄生虫的数量较少，或少量多次感染时，其临床症状较轻，称慢性感染；急性感染治疗不彻底可转为慢性。如在血吸虫流行区，以慢性血吸虫病常见。隐性感染（latent infection）是指人体感染寄生虫后，既无明显的临床表现，也不能用常规的方法检测出病原体的寄生现象。当宿主的免疫功能降低时，体内的寄生虫大量增殖，引起疾病，患者可出现严重的临床症状，如条件致病寄生虫的感染。

3. 多寄生现象、异位寄生、幼虫移行症　人体同时有两种或两种以上寄生虫寄生，称多寄生现象（polyparasitism）。这种现象在消化道寄生虫中相当普遍。异位寄生（ectopic parasitism）指寄生虫在常见寄生部位以外的器官、组织内寄生，可引起异位损害。如卫氏并殖吸虫的正常寄生部位是肺，但有时也会侵入皮下、肌肉、脑等其他部位。某些蠕虫的幼虫侵入非正常宿主，不能发育为成虫，长期滞育于幼虫状态，在皮下等组织、器官间移行窜扰，造成局部或全身病变，称幼虫移行症（larva migrans）。

第三节 寄生虫病的流行与防治

一、寄生虫病的流行

（一）寄生虫病流行的基本环节

寄生虫病能在一定地区流行，必须具备三个基本环节，即传染源、传播途径和易感人群。

1. 传染源　指被人体寄生虫感染，并将病原体传入外界或另一新宿主的人和动物，包括患者、带虫者、保虫宿主和转续宿主。有些寄生虫感染的早期尚不能构成传染源，如疟疾患者在血中配子体出现之前；也有些疾病晚期不再排出病原体，如晚期血吸虫病等。

2. 传播途径　指寄生虫从传染源向易感宿主传播的过程。常见的传播途径和传播方式有：

（1）经口感染：多种寄生虫的感染期可以通过食物、饮水、污染的手指、玩具或其他媒介经口进入人体，这是最常见的感染方式，如原虫的包囊、蠕虫感染性虫卵等。

（2）经皮肤感染：有的寄生虫感染期主动经皮肤侵入人体，如钩虫丝状蚴等。

（3）经节肢动物感染：有些寄生虫需在节肢动物体内增殖和/或发育至感染期，经节肢动物传播给人，如疟原虫、丝虫等经蚊传播。

（4）接触感染：某些寄生虫通过直接或间接接触方式侵入人体，如阴道毛滴虫和疥螨。

（5）经胎盘感染：当母体妊娠时感染某些寄生虫，可经胎盘将病原体传给胎儿，如刚地弓形虫。

此外，尚有其他一些途径导致的寄生虫感染：① 输血感染，如疟原虫；② 空气感染，如蛲虫；③ 自体感染，如链状带绦虫。

3. 易感人群　指对某些寄生虫缺乏免疫力的人群。人体对多种人体寄生虫缺乏固有免疫。人体感染寄生虫后可产生适应性免疫，但多数呈带虫免疫，当寄生虫自体内消失后，免疫力也随之下降。疟疾非流行区的人进入流行区后常为易感者。易感性还与年龄有关，儿童一般较成年人易感。

（二）寄生虫病流行的特点及影响因素

1. 地域性　受气候条件、中间宿主及媒介昆虫的地理分布等因素的影响，寄生虫病流行具有明显的地域性。如血吸虫病流行区与钉螺的分布一致。西北高寒地区因外界不适宜钩蚴发育，而无钩虫病流行。

2. 季节性　由于温度、湿度、雨量等自然因素对寄生虫及其中间宿主和媒介节肢动物种群数量的消长和活动产生影响，寄生虫病的流行往往呈现出明显的季节性。如蚊虫媒介传播的疟疾和丝虫病与蚊虫的季节消长呈正相关。

3. 自然疫源性　有些寄生虫可在原始森林或荒漠地区的脊椎动物之间传播，当人偶然进入该地区时，可通过一定途径传播给人，这种地区称为自然疫源地。在脊椎动物和人之间自然传播的寄生虫病，称为人兽共患寄生虫病（parasitic zoonoses）。我国此类疾病有 30 多种，如血吸虫病、肝吸虫病、肺吸虫病、弓形虫病等。

另外,政治、经济、文化、教育、生产活动和生活习惯等社会因素直接影响寄生虫病的流行。

二、寄生虫病的防制原则

寄生虫病的防制要采取控制和消灭传染源、切断传播途径以及保护易感人群等综合防制措施。

1. 控制或消灭传染源　在流行区,普查、普治患者和带虫者是控制传染源的重要措施。目前常用驱虫药为广谱口服抗蠕虫药阿苯哒唑等;丝虫病可用海群生治疗;吸虫病首选药物为吡喹酮;绦虫病常用槟榔、南瓜子合剂等。在非流行区,监测和控制来自流行区的流动人口,是防止传染源输入和扩散的必要手段。同时,应加强对保虫宿主的控制与管理。

2. 切断传播途径　针对不同传播途径的寄生虫病,采取综合措施,加强粪便和水源管理,注意环境和个人卫生,以及控制和杀灭媒介节肢动物和中间宿主是切断寄生虫病传播途径的重要手段。

3. 保护易感人群　加强个人和集体防护(包括预防服药等),广泛进行健康教育,改变不良饮食习惯及生产方式,提高自我预防和保护意识。

寄生虫病的控制是一项涉及面很广的系统工程。寄生虫病专家 Rogers 总结 100 年寄生虫学进展报告认为:控制寄生虫病最有效的方法,不是药物和专业卫生服务,而是良好的社会经济状况,积极的公共健康教育,适宜的卫生政策和必要的卫生设施。

相关链接

全国人体重要寄生虫病现状调查(2005 年)

卫生部于 2001 年 6 月—2004 年底在全国 31 省(区、市)组织开展了人体重要寄生虫病现状调查,主要结果如下:31 省(区、市)共检查 35 6629 人,以病原学检查方法查出感染于人体的蠕虫 26 种,蠕虫总感染率为 21.74%,其中,蛔虫 12.72%;钩虫 6.12%;鞭虫 4.63%;带绦虫 0.28%;华支睾吸虫 2.40%;12 岁以下儿童蛲虫感染率为 10.28%。以血清学检查方法查出下列寄生虫病阳性率为旋毛虫病 3.38%;囊虫病 0.58%;肺吸虫病 1.71%;包虫病 12.04%;弓形虫病 7.88%。寄生虫病流行呈现的特点是:① 钩虫、蛔虫、鞭虫等土源性线虫感染率明显降低,感染人数显著减少。土源性线虫感染率比 1990 年第一次全国调查的结果下降 63.65%。② 食源性寄生虫的感染率在部分省(区、市)明显上升。华支睾吸虫、带绦虫其感染率比上次调查的结果分别上升了 75%、52.4%,分别分布于广东、广西、吉林和西藏、四川、新疆、青海等,主要与饮食习惯相关。另外,由于生食或半生食猪肉和鱼、蟹等引起的囊虫病、旋毛虫病、弓形虫病、肺吸虫病在局部地区,特别是西部贫困地区仍然较高。③ 包虫病和黑热病在西部地区流行仍较严重。包虫病分布于西部的四川、青海、西藏、甘肃等省的牧区和半农半牧区,黑热病分布于新疆、四川和甘肃。

本章小结

人体寄生虫概述知识小结见表 28-1。

表 28－1 人体寄生虫概述

名称	关键词或知识点	意义
寄生虫	寄生于另一种生物，获取营养并给对方造成损害的低等动物	受益者
宿主	被寄生并受害的生物	受害者
终宿主	成虫阶段或有性生殖阶段所寄生的宿主	致病阶段
中间宿主	幼虫阶段或无性生殖阶段所寄生的宿主	传播途径
保虫宿主	人体寄生虫传染来源的受染脊椎动物	传染源
转续宿主	幼虫侵入的非正常宿主，不能发育为成虫	传染源
生活史	寄生虫完成一代生长、发育、繁殖全过程	
	感染阶段	防制病原传播的重要环节
	感染途径	传播途径
	体内移行	与致病相关
	寄生部位	与致病相关，有助于临床诊断疾病
	排卵途径	标本采集相关途径
寄生虫致病作用	夺取营养、机械性损伤、毒性与免疫损伤	与致病相关
抗寄生虫免疫	固有免疫、适应性免疫（消除性免疫、带虫免疫、伴随免疫）	
流行的基本环节	传染源、传播途径、易感人群	是寄生虫病防制的环节
流行的影响因素	自然因素、生物因素、社会因素	与寄生虫致病相关
流行特点	地域性、季节性、自然疫源性	有助于诊断疾病

思 考 题

1. 何为寄生虫、宿主、生活史、感染阶段？
2. 简述宿主的类型。
3. 简述寄生虫致病机制。
4. 简述寄生虫感染的类型。

（金耀建）

第二十九章 医学蠕虫

学习目标

- 熟悉医学蠕虫成虫、虫卵的形态和结构
- 掌握医学蠕虫的生活史和致病性
- 了解医学蠕虫的流行和防治

医学蠕虫(medical helminth)是寄生于人体的一类无骨骼、无甲壳和附肢,并能借肌肉伸缩而蠕动的多细胞无脊椎动物。可寄生于人体的约160多种,主要包括线虫、吸虫、绦虫以及棘头虫,与医学密切相关的主要是前3类。由蠕虫引起的疾病称为蠕虫病(helminthiasis),其中多数为人畜共患寄生虫病。蠕虫的幼虫进入非适宜的宿主后,不能发育为成虫,但可在宿主体内存活和移行,造成局部或全身的病变,引起幼虫移行症(larva migrans)。

蠕虫生活史包括多个发育阶段,并需不同的外界环境条件,根据寄生虫完成生活史是否需要中间宿主,可将蠕虫分为两大类型:在发育过程中不需要中间宿主的为直接型,其虫卵在外界环境中发育成具有感染期虫卵或幼虫,经口或皮肤侵入终宿主,此类蠕虫称土源性蠕虫(geohelminth)。在发育过程中需要中间宿主的为间接型,其幼虫需在中间宿主体内发育为感染阶段才能感染终宿主,此类蠕虫称生物源性蠕虫(biohelminth)。前者生活史简单,多数线虫属土源性蠕虫;后者生活史复杂,所有吸虫、棘头虫、大部分绦虫和少数线虫属生物源性蠕虫。

第一节 线虫

线虫(nematode)属于线形动物门的线虫纲(class nematoda)。寄生于人体的线虫,多数为肠道寄生虫,如钩虫、蛔虫、鞭虫、蛲虫等;少数为组织寄生虫,如丝虫;还有的为肠道兼组织寄生虫,如旋毛虫,其成虫寄生于肠道,幼虫寄生于肌肉。

虫体呈线状或圆柱状,不分节,雌雄异体,雌虫大于雄虫,雌虫尾部尖直,雄虫尾部向腹面卷曲或膨大成伞状,上有1~2根交合刺。线虫消化系统完整,由口孔、口腔、咽管、中肠、直肠和肛门组成。雄性生殖系统属单管型,寄生于人体的多数雌性线虫均具有结构相同的2套生殖管道,属双管型。

线虫卵均无卵盖,虫卵的大小、形态、颜色、卵壳、内含物等因虫种而异,这些特点是病原学诊断的重要依据。

线虫生活史基本过程分为虫卵、幼虫和成虫3个阶段。其发育过程可分为2种类型。① 直接发育型:发育过程中无需中间宿主,属土源性线虫,如钩虫、蛔虫、鞭虫、蛲虫等。② 间接发育型:发育过程中需中间宿主,属生物源性线虫,如丝虫、旋毛虫等。

一、似蚓蛔线虫

似蚓蛔线虫(*Ascaris lumbricoides*)简称蛔虫,成虫寄生于人体小肠,引起蛔虫病。

(一)形态

1. 成虫　虫体呈长圆柱状,形似蚯蚓。体表有细横纹和2条白色的侧线。头端较钝,尾端较尖。活体呈粉红色,死后为灰白色。口孔位于虫体顶端,周围有3个唇瓣,排列呈"品"字形。雌虫长20~35 cm,尾端尖直,生殖系统为双管型。雄虫长15~31 cm,尾部向腹面卷曲,生殖系统为单管型。

2. 虫卵　蛔虫卵有受精卵与未受精卵之分(图29-1)。两种虫卵的大小、形态、卵壳、内含物等均不同,见表29-1。

表29-1　两种蛔虫卵的鉴别

鉴别要点	蛔虫受精卵	蛔虫未受精卵
大小	(45~75) μm×(35~50) μm	(88~94) μm×(39~44) μm
形态	宽椭圆形	长椭圆形
卵壳	厚、透明	薄、透明
内含物	一个卵细胞、可见新月形空隙	充满屈光颗粒
蛋白质膜	凹凸不平、厚	凹凸不平、薄
颜色	深棕黄	棕黄

两种虫卵的蛋白质膜有时可脱落,脱蛋白质膜虫卵无色,应注意与其他线虫卵区别。

(二)生活史

成虫寄生于人体小肠,以肠内半消化食糜为营养。雌、雄成虫交配后雌虫产卵。一条雌虫每天产卵可达24万个。虫卵随宿主粪便排出体外,污染环境。受精卵在外界潮湿、荫蔽、氧气充足的环境中,在适宜的温度(21~30℃)条件下,约经2周,卵内细胞发育为幼虫,再经过1周,幼虫进行第1次蜕皮后,发育为感染期虫卵。

感染期虫卵被人误食后,在胃液、胰液及幼虫释放的孵化液作用下,在小肠内孵出幼虫,幼虫侵入肠壁,进入小静脉或淋巴管,经肝静脉、下腔静脉、右心,到达肺部,幼虫穿破肺泡毛细血管进入肺泡,在肺泡内约经2周的发育,进行2次蜕皮。然后,幼虫经支气管、气管到达咽部,被宿主吞咽进入食管,经胃到小肠、在小肠内进行第4次蜕皮,经数周发育为成虫。自感染期虫卵进入人体到成虫产卵需60~75天,成虫寿命为1年左右(图29-1)。

(三)致病性

1. 幼虫的致病性　幼虫钻入肠壁,经肝、肺移行,在移行过程中可造成机械性损伤;同时幼虫发育、蜕皮、释放变应原,引起宿主超敏反应,受损伤最明显的是肺,可出现出血、水肿、细

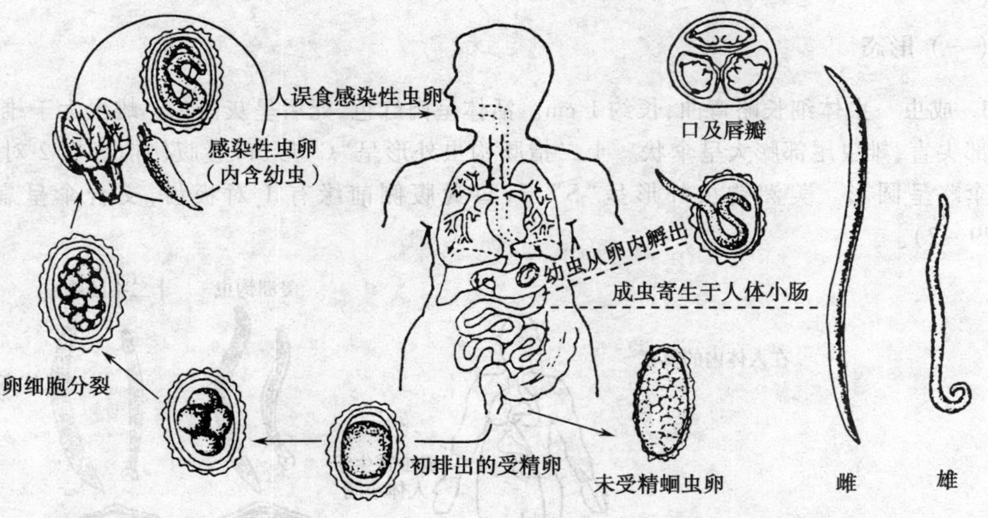

图 29－1　蛔虫形态及生活史

胞浸润等。重度感染时，临床表现为发热、咳嗽、哮喘、血痰、嗜酸性粒细胞增高等，即蛔蚴性肺炎。

2. 成虫的致病性　成虫寄生于小肠，直接掠夺宿主的营养，损伤肠黏膜，不但影响小肠的消化和吸收功能，还可导致肠黏膜炎性病变，从而引起一系列消化道症状，患者表现为食欲不振、消化不良、腹痛、腹泻或便秘等。儿童严重感染可出现发育障碍。

成虫有窜扰、钻孔习性，若宿主在机体发热、胃肠病变、饮食不当、驱虫药物剂量不当等因素刺激下，蛔虫可钻入开口于肠壁的各种管道，引起胆管蛔虫症、胰腺炎和阑尾炎等常见并发症。此外，大量成虫扭结成团堵塞肠管引起肠梗死。严重者可引起肠穿孔，导致腹膜炎。虫体代谢产物、分泌物常使患者出现荨麻疹、皮肤瘙痒等Ⅰ型超敏反应，部分患者可表现有磨牙、惊厥等神经系统症状。

案例分析

患儿，女，6 岁，幼儿园学生。半年来常诉腹部脐周隐痛，未经治疗。2 天前饮冷饮后突发剧烈腹痛，伴恶心、呕吐，急诊入院。

体检：痛苦面容，腹硬，可扪及条索状物，诊断为蛔虫性肠梗死，经解痉、止痛、驱虫治疗后，排出十余条蛔虫。

讨论：蛔虫可引起哪些疾病？如何防治？

二、十二指肠钩口线虫与美洲板口线虫

十二指肠钩口线虫（*Ancylostoma duodenale*）简称十二指肠钩虫，美洲板口线虫（*Necator americanus*）简称美洲钩虫。成虫寄生于人体引起钩虫病，该病是我国重要的寄生虫病之一。

（一）形态

1. 成虫　虫体细长略弯曲，长约 1 cm。活体呈肉红色，死后呈灰白色。雌虫大于雄虫，雌虫尾部尖直，雄虫尾部膨大呈伞状。十二指肠钩虫外形呈“C”形，口囊腹侧前缘有 2 对钩齿，交合伞略呈圆形。美洲钩虫外形呈“S”形，口囊腹侧前缘有 1 对板齿，交合伞呈扁圆形（图 29－2）。

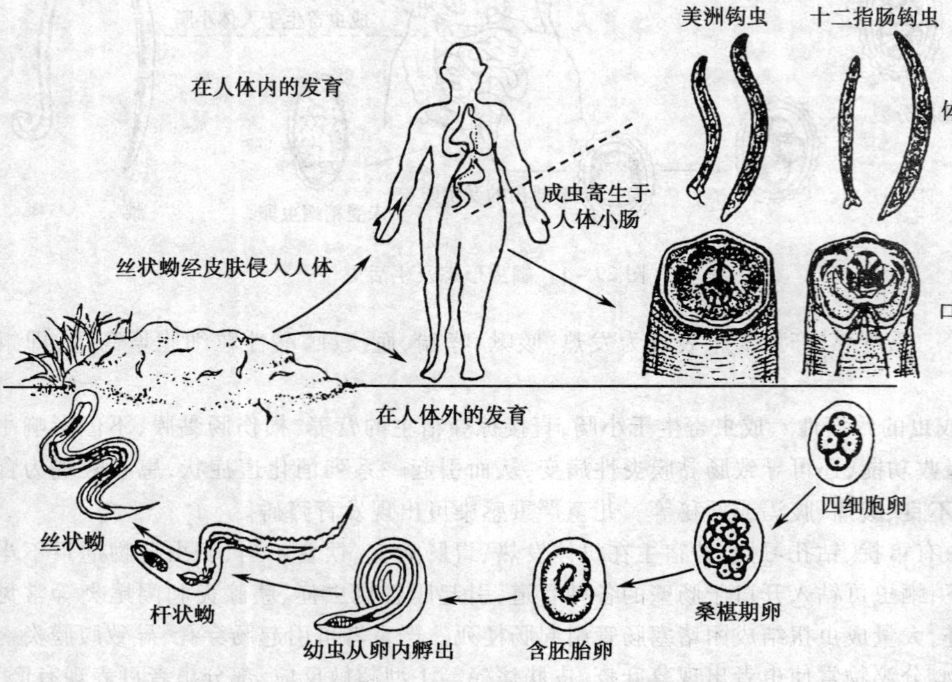

图 29－2　钩虫形态及生活史

2. 虫卵　两种钩虫卵的形态相似，不易区别，均为椭圆形，大小为（56～76）μm×（36～40）μm，卵壳薄，无色透明，卵内细胞多为 4～8 个，卵壳与卵细胞之间有明显的环形空隙（图 29－2）。

（二）生活史

十二指肠钩虫与美洲钩虫生活史基本相同。成虫寄生于人体小肠，借助口囊的钩齿或板齿咬附在肠黏膜上，以血液、组织液、肠黏膜为食，虫体成熟交配产卵，虫卵随粪便排出体外，在荫蔽、温暖、潮湿、氧气充足的土壤中，约经 1 天孵出幼虫，称为第一期杆状蚴。此期幼虫以细菌和有机物为营养，约经 2 天，进行第 1 次蜕皮，发育为第二期杆状蚴。再经 5～6 天，进行第 2 次蜕皮，成为丝状蚴，即钩虫的感染阶段。

丝状蚴有明显的向温、向湿习性，当与人体皮肤接触时，受到皮肤温度的刺激，活动力增强，依靠机械性穿刺和酶的作用，经毛囊、汗腺、皮肤破损处或较薄的指、趾间皮肤侵入人体。幼虫进入皮肤小血管或淋巴管，随血流经右心至肺，穿过肺毛细血管进入肺泡，借助于小支气管、支气管上皮纤毛的运动，向上移行至咽，再随吞咽至食管，经胃到达小肠定居。幼虫在小肠再经 2 次蜕皮后，逐渐发育为成虫。自丝状蚴侵入皮肤到成虫交配产卵，一般需要 5 ~ 7 周，每条十二指肠钩虫日平均产卵 10 000 ~ 30 000 个，美洲钩虫达 5 000 ~ 10 000 个。前者寿命可达 7 年，后者寿命可长达 13 ~ 15 年（图 29 – 2）。

（三）致病性

钩虫在幼虫的侵入部位、移行过程及成虫寄生部位均可引起机体的损伤，导致疾病。

1. 幼虫的致病性

（1）钩蚴性皮炎：丝状蚴侵入皮肤可引起钩蚴性皮炎。在幼虫的侵入皮肤局部，患者有灼热、针刺、奇痒的感觉，继而可见充血斑点或丘疹，1 ~ 2 日内出现红肿、水泡，俗称“粪毒”、“着土痒”，若继发细菌感染则形成脓疱，最后结痂、脱皮而自愈。多见于与土壤接触的足趾、足背、手背、指（趾）间的皮肤。

（2）呼吸系统病变：幼虫移行至肺，引起肺局部出血及炎症细胞浸润。患者出现咳嗽、血痰、发热等全身症状。重者可有咯血、哮喘。此病变常为一过性，常在感染后 3 ~ 5 天出现症状，经数日左右可自愈。

2. 成虫的致病性

（1）消化系统病变：成虫以口囊咬附于肠黏膜，造成肠壁散在性出血点及小溃疡，引起上腹不适及隐痛、恶心、呕吐、腹泻等消化道症状，食欲增加而体重减轻。

（2）贫血：钩虫成虫以血液为食，吸血时分泌抗凝素，使咬伤部位黏膜伤口不易凝血而不断渗血，其渗血量与虫体的吸血量相当，即虫体吸血量越大，渗血量也越大，两者之间呈正相关。钩虫成虫的吸血活动和咬附伤口渗血导致人体长期慢性失血，铁和蛋白质不断丢失，出现缺铁性贫血。患者出现皮肤蜡黄、黏膜苍白、眩晕、乏力，严重时会引起心慌气促，部分患者可出现全身水肿、心包积液等贫血性心脏病的表现。

（3）异嗜症：少数患者出现喜食生米、生豆、泥土、破布等异嗜症状，称为“异嗜症”。妇女可引起停经、流产等。婴儿钩虫病病死率高。儿童重度感染可引起严重贫血及发育障碍。

案例分析

患者，男，28 岁，农民，因排黑便而入院。患者 3 个月前曾有赤脚下地插秧劳动史，其后趾间、足背奇痒，有红疹，自认为过敏，口服氯苯那敏，数天后红疹消退。两周前因剧烈咳嗽，发热，就诊于乡卫生所，疑为感冒，服感冒、止咳药后症状消失。近一周，出现腹痛、黑便，伴有头晕、乏力。

体检：皮肤、黏膜发白，腹软，脐周轻度压痛，肝脾未扪及，心肺未见异常。化验：血红蛋白 9 g/ml。粪检：大便呈黑褐色，隐血“+ + +”。虫卵检查：（+ +），呈椭圆形，无色透明，大小约 60 μm × 40 μm，卵壳薄，内有 4 ~ 8 个卵细胞。

讨论：该患者可能感染何种寄生虫？如何解释其临床表现？确诊的依据是什么？

三、蠕形住肠线虫

蠕形住肠线虫(*Enterobius vermicularis*)又称蛲虫,成虫寄生于人体的回盲部,引起蛲虫病。

(一)形态与生活史

1. 形态　成虫虫体细小,乳白色,线头状。雌虫长 8 ~ 13 mm,虫体中部膨大,尾部长而尖细,呈纺锤形。雄虫长 2 ~ 5 mm,虫体尾部向腹面卷曲。

虫卵两侧不对称,一侧较平,一侧略凸,形似柿核。大小为(50 ~ 60) μm × (20 ~ 30) μm。卵壳厚,无色透明。虫卵自虫体排出时,卵内胚胎已发育为蝌蚪期,与外界空气接触数小时后,卵内胚胎已发育为卷曲的幼虫。

2. 生活史　成虫寄生于人体的盲肠、结肠等处,以肠内容物、组织或血液为食。雌、雄虫交配后,雄虫很快死亡并被排出,子宫内充满虫卵(5 000 ~ 17 000 个)的雌虫脱离肠壁,移行至直肠,当宿主睡眠时,可自肛门爬出体外。受体外温度及湿度变化和氧气刺激,在肛门周围大量产卵。雌虫产卵后多干枯死亡,少数可经肛门返回肠腔,或进入阴道、尿道等处,引起异位寄生。

虫卵在肛门附近,胚蚴很快发育,约经 6 h,卵壳内幼虫发育成熟,并蜕皮 1 次,即为感染期虫卵。此期虫卵经口或随空气吸入等方式被人吞食后,在十二指肠内孵出幼虫,幼虫沿小肠下行,途中蜕皮 2 次,至结肠再蜕皮 1 次发育为成虫。自吞食感染期虫卵至虫体发育成熟产卵,约需 1 个月,雌虫寿命一般为 2 ~ 4 周。

(二)致病性

由于蛲虫在肛门周围爬行、产卵,刺激肛门及会阴部皮肤,引起皮肤瘙痒,抓破后可引起继发感染。患者常有烦躁不安、失眠、夜间磨牙、食欲减退等症状。如钻入尿道、阴道、子宫、输卵管等处异位寄生,可形成以虫体或虫卵为中心的肉芽肿病变,引起相应部位的炎症。

案例分析

患儿,女性,3 岁。近日来发现夜间睡觉不稳,有手抓肛门部位的现象,随即就诊。实验室检查:虫卵(+),形似柿核,卵壳厚,无色透明。卵内有一幼虫。

讨论:根据该虫的生活史特点,还应叮嘱家长如何做?对该类寄生虫病应如何进行防治?

相关链接

别了,丝虫病!

丝虫病是由丝虫感染人体引起的疾病。我国流行的丝虫有班氏吴策线虫(*Wuchereria bancrofti*)又称班氏丝虫和马来布鲁线虫(*Brugia malayi*)又称马来丝虫。两种丝虫成虫细长如丝线,生活史相似,雌雄成虫交配后,雌虫直接产出幼虫称微丝蚴(microfilaria),微丝蚴大多随淋巴液经胸导管进入血循环,当媒介蚊虫叮咬带有微丝蚴的患者血液时,微丝蚴进入蚊虫体内才能发育为感染期幼虫,即丝状蚴。丝状蚴是丝虫的感染阶段。当蚊虫再次叮咬人体时,丝状蚴从蚊虫进入人体，侵入淋巴系统发育为成虫。成虫寄生于人的淋巴系统，繁殖增多后阻塞淋巴管，引起丝虫病。主要临床表现为反复发作的急性淋巴管炎、淋巴结炎、精索炎、附睾炎和睾丸炎；慢性期阻塞病变表现为象皮肿、乳糜尿、鞘膜积液等，患者因此不同程度丧失劳动能力，忍受巨大的生理和心理痛苦。丝虫病是一种严重危害人类健康的寄生虫病，被世界卫生组织列为全球第二位致残性疾病，仅次于精神疾患。全球受威胁人口约12亿，丝虫病患者约1.2亿，其中慢性丝虫病患者4 000万。我国医务工作者和科研人员经过半个多世纪艰苦卓绝的奋斗，通过政府组织、部门协调、积极采取群防群治的措施，终于在2007年5月9日，经世界卫生组织审核认可：中国成为全球第一个宣布消除丝虫病的国家。世界卫生组织总干事陈冯富珍当时评价，中国所取得的巨大成就，是全球消除丝虫病进程中的里程碑。人类与疾病的斗争永无止境。然而，在中国，丝虫病已经成为一个旧时代的背影，渐行渐远。别了，丝虫病！

四、毛首鞭形线虫

毛首鞭形线虫（*Trichuris trichiura*）简称鞭虫，成虫寄生于人体盲肠，引起鞭虫病。

成虫形似马鞭，前细后粗，前端占总长3/5，后端占2/5。雌虫长35～50 mm，尾端钝圆。雄虫长30～45 mm，尾部向腹面呈环状卷曲。两性成虫生殖系统均为单管型。

虫卵呈纺锤形，大小为(50～54) μm×(22～23) μm，黄褐色。卵壳较厚，两端各具一透明塞状突起，内含一个未分裂的卵细胞。

成虫主要寄生于盲肠，亦可寄生于结肠、直肠，甚至回肠下段。虫体前端钻入肠壁，以血液和组织液为营养。雌虫每日产卵1 000～7 000个，虫卵随粪便排出体外，在适宜条件下，约经3～5周，发育为感染期虫卵。人食入被感染期虫卵污染的食物或饮水而感染。幼虫在小肠内孵出并侵入肠黏膜，8～10天后幼虫返回肠腔，移行至盲肠发育为成虫，以其纤细的前端钻入肠壁寄生。自误食感染期虫卵至发育为成虫并产卵，需1～3个月，成虫寿命一般3～5年。

成虫细长的前端能侵入黏膜下层或肌层，以组织和血液为食。当虫数较多时，可致肠壁黏膜组织出现充血、水肿或出血等慢性炎症反应，在炎症基础上可形成肉芽肿等病变。由于鞭虫吸血和损伤肠黏膜渗血，重度感染可致慢性失血。轻度感染多无明显症状。严重感染者可引起腹痛、腹泻、消瘦、贫血等。儿童重度感染可导致直肠脱垂。

拓展阅读

寄生虫也能治病，你知道吗？

2007年，寄生虫免疫学家皮恩·洛克接触到一位35岁的患者，他患有一种炎症性的肠道疾病—溃疡性结肠炎，这位患者从2004年起，开始从泰国购买鞭虫卵，并把它们吞下去，至2007年他几乎没有了症状，他希望洛克能帮他弄清楚蠕虫是怎么治好结肠炎的。抱着怀疑的态度，洛克接受了这个任务。在2011年《科学转译医学》发表的一篇文章中，洛克和他的同事们提出，鞭虫在治疗结肠炎上确实有效。反复的结肠镜检查表明，在该患者的结肠中，只要是蠕虫寄生的区域，结肠炎的标志性病变：开放性溃疡和炎症，就大大减轻甚至荡然无存。更重要的是，洛克指出了寄生虫治病的可能机制：刺激肠黏液分泌。结肠炎常伴随有黏液分泌量减少的症状，被认为是免疫系统攻击肠道内有益菌的结果。额外的黏液也许可以帮助免疫系统恢复平静，阻止它继续攻击肠道内无害的微生物。

五、旋毛形线虫

旋毛形线虫(*Trichinella spiralis*)简称旋毛虫,成虫和幼虫分别寄生于同一宿主的小肠和肌肉中,引起旋毛虫病,该病是重要的人畜共患病之一。

成虫虫体细小如线状,雌虫长 3 ~4 mm,雄虫长 1.4 ~1.6 mm。新产出的幼虫细长,随血循环移行至横纹肌内逐渐形成囊包,囊包大小为(0.25 ~0.5) mm×(0.21 ~0.42) mm,囊包内常含 1 ~3 条卷曲的幼虫。

在寄生于人体的线虫中,旋毛虫的发育过程具有特殊性。成虫和幼虫寄生于同一宿主体内,虫体不需在外界发育,但完成生活史需更换宿主。成虫寄生于宿主的小肠,幼虫寄生于横纹肌内,被寄生的宿主既是终宿主,又是中间宿主。猪、狗和鼠等哺乳动物及人均可作为本虫宿主。

当宿主食入含有活幼虫囊包的肉类后,囊包在消化液的作用下,幼虫从囊包逸出,钻入肠黏膜,经 24 小时发育后再返回肠腔,于 48 小时内发育为成虫。雌、雄虫交配后,雄虫大多死亡,雌虫再次侵入肠黏膜,大约在感染后的 5 ~7 天,开始产出幼虫。每条雌虫一生中可产幼虫 1 500 ~2 000 条,产幼虫时间可持续 4 ~16 周,成虫寿命为 1 ~4 个月。

新生幼虫随淋巴和血循环到达身体各部,但只有侵入横纹肌内的幼虫才能继续发育。幼虫多侵入血液供应丰富的肌肉,如膈肌、舌肌、腹肌和腓肠肌等处形成囊包,幼虫囊包是旋毛虫的感染阶段。

旋毛虫对人体的致病与食入幼虫囊包数、幼虫侵入部位和宿主的免疫力等因素有关。致病过程可分为 3 期:① 侵入期,主要引起十二指肠炎、空肠炎,临床表现为恶心、呕吐、腹痛等。② 幼虫移行期,主要引起肌肉病变,临床表现为不规则发热、肌肉疼痛、咀嚼和吞咽困难、水肿及嗜酸性粒细胞增多等。重症患者因心力衰竭、毒血症及呼吸系统感染而死亡。③ 成囊期,此时组织的急性炎症消退,全身症状日渐减轻,但肌肉疼痛仍可持续数月。

六、线虫病的诊断与防治

(一) 诊断

1. 虫卵检查　大多数线虫的成虫寄生于消化道,故一般做粪便检查,用生理盐水涂片法检查虫卵即可诊断。必要时可用饱和盐水漂浮法或沉淀法等,可提高检出率。如蛔虫卵、钩虫卵、鞭虫卵等。蛲虫病的诊断常用透明胶纸法或肛拭子法,于肛周粘取虫卵进行检查。

2. 幼虫检查　旋毛虫病的确诊主要通过肌肉活检查获旋毛虫囊包幼虫。对疑为蛔蚴性肺炎患者可从痰中检查幼虫诊断。

3. 免疫学检查　对疑为旋毛虫病的患者,可通过免疫标记技术,如 ELISA 法检查循环抗原或抗体进行特异性诊断。

(二) 防治原则

1. 控制、消灭传染源　普查普治,对线虫病患者及感染者进行驱虫治疗,以达到消灭传染源的目的。常用的驱虫药有甲苯达唑、阿苯达唑等。

2. 切断传播途径 经口传播的线虫病主要预防措施是加强粪便管理及粪便无害化处理，杀灭粪便中虫卵，防止粪便污染环境。

3. 保护易感人群 加强卫生宣传，普及卫生知识，注意饮食卫生和个人卫生，做到饭前便后洗手，不饮生水、不吃生菜、不吃生的或半生熟的肉类，以防食入感染期虫卵或含囊包幼虫。预防钩虫病还要注意加强个人防护，避免赤脚下地劳动，并且于手、足皮肤涂搽药膏，以防止丝状蚴钻入皮肤。

第二节 吸 虫

吸虫(trematoda)属扁形动物门的吸虫纲。寄生于人体的吸虫包括华支睾吸虫、布氏姜片吸虫、卫氏并殖吸虫、日本裂体吸虫等，其形态各异、生活史复杂，但基本结构特征及发育过程相似。

大多数成虫呈叶状或舌状(除血吸虫外)，背腹扁平，两侧对称，有口、腹吸盘，消化系统不完整，肠管末端为盲管，雌雄同体(除血吸虫外)。虫卵呈卵圆形，卵壳内含有卵黄物质、胚胎和附属结构。典型的卵壳在一端有卵盖(除血吸虫外)。虫卵大小、形态、颜色、卵壳及内含物等因虫而异。

吸虫的生殖方式包括有性生殖和无性生殖，其发育阶段包括虫卵、幼虫(毛蚴、胞蚴、雷蚴、尾蚴、囊蚴)和成虫，幼虫因虫种不同而异。吸虫均为生物源性蠕虫，其第一中间宿主多为淡水螺或软体动物，第二中间宿主为鱼类、甲壳类或节肢动物等。感染阶段为囊蚴(血吸虫为尾蚴)，引起的疾病为人畜共患寄生虫病。

一、华支睾吸虫

华支睾吸虫(*Clonorchis sinensis*)主要寄生在终宿主的肝胆管内，故称肝吸虫(liver fluke)，是引起华支睾吸虫病(肝吸虫病)的病原体。

(一) 形态与生活史

1. 形态

(1) 成虫：虫体背腹扁平，狭长，前端稍窄，后端钝圆，状似葵花子。虫体大小为(10～25) mm×(3～5) mm，半透明，消化道包括口、食管及沿虫体两侧伸至末端的两根肠支。雌雄同体，子宫管状，盘曲于卵巢与腹吸盘之间，有一个分叶状的卵巢，受精囊椭圆形，睾丸2个前后排列于虫体的后1/3处，呈分支状，故称华支睾吸虫。

(2) 虫卵：大小为(27～35) μm×(11～20) μm，为人体常见寄生蠕虫虫卵最小的一种，低倍镜下形似芝麻粒，虫卵前端有卵盖，卵盖两侧可见突起的肩峰，虫卵后端稍宽，有一疣状突起，内含成熟的毛蚴(图29－3)。

2. 生活史 成虫寄生于人或猫、犬等哺乳动物肝胆管内。成虫产出虫卵，虫卵随胆汁进入肠道，并随粪便排出体外。

虫卵入水，被第一中间宿主豆螺或沼螺、涵螺等淡水螺吞食，在螺体内孵出毛蚴。毛蚴经

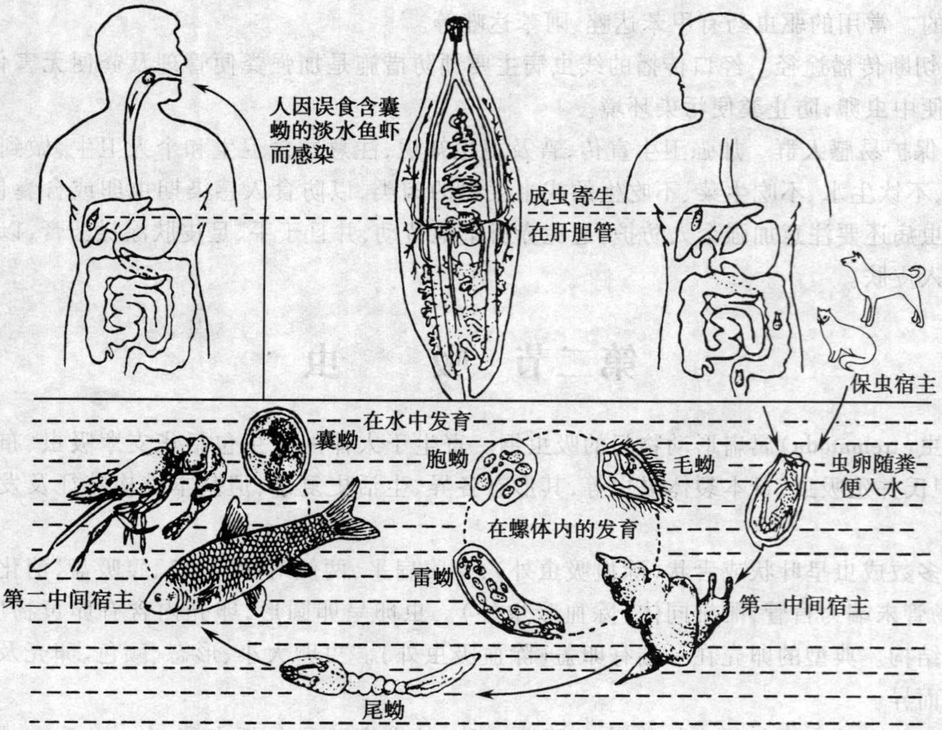

图 29-3 华支睾吸虫形态及生活史

胞蚴、雷蚴等无性生殖阶段,形成许多尾蚴。成熟尾蚴陆续自螺体逸出入水,遇到第二中间宿主淡水鱼、虾,即可进入其体内发育为囊蚴。囊蚴是肝吸虫的感染阶段。

终宿主(人)或保虫宿主(猫、狗等哺乳动物)食入含有活囊蚴的第二中间宿主(淡水鱼、虾)而感染。囊蚴经消化液作用后,后尾蚴在十二指肠脱囊而出,称为童虫,继而经胆总管进入肝胆管发育为成虫。

从食入囊蚴到粪便中出现虫卵约需一个月,成虫以肝胆管黏膜、分泌物和血细胞等为食。其寿命通常为 20~30 年(图 29-4)。

(二)致病性

成虫寄生在人体肝胆管中,其病变程度因感染轻重而异。成虫的分泌物、代谢产物及虫体机械性刺激,引起胆管上皮细胞脱落、增生,管壁变厚,管腔变窄,周围纤维组织增生,导致肝吸虫病。

虫体数量较多时,还可致管腔阻塞,引起胆汁淤滞。胆管扩张,表现为阻塞性黄疸;若合并细菌感染,则表现为胆管炎和胆囊炎。虫卵、死亡的虫体及其碎片和脱落的胆管组织,可构成结石的核心,引起胆石症。

儿童反复感染,可致发育障碍。晚期患者可出现肝硬化。一些资料认为,华支睾吸虫感染与胆管上皮癌及肝癌的发生有一定关系。

二、布氏姜片吸虫

布氏姜片吸虫(*Fasciolopsis buski*)俗称姜片虫,是一种寄生于人、猪小肠内的大型吸虫,可致姜片虫病。

(一) 形态与生活史

1. 形态

(1) 成虫:虫体背腹扁平、肥厚、前窄后宽,形似姜片。活体呈肉红色,死后呈灰白色。虫体大小长为20~75 mm,宽8~20 mm,厚0.5~3 mm,为人体寄生虫中最大的一种吸虫,口腹吸盘均位于虫体前端,相距很近,腹吸盘呈漏斗状,比口吸盘大4~5倍,肉眼可见。咽和食管短,两肠支呈波浪状弯曲达虫体后端。两个睾丸高度分支如珊瑚状,前后排列在虫体后半部。

(2) 虫卵:椭圆形,淡黄色,大小为(130~140) μm×(80~85) μm,是人体寄生蠕虫虫卵中最大的虫卵。卵壳薄而均匀,卵的前端有一小而不明显的卵盖,卵内含一个卵细胞和20~40个卵黄细胞。

2. 生活史　成虫寄生于人或猪的小肠,严重感染时可存在于胃和大肠。以肠腔内半消化食物为食,虫卵随粪便排出。

虫卵入水,在适宜的温度下,经5~7周发育孵出毛蚴。毛蚴侵入中间宿主扁卷螺体内,经胞蚴、母雷蚴、子雷蚴等无性生殖阶段,形成大量的尾蚴。成熟的尾蚴自螺体逸出,附着在水红菱、荸荠和茭白等水生植物表面,形成囊蚴。囊蚴是姜片虫的感染阶段。

终宿主或保虫宿主生食含有囊蚴的媒介水生植物,经口感染,在小肠内消化液作用下,幼虫脱囊而出,经1~3个月发育为成虫并产卵。成虫在人体内寿命为7个月至4~5年不等。

(二) 致病性

姜片虫虫体较大,吸盘肌肉发达,吸附力强,被吸附的肠壁组织可发生水肿、点状出血、炎症以致形成溃疡或脓肿。虫体吸附在局部不仅摄取营养,还因大量虫体覆盖肠黏膜而影响消化、吸收功能。临床表现为腹痛、腹泻、消化功能紊乱等。严重者可出现营养不良、贫血、水肿、腹水等。大量成虫寄生可引起肠梗死。儿童反复感染,可导致发育障碍。

三、卫氏并殖吸虫

卫氏并殖吸虫(*Paragonimus westermani*),又称肺吸虫(lung fluke),主要寄生于肺部,亦可寄生于其他器官,引起并殖吸虫病(肺吸虫病)。

(一) 形态与生活史

1. 形态

(1) 成虫:虫体肥厚,背面隆起,腹面扁平,似半粒黄豆。体长7.5~12 mm,宽4~6 mm,厚3.5~5 mm。口、腹吸盘大小略同,口吸盘位于虫体前端,腹吸盘约在虫体中部。消化系统包括口、咽、食道和肠管,后者分为左右两支,沿虫体两侧向后延伸至体末,各有3~4个弯曲,略似波浪状。雌雄同体,睾丸两个,呈掌状分叶,左右并列于虫体后1/3处,卵巢与子宫并列于腹吸盘之后，故名并殖吸虫。

（2）虫卵：金黄色，椭圆形，前端较宽，后端较窄，两侧多不对称，大小为（80 ~ 118）μm ×（48 ~ 60）μm，卵盖大，常稍倾斜，卵壳厚薄不均，无卵盖端增厚。内含一个卵细胞和十多个卵黄细胞。

2. 生活史　成虫主要寄生于人及猫、犬等多种肉食哺乳动物的肺内，以坏死组织和血液为食，产出的虫卵随痰液或粪便排出体外。

虫卵入水，在适宜的条件下，约经 3 周发育成熟并孵出毛蚴。毛蚴进入第一中间宿主川卷螺，经胞蚴、母雷蚴、子雷蚴等无性生殖阶段，最后形成大量的尾蚴。成熟尾蚴从螺体逸出后，侵入溪蟹或蝲蛄体内，尾蚴也可随螺体一起被溪蟹、蝲蛄吞入。尾蚴在第二中间宿主（溪蟹、蝲蛄）体内的肌肉、内脏或腮上形成囊蚴。囊蚴是肺吸虫的感染阶段。

人或动物生食或半生食含活囊蚴的第二中间宿主（溪蟹、蝲蛄）而感染。囊蚴在小肠内经宿主消化液的作用，后尾蚴脱囊而出。后尾蚴穿过肠壁发育为童虫。童虫在腹腔及脏器间移行串扰，1 ~ 3 周后穿过膈肌，经胸腔到达肺部并发育为成虫。从囊蚴进入体内至虫体发育成熟并产卵，约需 2 ~ 3 个月，成虫寿命一般为 5 ~ 6 年，少数可长达 20 年（图 29 – 4）。

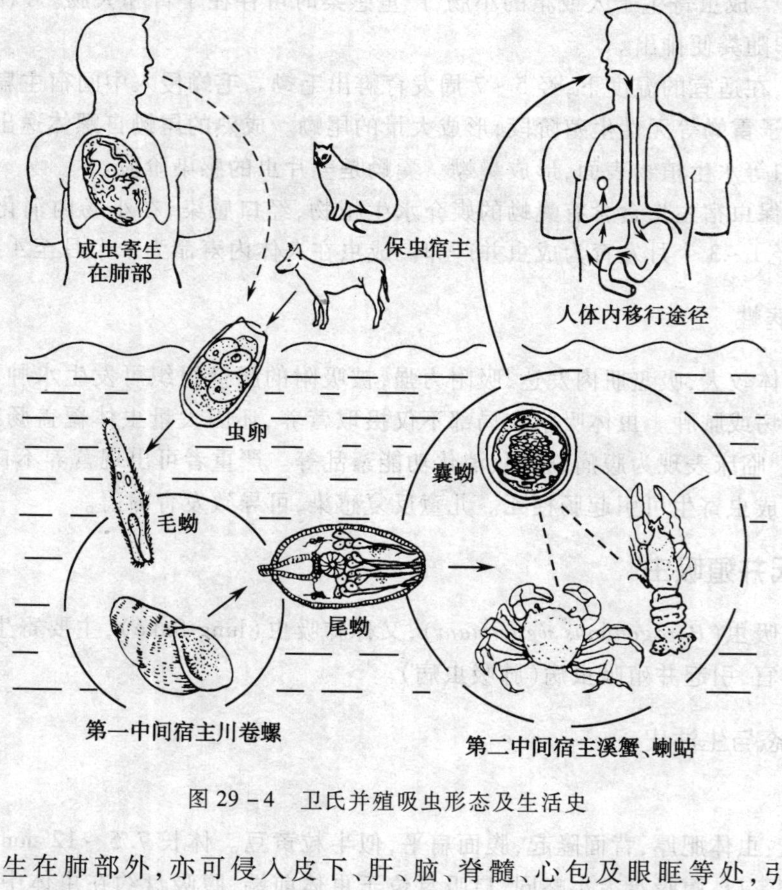

图 29 – 4　卫氏并殖吸虫形态及生活史

本虫除寄生在肺部外，亦可侵入皮下、肝、脑、脊髓、心包及眼眶等处，引起异位寄生（ectopic parasitism）。

野猪、猫、兔、大鼠等动物可作为转续宿主（transport host），生食或半生食这些动物的肉也可被感染。

（二）致病性

卫氏并殖吸虫的致病主要由童虫、成虫在组织器官中移行、窜扰、定居造成的机械性损伤，及其排泄、分泌物等代谢产物而引起的免疫病理反应所致，其病变发展分为急性期和慢性期。

1. 急性期　主要为童虫在人体组织器官之间游走移行，引起局部组织炎症、坏死、出血。童虫在腹腔移行可引起出血性积液，内含大量嗜酸性粒细胞；在肝表面移行或穿过肝组织，引起局部出血、坏死；穿过膈肌、脾处，形成点状出血和炎症。临床表现为食欲不振、乏力、腹痛、腹泻、低热等症状。

2. 慢性期　童虫侵入肺部至发育为成虫及成虫寄生引起的病变为慢性期。其基本病变过程分3期即脓肿期、囊肿期、纤维疤痕期。

（1）脓肿期：虫体在组织器官移行造成局部组织破坏和出血，继而出现中性粒细胞和嗜酸性粒细胞为主的炎性渗出。病灶周围产生肉芽组织，形成脓肿壁。

（2）囊肿期：脓腔内大量细胞浸润、坏死、液化形成囊液，囊壁因肉芽组织增生而变厚，而形成囊肿，囊肿贯通可形成多房囊肿。

（3）纤维疤痕期：随着虫体的死亡，其内容物逐渐吸收或排空，肉芽组织填充继而纤维化，形成疤痕。

临床表现多样。当肺吸虫寄生人体肺部时，临床表现为咳嗽、胸痛、痰中带血或铁锈色痰，痰中含有虫卵及夏科－雷登结晶。若童虫穿过肠壁到达腹腔时，可引起腹痛、腹泻、便血等；移行到脑，引起头疼、癫痫、偏瘫、颅内压增高等；移行至皮下组织，可引起皮下包块及结节等。

四、日本裂体吸虫

日本裂体吸虫（*Schistosoma japonicum*）亦称日本血吸虫。寄生于人体的血吸虫主要有6种，即日本血吸虫、埃及血吸虫、曼氏血吸虫、间插血吸虫、湄公血吸虫和马来血吸虫。在我国流行的仅有日本血吸虫一种。

（一）形态

1. 成虫　成虫雌、雄异体，虫体呈圆柱状，外观似线虫。雄虫粗短（10～20 mm），体扁平，灰白色，口、腹吸盘较发达，自腹吸盘后，虫体两侧向腹面卷曲形成抱雌沟。睾丸多为7个，串珠状排列。雌虫细长（12～28 mm），圆柱状，深褐色，口、腹吸盘比雄虫小，卵巢一个，椭圆形。雌虫常停留于抱雌沟内，雌雄呈合抱状态。消化系统有口、食道、肠管。肠在腹吸盘后分为左右两支，延伸至虫体中部之后汇合成单一的盲管。

2. 虫卵　虫卵椭圆形，淡黄色，成熟虫卵大小为89 μm×67 μm。卵壳薄，无卵盖，卵壳一侧有一侧棘，有时因卵壳周围附着坏死组织、粪渣等污物或因虫卵位置关系而不易看清。成熟的虫卵内含有一个毛蚴，毛蚴与卵壳之间有一些大小不等的油滴状毛蚴腺分泌物。

（二）生活史

成虫寄生于人或牛等哺乳动物的门脉－肠系膜静脉系统。雌虫在肠黏膜下静脉末梢产卵,部分虫卵沉积于肠壁组织中,部分虫卵随血流入肝,沉积于此。卵约经 11 天发育成熟,卵内毛蚴分泌的可溶性虫卵抗原透过卵壳,引起虫卵周围组织和血管壁发炎和坏死,加之肠蠕动和腹内压增加,虫卵随破溃组织落入肠腔,随粪便排出体外。进入水中的虫卵,在适宜的条件下孵出毛蚴,主动侵入中间宿主钉螺。在螺体内经母胞蚴、子胞蚴产出大量尾蚴,尾蚴逸出螺体。当人或动物接触到有尾蚴的疫水时,尾蚴钻入宿主皮肤变为童虫。童虫进入外周微血管和淋巴系统,经右心到肺,再经左心到达肝门静脉,雌雄合抱并移行至肠系膜静脉寄生发育为成虫。从尾蚴侵入宿主至发育为成虫约需 30 天,成虫平均寿命约为 4.5 年(图 29-5)。

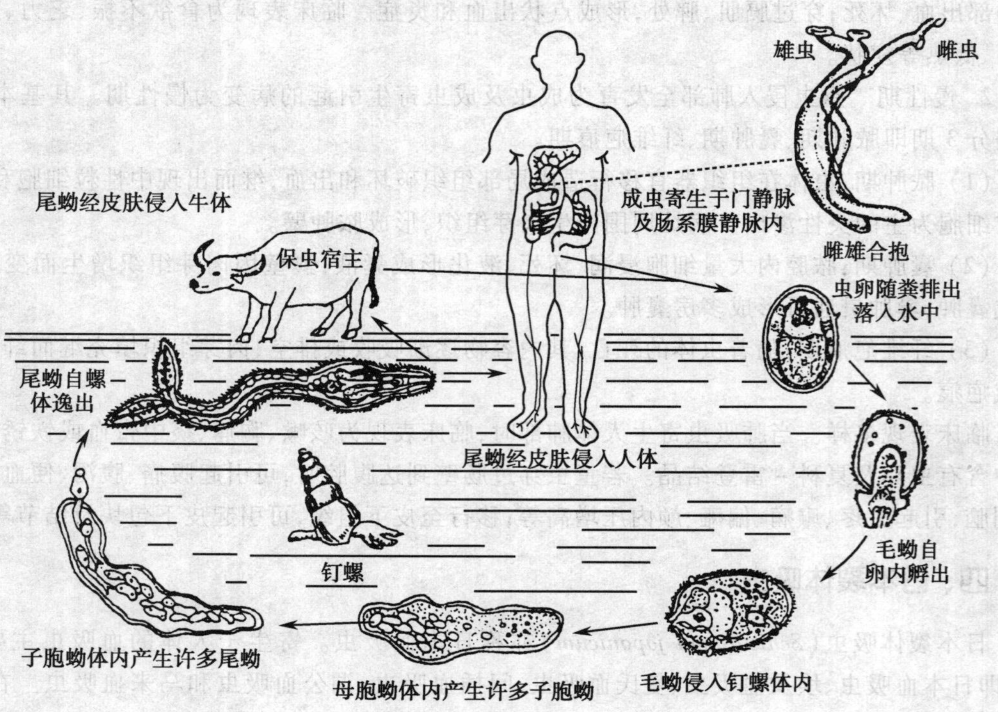

图 29-5 日本血吸虫形态及生活史

(三) 致病性

血吸虫的尾蚴、童虫、成虫和虫卵可对宿主造成不同的损害,还可引起超敏反应,其中以虫卵致病作用最为显著。

1. 尾蚴和童虫 尾蚴钻入皮肤后,可引起尾蚴性皮炎。局部出现丘疹、瘙痒等,属Ⅰ型和Ⅳ型超敏反应(多见于重复感染)。童虫移行肺部时,表现为局部的炎症,可能与童虫机械性损害和其代谢产物或死后崩解产物引起的超敏反应有关。

2. 成虫 成虫寄生造成的血管壁机械性损伤及免疫复合物的形成,可引起寄生部位的静脉内膜炎和静脉周围炎。成虫的代谢产物、分泌物、排泄物和更新脱落的表膜,与其相应的抗体在宿主体内可形成免疫复合物,引起Ⅲ型超敏反应。

3. 虫卵 虫卵是日本血吸虫的主要致病阶段,虫卵沉积于肝和肠壁血管中,卵内毛蚴分泌的可溶性抗原从卵壳微孔渗出,通过巨噬细胞呈递给辅助性 T 细胞(Th),致敏的 Th 细胞再次受到同种抗原刺激后分泌细胞因子，引起淋巴细胞、嗜酸性粒细胞、巨噬细胞、中性粒细胞等聚集于虫卵周围，形成虫卵肉芽肿（Ⅳ型超敏反应），最后引起纤维化，是血吸虫病的主要病变。

急性期患者出现发热、腹痛、腹泻、肝脾肿大等。慢性期随着免疫力增强，多数病例症状不明显，部分患者有发热、腹痛、腹泻、贫血和消瘦等症状。晚期患者出现肝硬化、门静脉高压、巨脾、腹水和食管静脉曲张等。儿童反复大量感染可影响垂体功能，生长发育受抑制，临床表现为侏儒症。

严重感染时，童虫可能在门脉系统以外寄生并发育为成虫，异位寄生的成虫产出的虫卵沉积于门脉系统以外的器官或组织，并可引起虫卵肉芽肿反应，由此造成的损害称异位损害（ectopic lesion）或异位血吸虫病。常见的异位损害多见于肺、脑等组织或器官。

案例分析

患者，男性，22岁，战士，某年7月份，在参加某地抗洪抢险后，下肢经常出现红色小丘疹，有痒感。因任务紧急未及时诊治。2个月后出现腹痛、腹泻、有黏液、脓血便，伴发热、食欲不振，就诊。

体格检查：一般情况尚可，心肺无异常，肝肋下一横指有轻压痛。

实验室检查：白细胞总数超过10×10^6/L，嗜酸性粒细胞8%。

讨论：如何进行确诊？如何防治？

五、吸虫病的诊断与防治

（一）诊断

1. 虫卵检查　对吸虫病患者均可做粪便检查，用直接涂片法或浓集法，检查虫卵即可诊断。肺吸虫病痰液虫卵的检出率高于粪检法。

2. 免疫学诊断　对疑为肝吸虫病、肺吸虫病、血吸虫病的患者，可用ELISA法检查血液循环抗原或抗体进行特异性诊断。皮内试验可用于流行病学调查及筛选新感染者。

（二）防治原则

1. 控制、消灭传染源　普查普治患者及带虫者，并进行驱虫治疗。吸虫病的首选药为吡喹酮。肝吸虫患者还可选用阿苯达唑，有一定疗效。国外报道，氯硝柳胺（灭绦灵）对姜片吸虫病有疗效。血吸虫病尚可选用硝硫氰胺、呋喃丙胺等。

2. 切断传播途径　①加强粪便管理，对粪便进行无害化处理，杀灭粪便中虫卵，防止粪便污染环境。另外，要提倡圈养猪等家畜，不用生鱼虾喂养动物，防止虫卵随粪便下水。②消灭中间宿主，用药物消灭淡水螺，并对淡水螺滋生环境进行处理。

3. 保护易感人群　加强卫生宣传，普及卫生知识，注意饮食卫生，不生食鱼、虾、溪蟹、蝲蛄及水生植物，不饮生水、以防食入活的囊蚴而经口感染吸虫病。预防血吸虫病还要注意加强个人防护，必须与疫水接触时，可使用防护衣裤和长筒胶鞋，也可事先涂搽药膏，以防血吸虫尾蚴侵入皮肤。

第三节 绦 虫

绦虫(tapeworm)属于扁形动物门的绦虫纲(cestoidea)。寄生人体的绦虫有30余种。

成虫背腹扁平,带状,分节,无消化系统,雌雄同体。虫体前端细小,有头节,头节上有吸盘或吸槽、顶突,具有固着吸附作用。紧接头节的是短而纤细、不分节的颈部,具有生发细胞,由此生发链体的节片。颈部后是数目不等的节片相连成的链体。节片因生殖器官发育的不同分为幼节、成节、孕节。幼节内生殖器官未发育成熟,成节内生殖器官已发育成熟,孕节内除了储满虫卵的子宫外,其他器官均已退化。

绦虫生活史复杂,均需中间宿主,为生物源性蠕虫。绦虫成虫均寄生于脊椎动物的消化道。绦虫幼虫在中间宿主体内的发育阶段称中绦期,各种绦虫的中绦期形态结构各不相同,有囊尾蚴、棘球蚴、泡球蚴、似囊尾蚴、多头蚴、原尾蚴、裂头蚴等。中绦期为绦虫的感染阶段。

绦虫的虫卵呈椭圆形,卵壳较薄,内有一较厚的胚膜,卵内有1个卵细胞或1个六钩蚴。

一、链状带绦虫

链状带绦虫(*Taenia solium*),又称猪带绦虫、猪肉绦虫或有钩绦虫。成虫寄生于人体小肠内,引起猪带绦虫病。幼虫寄生于人或猪的肌肉及组织内,引起猪囊尾蚴病。

(一)形态

1. 成虫　成虫扁平、带状,乳白色半透明,长2~4 m,分为头节、颈节和链体。头节近球形,直径约1 mm。头节上有4个吸盘和一个顶突,顶突上有两圈小钩,为附着器官。颈节纤细,具有生发功能。链体由700~1 000个节片组成,按生殖系统发育程度分为幼节、成节和孕节。幼节内生殖器官未发育成熟;成节内有发育成熟的雌、雄生殖器官各一套;孕节内为充满虫卵的子宫,子宫由主干向两侧分支,每侧7~13支(图29-6)。

2. 虫卵　似球形,卵壳薄而易破裂,常见为无卵壳的不完整虫卵,直径31~43 μm,外层为较厚的胚膜,呈棕黄色、具放射状条纹,内含1个六钩蚴。

3. 囊尾蚴　幼虫又称囊尾蚴或囊虫,为白色半透明、卵圆形的囊状体,约9 mm×5 mm,囊内充满透明囊液。头节翻入囊内呈白色小点,其结构与成虫头节相同。

(二)生活史

人是猪带绦虫唯一的终宿主,成虫寄生于小肠上段,从链体脱落的孕节或孕节碎裂散出的虫卵随粪便排出,污染环境。虫卵或孕节被猪食入,在小肠内消化液的作用下,六钩蚴孵出并钻入肠壁血管或淋巴管,随血流到达全身各处。到达横纹肌的六钩蚴经60~70天发育为囊尾蚴,含有囊尾蚴的猪肉称为“米猪肉”。人因食用含有活囊尾蚴的猪肉而感染。囊尾蚴到达小肠,受胆汁刺激,头节翻出、附着在肠壁上,经2~3个月发育为成虫,成虫可在人体内存活10~20年(图29-6)。

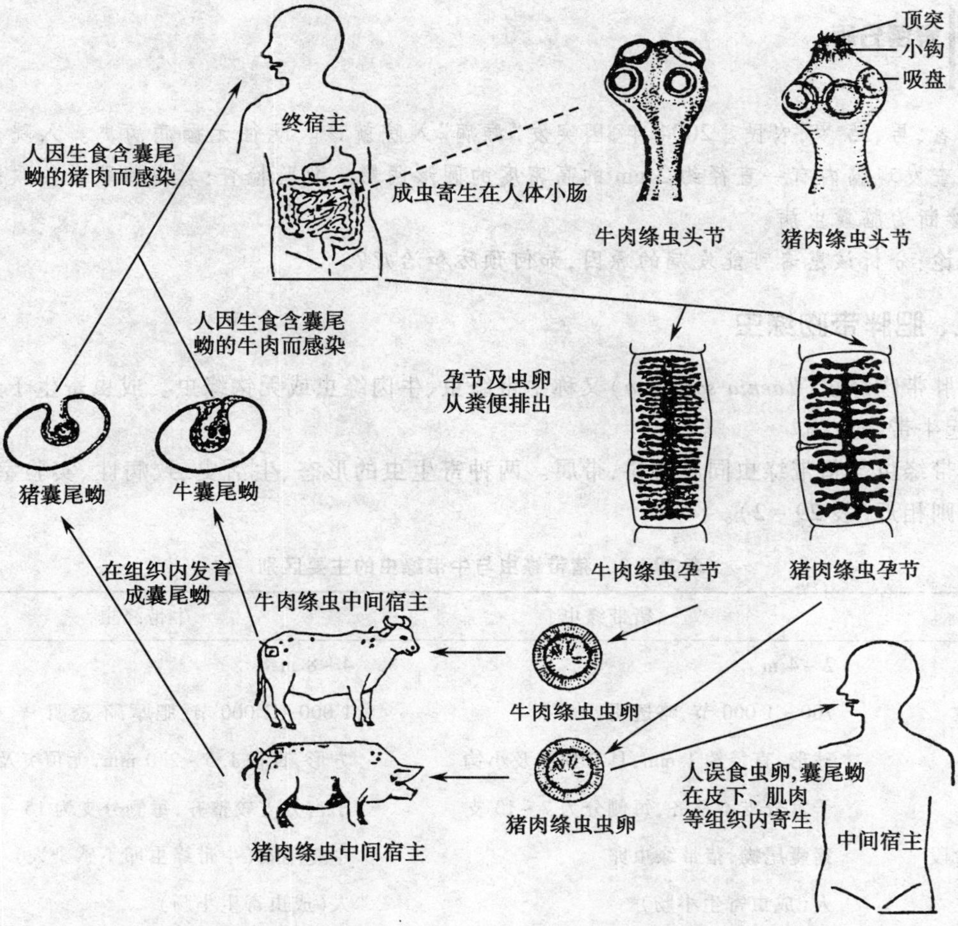

图 29－6 链状带绦虫、肥胖带吻绦虫形态及生活史

人不仅为猪带绦虫的终宿主，也可以作为其中间宿主，感染阶段是虫卵和囊尾蚴。虫卵感染人体的方式有三种：① 误食被虫卵污染的食物或饮水而感染，即异体感染。② 患者误食自己排出的虫卵而感染，即自体外感染。③ 患者消化道内成虫脱落的孕节或虫卵，因反胃呕吐等肠逆蠕动反流至胃、十二指肠，孵出六钩蚴而造成自体内重复感染。六钩蚴钻入小肠壁随血流到达全身各处，约经 10 周，发育为囊尾蚴。囊尾蚴多寄生于皮下组织、肌肉、脑、眼、心、肝等处，在人体内寿命一般 3～5 年，少数可长达 15～17 年。

（三）致病性

猪带绦虫的成虫和囊尾蚴都可以寄生于人体。成虫寄生引起绦虫病，囊尾蚴寄生引起囊虫病。成虫寄生时常无明显症状，多因在粪便中发现孕节而就诊。部分患者可出现腹部不适，消化不良，腹胀，消瘦等症状。囊虫病的危害远较绦虫病严重，其危害程度因寄生部位和囊尾蚴的数量而不同。常见有皮下肌肉型囊虫病，形成皮下结节；脑型囊虫病，出现癫痫，颅内压增高，精神异常等症状；眼型囊虫病，表现为视力下降，甚至失明。

案例分析

患者，男，35 岁，农民。2004 年，因突发“癫痫”入院就诊。既往无癫痫病史。入院后颅脑 MRI 检查发现脑内有一直径约 2 cm 的高密度的圆形阴影。化验检查：囊虫酶联免疫吸附试验阳性，诊断为脑囊虫病。

讨论：分析该患者可能发病的原因，如何预防和治疗？

二、肥胖带吻绦虫

肥胖带吻绦虫（*Taenia saginata*）又称牛带绦虫、牛肉绦虫或无钩绦虫。成虫寄生于人体小肠，引起牛带绦虫病。

牛带绦虫与猪带绦虫同属带科，带属。两种寄生虫的形态、生活史、致病性、实验室检查、防治原则相近（表 29－2）。

表 29－2 猪带绦虫与牛带绦虫的主要区别

	猪带绦虫	牛带绦虫
体长	2～4 m	4～8 m
节片数	700～1 000 节，略透明	1 000～2 000 节，肥厚，不透明
头节	球形，直径约 1 mm，具有顶突及小钩	方形，直径 1.5～2.0 mm，无顶突及小钩
孕节	子宫分支不整齐，每侧分为 7～13 支	子宫分支较整齐，每侧分支为 15～30 支
感染阶段	猪囊尾蚴，猪带绦虫卵	牛囊尾蚴（牛带绦虫卵不感染人）
终宿主	人（成虫寄生小肠）	人（成虫寄生小肠）
中间宿主	猪、人（囊尾蚴寄生组织、器官）	牛（囊尾蚴寄生肌肉）
孕节脱落	数节连在一起脱落，被动排出	单节脱落，常主动爬出肛门
幼虫	头节有小钩，可寄生于人体致猪囊尾蚴病	头节无小钩，不寄生人体
成虫	引起猪带绦虫病	引起牛带绦虫病
孕节、虫卵检查	粪检孕节、虫卵	粪检孕节、虫卵，肛门拭擦法易检获虫卵
囊尾蚴检查	手术摘除皮下结节检查囊尾蚴，免疫学检查，影像学检查	人体几乎没有牛囊尾蚴寄生，显示人体对牛带绦虫的六钩蚴具有自然免疫力

人是牛带绦虫的唯一终宿主，牛为中间宿主，人因食入生的或未熟的含有牛囊尾蚴牛肉而感染。患者一般无明显症状，有时有腹部不适、消化不良、腹泻或体重减轻等症状。偶然还可引起阑尾炎、肠腔阻塞等并发症。有节片在其他部位寄生即异位寄生于宫腔、耳咽管的病例报道。多数患者有肛门瘙痒症状，是因孕节有自行从肛门逸出所致。成虫寿命可达 20～30 年（图 29－6）。

当中间宿主牛吞食有虫卵或孕节片食物后，虫卵的六钩蚴即在小肠内孵出，然后钻入肠壁随血液循环到周身各处，经 60～75 天发育为牛囊尾蚴，其寿命可达 3 年。

牛囊尾蚴不寄生于人体，是与猪带绦虫的重要区别。牛带绦虫卵与猪带绦虫卵不易区别，故发现虫卵时，只能诊断为带绦虫病。两种带绦虫的区别见表 29－2。

三、微小膜壳绦虫

微小膜壳绦虫（*Hymenolepis nana*）也称短膜壳绦虫，成虫寄生于人和鼠的小肠内，引起微小膜壳绦虫病。

成虫体长 2～3 cm，有 100～200 个节片，所有节片宽大于长。头节呈球形，有 4 个吸盘和 1 个顶突，顶突上有一圈小钩。孕节子宫呈袋状。虫卵呈圆形或椭圆形，大小 50 μm×40 μm，浅灰黄色，较透明，卵壳薄，胚膜较厚；胚膜两端凸起并由此发出 4～8 根丝状物；胚膜内为一个六钩蚴。

微小膜壳绦虫可经过中间宿主体内的发育，也可不需要中间宿主完成生活史。成虫寄生于鼠类或人的小肠，脱落的孕节或虫卵随粪便排出，被宿主食入后，在小肠中六钩蚴孵出，钻入肠绒毛发育为似囊尾蚴再返回肠腔，移向小肠下段，附着于肠壁发育为成虫。自食入虫卵至发育为成虫产卵或排出孕节需 2～4 周。若虫卵在宿主肠道内有充分的停留时间，即可孵出六钩蚴，钻入肠绒毛经似囊尾蚴发育为成虫，称为自体内重复感染。蚤类和面粉甲虫等昆虫的幼虫可作为该虫的中间宿主，食入含似囊尾蚴的中间宿主也可感染。

成虫的吸盘、小钩和体表绒毛对宿主肠壁的机械性损伤和虫体分泌物的毒素作用，以及似囊尾蚴在肠绒毛内寄生，均可引起肠壁损伤。轻者无明显症状，重者可出现恶心、呕吐、食欲不振、腹痛、腹泻、消瘦以及头痛、头晕、烦躁、失眠甚至惊厥等。患者的红细胞和血红蛋白普遍减少，嗜酸性粒细胞增多。少数患者可出现瘙痒或荨麻疹。

四、细粒棘球绦虫

细粒棘球绦虫（*Echinococcus granulosus*）成虫寄生在犬科动物小肠，幼虫（棘球蚴）寄生于人或多种食草动物的组织器官内，引起棘球蚴病，又称包虫病。

成虫为最小的绦虫之一，大小约 4.5 mm×0.5 mm，由头节、颈节和链体组成。链体一般只有幼节、成节和孕节各 1 节，偶多 1～2 节。头节具顶突、4 个吸盘和两圈小钩。

虫卵在光镜下的形态特征与带绦虫卵基本相同，难以区别。

幼虫为圆形囊状体。其大小因寄生宿主、寄生部位和时间不同而异，直径从数毫米至数十厘米不等。棘球蚴由囊壁和内容物（生发囊、原头蚴、子囊、孙囊、囊液等）组成。囊壁分两层，外层为角皮层，内层为生发层（胚层）。生发层向内长出许多原头蚴和生发囊。原头蚴椭圆形或圆形，为向内翻卷的头节。生发囊又称育囊，有一小蒂与胚层相连，其内壁上有多个原头蚴。子囊与母囊结构相似，具有角皮层和胚层，向内可长出原头蚴、生发囊以及与子囊结构相似的孙囊。

成虫寄生于犬、狼等食肉动物的小肠上段，孕节或虫卵随粪便排出，污染牧草、水源及周围环境，被中间宿主（人和羊、牛等多种食草动物）吞食后，在十二指肠孵出六钩蚴并穿入肠壁的血管或淋巴管，随血液循环到达肝、肺等器官，经 3～5 个月发育为棘球蚴。棘球蚴被犬、狼等终宿主吞食后，囊内的原头蚴散出，在小肠中约经 8 周发育为成虫。成虫寿命为 5～6 个月（图 29－7）。

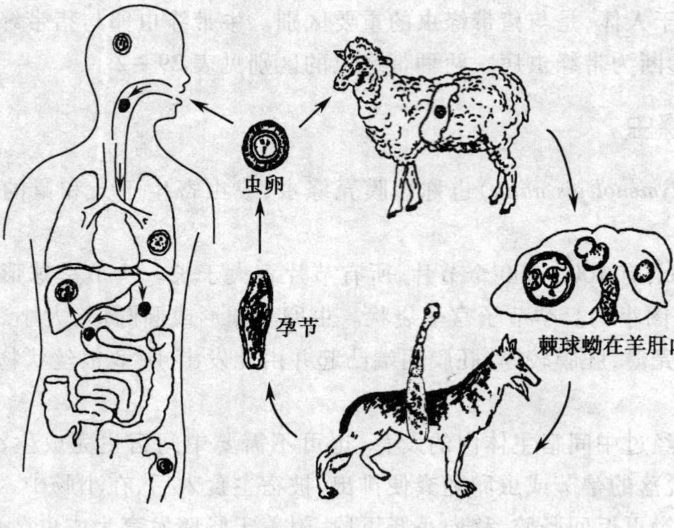

图 29－7　细粒棘球绦虫生活史

棘球蚴可寄生在人体的各个部位，常见的寄生部位为肝，其次是肺、腹腔，由原发部位（肝）向各器官转移。棘球蚴对人体的危害取决于其寄生的部位、大小、数量、机体的反应性。常见局部压迫和刺激、过敏、中毒症状及体表包块。

五、绦虫病的诊断与防治

（一）诊断

1. 病原检查　可用粪检生理盐水涂片法、沉淀法查虫卵进行诊断。必要时还可用槟榔、南瓜子试验性驱虫。粪便检查可获得绦虫头节和孕节，根据其结构特征可确定虫种和疗效。

2. 免疫学诊断　用 ELISA 法可检测脑囊虫病患者血清和脑脊液中的抗囊虫抗体，或检测囊虫的循环抗体进行诊断。PCR 检测微量 DNA 也可用于诊断绦虫病。

（二）防治原则

1. 控制、消灭传染源　普查普治患者及带虫者，并进行驱虫治疗。绦虫成虫在肠道寄生，常可导致囊尾蚴病，故必须尽早治疗。绦虫病的首选药为槟榔、南瓜子合剂。囊尾蚴病治疗选用吡喹酮、阿苯达唑等。

2. 切断传播途径

（1）加强粪便管理，严禁用占有虫体的动物脏器饲喂犬畜，加强对家犬驱虫，人犬驱虫后的粪便进行无害化处理，防止粪便污染水源，避免猪、牛、犬被感染。

（2）加强肉类检疫，禁止销售含有囊尾蚴的猪肉和牛肉。

3. 保护易感人群　加强卫生宣传，普及卫生知识，注意个人饮食卫生，不生食猪肉、牛肉，养成饭前便后洗手的习惯，切生、熟肉的刀、板要分开，以防误食虫卵。对于从事屠宰业、牧民和狩猎户等患包虫病的高风险人群在生产和生活中要加强个人防护，不饮生水、不食生菜。

本章小结

医学蠕虫知识小结见表29－3。

表29－3 医学蠕虫比较

类型	虫种	中间宿主	终宿主	感染阶段	感染途径	移行部位	寄生部位	引起疾病
线虫	蛔虫	无	人	感染期虫卵	经口	肠壁、肝、右心、肺泡	小肠	肺蛔虫症、肠蛔虫病、胆道蛔虫症、腹膜炎
	钩虫	无	人	丝状蚴	皮肤	小血管、右心、肺泡	小肠	钩蚴性皮炎、肺炎、钩虫病、贫血、异嗜症
	蛲虫	无	人	感染期虫卵	经口	消化道	盲肠、结肠	蛲虫病
	丝虫	蚊	人	丝状蚴	蚊虫叮咬	淋巴管	淋巴结	淋巴管炎、淋巴结炎、睾丸炎、象皮肿、睾丸鞘膜积液、乳糜尿
	鞭虫	无	人	感染期虫卵	经口	消化道	盲肠、结肠、直肠	鞭虫病
	旋毛虫	人	人	囊包	经口	肌肉	小肠	旋毛虫病
吸虫	肝吸虫	淡水螺	人	囊蚴	经口	消化道	肝胆管	肝吸虫病
	姜片虫	扁卷螺	人、猪	囊蚴	经口	消化道	小肠	姜片虫病
	肺吸虫	川卷螺溪蟹蝲蛄	人、猫犬	囊蚴	经口	腹腔、胸腔	肺泡	肺吸虫病、异位寄生
	日本血吸虫	钉螺	人、牛	尾蚴	皮肤	淋巴系统、右心、肺	肝静脉、肠系膜静脉	血吸虫病
绦虫	猪带绦虫	人或猪	人	囊尾蚴 虫卵	经口	消化道 全身血管	小肠	猪带绦虫病 囊虫病
	牛带绦虫	牛	人	囊尾蚴	经口	消化道	小肠	牛带绦虫病
	微小膜壳绦虫	蚤类、甲虫	人、鼠	虫卵 似囊尾蚴	经口	消化道	小肠	微小膜壳绦虫病
	细粒棘球绦虫	人、食草动物	犬、狼	虫卵	经口	血管、淋巴管（幼虫）	肝、肺、腹腔（幼虫寄生部位）	棘球蚴病（包虫病）

思 考 题

1. 经消化道传播的寄生虫病有哪些？比较其生活史的异同。
2. 寄生于组织脏器的寄生虫有哪些？各引起哪些疾病？

（金耀建）

第三十章 医学原虫

学习目标

- 熟悉医学原虫的形态
- 掌握医学原虫的致病性和生活史
- 了解医学原虫的流行和防治

原虫(protozoa)是原生动物的简称,是能够独立完成生命活动全部功能的单细胞真核生物。医学原虫(medical protozoa)是指寄生在人体的腔道、体液、组织或细胞内的致病或非致病性原虫,约有40余种。

原虫形态多样,大小因虫种而异,其基本结构包括细胞膜、细胞质和细胞核三部分。细胞核多为泡状核,少数为实质核,原虫的营养期大多只含一个核,少数可有两个或四个,经染色后细胞核的形态特征是鉴别医学原虫的重要依据。

根据原虫的运动细胞器类型,将原虫分为:① 叶足虫,虫体通过伸出伪足进行运动,如溶组织内阿米巴。② 鞭毛虫,以鞭毛的摆动而运动,如阴道毛滴虫。③ 纤毛虫,以纤毛的摆动进行运动,如结肠小袋纤毛虫。④ 孢子虫,无运动细胞器,以有性方式增殖。

在原虫的生活史中,具有运动、摄食能力和生殖能力的时期称滋养体(trophozoite)。由于环境条件改变,虫体停止活动,排出未消化食物并储蓄营养,虫体分泌的囊壁物质包裹团缩的细胞质形成包囊(cyst),囊壁多为双层。有的原虫整个生活史只有滋养体阶段,有的原虫则有滋养体和包囊两个阶段。包囊在移行过程中,胞内核可进行分裂,形成感染性包囊。原虫的生殖方式分无性生殖(二分裂,多分裂和出芽生殖)和有性生殖(接合生殖和配子生殖)两种。有的原虫以有性和无性方式相互交替而生殖称为世代交替。

第一节 叶足虫

一、概述

叶足虫又称根足虫,其叶状伪足是运动细胞器,可做变形运动,故又称阿米巴(amoeba)。其生活史中多数为滋养体和包囊两个阶段。人体阿米巴多寄生于肠道,一般不致病,只有溶组织内阿米巴能侵入组织引起疾病。

二、溶组织内阿米巴

(一) 形态与生活史

溶组织内阿米巴(*Entamoeba histolytica*)又称痢疾阿米巴,主要寄生于人体结肠内,引起阿米巴痢疾,也可侵犯肝、肺、脑等器官,引起肠外阿米巴病。

1. 形态　滋养体形态多变而不规则,直径 20 ~ 40 μm。虫体细胞质由内、外质组成,外质呈透明凝胶状,运动时外质可形成叶状或指状伪足,内质呈颗粒状,其内常有被吞噬的红细胞,有时也可见白细胞和细菌。单个细胞核,经铁苏木素染色后,核呈泡状、圆球形,核膜周围有一层排列整齐的染色质粒,核仁小,居中,核仁与核膜间可见网状的核纤丝(图 30 - 1)。

包囊呈球形,直径 10 ~ 20 μm。经碘液染色后,包囊呈淡黄色,可见核及核仁,核有 1 个、2 个或 4 个。单核和双核包囊是未成熟包囊,囊内可见棕色的糖原泡和透明棒状拟染色体。四核包囊为成熟包囊,其糖原泡及拟染色体均消失。经铁苏木素染色后,核的结构与滋养体相同。四核包囊是溶组织内阿米巴的感染阶段,故称感染期包囊(图 30 - 1)。

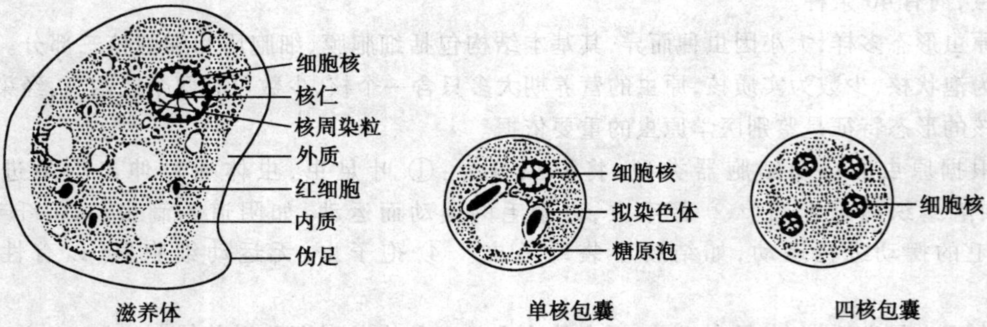

图 30 - 1　溶组织内阿米巴形态(铁苏木素染色)

2. 生活史　溶组织内阿米巴生活史简单,包括滋养体和包囊两个阶段。人体经食入被四核包囊污染的食物、饮水而感染。在胃和小肠上段,四核包囊因具有一定抗酸能力,可移行至回肠末段或结肠,在碱性消化液作用下,虫体脱囊而出,形成四核滋养体。四核滋养体迅速分裂为 4 个单核滋养体,并继续以二分裂方式增殖。当滋养体移行至结肠下段时,因营养及水分减少,虫体停止活动发育为包囊。然后,经单核、双核包囊逐渐发育为成熟的四核包囊,随粪便排出体外,通过污染饮水或食物而感染新宿主。

(二) 致病性

当宿主肠功能紊乱或肠壁受损、免疫力下降时,滋养体可借助伪足运动及分泌的酶和毒素的作用侵入肠壁组织,吞噬红细胞,并在肠壁组织中大量增殖。滋养体对宿主组织的侵袭力主要表现为接触性溶解杀伤作用。故在滋养体侵袭部位可先造成局部肠黏膜损伤和黏膜下小脓肿,继而在疏松的黏膜下层增殖、扩散,引起液化性坏死,形成口小底大的烧瓶样溃疡,称肠阿米巴病。临床表现为阿米巴痢疾,以腹痛伴里急后重、急性腹泻开始,腹泻每天可达 10 次左右，粪便呈褐色果酱状的脓血黏液便，有特别的腥臭味。由于抗生素的广泛应用，易转为慢性迁延性肠炎，伴有间歇性腹泻。肠壁组织内的滋养体可随坏死组织落入肠腔，随粪便排出体外而死亡；有时也可随血流侵入肝、肺、脑、心包下及泌尿生殖器等组织，引起阿米巴脓肿，称肠外阿米巴病。阿米巴肝脓肿最为常见，临床表现为弛张热、肝大，肝区疼等；肺脓肿常继发于肝脓肿，也可经血液循环引起；脑脓肿患者可出现神经系统的症状和体征，死亡率高。

案例分析

患者，男，30 岁，农民。腹疼、腹泻 8 天。自行口服诺氟沙星治疗无效。近 3 天腹泻次数减少，但腹痛加剧，伴里急后重，大便呈果酱色。

入院查体：体温 38.3℃，呼吸平稳，20 次/min。心肺无杂音。腹软，左下腹有轻度压痛。尿常规检查无异常。粪检报告：粪便呈暗红色，有腥臭味，有黏液。滋养体(+)。确诊为急性阿米巴痢疾。

讨论：该患者口服氟哌酸治疗无效的原因？患者确诊阿米巴痢疾的依据是什么？

（三）诊断与防治

1. 诊断　带虫者和慢性患者采取粪便标本，常用碘液染色检查包囊进行诊断。阿米巴痢疾患者则以生理盐水涂片粪检滋养体，检验时容器需洁净，必须用新鲜的粪便，取其黏液部分，并注意保暖，迅速送检。穿刺抽取肝、肺脓肿液，可用直接涂片法或培养法检查滋养体。

2. 防治　治疗患者和带虫者，首选药物有甲硝唑（灭滴灵）等，大蒜素亦有一定的疗效。对饮食业人员定期检查、加强粪便管理和保护水源、消灭苍蝇和蟑螂、注意个人卫生和饮食卫生等是综合防治不可缺少的措施。对肝脓肿者除药物治疗外，尚需排除脓液。溶组织内阿米巴亚单位疫苗已经研制成功，口服疫苗和 DNA 疫苗较有前途。

第二节　鞭　毛　虫

鞭毛虫有 1 根或多根鞭毛，以鞭毛作为运动细胞器。鞭毛虫种类繁多，分布很广，以二分裂方式增殖，有些种类可以形成包囊。对人体危害较大的鞭毛虫有阴道毛滴虫、利什曼原虫、蓝氏贾第鞭毛虫等。

一、阴道毛滴虫

阴道毛滴虫(*Trichomonas vaginalis*)俗称阴道滴虫，主要寄生于女性阴道和尿道内，也可寄生于男性尿道和前列腺内，引起滴虫性阴道炎、尿道炎及前列腺炎，为性传播疾病。

（一）形态与生活史

阴道毛滴虫生活史简单，仅有滋养体阶段。滋养体既是致病阶段，又是感染阶段。滋养体柔软多变，水滴样，呈梨形或椭圆形，大小约 10 μm×20 μm。经铁苏木素染色后，可见一个椭圆形的细胞核位于虫体前 1/3 处，有 4 根前鞭毛，1 根后鞭毛向后伸展并与波动膜外缘相连。

波动膜位于虫体前 1/2 处。一根轴柱纵贯虫体中央并伸出体外(图 30－2)。

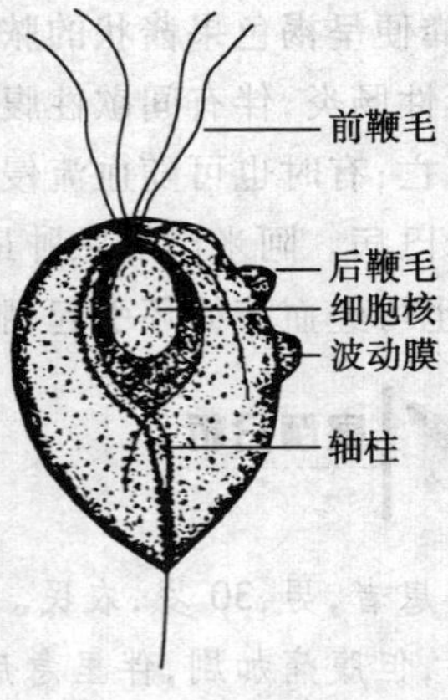

图 30－2 阴道毛滴虫滋养体

（二）致病性

滴虫性阴道炎是一种常见的性传播疾病,通过直接或间接接触方式在人群中传播。其致病与虫体毒力及宿主的生理状态有关。健康女性阴道内有大量乳酸杆菌,能酵解阴道上皮细胞内的糖原产生乳酸,使阴道内保持酸性环境(pH 3.8～4.4),从而抑制滴虫或细菌生长繁殖,称为阴道自净作用。在经期前后及妊娠期等,阴道内 pH 接近中性,有利于滴虫和细菌生长。阴道毛滴虫可消耗上皮细胞内的糖原,妨碍乳酸杆菌的酵解作用,降低阴道内乳酸的浓度,使 pH 接近中性,滴虫得以大量繁殖,并会引起继发性细菌和真菌感染,加重炎症反应。临床症状为外阴瘙痒,白带增多,呈灰黄色泡沫状,有臭味。男性感染多呈带虫状态,可导致配偶反复感染。感染可累及尿道,患者可出现尿频,尿急,尿痛等症状。

案例分析

患者,女,32 岁,已婚,近几周出现外阴瘙痒,腰部酸困,白带增多、有臭味、泡沫状,伴有尿频、尿急等症状而就诊。妇科检查:外阴部红肿。取阴道分泌物用生理盐水涂片镜检可见大量梨形或圆形虫体,前端可见鞭毛运动,轴柱从后端伸出,运动时向一侧偏转。

讨论:该患者感染何种寄生虫?如何防治?

二、杜氏利什曼原虫

利什曼原虫(*Leishmania spp.*)是细胞内寄生原虫,引起利什曼病。对人体致病的有 7 种。在我国主要是杜氏利什曼原虫(*L. donovani*),引起内脏利什曼病,又称黑热病(原意即指患者皮肤发黑并有发热),是新中国成立初期“五大寄生虫病”之一。

（一）形态

杜氏利什曼原虫生活史有前鞭毛体和无鞭毛体两种形态,在白蛉或培养基中为前鞭毛体,在人和保虫宿主体内,寄生于巨噬细胞内为无鞭毛体。

1. 前鞭毛体　呈梭形,前端有一根伸出体外的鞭毛,长度约等于体长。细胞核位于虫体中部。动基体位于细胞核之前,基体位于动基体之前;鞭毛由基体发出(图 30－3a),前鞭毛体在培养基内常以虫体前端聚集,排列成菊花状。

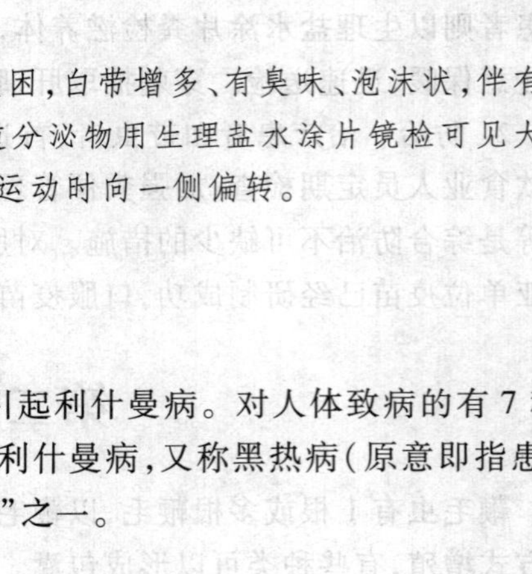

图 30－3 杜氏利什曼原虫

2. 无鞭毛体　又叫利杜体,虫体很小,无游离鞭毛,呈椭圆形或圆形。核大而明显,动基体呈细杆状,位于核旁。虫体前端基体发出根丝体(图 30-3b)。

(二)生活史及致病性

当雌白蛉叮咬感染者或受感染动物时,无鞭毛体进入白蛉胃内,发育为前鞭毛体,以纵二分裂法增殖,并向消化道前端移行,到达口腔和喙。当雌白蛉叮人吸血时,前鞭毛体随唾液进入人体。进入皮下的前鞭毛体,部分被中性粒细胞吞噬消灭,其余进入巨噬细胞失去鞭毛转变为无鞭毛体,无鞭毛体在细胞内进行分裂增殖,导致巨噬细胞破裂,释放无鞭毛体,重复上述增殖过程。杜氏利什曼原虫的寄生引起巨噬细胞大量增殖,使机体脾、肝、淋巴结等器官肿大,尤其脾肿大,可导致脾功能亢进,使全血减少,临床主要表现为长期不规则发热、贫血、脾大等。人体感染杜氏利什曼原虫后,一般经过 3~5 个月或更长的潜伏期,才出现明显的全身症状和体征。

人体对杜氏利什曼原虫无固有性免疫力,黑热病多见于少年儿童。但黑热病患者治愈后,可获得终生免疫,能够抵抗同种利什曼原虫再感染。

三、蓝氏贾第鞭毛虫

蓝氏贾第鞭毛虫(*Giardia lamblia*)简称贾第虫。主要寄生于人体小肠的十二指肠和胆囊,引起以腹泻为主要症状的吸收不良综合征,称贾第虫病。因本病常见于旅游者,又称旅行者腹泻。

贾第虫的生活史包括滋养体和包囊两个阶段。滋养体呈倒置的梨形,大小约 15 μm × 10 μm,虫体前端宽钝,后端尖细,腹面扁平,背部隆起。虫体两侧对称,腹面前部向内凹陷形成吸盘,1 对细胞核并列于吸盘中部,鞭毛 4 对,1 对轴柱位于虫体中央。包囊椭圆形,大小约 12 μm × 8 μm,囊壁厚;未成熟包囊有 2 个核,成熟的包囊为 4 个核(图 30-4)。滋养体为营养、增殖阶段,成熟的四核包囊为感染阶段。人或动物通过四核包囊污染的饮水或食物而感染。包囊在十二指肠脱囊形成两个滋养体,滋养体以二分裂法增殖,借助吸盘吸附于小肠绒毛表面,大量寄生时覆盖肠黏膜阻碍肠吸收。若滋养体落入肠腔,随食物到达回肠下段或结肠,形成包囊并随粪便排出体外。牛、羊、猪、兔等家畜和河狸等野生动物是其保虫宿主。

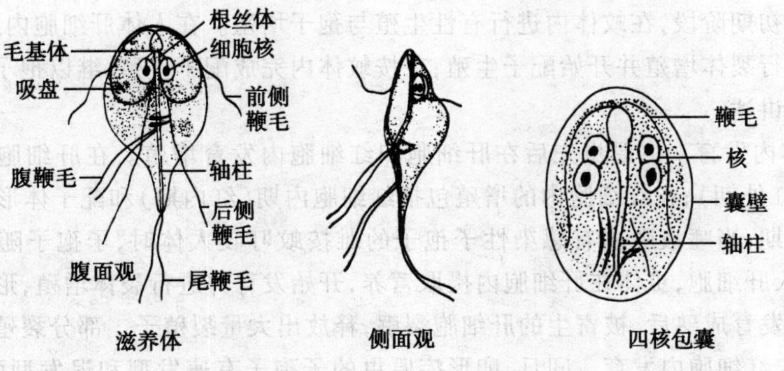

图 30-4 蓝氏贾第鞭毛虫

人体感染贾第虫后，多为无症状带虫者，典型患者表现为以腹泻为主的吸收不良综合征。腹泻呈水样便，量大，恶臭，无脓血。儿童久病不愈可致营养不良，甚至贫血。

四、鞭毛虫的检查与防治

鞭毛虫感染可根据不同虫种采用不同方法检查。阴道毛滴虫感染取阴道后穹隆分泌物、尿液沉渣或前列腺分泌物检查，用生理盐水直接涂片或涂片染色，查到滋养体即可确诊。贾第虫病确诊的依据是从粪便或十二指肠液中检获虫体及包囊。黑热病用组织穿刺法自脾、骨髓、肝或淋巴结取材，穿刺液涂片后，染色镜检无鞭毛体或培养发现前鞭毛体即可确诊。

阴道毛滴虫的防治要注意个人卫生，尤其是经期卫生，提倡淋浴，避免使用公共游泳衣具，采用蹲式公厕。预防蓝氏贾第鞭毛虫感染应检查治疗患者和带虫者；加强粪便管理，保护水源，改善环境卫生；注意饮食饮水卫生。预防黑热病应积极查治患者，杀灭病犬，防蛉灭蛉，加强个体防护，如进入荒漠疫区的野外工作人员，夜间可在身体暴露部位涂擦驱避剂以减少白蛉叮咬。鞭毛虫病治疗药物常用甲硝唑、阿苯达唑、葡萄糖酸锑钠等。

第三节 孢 子 虫

孢子虫一般无运动细胞器。生活史较复杂，典型的生活史包括无性裂体增殖、孢子增殖和有性配子生殖方式。两种生殖方式可在一个或分别在两个宿主体内完成。对人体危害较大的孢子虫有疟原虫、刚地弓形虫、卡氏肺孢子虫等。

一、疟原虫

疟原虫（*Plasmodium*）是疟疾（malaria）的病原体，广泛寄生于脊椎动物。寄生于人体的疟原虫有 4 种：间日疟原虫（*P. vivax*）、恶性疟原虫（*P. falciparum*）、三日疟原虫（*P. malariae*）和卵形疟原虫（*P. ovale*）。在我国以间日疟原虫和恶性疟原虫最常见，三日疟原虫少见，卵形疟原虫罕见。

（一）形态与生活史

四种疟原虫的生活史基本相同，都需要人和雌性按蚊两个宿主。在人体内进行无性增殖与有性生殖的初期阶段，在蚊体内进行有性生殖与孢子增殖。在人体肝细胞内进行裂体增殖，在红细胞内进行裂体增殖并开始配子生殖；在按蚊体内完成配子生殖，继以孢子增殖。现以间日疟原虫为例讲述。

1. 在人体内发育　疟原虫先后在肝细胞和红细胞内发育增殖。在肝细胞内的增殖称为红细胞外期（红外期）；在红细胞内的增殖包括红细胞内期（红内期）和配子体形成两个阶段。

（1）红外期：当唾液腺内有感染性子孢子的雌按蚊叮咬人体时，子孢子随蚊唾液进入人体，随血流进入肝细胞，虫体在肝细胞内摄取营养，开始发育并进行裂体增殖，形成红外期裂殖体。当裂殖体发育成熟后，被寄生的肝细胞裂解，释放出大量裂殖子。部分裂殖子被吞噬细胞消灭，部分侵入红细胞内发育。间日、卵形疟原虫的子孢子有速发型和迟发型两种遗传类型。速发型子孢子立即进入红外期裂体增殖；迟发型子孢子经过一段时间休眠后，才进行红外期裂体增殖。不同疟原虫完成红外期发育所需时间不同,间日疟原虫约需 8 天,恶性疟原虫约 6 天,三日疟原虫 11 ~ 12 天,卵形疟原虫约 9 天。

(2) 红内期:红外期裂殖子侵入红细胞,进行红内期的裂体增殖。在红细胞内发育包括滋养体发育、裂体增殖和配子体形成 3 个阶段。

1) 滋养体发育:滋养体是疟原虫在细胞内摄取营养和发育的阶段。当裂殖子侵入红细胞后,首先发育为早期滋养体,又称环状体,其胞质呈纤细环状,核圆形、位于虫体的一侧。环状体继续发育,核增大,胞质增多,伸出伪足,胞质内出现少量疟色素,此时称大滋养体或晚期滋养体。

2) 裂体增殖:此期包括未成熟裂殖体和成熟裂殖体两个阶段。大滋养体继续发育,虫体变圆,胞质内空泡消失,核开始分裂而胞质未分裂,此时称未成熟裂殖体。然后,胞核继续分裂,胞质随之分裂,疟色素渐趋集中,最后分裂的每个核周均有胞质包裹,形成裂殖子。含有多个裂殖子的单个虫体称为成熟裂殖体。裂体增殖导致红细胞破裂,释放出的裂殖子,部分裂殖子被吞噬细胞消灭,部分侵入正常红细胞,进行裂体增殖的循环。同理,不同疟原虫完成一代红内期裂体增殖所需时间不同,间日疟原虫和卵形疟原虫约需 48 小时,恶性疟原虫需 36 ~ 48 小时,三日疟原虫约需 72 小时。

3) 配子体形成:经过几代红细胞内裂体增殖后,进入红细胞内的部分裂殖子不再进行裂体增殖,此时,核增大而不再分裂,胞质增多而无伪足,继续发育为雌、雄配子体,开始了有性生殖。间日疟原虫配子体呈圆形或椭圆形,疟色素分布均匀。雌配子体的核小而致密,常位于虫体一侧;雄配子体的核较疏松,多位于虫体的中央。恶性疟原虫雌配子体呈新月形,雄配子体呈腊肠形;核位于虫体中央,疟色素分布于核周。成熟雌、雄配子体随血流进入按蚊体内继续发育,完成有性生殖,否则,将被吞噬细胞吞噬消灭。

2. 在蚊体内的发育

(1) 配子生殖:当雌按蚊叮咬疟疾患者时,红细胞内发育的各期原虫随血液入蚊胃,仅雌、雄配子体能在蚊胃内继续发育为雌、雄配子,雌、雄配子受精结合形成球形的合子,完成其配子生殖。

(2) 孢子增殖:合子继而发育为动合子,穿过蚊胃壁,在胃的弹性纤维膜下,虫体变圆并分泌囊壁形成球形卵囊。卵囊内进行孢子生殖,形成许多子孢子。一个卵囊内可含有 1 000 ~ 10 000个子孢子。子孢子能主动从卵囊壁钻出或因卵囊破裂后散出而进入蚊血腔,子孢子经血腔进入蚊子唾液腺。当按蚊叮吸人血时,子孢子随唾液进入人体,开始在人体内的发育(图 30 - 5)。

(二) 致病性

疟原虫的主要致病阶段是红内期。间日疟原虫的潜伏期短者为 11 ~ 25 天,长者为 6 ~ 12 月,恶性疟原虫的潜伏期为 7 ~ 27 天。典型的疟疾发作主要表现为:寒战、高热和出汗退热三个连续过程。疟疾的发作周期与疟原虫在红细胞内裂体增殖周期相一致,间日疟原虫为 48 小时,恶性疟原虫为 36 ~ 48 小时。疟疾发作数次后,由于红内期疟原虫对红细胞的直接破坏、免疫病理损伤、脾功能亢进及骨髓红细胞生成障碍,引起贫血。发作次数越多,贫血越严重。由于疟原虫及代谢产物的刺激使脾充血、巨噬细胞增生,导致脾大。

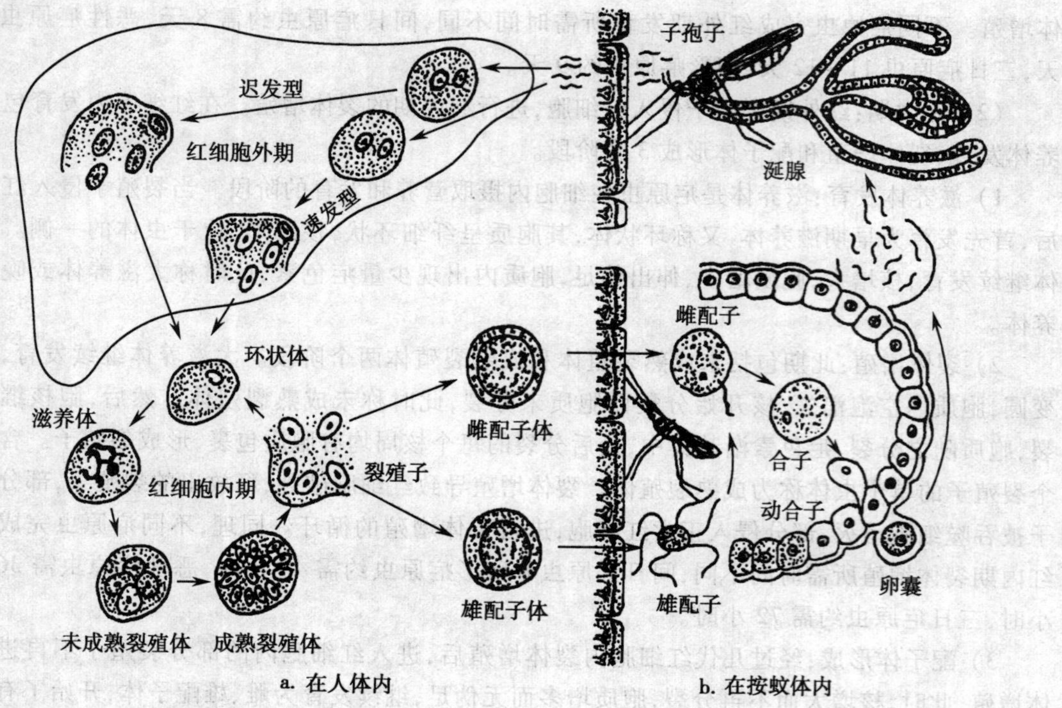

图 30－5 间日疟原虫生活史

疟疾初发后，在无再感染的情况下，由于残存的红内期疟原虫在一定的条件下大量增殖而引起发作，称为再燃。肝细胞内迟发型子孢子发育繁殖，侵入红细胞进行裂体增殖，引起疟疾发作，称为复发。

案例分析

患者，女性，42 岁，四川人，间歇性发热 4 天就诊入院。患者 4 天前出现晨起时体温正常，下午发热（38.8℃），寒战、随后出汗退热等症状。2 天前再次发作，症状相同。两次发作之间体温正常。查体：脾可触及、质软。血涂片检查：油镜下显示，红细胞内有原虫寄生。

讨论：可能为何种寄生虫感染，确诊的依据是什么？如何治疗？

二、刚地弓形虫

刚地弓形虫（*Toxoplasma gondii*）简称弓形虫或弓形体，主要寄生于人体和许多动物的有核细胞内，引起人畜共患的弓形虫病。本病呈世界性分布，是一种重要的条件致病原虫。

（一）形态

弓形虫主要有 5 种不同形态的发育阶段，即滋养体、包囊、裂殖体、配子体及囊合子（卵囊）。在中间宿主（人和其他动物）体内有滋养体、包囊和假包囊。① 滋养体：指在中间宿主有核细胞内进行分裂繁殖的阶段，分为速殖子和缓殖子。速殖子呈香蕉样弓形，大小为

(4～7)μm×(2～4) μm,姬姆萨染色后,细胞质呈蓝色,细胞核呈红色,位于虫体中央或偏向较钝圆的一端(图 30－6b)。细胞内寄生的速殖子以内二芽殖、二分裂及裂体增殖 3 种方式增殖,使一个宿主细胞可寄生数个至数十个滋养体,这种被宿主细胞膜包绕的虫体集团,称假包囊(图 30－6c)。随着速殖子的数目的增加,被寄生的宿主细胞膜破裂,速殖子释放进入血流,侵入其他有核细胞,重复上述增殖过程。缓殖子存在于包囊内。② 包囊:呈圆形或椭圆形,直径 5～100 μm,外有囊壁,内含数个至数百个虫体,虫体形态与速殖子相似,但虫体较小,增殖速度缓慢,故称缓殖子(图 30－6a)。包囊可长期在组织内生存,在一定条件下可破裂,缓殖子进入新的细胞形成新的包囊。

在终宿主(猫科动物)体内有裂殖体、配子体、卵囊 3 种形态。① 裂殖体:裂殖体在终宿主猫科动物小绒毛上皮细胞内发育增殖,成熟的裂殖体内含多个裂殖子,呈扇状排列,裂殖子形如新月状,较滋养体小。② 配子体:游离的裂殖子侵入另一个肠上皮细胞发育形成配子母细胞,进而发育为配子体。雌配子体成熟后发育为雌配子,雄配子体成熟后形成雄配子,雌雄配子受精结合发育为合子,而后发育成卵囊。③ 卵囊:呈卵圆形,大小为 10 μm×12 μm,成熟的卵囊内含两个孢子囊,每个孢子囊内含有 4 个新月形的子孢子。

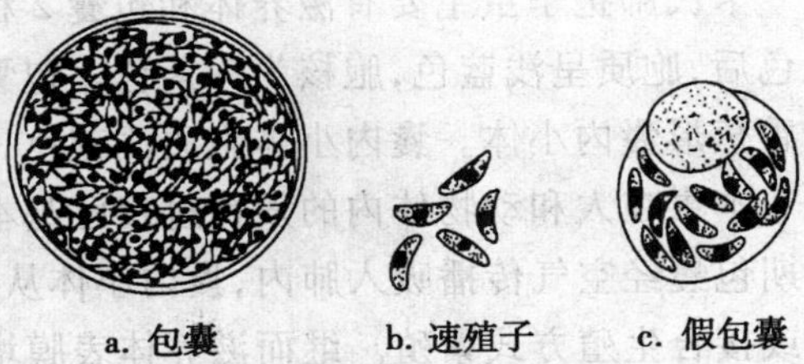

图 30－6 刚地弓形虫形态

(二) 生活史

弓形虫的生活史包括在猫科动物体内进行无性生殖及有性生殖,以及在人和其他动物体内进行无性生殖的过程。猫科动物既是终宿主,也是中间宿主,人及其他动物则为中间宿主。

1. 在猫科动物体内的发育　当卵囊、包囊或假包囊被猫等吞食后,子孢子、缓殖子或速殖子进入猫小肠上皮细胞进行裂体增殖再发育为雌、雄配子,两者结合受精成为合子,合子发育成卵囊。卵囊随猫粪排出,经口感染中间宿主或终宿主。

2. 在人及其他动物体内的发育　猫粪中的卵囊或动物肉类中的包囊或假包囊,经口感染人体,在肠内逸出子孢子、缓殖子或速殖子,侵入肠壁随血流或淋巴循环扩散至全身,在有核细胞内发育繁殖,形成假包囊,最终被寄生的细胞破裂,散出的速殖子重新侵入新的组织细胞,反复繁殖,引起急性病变。当机体产生特异性免疫力后,虫体增殖速度减慢,并形成囊壁成为包囊,包囊常见于脑和骨骼肌等组织中,可存活数年甚至终生,是慢性病变的主要形式。

(三) 致病性

人体感染弓形虫大多数是隐性感染,少数引起弓形虫病,分为先天性和获得性两类。

1. 先天性弓形虫病　指弓形虫由母体经胎盘传播给胎儿而引起的弓形虫病。孕早期感染,可致胎儿流产、早产、脑积水、小脑畸形、畸胎等。孕后期感染可致婴儿脑积水、视网膜脉络膜炎和精神、运动障碍等症状。

2. 获得性弓形虫病　指出生后从外界获得的感染。除了经口感染这一主要途径外,弓形虫还可通过输血、器官移植、损伤的皮肤黏膜感染人,这些后天感染免疫力正常者多呈隐性感染，或有轻度症状，最常见的是发热、淋巴结炎。当感染者免疫力降低时，如患有恶性肿瘤、艾滋病、使用免疫抑制剂，可使包囊内的原虫扩散，出现急性感染，临床表现多种多样，如淋巴结肿大、脑膜脑炎、视网膜脉络膜炎、肝炎、肺炎、心肌炎等。

三、卡氏肺孢子虫

卡氏肺孢子虫（*Pneumocystis carinii*）简称肺孢子虫，为单细胞真核动物，分类地位尚有争议，有“卡氏肺孢菌”之称，列为真菌范畴。主要寄生于人和多种哺乳动物的肺部而引起肺孢子虫肺炎（PCP），是一种条件致病寄生虫。

卡氏肺孢子虫主要有滋养体和包囊 2 种形态。滋养体形态多样，大小为 2～5 μm，姬姆萨染色后，胞质呈浅蓝色，胞核为深紫色。包囊圆形或卵圆形，直径 5～10 μm。成熟包囊含有 8 个香蕉形囊内小体。囊内小体胞质浅蓝色，胞核 1 个，紫红色。

本虫在人和动物体内的发育过程已基本清楚，但体外的发育过程尚未阐明。通常认为感染期包囊经空气传播吸入肺内，囊内小体从包囊逸出，发育为滋养体。滋养体以二分裂、内出芽或接合生殖方式繁殖。继而滋养体表膜增厚形成囊壁，进入囊前期，随后囊内核进行分裂，接着胞质分裂围绕每个核，形成囊内小体，最后发育为内含 8 个囊内小体的成熟包囊。

卡氏肺孢子虫是一种条件致病性原虫。健康人感染后大多为隐性感染。该虫可长期潜伏于宿主体内，当宿主免疫力下降时，引起间质性肺炎，即卡氏肺孢子虫肺炎，临床上分为 2 种类型：① 婴儿型：又称流行型，肺泡间质内以浆细胞浸润为主。主要发生在早产儿、营养不良的婴幼儿。患儿干咳、发热、呼吸增快，严重时出现呼吸困难和发绀。② 成人或儿童型：又称散发型，发生在免疫功能低下的成人及儿童，是艾滋病患者最常见的并发症和主要死亡原因之一。患者以干咳、呼吸困难、发绀，肺部无明显啰音，自觉症状严重而缺乏明显体征为特点。如诊断治疗不及时，病死率很高。

四、孢子虫的检查与防治

病原检查，取患者的外周血制备薄血膜和厚血膜，用姬姆萨或瑞特染色后油镜镜检，发现疟原虫即可确诊疟疾。恶性疟在发作开始时，间日疟在发作后数小时至10余小时采血能提高检出率。诊断弓形虫病可采集羊水、血液、其他体液或活检组织直接涂片染色镜检，但检出率低；常进行动物接种或细胞培养分离弓形虫。确诊肺孢子虫肺炎可收集痰液或支气管分泌物涂片镜检，但阳性率很低，应用支气管冲洗术可提高检出率。孢子虫检查也可用一些免疫学方法，辅助诊断。

拓展阅读

改造蚊子，断绝疟疾传播途径

美国亚利桑那大学研究人员运用分子生物技术“改造”出一种能百分之百抗疟原虫的蚊子。研究人员希望有一天把这些蚊子放归自然，让它们与普通蚊子交配繁衍，从而彻底斩断疟疾传播途径。这一研究报告由《公共科学图书馆 病原卷》（2010 年）（*PLoS Pathogens*）发表。

疟疾由疟原虫引起，疟原虫主要靠蚊子叮咬传播。疟原虫通常在蚊子内脏中生长，虽然它们大多数会被蚊子的免疫系统消灭，但仍会有少部分能侥幸“逃生”，并最终进入蚊子的唾液腺，随着蚊子叮咬进入人体，传播疟疾。蚊子每次叮咬人时，大约会向人体内“注入”40只疟原虫。在众多种类的蚊子中，按蚊是疟原虫的最主要宿主。亚利桑那大学研究人员把Akt基因注入按蚊的卵，这样孵化出来的蚊子就携带这一基因，并可能遗传给下一代。研究人员里尔等惊奇地发现，携带Akt基因的蚊子体内完全没有疟原虫，也就不会向被它们叮咬过的动物传播，说明“这种方法能彻底阻断感染过程，这感觉真好……这是我们第一次完全阻止疟原虫在蚊子体内发育。”

统计数字显示，全球每年有2.5亿人感染疟原虫，100万人死于疟疾，其中大部分集中在撒哈拉以南非洲地区。“抗疟蚊”问世似乎给人类彻底消灭疟疾带来一线曙光。不过，里尔说，让这种蚊子进入自然界仍然需要很长时间，“这么做以前，我们得保证抗疟蚊与一般蚊子相比，具有明显的生存优势”，“至少十年后，我们才能真正把这些经过基因技术‘改造’的蚊子放归大自然”。里尔和同事们的发现具有重要意义，让人类向利用基因技术攻克疟疾又迈进一步。

我国的疟疾防治综合措施是加强并落实灭蚊和传染源的防治，预防措施有：蚊媒防制，预防服药和疫苗预防，预防的药物常用为氯喹，或乙胺嘧啶加磺胺多辛。抗疟治疗常用药有氯喹、伯氨喹、青蒿素、咯萘啶、磺胺多辛、乙胺嘧啶等，可根据不同的虫种及生活史期选择药物。弓形虫病的预防应大力开展宣传教育，不养猫、狗等宠物；注意饮食卫生，不食用未熟的动物肉类。急性感染及时治疗，乙胺嘧啶与磺胺类药物联合应用仍为首选方法，也可选用螺旋霉素、克林霉素等，孕妇可用螺旋霉素。肺孢子虫肺炎目前缺乏有效的预防措施，对于接受免疫抑制剂等治疗的患者、艾滋病病毒携带者，应警惕诱发本病；治疗常用药物有喷他脒，复方新诺明和乙胺嘧啶加磺胺嘧啶等。

本章小结

医学原虫知识小结见表30－1。

表30－1 医学原虫

原虫	运动器官	增殖方式	发育阶段	宿主	感染阶段	感染途径	寄生部位	引起疾病
溶组织内阿米巴	伪足	二分裂	滋养体、包囊	人	四核包囊	经口	小肠、肝、肺	阿米巴痢疾、肠外阿米巴病
阴道毛滴虫	鞭毛	二分裂	滋养体	人	滋养体	性接触	阴道、尿道、前列腺	滴虫性阴道炎、尿道炎、前列腺炎
杜氏利什曼原虫	鞭毛	二分裂	前鞭毛体、无鞭毛体	白蛉、人	前鞭毛体	白蛉叮咬	巨噬细胞	利氏曼病（黑热病）
蓝氏贾第鞭毛虫	鞭毛	二分裂	滋养体、包囊	人	四核包囊	经口	十二指肠、胆囊	贾第虫病

续表

原虫	运动器官	增殖方式	发育阶段	宿主	感染阶段	感染途径	寄生部位	引起疾病
疟原虫	无	裂体增殖、配子生殖、孢子生殖	滋养体、配子体、动合子、子孢子	脊椎动物	子孢子	蚊虫	红细胞、肝细胞	疟疾
弓形虫	无	二分裂、裂体增殖	滋养体、包囊、裂殖体、配子体、卵囊	人和猫科动物	卵囊 包囊 假包囊	经口	有核细胞	弓形虫病
卡氏肺孢子虫	无	二分裂、内出芽（接合生殖）	滋养体、包囊	人、动物	感染期包囊	内源性感染	肺部	卡氏肺孢子虫肺炎

思考题

1. 溶组织内阿米巴的感染阶段和致病阶段是什么？引起什么疾病？
2. 说出阴道毛滴虫、蓝氏贾第虫和杜氏利什曼原虫的感染阶段和致病阶段。
3. 以间日疟原虫为例，简述疟原虫生活史。
4. 本章中有哪些原虫可寄居于人体，引起人畜共患病？

（郝　燕）

第三十一章　医学节肢动物

学习目标

- 熟悉医学节肢动物对人类的危害
- 了解医学上常见的节肢动物

医学节肢动物(medical arthropod)是指与医学有关的、寄生于人体及其他动物的体表或体内,通过寄生、吸血、骚扰、螫刺、毒害和传播病原体等方式危害人类健康的节肢动物。由于昆虫纲的种类在节肢动物中占了绝大多数,所以,通常把医学节肢动物称为医学昆虫。将能传播疾病的节肢动物称为媒介昆虫,由媒介昆虫所传播的疾病称虫媒病。

一、医学节肢动物的分类

医学节肢动物的主要特征是:身体左右对称分节,体表由坚韧的外骨骼组成。因其有成对的分节附肢,故称之为节肢动物。医学节肢动物主要有昆虫纲、蛛形纲、甲壳纲、唇足纲。其中昆虫纲和蛛形纲在医学上有着极为重要的意义(表31-1)。

表 31-1　重要节肢动物的形态特点和种类

分类	足	触角	头、胸、腹三者关系	主要种类
昆虫纲	3对	1对	界限分明、有翅或无翅	蚊、蝇、蚤、虱、白蛉、蟑螂、臭虫等
蛛形纲	成虫4对、幼虫3对	无	不分明(合为一体)、无翅	硬蜱、软蜱、疥螨、尘螨、蠕形螨、恙螨等

二、医学节肢动物的生态与变态

1. 生态　指节肢动物的生活过程与周围环境各种因素的相互关系。如温度、湿度、地理、季节等,对节肢动物滋生、活动、食性、栖息、季节消长和越冬等发挥重要的作用。了解生态对控制或消灭医学节肢动物及其传播的疾病具有重要意义。

2. 变态　指节肢动物从幼虫到成虫所经历的外部形态、内部结构、生理功能、生活习性及行为本能等一系列变化的总和。根据生活史阶段是否有蛹期而分为全变态和半变态。凡经卵、幼虫、蛹、成虫4个发育时期,各期形态和生活习性完全不同,称为全变态或完全变态,如蚊、蝇、蚤、白蛉等。凡经过卵、若虫、成虫3个发育时期,若虫形态、生活习性与成虫相似,称为半变态或不完全变态,如虱、蟑螂等。

三、医学节肢动物对人类的危害

1. 直接危害　节肢动物本身对人体造成的直接损害,包括:① 骚扰和吸血:如蚊、虱、蚤、臭虫等。② 螫刺和毒害：某些节肢动物具有毒腺、毒毛或者毒液，螫刺人体后，不仅使局部红肿、剧痛，甚至还可引起全身症状，如蜈蚣、蝎子、松毛虫、硬蜱等。③ 寄生：有些节肢动物的成虫或幼虫寄生于人体而致病，如疥螨寄生于皮内引起疥疮；蠕形螨寄生于毛囊、皮脂腺引起的蠕形螨病（demodicidosis）；粉螨等侵入肺、肠、尿路引起相应部位的螨病；蝇类幼虫寄生于胃肠、尿道、眼等部位引起蝇蛆病。④ 超敏反应：节肢动物的分泌物、代谢产物等含有异性蛋白，可引起超敏反应，如尘螨引起的哮喘、鼻炎等。

2. 间接危害　医学节肢动物作为媒介引起的间接危害，即医学节肢动物携带病原体在人类之间、动物之间或人与动物之间传播。节肢动物传播疾病的方式有：① 机械性传播：病原体只被节肢动物机械携带，病原体无形态和数量改变，如蝇、蟑螂可携带多种病原体，包括细菌、虫卵、包囊、病毒等。② 生物性传播：病原体必须在节肢动物体内发育或繁殖后才传播给人，病原体有形态或数量的变化，如蚊传播疟原虫、丝虫等（表 31－2）。

表 31－2　常见的医学节肢动物与疾病的关系

媒介种类	传播或所致疾病	病原体
蚊	丝虫病，疟疾，流行性乙型脑炎，登革热	丝虫，疟原虫，乙型脑炎病毒，登革热病毒
白蛉	黑热病	杜氏利什曼原虫
蝇	蝇蛆病，结膜吸吮线虫病，痢疾，伤寒，霍乱，肠道蠕虫病	蝇蛆，结膜吸吮线虫，志贺菌伤寒沙门菌，霍乱弧菌，肠道蠕虫
虱	流行性斑疹伤寒，回归热	普氏立克次体，回归热螺旋体
蚤	鼠疫，地方性斑疹伤寒，短膜壳绦虫病	鼠疫杆菌，莫氏立克次体，微小膜壳绦虫
蟑螂（蜚蠊）	痢疾，伤寒，肠道蠕虫病	志贺菌属，伤寒沙门菌，肠道蠕虫卵
硬蜱与软蜱	森林脑炎，新疆出血热，鼠疫，布鲁菌病	森林脑炎病毒，新疆出血热病毒，鼠疫耶尔森菌，布鲁菌
恙螨	恙虫病	恙虫病立克次体
革螨	流行性出血热，森林脑炎，地方性斑疹伤寒 Q 热	流行性出血热病毒，森林脑炎病毒，莫氏立克次体
疥螨	疥疮	人疥螨
蠕形螨	酒糟鼻、痤疮、脂溢性皮炎	蠕形螨

四、防制医学节肢动物的措施

对医学节肢动物的防制措施是预防和控制虫媒病感染及流行的一项重要措施。具体的防制措施有：① 环境防制：清理环境卫生，消除节肢动物生存的环境。② 物理防制：利用光、电、热等捕杀驱走节肢动物。③ 化学防制：采用化学杀虫剂杀灭节肢动物。④ 生物防制：利用节肢动物的天敌来防制。⑤ 个人防护。

拓展阅读

医学节肢动物在其他学科中的应用

昆虫资源在医学中的应用:① 提取有效成分制成药物制剂或保健品:如僵蚕、全蝎等与其他药材配伍用于治疗惊厥抽搐等;蜂毒用于治疗风湿、类风湿关节炎等;② 用于食用:如由蜜蜂产的蜂蜜和蜂王浆;蝙蝠蛾产的冬虫夏草。③ 用于制作缝合线及某些人体器官:如用蜘蛛丝和蚕丝制成用于外科手术的缝合线;用昆虫表皮几丁质作为人造皮肤等生物材料;④ 制备疫苗或新型的抗生素:现已成功地将蚕体作为载体,导入外源基因,用于生产乙肝疫苗。⑤ 作为遗传学研究工具:如摩尔根利用果蝇研究发现了染色体在遗传学中的作用,获得了1933年诺贝尔生理学或医学奖;⑥ 其他:昆虫还在法医学、仿生学,甚至作为生物武器在战争中使用。

本章小结

医学节肢动物是指与医学有关的、寄生于人体及其他动物的体表或体内,通过寄生、吸血、骚扰、螫刺、毒害和传播病原体等方式危害人类健康的节肢动物。主要有昆虫纲、蛛形纲、甲壳纲、唇足纲。其生活史分为全变态和半变态。对人可造成直接或间接的危害,人类可采取物理、化学或生物等防制措施,加强环境防制和个人防护。

思考题

1. 简述医学节肢动物对人类的危害。
2. 简述对医学节肢动物采取的防制措施。

(徐香兰)

第四篇

实验项目

【实验室规则】

病原生物与免疫实验的对象和工具主要是病原微生物和具有传染性的材料。为顺利完成实验计划,并保证实验过程安全,特制定以下规则:

(1) 进入实验室必须穿好工作衣,携带上课必须使用的教材及文具即可。

(2) 实验室内应保持安静,不得高声谈论或随意走动。按照实验教材和教师的要求进行操作,仔细观察、如实记录实验结果并及时完成实验报告。

(3) 微生物实验的对象大部分是病原微生物,因此在实验过程中,要高度重视,树立无菌观念,严格进行无菌操作。如不慎发生培养物容器损坏或传染性材料污染衣服、桌面、地面及书籍等意外,应立即报告教师以便及时处理。

(4) 使用具有传染性的材料(如吸管、玻片等)后要放在指定位置(如消毒缸内),以便统一高压灭菌处理,禁止随意放置。

(5) 实验室的常规设备(如培养箱、水浴箱、电冰箱等)不得随意调试和扭动。实验室任何物品,未经教师许可,严禁携带出室外。

(6) 要爱护仪器,节约实验材料。器材如有破损,要报告老师进行登记处理。

(7) 实验完毕,要整理实验台面,所有实验器材归还准备室,并用消毒液或肥皂水洗手。

(8) 每次实验完毕由值日生负责实验室卫生,关好水、电、门、窗。

第三十二章　免疫实验项目

项目一　凝集反应

【实验目的】

1. 掌握凝集反应的原理、基本类型及其临床意义。

2. 掌握玻片凝集实验、间接凝集实验的实验方法和结果分析。

【实验原理】

颗粒性抗原与相应抗体，在一定条件下，发生特异性结合，出现肉眼可见的凝集现象，称为凝集反应。凝集反应分为直接凝集反应和间接凝集反应。凝集反应是一种定性的检测方法，也可以进行半定量检测，因其方法简便，目前在临床检验中仍被广泛应用于疾病的诊断和各种抗原性质分析。

一、直接凝集反应

在一定条件下，颗粒性抗原（如细菌、细胞等）直接与相应抗体结合出现凝集的现象，称为直接凝集反应。常用的凝集试验有玻片法和试管法两种。

玻片凝集试验——ABO 血型鉴定

玻片凝集试验属定性试验，一般用已知抗体作为诊断血清，测定抗原，用于从患者标本中分离得到的菌种的诊断或鉴定分型，也可用于红细胞 ABO 血型的鉴定。

【实验原理】

人类红细胞 ABO 血型抗原主要有 A 抗原和 B 抗原两种，根据红细胞表面两种抗原的有无将血型分为四种。据此，将抗 A 单抗和抗 B 单抗分别与待测红细胞混合，抗 A 或（和）抗 B 抗体与红细胞表面上的相应抗原结合而引起红细胞凝集，根据其凝集情况即判定受试者的血型。

【实验试剂及器材】

1. ABO 血型鉴定试剂盒：内含抗 A 血型单克隆抗体和抗 B 血型单克隆抗体试剂各 1 支。

2. 一次性采血针 1 枚、毛细吸管、试管、洁净凹玻片、无菌棉棒、标记笔。

3. 84 消毒液、生理盐水、聚维酮碘。

【实验方法】

1. 制备红细胞悬液：消毒耳垂或手指，用一次性采血针无菌采血 1～2 滴加至含 1 ml 无菌生理盐水试管中，混匀；采血局部用无菌棉止血。

2. 取清洁凹玻片一张，于玻片两侧标记“A”和“B”，分别滴加抗 A、抗 B 血清，各 1～2 滴。

3. 用吸管分别在两侧各滴加 1～2 滴红细胞悬液，轻轻摇匀，静置 5 分钟后，观察结果。判定结果后把玻片放入消毒液中。

【实验结果】

红细胞凝集，周围液体澄清者为阳性；红细胞呈悬液，无凝集者为阴性，并判断血型。结果如表 32－1。

表 32－1 血型判断结果

结果＼现象	A 侧	B 侧
AB	+	+
A	+	－
B	－	+
O	－	－

注："＋"表示凝集现象；"－"表示未出现凝集。

【注意事项】

① 掌握观察结果时间。② 取血量与滴加抗体的量要适宜。③ 待检红细胞悬液浓度要适宜，一般为 15%～20%。④ 采血过程要无菌操作，采血针、吸管不得混用。⑤ 实验完毕实验器材按要求清洗、分放。

（郝 燕）

二、间接凝集反应

在一定的条件下，将已知可溶性抗原结合于载体颗粒表面，形成致敏颗粒，与相应抗体发生特异性结合反应而出现凝集的现象，称为间接凝集反应。

间接凝集试验——抗链"O"测定

【实验目的】

1. 掌握间接凝集试验原理。

2. 熟悉抗链球菌溶血素"O"抗体检测的意义。

【实验原理】

采用由溶血素"O"和羧化聚苯乙烯胶乳共价交联而成的胶乳抗原与相应抗体特异结合出现肉眼可见的凝集现象，用于测定抗链球菌溶血素"O"抗体，辅助诊断链球菌感染性疾病。

【实验试剂及器材】

1. 抗链球菌溶血素"O"（ASO）测定试剂盒：内含 ASO 乳胶试剂、阳性对照 >200 U/ml、阴性对照 <200 U/ml。

2. 待测血清、吸管、玻片。

【实验方法】

1. 取 3 张洁净凹玻片，分别编号。

2. 将待测血清、阳性血清、阴性血清各 1 ~ 2 滴分别滴于玻片。

3. 分别加入 1 滴胶乳抗原于血清中。

4. 轻轻摇动使其充分混匀,2 ~ 3 分钟观察结果。

5. 结果观察:出现凝集为阳性,ASO 大于 200 U/ml;无凝集为阴性,ASO 小于 200 U/ml。

正常参考值:成人小于 200 U/ml。

【注意事项】

1. 使用试剂前要摇匀试剂,无肉眼可见的絮状物出现,方可使用。

2. 加入试剂、血清及对照血清,要保证液滴大小一致。

3. 试剂盒储存于 2 ~ 10℃,勿冰冻。

间接凝集抑制试验——妊娠试验

【实验原理】

可溶性抗原致敏的乳胶颗粒与相应抗体作用可使乳胶颗粒凝集,此为间接乳胶凝集试验。若使抗体先与可溶性抗原作用,再加入该抗原致敏的乳胶颗粒,则乳胶凝集被抑制,此为间接乳胶凝集抑制试验。

孕妇尿液中人绒毛膜促性腺激素(HCG)含量明显增高。若将 HCG 与抗 HCG 抗体充分进行反应,再加入 HCG 致敏的乳胶颗粒,不出现凝集反应,为妊娠试验阳性;若尿液中 HCG 含量不足以完全结合抗 HCG 抗体,抗体则与加入的 HCG 致敏乳胶结合呈现凝集现象,则妊娠试验阴性。

【实训试剂及器材】

1. 妊娠诊断试剂盒:内含抗血清(抗 HCG)、乳胶抗原(HCG 致敏)试剂各 1 支。

2. 待检尿、孕妇尿、生理盐水。

3. 洁净有格玻片和毛细吸管等。

【实验方法】

1. 分别在玻片的第 1、第 2 和第 3 格内滴加 1 滴生理盐水、待检尿及孕妇尿。

2. 每格内加入妊娠诊断试剂抗血清 1 滴。轻轻摇动 1 ~ 2 分钟使其充分混匀。

3. 每格加入乳胶抗原 1 滴,轻轻摇动玻片 3 ~ 5 分钟后观察结果,记录各标本有无凝集现象。

【实验结果】

生理盐水格出现白色细小凝集物,试验呈阴性;孕妇尿格呈均匀混浊乳状液,无凝集,妊娠试验阳性;待检尿若为乳状液,妊娠试验阳性;若出现凝集,则妊娠试验阴性。

【注意事项】

1. 试验所用诊断试剂用前应充分摇匀,而且应在有效期内使用。

2. 加样用的滴管及混匀用的牙签不能共用。

3. 加样不宜太多,玻片应始终保持水平,以防两格之反应液相混。

4. 被检尿太混浊,需要过滤。

5. 尿中有蛋白及血液时,不宜进行此试验。

【实验报告】

1. 记录血型鉴定、抗链“O”测定、妊娠诊断试验的试剂、操作方法及结果判定,并对结果进行分析。

2. 直接凝集试验与间接凝集试验的原理有何不同？有何实际的临床意义？

（任云青）

项目二　沉淀反应

【实验目的】

1. 熟悉琼脂单向扩散和双向扩散的基本原理、方法、结果分析及临床用途。
2. 了解对流免疫电泳、火箭免疫电泳的基本原理和方法。

【实验原理】

可溶性抗原（如血清、毒素、细菌浸出液等）与相应抗体结合，当两者比例合适、并有适量电解质存在时，形成肉眼可见的沉淀物或沉淀线的现象，称为沉淀反应。

沉淀反应是临床上最常用、最基本的方法之一。沉淀反应分为环状沉淀试验、絮状沉淀试验、琼脂扩散试验等。

琼脂扩散试验

利用可溶性抗原与相应抗体在半固体琼脂内进行扩散，当两者比例合适时，就出现白色沉淀线，为阳性反应。

琼脂扩散试验可分为双向琼脂扩散试验和单向琼脂扩散试验；将双向琼脂扩散或单向扩散分别与电泳技术结合在一起的方法称为对流免疫电泳或火箭电泳。

1. 双向琼脂扩散试验结果观察（示教）。
2. 单向琼脂扩散试验结果观察（示教）。
3. 对流免疫电泳试验结果观察（示教）。
4. 火箭电泳试验结果观察（示教）。

【实验报告】

记录示教片各种试验的结果并说明其意义。

（任云青）

项目三　免疫标记技术

免疫标记技术是用标记物标记已知抗体或抗原，通过检测标记物间接地反映待测抗原或抗体量的多少。常用的标记物有荧光素、酶、放射性核素、化学发光剂、胶体金等。通过标记主要提高了试验的敏感性。

一、酶联免疫吸附试验

酶联免疫吸附试验（ELISA），是将抗原、抗体反应与酶对底物的高效催化作用结合起来的一种敏感性很高的试验技术。具有较好的特异性，易观察结果，便于大规模检测等特点。将已知抗原或抗体吸附在固相载体微孔聚苯乙烯塑料板上，通过抗原抗体特异性结合吸附待检样品中的抗体或抗原后，加酶标抗体（酶与抗体结合后，既不改变抗体或抗原的免疫反应的特异性，又不影响酶本身的活性）和底物后，在相应酶底物的作用下生成有色物质，其颜色的深浅与标记物中相应的抗体或抗原的含量成正比，由此可测定抗原或抗体的含量。常用的有 ELISA 双抗体夹心法（测抗原）和 ELISA 间接法（测抗体）两种。

ELISA 双抗体夹心法测定抗原（HCG 或 HBsAg）

【实验目的】

1. 掌握双抗体夹心法测定的原理。
2. 熟悉双抗体夹心法的步骤及结果判断。

【实验原理】

采用 ELISA 双抗体夹心法。HCG（或 HBsAg）试剂盒中包被抗体和标记抗体均为抗 – β – HCG 或抗 HBsAg 单克隆抗体，当尿液或血清中含有 HCG 或 HBsAg 时，标记的酶即可分解底物，呈现颜色的变化。

【实验试剂及器材】

1. HCG 或 HBsAg 诊断试剂盒：内含 HCG 或 HBsAg 标准品、包被条、酶结合物、洗涤液、底物、显色剂、终止液。
2. 待测尿液或血清、生理盐水、蒸馏水。
3. 吸管、温箱（或水浴箱）、吸水纸、酶标仪。

【实验方法】

1. 加样：将包被孔编号，分别加入标准品及待测尿液或血清各 100 μl。
2. 孵育：置 37℃ 温箱孵育 10 分钟或 30 分钟。
3. 洗涤：甩掉样品，用蒸馏水或自来水加满各孔，反复洗涤 5 次，最后在吸水纸上拍干。
4. 加入酶标记的抗体：每孔 100 μl。
5. 孵育：置 37℃ 温箱孵育 10 分钟或 30 分钟。
6. 洗涤：甩掉样品在各孔中加入洗涤液 2 滴，轻轻摇动，甩掉；然后用蒸馏水加满各孔，反复洗涤 5 次，最后在吸水纸上拍干。
7. 显色：加入底物 2 滴，随即加入显色剂 2 滴，轻轻摇动，室温反应 2 ~ 5 分钟。
8. 终止：每孔加终止液 2 滴。
9. 比色：（波长 450 nm）用空白孔调零，然后用酶标仪读取光密度（OD）值。

目测结果：蓝色为阳性，无色为阴性。

【注意事项】

1. 严格按照操作步骤进行操作。
2. 严格控制反应时间和显色时间。
3. 每次洗涤均要彻底。
4. 测试每批待测样品时，均需同时做标准曲线，标准品的稀释应精确。

5. 试剂必须在 2 ~ 8℃ 冰箱保存，使用前恢复至室温，使用后应放回冰箱，防止污染。

（郝　燕）

二、免疫金标记技术

免疫金标记技术是以胶体金为标志物应用于抗原抗体反应的一种新型的免疫标记技术。其方法有斑点免疫金渗滤试验和斑点免疫金色谱试验。

斑点免疫金色谱试验

【实验目的】

1. 掌握斑点免疫金色谱试验的原理。

2. 通过本试验理解标记技术的优点。

【实验原理】

在具有吸水功能的试剂条的不同的部位包被有抗体、金标抗体和抗金标抗体，当试纸条一端滴加待测标本时，其中的抗原可通过色谱作用，向另一端移动，若移至抗体位置，则与抗体结合成抗体 - 抗原复合物，再移行至抗金标抗体区时，则形成金标抗体 - 抗原 - 抗体复合物，显示红色线条，呈阳性反应；多余的金标抗体移行抗金标抗体区，呈现红色质控线条。反之，阴性标本金标抗体区无反应线条，而仅抗金标抗体区显示质控线条。

【实验试剂及器材】

1. 胶体金早早孕检测试纸条。

2. 待测尿液、阳性对照尿液、阴性对照尿液。

【实验方法】

1. 将测试纸有箭头一端插入尿液标本容器中，至少 5 秒钟后取出，平放，5 分钟观察结果。

2. 测试纸插入尿液不可超过 MAX 标志线。

【实验结果】

若在测试线及质控线位置各出现一条红色反应线，则为阳性；仅在质控线位置出现一条反应线，则为阴性；若测试纸无红色反应线出现或仅检测线位置出现一条反应线，表明实验失败或测试纸失效，临床上应重新测试。

【注意事项】

1. 测试纸一次性使用。

2. 开启后要尽快使用。

3. 使用前如发现内包装破损或开封，请勿使用。

4. 4 ~ 30℃ 避光密封干燥储存，切勿冰冻，使用前复温（20 ~ 30℃）。

【实验报告】

1. 记录 ELISA 夹心法测定的操作步骤及结果判定，并对结果进行分析。

2. 分析 ELISA 法、间接凝集抑制试验、胶体金标记法（早早孕试纸条）测定 HCG 的优缺点和适用范围。

（任云青）

项目四　中性粒细胞的吞噬功能测定

【实验目的】

1. 熟悉中性粒细胞吞噬功能测定的原理和方法。

2. 通过本实验理解固有免疫应答机制。

【实验原理】

中性粒细胞具有吞噬杀菌功能，当与颗粒性物质（如葡萄球菌等）混合孵育一定时间后，颗粒性物质被吞噬杀灭，根据吞噬率、吞噬指数可反映该细胞的吞噬功能。

【实验试剂及器材】

1. 表皮（白色）葡萄球菌菌液浓度（6～10）$\times 10^8$/ml。

2. 肝素溶液（25 U/ml），甲醇，碱性亚甲蓝染液。

3. 血红蛋白吸管，凹玻片，载玻片，采血针，微量加样器，湿盒，显微镜，恒温培养箱，聚维酮碘，无菌棉棒，香柏油，二甲苯等。

【实验方法】

1. 用微量加样器，吸取肝素 20 μl 加入洁净凹玻片凹孔内。

2. 用聚维酮碘消毒耳垂或手指，无菌采血，以血红蛋白吸管取血 40 μl，立即放入盛有肝素的凹玻片凹孔内，并充分混匀。

3. 用微量加样器取葡萄球菌菌液 20 μl 加入上述凹玻片凹孔内，充分混匀。

4. 将凹玻片置于湿盒内，37℃温箱中 30 分钟，其间每隔 10 分钟摇匀 1 次。

5. 取 1 小滴上述混合液，置于载玻片上，用另一载玻片推成薄血片，待干。

6. 滴加甲醇固定 3 分钟，水洗。

7. 加碱性亚甲蓝染色 1～2 分钟，水洗，吸干水分。

8. 置油镜下观察吞噬和未吞噬的白细胞并计数。

【实验结果】

$$吞噬百分率 = \frac{吞噬细菌的中性粒细胞数}{观察记录的吞噬细胞总数} \times 100\%$$

$$吞噬指数 = \frac{被吞噬的细菌总数}{观察记录的吞噬细胞总数}$$

【实验报告】

1. 记录中性粒细胞吞噬实验的步骤、结果。

2. 简述参与固有性免疫应答的成分及特点。

（任云青）

第三十三章　微生物实验项目

项目一　细菌的形态结构检查法

【实验目的】

1. 熟悉显微镜的结构，学会显微镜油镜的使用和保护。
2. 掌握细菌的基本形态和特殊结构。
3. 了解革兰染色的原理，学会细菌涂片标本的制备和革兰染色操作技术。

【实验试剂及器材】

1. 细菌基本结构和特殊结构标本片。
2. 葡萄球菌、大肠埃希菌 18 ~ 24 小时培养物、生理盐水。
3. 结晶紫染液、卢戈碘液、95%乙醇、稀释复红液。
4. 显微镜、接种环、载玻片、酒精灯、盖玻片、树脂等。

【实验方法】

一、油镜的使用及保护

普通光学显微镜（图 33－1）简称光学显微镜（lightmicroscope），是用波长约 0.4 μm 的自然光或灯光为光源的放大仪器，其分辨率约为光波长的 1/2，即 0.2 μm。人肉眼可见的最小物像为 0.2 mm。一般细菌个体平均大于 0.2 μm，但不超过 10 μm，故显微镜可见而肉眼直接无法分辨。如将细菌放大 800 ~ 1 000 倍，肉眼即可清楚看到。光学显微镜通常可将观察物放大 100 倍（低倍镜头）、400 倍（高倍镜头）及 1 000 倍（油镜头），是观察细菌常用的工具。

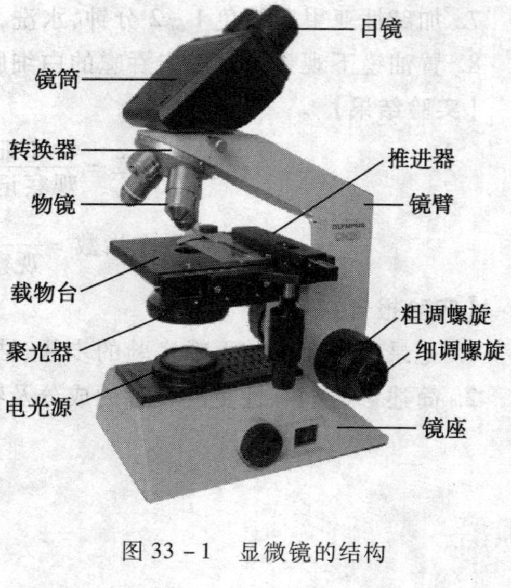

图 33－1　显微镜的结构

（一）油镜的使用

1. 油镜的使用方法　使用油镜时必须端坐，勿将镜台倾斜，以免镜油流出。

（1）采光对光：先选用低倍镜，调整聚光器到最高位置，光圈完全打开，眼睛移至目镜，转动反光镜使视野明亮。以平面反光镜采集自然光；以凹面反光镜采集日光灯光源；若为电光源显微镜可将控光开关推至适当的光挡处。若用油镜观察标本时，光线宜强，要通过以上操作将视野调到最亮；若用低倍镜或高倍镜观察标本时，光线宜暗些，可适当关小光圈或下降聚光器；若观察不染色标本或细菌动力时，光线宜暗。

（2）油镜的识别：显微镜的物镜均有标志，油镜镜头下缘一般刻有一白色线圈，可有100/1.25oil 等字样。

（3）固定标本：抬高物镜，将待观察标本置于载物台上并固定。可先用低倍镜观察，找到所观察视野时，则调换油镜，也可直接用油镜观察。

（4）观察标本：使用油镜时，先在标本观察处加一滴香柏油，观察者注意先从侧面注视油镜头，轻轻转动粗调节器，使油镜头浸于油滴内，动作需要缓慢进行，切忌与玻片相撞。然后，将眼睛移至目镜，并轻轻反向转动粗调节器，使镜头离开标本渐远，当观察到模糊物像时，以细调节器调至物像完全清晰。若未能观察到物像，应重复上述操作。观察标本时，两眼要同时睁开，以减少眼睛疲劳，同时便于左眼观察，右眼绘图记录。

2. 油镜原理　使用显微镜时，光线穿过玻璃标本片经空气进入镜头，由于玻璃和空气的介质密度不同，光线会发生两次折射，使进入物镜的光线减少，造成视野较暗，图像不清。如在标本片上加上折光率和玻片（$n=1.52$）相近的香柏油（$n=1.515$），通过的光线不会因折射而损失，进入镜筒的光量增多，这样，视野亮度增加，可以获得清晰的图像（图 33－2）。

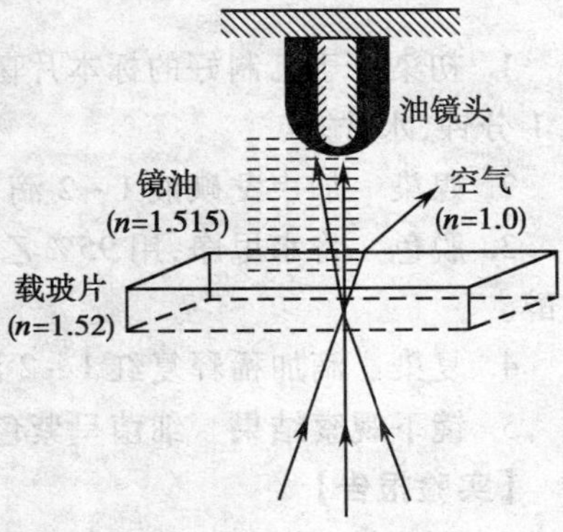

图 33－2　显微镜滴油原理

（二）油镜的保护

1. 油镜用毕，首先用干净的擦镜纸轻轻擦去镜头上附着的香柏油，然后再在干净的擦镜纸上滴加少许二甲苯拭擦，最后用干净擦镜纸拭去二甲苯及其溶解物。

2. 不可使用强酸、强碱、氯仿、乙醇、乙醚等擦拭镜头。

3. 显微镜用毕，将物镜错开光路，载物平台调至最低，聚光器下降。持拿显微镜时应一手握镜臂，一手托镜座，垂直放于胸前，不得倾斜，注意保护目镜和反光镜，轻拿轻放。

4. 放置显微镜的地方应干燥、避免阳光直射和靠近火源。

二、细菌形态与结构观察

（一）油镜下观察细菌的基本形态

1. 球菌　葡萄球菌、链球菌、脑膜炎奈瑟菌。
2. 杆菌　大肠埃希菌、枯草杆菌。
3. 螺形菌　水弧菌。

（二）油镜下观察细菌的特殊结构

肺炎双球菌荚膜、破伤风梭菌芽胞、变形杆菌鞭毛。

三、细菌染色标本的检查

（一）细菌涂片标本制作

1. 涂片　取一洁净玻片，首先将接种环烧灼灭菌，取1～2环生理盐水置于玻片中央，再次烧灼灭菌接种环，取待检菌标本或培养物少许，与生理盐水研磨混匀，直径0.8～1 cm，然后，将接种环烧灼灭菌，放回试管架。

2. 干燥　涂片室温自然干燥，或酒精灯远方烘干。

3. 固定　火焰固定法。将干燥标本片通过酒精灯火焰中往返3次，待冷却后即可染色。

（二）革兰染色法

1. 初染　于已制好的标本片菌膜上滴加结晶紫染色液1～2滴，以完全覆盖菌膜为宜，染色1分钟，水洗。

2. 媒染　加卢戈碘液1～2滴，染色1分钟，水洗。

3. 脱色　将水甩净，用95%乙醇滴洗至刚刚无紫色为止，用时20～30秒，立即用水洗净乙醇。

4. 复染　滴加稀释复红1～2滴，染色1分钟，水洗，滤纸吸干。

5. 镜下观察结果　细菌呈紫色为革兰阳性菌，细菌呈红色为革兰阴性菌。

【实验报告】

1. 记录革兰染色法的染色步骤。
2. 比较各菌的形态及染色性，并绘图。
3. 观察细菌的特殊结构并绘图。

项目二　细菌的人工培养技术及代谢产物的检查

【实验目的】

1. 熟悉细菌生长繁殖的条件和细菌培养基制备原则。
2. 熟悉细菌培养基的种类，掌握各种培养基接种法。
3. 了解细菌的培养方法、生长现象以及代谢产物的检查。

一、常用培养基的制备

培养基是人工制备的供细菌生长繁殖的营养物混合制品。培养基应含有可被细菌利用的各种营养物质，如氮源、碳源、无机盐、生长因子及水等，也应具有合适的酸碱度（一般为pH 7.2～7.6）。制成的培养基还应先进行灭菌处理后方可保存备用。

根据培养基的物理性状，将其分为液体、半固体、固体三种；按形状分为平板、斜面、高层三种；按用途不同分为基础、营养、鉴别、选择及特殊培养基五类。

【实验试剂及器材】

1. 牛肉膏、蛋白胨、氯化钠、蒸馏水、脱纤维羊血或兔血、0.1 mol NaOH 溶液。

2. 三角烧瓶、无菌试管、无菌平皿、漏斗、量筒、吸管、滤纸、天平、pH 试纸、高压蒸汽灭菌器等。

【实验方法】

1. 肉汤培养基　是一种基础液体培养基，常用于增菌或作为固体培养基、半固体培养基等的基础。

（1）称量：称取牛肉膏 3 g、蛋白胨 10 g、氯化钠 5 g 于三角烧瓶中，加入蒸馏水 1 000 ml；或直接称取市售营养培养基干粉适量，按说明书要求配制。

（2）溶解：加热、溶化。注意避免液体煮沸溢出。

（3）调整 pH：取一条 pH 试纸，手执其远端浸入培养基溶液后，迅速提出，与标准色比对，判断溶液 pH。若色调呈酸性时，徐徐滴加 0.1 mol NaOH 溶液进行校正，调整 pH 至 7.2～7.6。

（4）过滤分装与灭菌：将合适 pH 的培养基溶液煮沸 10 分钟，补足失水，过滤，按需要分装于试管或烧瓶中，棉塞封口，包扎瓶口，高压蒸汽灭菌 20～30 分钟。

（5）质量控制：取少部分灭菌后培养基，置 37℃ 温箱 24 小时进行无菌培养试验，若无细菌生长，即可使用或冰箱保存备用。

2. 普通琼脂培养基　是常用的固体培养基。根据需要可制成普通琼脂斜面和普通琼脂平板，供进行纯培养和分离培养。

（1）将琼脂按 2%～3% 的比例加入至肉汤培养基中，加热融化，调整 pH。

（2）普通琼脂斜面培养基：灭菌前，先将培养基分装于试管中，培养基量是试管之度的 1/3；灭菌后，趁热将试管斜置，琼脂凝固后即可制成。

（3）普通琼脂平板培养基：将灭菌后烧瓶内琼脂培养基以无菌操作分装于无菌平皿内，盖好平皿盖待琼脂凝固后即可制成。倾注培养基时，培养基温度应保持在 50～60℃，若温度过高会使培养皿内冷凝水过多，容易污染或不易划出单个菌落，达不到分离培养的目的。温度过低则易使培养基表面不平滑，难以进行划线，也不利于分离培养。倾注后，待琼脂凝固后即可将培养皿翻转，培养基平板底朝上，避免培养基表面积存冷凝水。

（4）质量控制：取其中之一，放置 37℃ 温箱 24 小时培养，若无菌生长即可保存备用。

3. 半固体培养基　系于肉汤培养基中加入 0.3%～0.5% 的琼脂制成，常用于保存菌种、检查细菌动力、观察细菌生化反应等。

（1）将琼脂按 0.3%～0.5% 的比例加入至肉汤培养基中，加热溶化，调整 pH。

（2）过滤、分装、灭菌同上。

（3）灭菌后，取出直立于试管架上，待凝固后即成半固体培养基。

（4）质量控制：取一支半固体培养基，置 37℃ 24 小时培养，若无杂菌生长即可使用或冰箱保存备用。

4. 血液琼脂培养基　有些细菌营养要求较高，在普通琼脂培养基上生长不良，可用血液琼脂培养基进行培养。

（1）制备脱纤维血：无菌操作将采取的全血置于装有玻璃珠（10～20 个，直径约 5 mm 左右）的灭菌三角烧瓶中，塞好棉塞，摇动烧瓶 5～10 分钟，以脱去纤维蛋白使血液不凝固即成脱纤维血。

（2）血液琼脂培养基制备：将已制成的普通琼脂培养基加热融化，待冷却至50℃左右时，以无菌操作加入5%～10%脱纤维兔血或羊血，混匀（注意勿使产生气泡），然后分装入灭菌试管或平皿中，即制成血液琼脂斜面或血液琼脂平板，质量控制同上。

二、细菌的接种与培养

（一）接种环（针）的用法

接种环和接种针是细菌实验中不可缺少的工具。接种环常用于细菌划线分离和纯种细菌移种，也用于涂片标本的制作。接种针主要用于挑取单个菌落和半固体培养基穿刺接种。使用时右手拿接种环（针）的绝缘柄呈持笔状，先在酒精灯外焰中烧红金属丝部分，再平持接种环（针），边捻动绝缘柄边使金属柄前1/3部分往返通过火焰3次，达到灭菌。接种环冷却（3～5秒）后即可取菌或待测标本进行细菌接种或涂片。用毕切记立即以同法灭菌后再搁置试管架上。

（二）液体培养基接种法

该法常用于增菌和鉴别细菌培养。

【实验试剂及器材】

1. 葡萄球菌、乙型链球菌、枯草杆菌18～24小时斜面纯培养物、肉汤液体培养基。
2. 接种环、接种针、酒精灯、37℃培养箱。

【实验方法】

1. 标记培养管　将无菌肉汤液体培养管进行标记，注明接种菌名、接种者姓名或组别、日期等。分别接种葡萄球菌、乙型链球菌、枯草杆菌等3种细菌于3支液体培养基中。

2. 取菌接种　无菌操作。点燃酒精灯，从试管架上取菌种管及无菌肉汤液体培养基管。以左手拇指、食指和中指紧持两管下端，并使菌种管培养基的斜面向上（图33－3）。右手持已灭菌的接种环，用右手小指和无名指夹住菌种管棉塞旋转拔出，管口立即通过火焰2～3次灭菌。将无菌的接种环伸入菌种管内取细菌培养物少许，拉出接种环，随即将接种环伸入无菌肉汤培养基，先将沾菌的接种环在接近培养基液面的管壁上轻轻研磨并蘸取少许肉汤调和，使细菌均匀地混悬于肉汤培养基中。接种完后接种环经火焰灭菌，试管口通过火焰灭菌后塞好棉塞。

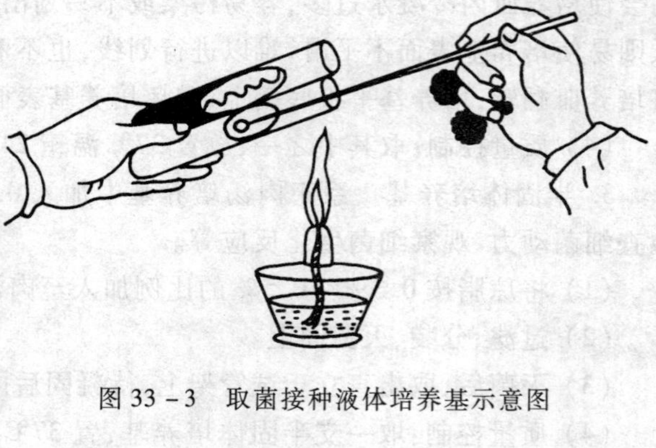

图33－3　取菌接种液体培养基示意图

3. 培养　将接种好的培养基置试管架上，放37℃恒温箱内培养，24小时后观察。

【实验结果】

不要振荡试管，注意观察细菌在肉汤培养基中的生长现象：葡萄球菌呈均匀混浊生长；乙型链球菌呈沉淀生长；枯草杆菌呈菌膜生长。

（三）半固体培养基接种法

常用于检查细菌的动力、暂时保存菌种。

【实验试剂及器材】

1. 葡萄球菌、大肠埃希菌 18 ~ 24 小时斜面纯培养物、半固体高层培养基。

2. 接种环、接种针、酒精灯、37℃培养箱。

【实验方法】

1. 标记培养管　将无菌半固体培养基管进行标记，注明接种菌名、接种者姓名或组别、日期等。分别接种葡萄球菌和大肠埃希菌。

2. 接种　用灭菌接种针挑取需检测的培养物，以无菌操作技术沿半固体培养基试管中轴垂直刺入（深度达培养基高度的 2/3 或 3/4，不插到底），然后沿原穿刺线退出（图 33 – 4）。

3. 培养　置 37℃恒温箱培养 18 ~ 24 小时，观察结果。

【实验结果】

无鞭毛菌，只沿穿刺线生长。有鞭毛的细菌有动力，细菌向四周扩散生长。

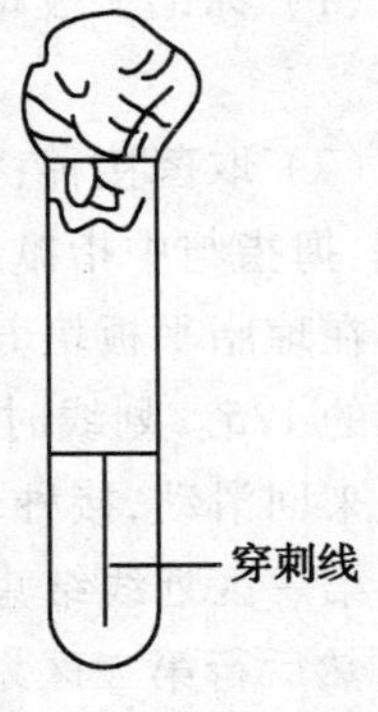

图 33 – 4　穿刺接种法

（四）斜面培养基接种法

通常是从平板培养基上挑取单个菌落，移种在斜面培养基上，使其增殖成大量的纯种细菌，为进一步做各种试验提供菌源。亦可为研制诊断、预防、治疗等生物制剂提供基础，有时也可用斜面培养基保存菌种。

【实验试剂及器材】

1. 葡萄球菌、大肠埃希菌 18 ~ 24 小时斜面纯培养物、斜面培养基。

2. 接种环、接种针、酒精灯、37℃培养箱。

【实验方法】

1. 标记培养管　将斜面培养基管进行标记，注明接种菌名、接种者姓名或组别、日期等。分别接种葡萄球菌和大肠埃希菌。

2. 取菌接种　右手持无菌的接种环（针）从琼脂平板培养物中挑选单一菌落，左手迅速取斜面培养基管，用拇指、食指和中指紧持其下端，并使培养基的斜面向上，以右手小指和无名指夹住棉塞旋转拔出，管口立即通过火焰灭菌，速将沾菌的接种环（针）伸入试管内，先从斜面底部向顶端划一条直线，然后再自下而上与直线垂直蜿蜒重复划线接种。试管口通过火焰灭菌，塞上棉塞。接种环烧灼灭菌放还架上。

3. 培养　置 37℃温箱内培养 24 小时后，观察生长情况。

【实验结果】

观察细菌在琼脂斜面上的菌苔性状：是否均质、透明度、表面湿润或干燥、有无色素产生等。

（五）平板培养基分离划线接种法

【实验试剂及器材】

1. 葡萄球菌、大肠埃希菌混合 18～24 小时肉汤培养物、普通平板培养基。

2. 接种环、酒精灯、37℃培养箱。

【实验方法】

1. 分区划线法

（1）标记平板培养基：将平板培养基进行标记，注明接种菌名、接种者姓名或组别、日期等。

（2）取菌接种：右手持接种环烧灼灭菌后，与上述同法从菌种管取菌。左手握琼脂平板培养基，拇指与中指掀起平皿盖，与平板培养基夹角约 45°，以免空气中杂菌落入。将沾菌的接种环在琼脂平板培养基表面之一端涂成一薄膜后，均匀密集不重复划线，划线区域约占平板总面积的 1/5。划线时接种环与培养基表面呈 20°～30°，以腕力控制接种环，在平板培养基表面轻轻来回滑动，接种环不应划破培养基。

第一区划线结束后，将接种环灭菌，冷却（接触琼脂平板边缘处，如不融化琼脂即已冷却），然后行第二区划线。第二区划线时先将接种环从第一区引出一条划线，然后继续作第二区连续不重复划线，约占剩余区域的 1/3；再行接种环灭菌、冷却，同法行第三、四区划线（图 33－5）。这样，区段划线内的细菌数会逐渐减少，最后经过培养以后可获得单个菌落。接种完毕，将接种环灭菌放回原处。

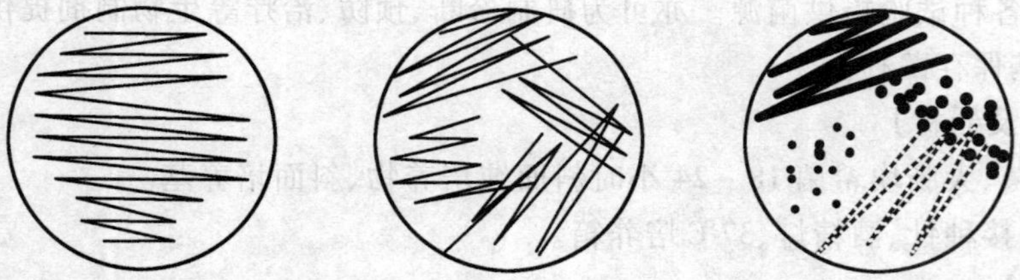

a. 连续划线法　　b. 分区划线法　　c. 菌落分布示意图

图 33－5　菌种分离接种示意图

（3）培养：倒置平板使底部向上，置 37℃温箱培养 24 小时，观察结果。

2. 连续划线法

（1）接种：接种环灭菌，取标本或培养物涂于平板培养基表面的一端，然后用接种环自标本涂抹处向左右两侧划开并逐渐向下移行，连续划成密集而不重复的划线。

（2）培养：倒置平板使底部向上，置 37℃温箱培养 24 小时，观察结果。

【实验结果】

观察划线上的菌落，应注意其大小（直径 2～3 mm 为中等大小）；边缘（整齐、不整齐、锯齿状、放线状）；表面（中央凸、中央凹、光滑或粗糙、湿润或干燥等）；透明度（透明、半透明、不透明）；色泽（白、红、橙、绿，或发荧光等）；溶血性（菌落周围有无完全溶血环、不完全溶血环）等。不同细菌其菌落特征不同，可用于菌种初步鉴定。

（六）代谢产物的检查

【实验试剂及器材】

1. 大肠埃希菌、伤寒沙门菌、副伤寒沙门菌、痢疾杆菌、葡萄球菌、普通变形杆菌 18～24 小时斜面培养物。

2. 乳糖发酵管、葡萄糖发酵管、靛基质试验管、硫化氢试验管、靛基质试剂。

【实验方法】

1. 糖发酵试验

（1）将大肠埃希菌、伤寒沙门菌、副伤寒沙门菌、痢疾杆菌分别接种乳糖发酵管、葡萄糖发酵管各一支。置 37℃恒温箱培养 24 小时，观察结果。

（2）结果：观察细菌是否生长、指示剂是否变色、试管内是否有气泡产生。

2. 靛基质试验

（1）分别将大肠埃希菌、葡萄球菌接种靛基质试验管各 1 支，置 37℃恒温箱培养 24～48 小时。

（2）结果：用滴管沿管壁缓缓加入靛基质试剂数滴，静置，在指示剂与培养基液面接触处呈玫瑰红色者为靛基质试验阳性，呈黄色（靛基质试剂颜色）者为阴性。

3. 硫化氢试验

（1）将大肠埃希菌、变形杆菌分别穿刺接种硫化氢试验管各一管，37℃恒温箱培养 24 小时，观察结果。

（2）结果：穿刺部位呈黑褐色者为硫化氢试验阳性。

【实验报告】

1. 记录制备培养基的过程。

2. 记录平板培养基分离划线接种法的步骤、结果。

3. 记录糖发酵试验、靛基质试验、硫化氢试验结果。

项目三　细菌的分布及外界环境对细菌的影响

【实验目的】

1. 熟悉细菌在自然界和人体的分布。

2. 了解外界因素对细菌的影响。

一、自然界及人体表面细菌的检查

【实验试剂及器材】

1. 血液琼脂平板培养基、肉汤琼脂培养基、血琼脂平板、普通琼脂平板。

2. 待测水样、泥土、无菌吸管，平皿，无菌生理盐水。

【实验方法】

（一）空气中细菌的检查

1. 取 2 个血液琼脂平板培养基，实验室自选位置，任取一培养基，去盖，使之暴露于空气中,10 分钟;另一个培养基未开盖,放置 10 分钟作为对照,做好标记。

2. 置 37℃恒温箱培养 24 小时后取出,观察并比较两个平板细菌的生长情况,计数细菌生长的菌落数,注意观察菌落特点,有无溶血环等。

(二)水中细菌的检查

1. 取样　用无菌吸管吸取水样 1 ml 置无菌平皿内(根据水样的污染程度可用无菌生理盐水稀释成不同的稀释度进行检查)。

2. 接种　将已融化并冷却至 50~60℃的琼脂肉汤培养基倾注于平皿中,立即在桌面上摇动平皿,使水样与培养基充分混匀、静置。

3. 培养　琼脂凝固后,培养基底部向上,置 37℃恒温箱培养 24 小时,观察结果。

4. 结果　使用菌落计数器计数菌落以推算出水样中的细菌总数。

(三)土壤中细菌的检查

以无菌操作取少量泥土(0.5 g)加入肉汤培养基中,37℃培养 24~48 小时后取出,观察细菌生长情况,并作涂片、染色、镜检。

(四)手指及咽喉部位的细菌检查

1. 打开普通琼脂平板,用手指轻轻在培养基表面按压,然后置 37℃温箱培养 24 小时,观察结果。

2. 打开血琼脂平板,用无菌棉棒取咽喉部分泌物,均匀涂于培养基表面,置 37℃温箱培养 24 小时,观察结果。

二、外界因素对细菌的影响

【实验试剂及器材】

1. 葡萄球菌、大肠埃希菌 18~24 小时肉汤培养物、普通琼脂平板培养基、接种环、紫外灯等。

2. 大肠埃希菌、葡萄球菌 6~12 小时培养液。

3. 无菌圆形纸片、药敏纸片、镊子等。

【实验方法】

(一)紫外线对细菌的作用

波长为 200~300 nm 的紫外线具有杀菌能力,其中 265~266 nm 的杀菌作用最强。但紫外线的穿透力很弱,即使是一层极薄的普通玻璃、纸张以及带色的其他物件,均能滤除大量的紫外线,所以紫外线常用于无菌室、手术室的空气消毒和物品的表面消毒。

1. 接种　取大肠埃希菌菌液一环,在普通琼脂平板培养基表面密集划线。

2. 紫外线照射　将无菌圆形滤纸片置于培养基平板中心,然后将其置于距离紫外线灯下 33 cm 处,照射 30 分钟后,取出纸片,盖好平皿盖,置 37℃温箱培养 24 小时,观察生长情况。

3. 结果　经紫外线直接照射部分细菌不生长,而纸片覆盖部分细菌可生长。

（二）抗生素对细菌的作用

1. 接种　用无菌接种环分别取葡萄球菌菌液和大肠埃希菌液 3～4 环，密集划线接种于普通琼脂平板培养基表面。

2. 置药敏试纸　烧灼灭菌镊子，取药敏纸片按图 33－6 所示位置贴放于平板上。

3. 培养　置 37℃恒温箱培养 24 小时后，观察结果。

4. 结果　若细菌对药物敏感，药敏纸片周围无细菌生长，无细菌生长的区域称抑菌环；若细菌对该药物不敏感，则无抑菌环出现；细菌对药物敏感性的大小，常以抑菌环直径表示（度量抑菌环直径时，应包括药敏纸片直径在内）。

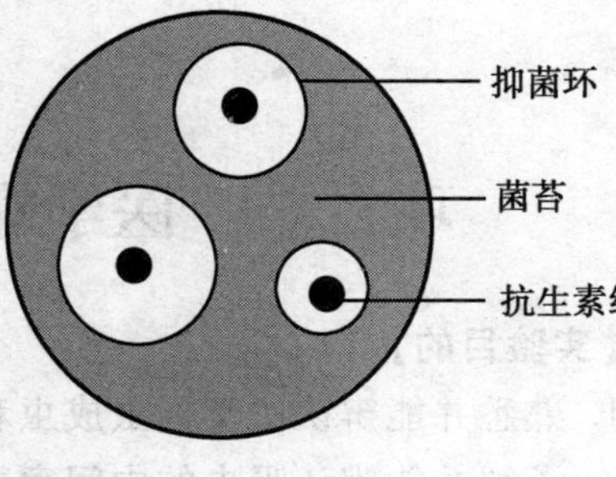

图 33－6　药物敏感试验结果

【实训报告】

1. 记录空气、水、土壤、手及咽喉部细菌培养结果。

2. 记录紫外线杀菌、药物敏感试验方法、结果，并进行结果分析，指出其临床意义。

（高艳萍）

第三十四章　寄生虫实验项目

项目一　医学蠕虫成虫、虫卵、中间宿主辨认

【实验目的】

1. 熟悉并能辨认医学蠕虫成虫和常见医学蠕虫虫卵形态。

2. 了解并能辨认吸虫的中间宿主及感染阶段的形态。

【实验标本及器材】

1. 医学蠕虫成虫标本、虫卵标本片。

2. 显微镜、擦镜纸。

【实验内容】

1. 肉眼观察成虫标本

(1) 蛔虫、钩虫、蛲虫、鞭虫。

(2) 肝吸虫、姜片虫、肺吸虫、日本血吸虫。

(3) 猪带绦虫、牛带绦虫、细粒棘球蚴绦虫。

2. 观察中间宿主标本

(1) 豆螺、沼螺、川卷螺、扁卷螺、钉螺。

(2) 淡水鱼、虾、溪蟹、蝲蛄。

3. 镜下观察虫卵

(1) 蛔虫卵、钩虫卵、蛲虫卵、鞭虫卵、微丝蚴、旋毛虫幼虫包囊。

(2) 肝吸虫卵、姜片虫卵、肺吸虫卵、日本血吸虫卵。

(3) 绦虫卵。

【实验报告】

1. 绘出常见医学蠕虫虫卵。

2. 比较各虫虫卵的形态特征。

项目二　医学原虫滋养体、包囊辨认

【实验目的】

1. 熟悉常见医学原虫的滋养体和包囊的形态特征。

2. 了解常见的医学节肢动物及与疾病的关系。

【实验标本及器材】

1. 医学原虫滋养体和包囊标本片。

2. 显微镜。

【实验内容】

1. 肉眼观察医学节肢动物的标本　蚊、蝇、蚤、虱。

2. 镜下观察医学原虫的滋养体和包囊。

(1) 阿米巴滋养体、包囊。

(2) 阴道毛滴虫滋养体、蓝氏贾第鞭毛虫滋养体和包囊。

(3) 间日疟原虫滋养体、裂殖体、配子体。

(4) 弓形虫滋养体。

【实验报告】

1. 绘出常见医学原虫滋养体、包囊。

2. 列出常见医学节肢动物与疾病的关系。

(任云青)

主要参考文献

[1] 任云青.病原生物与免疫.北京:高等教育出版社,2004.

[2] 任云青.病原生物与免疫.2版.北京:高等教育出版社,2009.

[3] 曹雪涛.医学免疫学.6版.北京:人民卫生出版社,2013.

[4] Roitt I M,Delves P J. Roitt's Essential Immunology. 10th ed. Oxford:Blackwell Publishing,2001.

[5] 安云庆,高晓明.医学免疫学.北京:北京大学医学出版社,2004.

[6] 安云庆.医学免疫学.2版.北京:人民卫生出版社,2012.

[7] 刘晶星.医学微生物学与寄生虫学.2版.北京:人民卫生出版社,2006.

[8] 殷国荣.医学寄生虫学.北京:科学出版社,2004.

[9] 李凡,刘晶星.医学微生物学.7版.北京:人民卫生出版社,2008.

[10] 姚光弼.临床肝脏病学.2版.上海:上海科学技术出版社,2011.

[11] 周光炎.免疫学原理.上海:上海科学技术出版社,2007.

附 录

Ⅰ. 常用术语英中文对照

英文	中文
A	
A. spergillus	曲霉菌
abortive infection	顿挫感染
absorption	吸附
acquired immune response	获得性免疫应答
acquired immunodeficiency syndrome, AIDS	艾滋病(获得性免疫缺陷综合征)
Actinomyces	放线菌属
acute infection	急性感染
adaptive immune response	适应性免疫应答
adenoviridae	腺病毒
agglutination	凝集反应
agonist peptide	激动肽
allergen	变应原
allergy	变态反应
allogenic antigen	同种异型抗原
alpha-fetoprotein, AFP	甲胎蛋白
Amoeba	阿米巴
anaphylaxis	过敏反应
anchor residue	锚定残基
anchor site	锚定位
Ancylostoma duodenale	十二指肠钩口线虫
animal inoculation	动物接种
antagonist peptide	拮抗肽
antibiotics	抗生素

antibody, Ab	抗体
antibody-dependent cell-mediated cytotoxicity, ADCC	抗体依赖细胞介导的细胞毒作用
antigen, Ag	抗原
antigen presenting cell, APC	抗原呈递细胞
antigenic drift	抗原性漂移
antigenic shift	抗原性转换
antigenic valence	抗原结合价
antigenicity	抗原性
antisepsis	防腐
antiviral protein, AVP	抗病毒蛋白
apparent infection	显性感染
arbovirus	虫媒病毒
Ascaris lumbricoides	似蚓蛔线虫
asepsis	无菌
asepsis technique	无菌技术
assembly	装配
autoantigen	自身抗原
B	
B cell receptor, BCR	B 细胞受体
B. anthracis	炭疽芽胞杆菌
B. burgdorferi	伯氏疏螺旋体
bacillus	杆菌
bacteriaemia	菌血症
bacteriocin	细菌素
bacterium	细菌
basophil	嗜碱性粒细胞
biohelminth	生物源性蠕虫
biosynthesis	生物合成
bone marrow	骨髓
Borrelia burgdorferi, BB	伯氏疏螺旋体
Brucella	布鲁菌属
Brugia malayi	马来布鲁线虫

C

C. botulinum 肉毒梭菌

C. diphtheriae 白喉棒状杆菌

C. neoformans 新生隐球菌

C. perfringens 产气荚膜梭菌

C. pneumoniae 肺炎衣原体

C. psittaci 鹦鹉热衣原体

C. tetani 破伤风梭菌

C. trachomatis 沙眼衣原体

C1 inhibitor, C1INH C1 抑制物

capsid 衣壳

capsule 荚膜

carrier 带菌者

carrier state 带菌状态

cell apoptosis 细胞凋亡

cell culture 细胞培养

cell lysis 细胞裂解

cell membrane 细胞膜

cell wall 细胞壁

cell-adhesion molecule, CAM 细胞黏附分子

central tolerance 中枢耐受

cestoidea 绦虫纲

chemiluminescence immunoassay, CLIA 化学发光免疫分析法

chemokine 趋化因子

chick embryo inoculation 鸡胚培养

Chlamydia 衣原体

chronic infection 慢性感染

class nematode 线虫纲

clonal anergy 克隆无能

Clonorchis sinensis 华支睾吸虫

cluster of differentiation, CD 分化群

coccus 球菌

colloidalgold	胶体金
colony	菌落
colony stimulating factor, CSF	集落刺激因子
common antigen	共同抗原
complement, C	补体
complement receptor, CR	补体受体
complement system	补体系统
complementarity determining region, CDR	互补决定区
complete antigen	完全抗原
complex symmetry	复合对称
concomitant immunity	伴随免疫
consensus motif	共同基序
constant region	恒定区，C 区
contact transmission	接触传播
core	核心
coronavirus	冠状病毒
counter immunoelectrophoresis	对流免疫电泳
Coxsachievirus	柯萨奇病毒
cross reaction	交叉反应
culture medium	培养基
cyst	包囊
cytocidal effect	杀细胞效应
cytokine, CK	细胞因子
cytoplasm	细胞质
cytoplasmic granules	胞质颗粒
cytotoxic T lymphocyte, CTL	细胞毒 T 淋巴细胞
cytotoxic T lymphocyte antigen - 4	细胞毒性 T 淋巴细胞抗原 - 4
D	
decay accelerating factor, DAF	衰变加速因子
defective virus	缺损病毒
definitive host	终宿主
delavirdine	德拉维拉丁

delayed type hypersensitivity, DTH	迟发型超敏反应
demodicidosis	蠕形螨病
dendritic cell, DC	树突状细胞
dengue virus	登革病毒
dermatophytes	皮肤癣菌
direct agglutination action	直接凝集反应
disinfection	消毒
disseminated or diffuse intravascular coagulation, DIC	弥散性血管内凝血
DNA polymerase, DNAP	DNA 多聚酶
dot immunogold chromatographic assay, DICA	斑点免疫金色谱试验
dot immunogold filtration assay, DIGFA	斑点免疫金渗滤试验
double immunodiffusion	双向免疫扩散
double negative cell, DN	双阴性细胞
double positive cell, DP	双阳性细胞
dysentery bacterium	痢疾杆菌
E	
E. coli	大肠埃希菌
Echinococcus granulosus	细粒棘球绦虫
ECHO-viruse, ECHO	埃可病毒
ectopic lesion	异位损害
ectopic parasitism	异位寄生
endogenous antigen	内源性抗原
endogenous infection	内源性感染
endotoxemia	内毒素血症
endotoxin	内毒素
Entamoeba histolytica	溶组织内阿米巴
enteroaggregative E. coli, EAEC	肠集聚型大肠埃希菌
Enterobius vermicularis	蠕形住肠线虫
enterohemorrhagic E. coli, EHEC	肠出血型大肠埃希菌
enteroinvasive E. coli, EIEC	肠侵袭型大肠埃希菌
enteropathogenic E. coli, EPEC	肠致病型大肠埃希菌
enterotoxigenic E. coil, ETEC	肠产毒型大肠埃希菌

Enterovirus, EV	肠道病毒(属)
envelope	包膜
enzyme linked immunosorbent assay, ELISA	酶联免疫吸附试验
eosinophil	嗜酸性粒细胞
epidemic type B encephalitis virus	流行性乙型脑炎病毒
Epidermophyton	表皮癣菌属
epitope	抗原表位
Epstein-Barr virus	EB 病毒
Escherichia	埃希菌属
exogenic infection	外源性感染
exogenous antigen	外源性抗原
exotoxin	外毒素
extended spectyum β lactamase, ESBLs	超光谱 β 内酰胺酶
F	
Fasciolopsis buski	布氏姜片吸虫
fetal antigen	胚胎抗原
flagellum	鞭毛
fragment antigen binding, Fab	Fab 段
fragment crystallizable, Fc	Fc 段
fungi	真菌
G	
general infection	全身感染
genetic engineering antibody	基因工程抗体
genotype	基因型
geohelminth	土源性蠕虫
Giardia lamblia	蓝氏贾第鞭毛虫
glutamic acid decarboxylase, GAD	谷氨酸脱羧酶
goldsol	金溶胶
growth factor, GF	生长因子
H	
hanta virus	汉坦病毒
hantavirus fever with renal syndrome, HFRS	汉坦病毒肾综合征出血热

hantavirus pulmonary syndrome, HPS	汉坦病毒肺综合征
haplotype	单元型
hapten	半抗原
healthcare-associated infection, HAI	医院感染
heat labile enterotoxin, LT	不耐热肠毒素
heat shock protein	热休克蛋白
heat stable enterotoxin, ST	耐热肠毒素
heavy chain	重链, H 链
Helicobacter pylori, HP	幽门螺杆菌
helminthiasis	蠕虫病
helper virus	辅助病毒
hemagglutinin, HA	血凝素
hematogenous spread	血源性播散
hemorrhagic fever	出血热
Hepatitis A virus, HAV	甲型肝炎病毒
Hepatitis B core antigen, HBcAg	乙肝核心抗原
Hepatitis B e antigen, HBeAg	乙肝病毒 e 抗原
Hepatitis B surface antigen, HBsAg	乙肝病毒表面抗原
Hepatitis B virus, HBV	乙型肝炎病毒
Hepatitis B x antigen, HBxAg	乙肝病毒 x 抗原
Hepatitis C virus, HCV	丙型肝炎病毒
Hepatitis D virus, HDV	丁型肝炎病毒
Hepatitis E virus, HEV	戊型肝炎病毒
Hepatitis virus	肝炎病毒
herpes simplex virus, HSV	单纯疱疹病毒
herpesviruses	疱疹病毒
heterophilic antigen	异嗜性抗原
hexon	六邻体
hey fever	枯草热
high endothelial venule, HEV	高内皮小静脉
histocompatibility antigen	组织相容性抗原
horizontal transmission	水平传播

hospital-wide surveillance	综合性监测
host	宿主
human immunodeficiency virus, HIV	人类免疫缺陷病毒
human leukocyte antigen, HLA	人类白细胞抗原
human parasitology	人体寄生虫学
human T-lymphotropic virus, HTLV	人类嗜 T 细胞病毒
hydrocarbon enzyme resistant acinetobacter baumannii alkene antimicrobial drugs, CR-AB	耐碳氢酶烯类抗菌药物鲍曼不动杆菌
Hymenolepisnana	微小膜壳绦虫
hypersensitivity	超敏反应
hypervariable region, HVR	高变区
hypha	菌丝
I	
icosahedral symmetry	20 面体对称
immune complex, IC	免疫复合物
immune response	免疫应答
immunity	免疫
immunofluorescence technique	免疫荧光技术
immunogenicity	免疫原性
immunoglobulin, Ig	免疫球蛋白
immunogold labeling technique	免疫金标记技术
immunolabeling technique	免疫标记技术
immunologic defence	免疫防御
immunologic homestasis	免疫稳定
immunologic surveillance	免疫监视
immunological tolerance	免疫耐受
immunonephelometry	免疫比浊
inapparent infection	隐性感染
inclusion body	包涵体
indinavir	英迪纳瓦
indirect agglutination	间接凝集反应
infective stage	感染阶段
influenza virus	流行性感冒病毒

innate immune response	固有免疫应答
innate immunity	固有性免疫
insulin-dependent diabetes mellitus, IDDM	胰岛素依赖型糖尿病
integrin family	整合素
interference	干扰现象
interferon, IFN	干扰素
interleukin, IL	白细胞介素
intermediate host	中间宿主
invasiveness	侵袭力
J	
joining chain	连接链, J 链
K	
Kanagawa phenomenon, KP	神奈川现象
killer immunoglobulin-like receptors, KIR	杀伤细胞免疫球蛋白样受体
killer lectin-like receptors, KLR	杀伤细胞凝集素样受体
killer-cell activating receptor, KAR	杀伤细胞激活受体
killer-cell inhibitory receptor, KIR	杀伤细胞抑制受体
Kupffer cells, KC	枯否氏细胞
L	
L formed bacteria	L 型细菌
L. donovani	杜氏利什曼原虫
larva migrans	幼虫移行症
latent infection	潜伏感染
Leishmania spp.	利什曼原虫
Leptospira	钩端螺旋体
life cycle	生活史
light chain	轻链, L 链
linkage disequilibrium	连锁不平衡
liver fluke	肝吸虫
local infection	局部感染
local spread	局部播散
low molecular weight polypeptide, LMP	低分子质量多肽

lung fluke	肺吸虫
lymph node	淋巴结
lymphokine activated killer cells, LAK	淋巴因子激活的杀伤细胞
lymphotoxin, LT	淋巴毒素
M	
M. tuberculosis	结核分枝杆菌
macrophages, Mϕ	巨噬细胞
major histocomapatibility complex, MHC	主要组织相容性复合体
major histocompatibility antigen	主要组织相容性抗原
malaria	疟疾
mannose receptor, MR	甘露糖受体
mannose-binding lectin, MBL	甘露聚糖结合凝集素
mast cell	肥大细胞
MBL-associated serine protease, MASP	MBL 相关的丝氨酸蛋白酶
measles virus	麻疹病毒
medical arthropod	医学节肢动物
medical helminth	医学蠕虫
medical parasitology	医学寄生虫学
medical protozoa	医学原虫
membrane attack complex, MAC	膜攻击复合物
membrane cofactor protein, MCP	膜辅助蛋白
methicillin-resistant staphylococcus aureus, MRSA	耐甲氧西林金黄色葡萄球菌
microfilaria	微丝蚴
microfold, M	微皱褶
microglobulin	微球蛋白
microorganism	微生物
Microsporum	小孢子菌属
minor histocomapatibilty antigen	次要组织相容性抗原
molecular mimicry	分子模拟
monoclonal antibody, McAb	单克隆抗体
monocyte, Mo	单核细胞
monocyte chemotactic protein－1, MCP－1	单核细胞趋化蛋白－1

Mucor	毛霉菌
mucosal associated lymphoid tissue, MALT	黏膜相关淋巴组织
mucosal immune system, MIS	黏膜免疫系统
multidrug-resistant organism, MDRO	多重耐药菌
mumps virus	腮腺炎病毒
N	
N. gonorrhoeae	淋病奈瑟菌
N. meningitidis	脑膜炎奈瑟菌
natural immunity	天然免疫
natural killer cell, NK	自然杀伤细胞
Necatoramericanus	美洲板口线虫
Negri body	内基小体
nelfinavir	耐非纳瓦
nematode	线虫
neural spread	神经性播散
neuraminidase, NA	神经氨酸酶
neutralization antibody	中和抗体
neutrophils	中性粒细胞
nevirapine	耐维拉平
nocturnal periodicity	夜现周期性
non-specific immunity	非特异性免疫
normal flora	正常菌群
normal microbial flora	正常微生物群
Norwalk viruses, NV	诺瓦克病毒
Norwalk-like virus, NLV	诺瓦克样病毒
nuclear material	核质
nucleoprotein, NP	核蛋白
O	
old tuberculin, OT	旧结核菌素
opsonization	调理作用
ordinary pilus	普通菌毛
outer membrane	外膜

P

P . falci parum	恶性疟原虫
P . malariae	三日疟原虫
P . ovale	卵形疟原虫
P . vivax	间日疟原虫
P. aeru inosa	铜绿假单胞菌
Paragonimus westermani	卫氏并殖吸虫
parasite	寄生虫
parasitic zoonoses	人兽共患寄生虫病
paratenic host	转续宿主
pathogen associated molecular pattern, PAMP	病原相关分子模式
pathogenicity	致病性
pattern-recognition receptors, PRR	模式识别受体
penetration	穿入
penton	五邻体
peptide binding cleft	肽结合槽
peptidoglycan	肽聚糖
peripheral tolerance	外周耐受
persistent infection	持续性感染
Peyer's patches	派氏集合淋巴结
phagocyte	吞噬细胞
picornaviriade	微小病毒科
pilus	菌毛
plasmid	质粒
Plasmodium	疟原虫
polyclonal antibody, PcAb	多克隆抗体
polymorphism	多态性
Pre – C	前 C
precipitation	沉淀反应
premunition	带虫免疫
Pre-S1	前 S1
Pre – S2	前 S2

primary response	初次应答
properdin, P	备解素
Prostate-specific antigen, PSA	前列腺特异性抗原
protozoa	原虫
provirus	前病毒
purified protein derivative, PPD	纯蛋白衍生物
pyemia	脓毒血症
pyrogen	热原质
R	
rabies virus	狂犬病毒
radio allergosorbent test, RAST	放射变应原吸附试验
radioimmunoassay, RIA	放射免疫测定法
reoviridae	呼肠病毒科
reservoir host	保虫宿主或储存宿主
retroviridae	逆转录病毒
reverse transcriptase	逆转录酶
rhesus	恒河猴
ribosome	核糖体
Rickettsia	立克次体
ritonavir	瑞托纳瓦
rocket electrophoresis	火箭电泳
rotavirus	人类轮状病毒
rubella virus	风疹病毒
S	
S. albicans	白假丝酵母菌
S. pneumoniae	肺炎链球菌
Salmonella	沙门菌属
saquinavir	赛科拉瓦
SARS coronavirus, SARS Cov	SARS 冠状病毒
scavenger receptors, SR	清道夫受体
Schistosoma japonicum	日本裂体吸虫
secondary response	再次应答

secretory piece	分泌片
selectin	选择素
septicemia	败血症
serine protease	丝氨酸蛋白酶
severe acute respiratory syndrome, SARS	严重急性呼吸综合征
sex pilus	性菌毛
Shigella	志贺菌属
single immunodiffusion	单向免疫扩散
single positive cell, SP	单阳性细胞
slow infection	慢发病毒感染
specific immune response	特异性免疫应答
specificity	特异性
Spiral bacterium	螺形菌
Spirillum	螺菌
spleen	脾
spore	孢子
spore	芽胞
staphylococcal protein A, SPA	葡萄球菌 A 蛋白
Staphylococcus	葡萄球菌属
sterilization	灭菌
sterilizing immunity	消除性免疫
Streptococcus	链球菌属
streptolysin O, SLO	链球菌溶血素 O
streptolysin S, SLS	链球菌溶血素 S
subacute sclerosing panencephalitis, SSPE	亚急性硬化性全脑炎
superantigen, sAg	超抗原
systemic lupus erythematosus, SLE	系统性红斑狼疮
T	
T cell receptor, TCR	T 细胞受体
T richomonas vaginalis	阴道毛滴虫
Taenia saginata	肥胖带吻绦虫
Taenia solium	链状带绦虫

tapeworm	绦虫
targeted surveillance	目标性监测
teichoic acid	磷酸壁
thymus	胸腺
thymus-dependent antigen, TD Ag	胸腺依赖性抗原
thymus-independent antigen, TI Ag	胸腺非依赖性抗原
thyroid stimulating hormone, TSH	甲状腺激素
tiny strain	微小菌株
titer	滴度
Toll like receptor, TLR	Toll 样受体
toxemia	毒血症
toxic shock syndrome, TSS	毒性休克综合征
toxic shocked syndrome toxin - 1, TSST - 1	毒性休克综合征毒素 -1
toxin	毒素
Toxo lasma gondii	刚地弓形虫
toxoid	类毒素
transformation	转化
transplantation antigen	移植抗原
transport host	转续宿主
transporter associated with antigen processing, TAP	抗原加工相关转运体
trematoda	吸虫
Treponema pallidum	梅毒螺旋体
Trichinella spiralis	旋毛形线虫
Trichophyton	毛癣菌属
Trichuris trichiura	毛首鞭形线虫
trophozoite	滋养体
tumor necrosis factor, TNF	肿瘤坏死因子
Tumor-associated antigen, TAA	肿瘤相关抗原
tumor-specific antigen, TSA	肿瘤特异性抗原
tumor-specific transplantation antigen, TSTA	肿瘤特异性移植抗原
U	
U. urealyticum, UU	溶脲脲原体

uncoating　脱壳

V

V. cholerae　霍乱弧菌

V. parahemolyticus　副溶血性弧菌

vancomycin-resistant enterococcus, VRE　耐万古霉素肠球菌

variable region　可变区, V 区

varicella　水痘

varicella-zoster virus, VZV　水痘带状疱疹病毒

vertical transmission　垂直传播

Vibrio　弧菌

virion　病毒体

virulence　毒力

virus　病毒

W

Wuchereria bancrofti　班氏吴策线虫

X

xenogenic antigen　异种抗原

Xinjiang hemorrhagic fever virus, XHFV　新疆出血热病毒

Y

Y. pestis　鼠疫耶尔森菌

yeast　酵母菌

yeast-like fungus　类酵母菌

Z

zoonosis　动物源性疾病

zoster　带状疱疹

Ⅱ. 网络学习资源

中文相关网址

杂志类:

- 病毒学报　http://bdxb. chinajournal. net. cn/
- 疾病监测　http://www. jbjc. org/
- 免疫学杂志　http://myxzz. tmmu. edu. cn/
- 国际医学寄生虫病杂志　http://www. jsczz. cn/

● 细胞与分子免疫学杂志　http://cmi. guifeng. cc/
● 中国免疫学杂志　http://www. immune99. com/
● 中国肿瘤生物治疗杂志　http://www. biother. org/
● 中国神经免疫学和神经病学杂志　http://www. cjnnnet. com/
● 中国寄生虫学与寄生虫病杂志　http://www. jsczz. cn/
● 中华肿瘤防治杂志　http://www. cjcpt. org/
● 中华预防医学杂志　http://www. pubhealth. org. cn/
● 中华检验医学杂志　http://www. medlab. org. cn/
● 中华生物医学工程杂志　http://www. cjbme. org/
● 中华医学会　http://www. medline. org. cn/

精品课程：

● 大连医科大学病原生物学　http://210. 47. 254. 14/
● 赣南医学院医学微生物学　http://jpkc. gmu. cn/yxwswx/webpage/kcjs. htm
● 广州中医药大学医学免疫学与病原生物学　http://jpkc. gzucm. edu. cn/yxmy/index. html
● 湖南中医药大学免疫学基础与病原生物学　http://222. 240. 131. 47/ec/C57/zcr - 1. htm
● 菏泽医学专科学校病原生物学与免疫学　http://211. 86. 0. 5/jpkc/byxjpkc/
● 华中农业大学微生物学　http://nhjy. hzau. edu. cn/kech/biology/index. htm
● 济宁医学院医学免疫学　http://immune. jnmc. edu. cn/
● 金华职业技术学院病原生物与免疫学基础　http://yxy. jhc. cn/column. asp? / =63,66
● 丽水医学院免疫学与病原生物学　http://myxjpkc. lsu. edu. cn/
● 齐齐哈尔医学院病原生物学　http://byswx. qmu. edu. cn/
● 沈阳医学院病原生物学　http://218. 25. 15. 19/byswx/
● 温州医科大学医学微生物学和免疫学　http://61. 153. 27. 182/ec/wm/index. htm
● 西安交通大学免疫学　http://immunology. xjtu. edu. cn/index. htm
● 云南中医学院免疫学基础与病原生物学　http://210. 40. 176. 100/study/sys22/index. asp? id =20070728/6213336866
● 郑州铁路职业技术学院病原生物与免疫学基础　http://jpk2. zzrvtc. edu. cn/ec2006/c4/indes. htm

研究单位：

● 中国结核网　http://www. chinatb. org/
● 中国科学院武汉病毒研究所　http:/www. whiov. ac. cn/
● 中国科学院微生物研究所　http://www. im. ac. cn/

数据资源：

● 微生物世界　http://kepu. im. ac. cn/
● 免疫学与病原生物学生物秀论坛　http://bbs. bbioo. com/forum - 154 - 1. html
● 中国免疫学信息网　http://www. immuneweb. com
● 万方医学网　http://med. wanfangdata. com. cn

海外相关网址：

机构类：

● 美国艾滋病研究基金会　http://www. amfar. org
● CGD Research Trust　http://www. cgd. org. uk/index. htm
● 联合国艾滋病规划署　http://www. unaids. org

- 美国疾病控制中心(CDC)　　http://www.cdc.gov
- 美国国立卫生研究院　　http://www.nih.gov
- 美国环保中心　　http:/www.epa.gov/
- 欧洲生物信息学研究所(EBI)寄生虫基因数据库和寄生虫基因研究网　　http://www.ebi.ac.uk/parasites/parasite-genome.html
- 世界卫生组织　　http://www.who.int
- Swiss Federal Institute of Technology(ETH,瑞士微生物学会)　　http://www.micro.biol.ethz.ch/
- 微生物学信息网　　http://www.microbiologynetwork.org
- 微生物的世界　　http://microbiology.scu.edu.tw/micro/index.htm
- Healthgate 数据公司　　http://www.healthgate.com
- 细菌学网站　　http://ecocyc.org/background.shtml

杂志类:

- 艾滋病周报　　http://www.newsfile.com/li.hun
- American Society for Microbiology　　http://www.journals.asm.org/
- Journal of General Virology　　http://vir.sgmjournals.org/
- 自然杂志　　http://www.nature.com/
- Free Medical Journals　　http://www.freemedicaljournals.com/
- 微生物学电子期刊链接　　http://www.e-journals.org/microbiology/

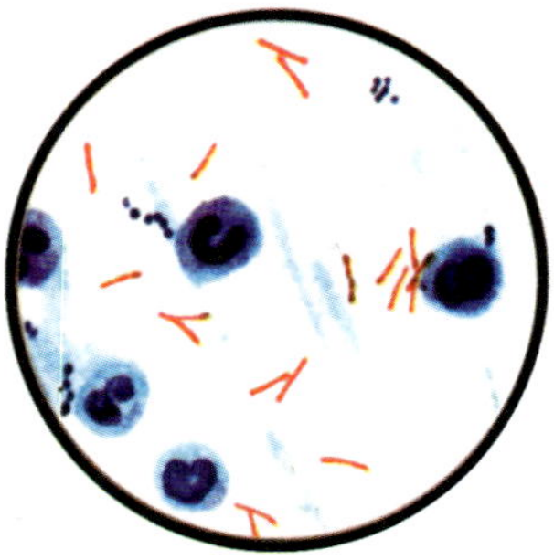

彩图 1　结核分枝杆菌

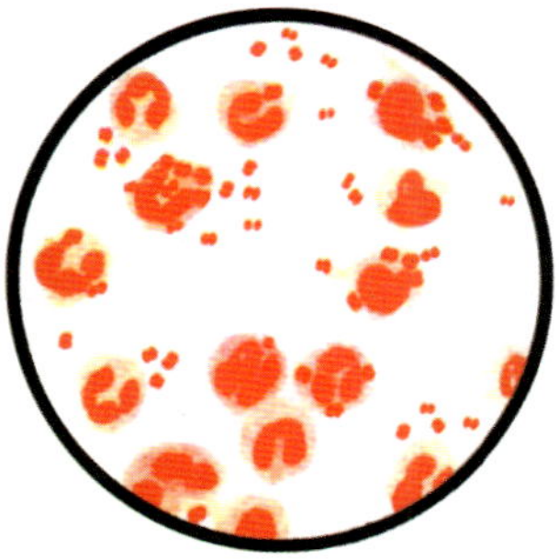

彩图 2　脑膜炎奈瑟菌

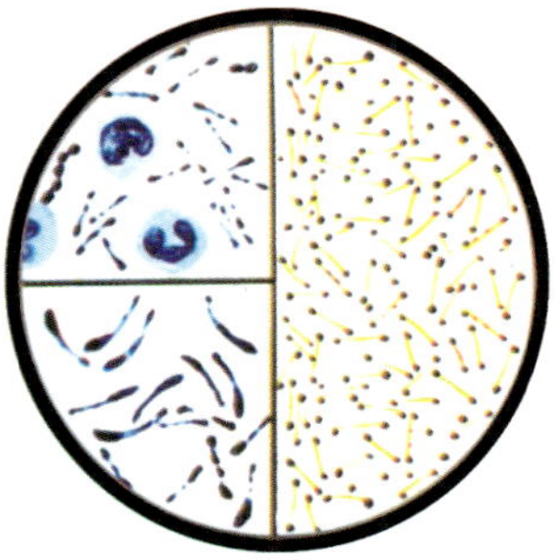

彩图 3　白喉棒状杆菌

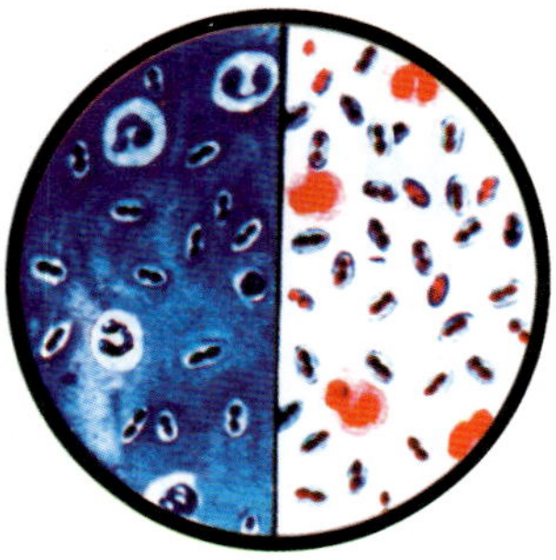

彩图 4　肺炎链球菌

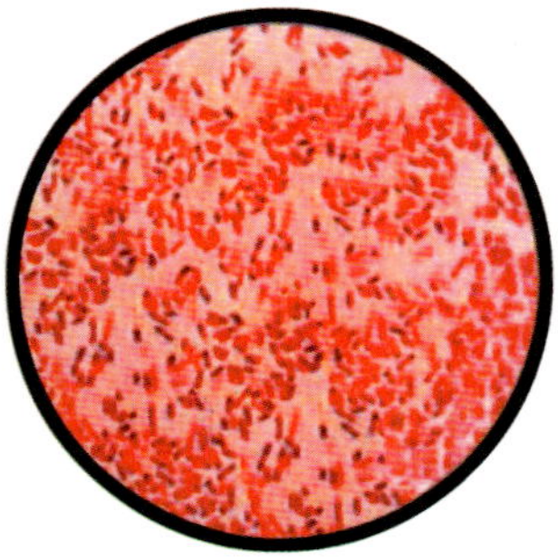

彩图 5　大肠埃希菌

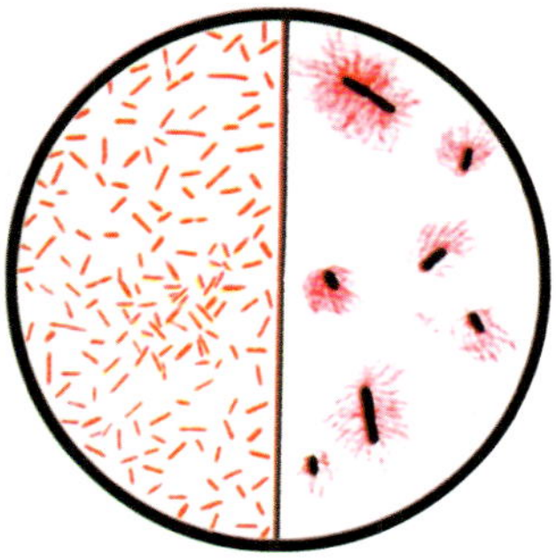

彩图 6　伤寒沙门菌

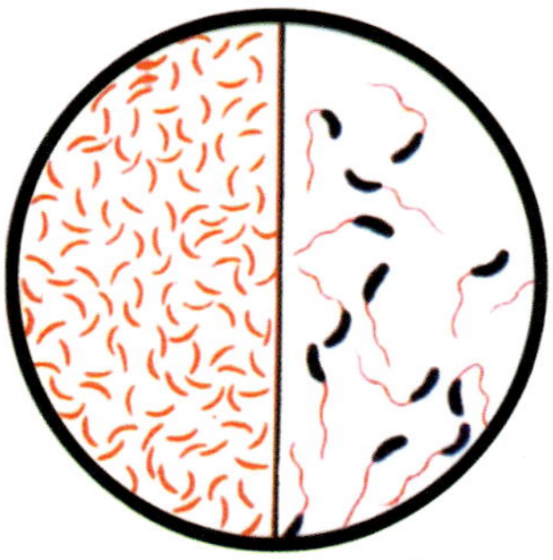

彩图 7　霍乱弧菌

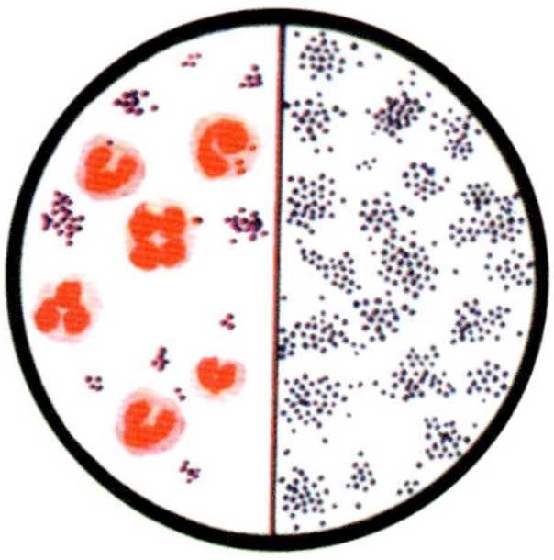

彩图 8　葡萄球菌

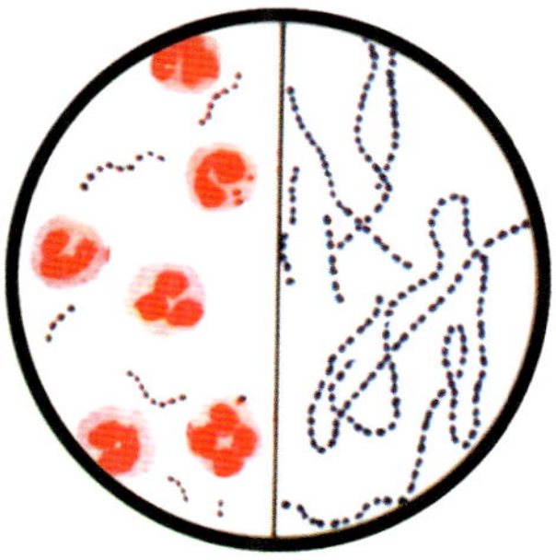

彩图 9　链球菌

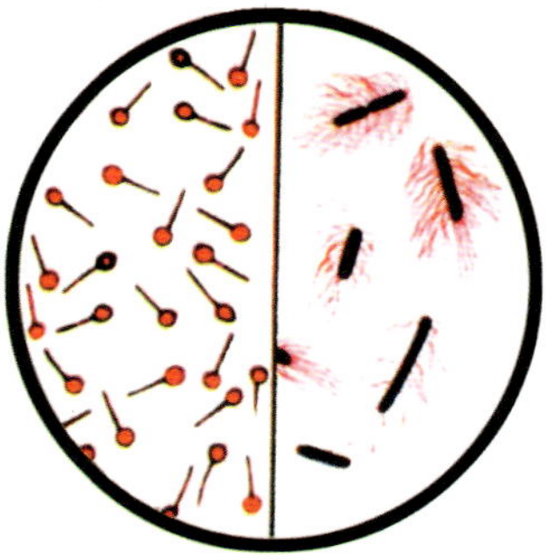

彩图 10　破伤风梭菌

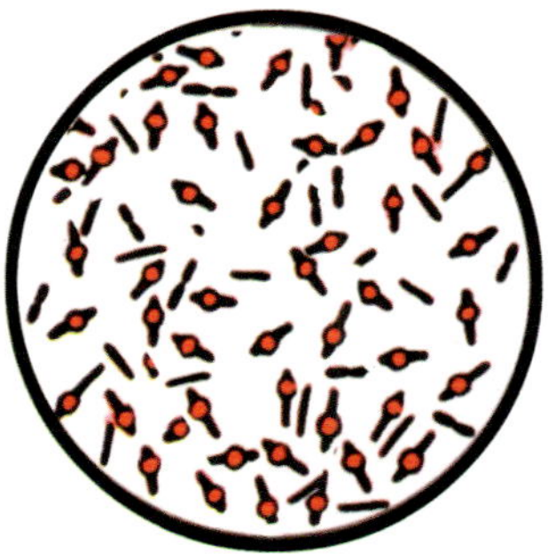

彩图 11　肉毒梭菌

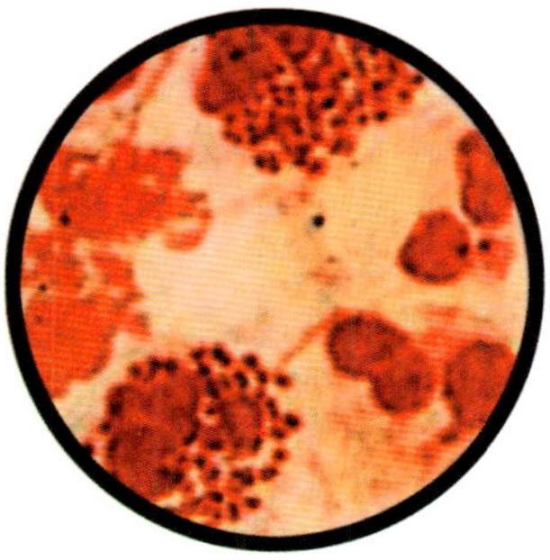

彩图 12　淋病奈瑟菌

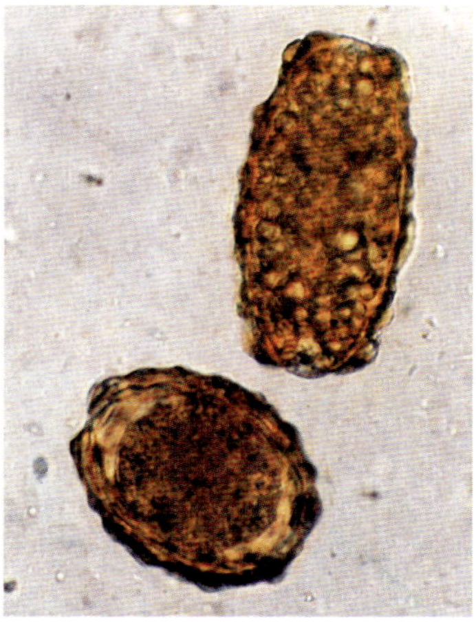

蛔虫受精、未受精卵

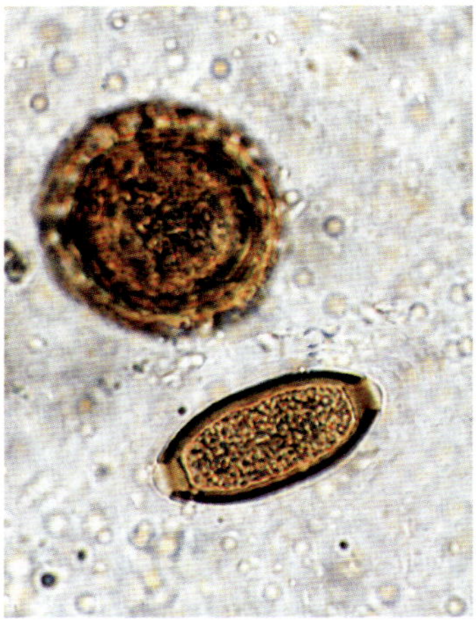

鞭虫卵

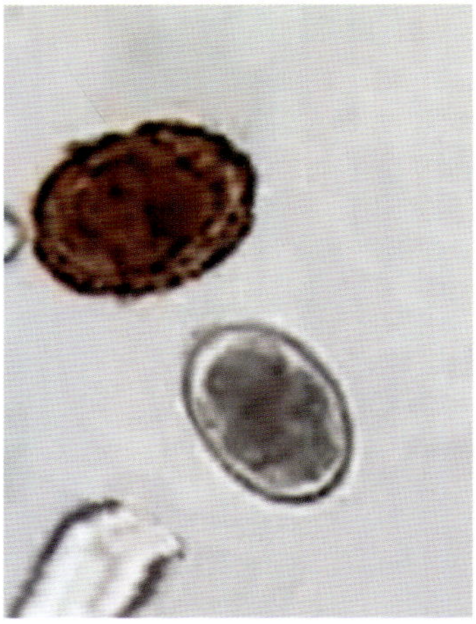

钩虫卵

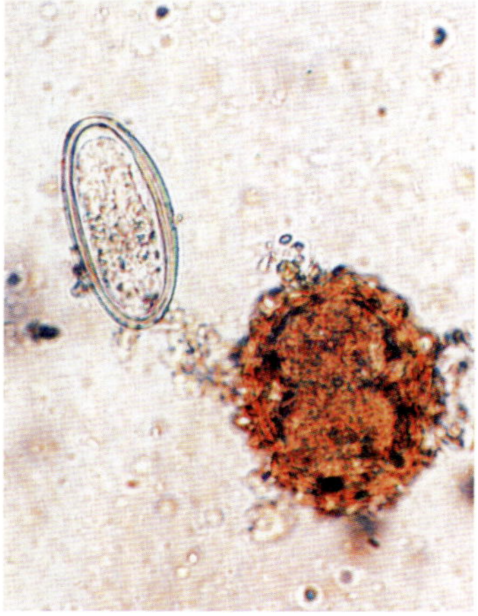

蛲虫卵

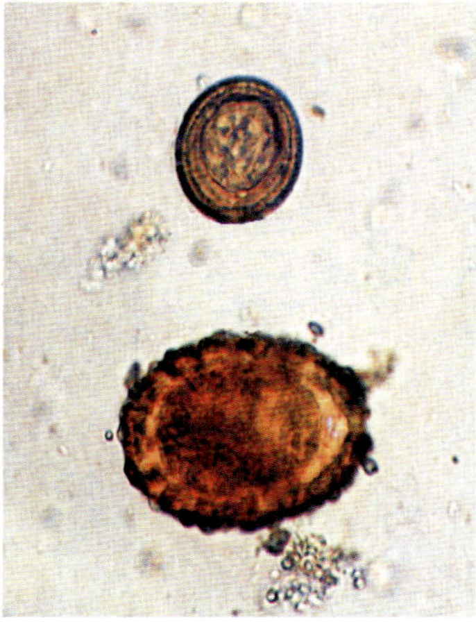

不完整带绦虫卵

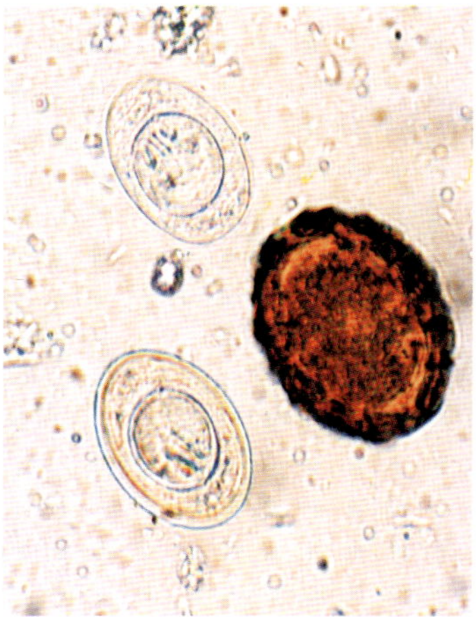

微小膜壳绦虫卵

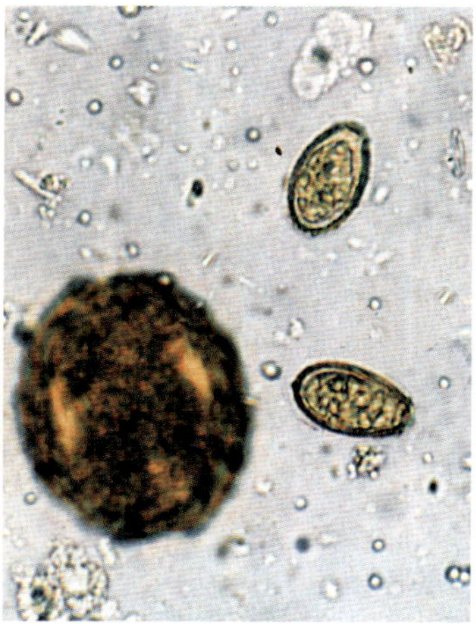

华支睾吸虫卵

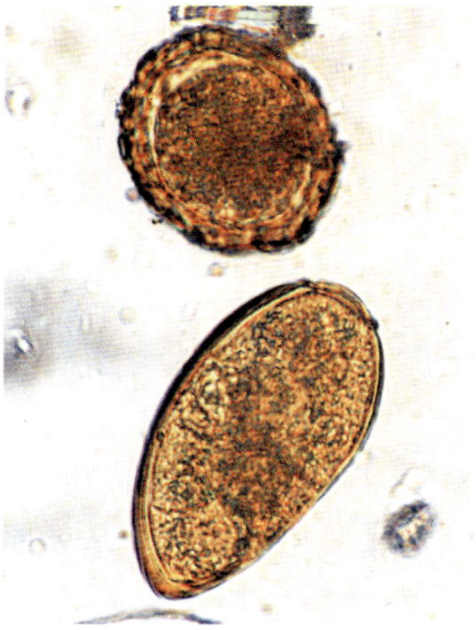

卫氏并殖吸虫卵

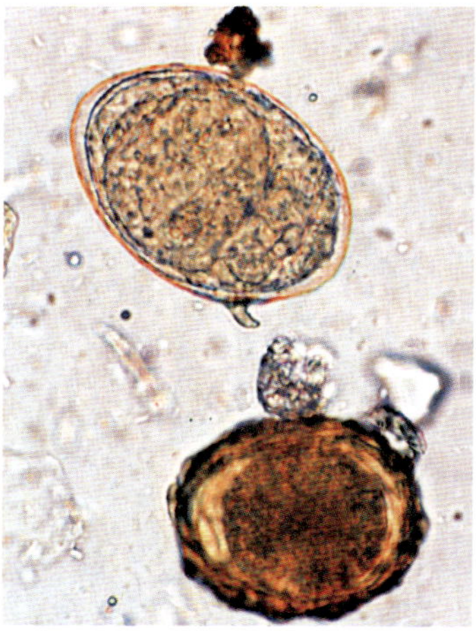

日本血吸虫卵